国家卫生健康委员会"十三五"规划教材

全国高等学历继续教育（专科）规划教材

供护理学类专业用

妇产科护理学

第 4 版

主　　编　柳韦华　郭洪花

副 主 编　刘立新　吴筱婷

人民卫生出版社

图书在版编目（CIP）数据

妇产科护理学 / 柳韦华，郭洪花主编 . —4 版 . —
北京：人民卫生出版社，2018

全国高等学历继续教育"十三五"（护理专科）规划
教材

ISBN 978-7-117-26886-8

I.①妇…　Ⅱ.①柳…　②郭…　Ⅲ.①妇产科学－护
理学－成人高等教育－教材　Ⅳ.①R473.71

中国版本图书馆 CIP 数据核字（2018）第 209910 号

| 人卫智网 | www.ipmph.com | 医学教育、学术、考试、健康，购书智慧智能综合服务平台 |
| 人卫官网 | www.pmph.com | 人卫官方资讯发布平台 |

妇产科护理学
第 4 版

主　　编：柳韦华　　郭洪花
出版发行：人民卫生出版社（中继线 010-59780011）
地　　址：北京市朝阳区潘家园南里 19 号
邮　　编：100021
E－mail：pmph @ pmph.com
购书热线：010-59787592　010-59787584　010-65264830
印　　刷：北京铭成印刷有限公司
经　　销：新华书店
开　　本：850×1168　1/16　印张：23
字　　数：679 千字
版　　次：2000 年 9 月第 1 版　　2018 年 12 月第 4 版
　　　　　2023 年 5 月第 4 版第 5 次印刷（总第 34 次印刷）
标准书号：ISBN 978-7-117-26886-8
定　　价：55.00 元

打击盗版举报电话：010-59787491　E-mail：WQ @ pmph.com
（凡属印装质量问题请与本社市场营销中心联系退换）

第四轮修订说明

随着我国医疗卫生体制改革和医学教育改革的深入推进，我国高等学历继续教育迎来了前所未有的发展和机遇。为了全面贯彻党的十九大报告中提到的"健康中国战略""人才强国战略"和中共中央、国务院发布的《"健康中国2030"规划纲要》，深入实施《国家中长期教育改革和发展规划纲要（2010—2020年）》《中共中央国务院关于深化医药卫生体制改革的意见》，贯彻教育部等六部门联合印发《关于医教协同深化临床医学人才培养改革的意见》等相关文件精神，推进高等学历继续教育的专业课程体系及教材体系的改革和创新，探索高等学历继续教育教材建设新模式，经全国高等学历继续教育规划教材评审委员会、人民卫生出版社共同决定，于2017年3月正式启动本套教材护理学专业（专科）第四轮修订工作，确定修订原则和要求。

为了深入解读《国家教育事业发展"十三五"规划》中"大力发展继续教育"的精神，创新教学课程、教材编写方法，并贯彻教育部印发《高等学历继续教育专业设置管理办法》文件，经评审委员会讨论决定，将"成人学历教育"的名称更替为"高等学历继续教育"，并且就相关联盟的更新和定位、多渠道教学模式、融合教材的具体制作和实施等重要问题进行了探讨并达成共识。

本次修订和编写的特点如下：

1. 坚持国家级规划教材顶层设计、全程规划、全程质控和"三基、五性、三特定"的编写原则。

2. 教材体现了高等学历继续教育的专业培养目标和专业特点。坚持了高等学历继续教育的非零起点性、学历需求性、职业需求性、模式多样性的特点，教材的编写贴近了高等学历继续教育的教学实际，适应了高等学历继续教育的社会需要，满足了高等学历继续教育的岗位胜任力需求，达到了教师好教、学生好学、实践好用的"三好"教材目标。

3. 本轮教材从内容和形式上进行了创新。内容上增加案例及解析，突出临床思维及技能的培养。形式上采用纸数一体的融合编写模式，在传统纸质版教材的基础上配数字化内容，以一书一码的形式展现,包括 PPT、同步练习、图片等。

4. 整体优化。不仅优化教材品种,还注意不同教材内容的联系与衔接,避免遗漏、矛盾和不必要的重复。

本次修订全国高等学历继续教育"十三五"规划教材护理学专业专科教材 13 种,于 2018 年出版。

第四轮教材目录

序号	教材品种	主编	副主编
1	护理学导论(第3版)	张金华	夏立平　张涌静　沈海文
2	护理管理学(第4版)	郑翠红　张俊娥	韩　琳　马秀梅
3	护理心理学(第4版)	曹枫林	曹卫洁　张殿君
4	健康评估(第3版)	桂庆军	王丽敏　刘　蕾　李玉翠
5	内科护理学(第4版)	魏秀红　任华蓉	杨雪梅　李红梅　罗　玲
6	外科护理学(第4版)	芦桂芝　韩斌如	崔丽君　郑思琳　于亚平
7	妇产科护理学(第4版)	柳韦华　郭洪花	刘立新　吴筱婷
8	儿科护理学(第4版)	仰曙芬	高　凤　薛松梅
9	急危重症护理学(第3版)	刘雪松	王欣然　谭玲玲
10	临床营养学(第3版)	史琳娜	李永华　谭荣韶　葛　声　张片红
11*	基础护理学(第2版)	杨立群　高国贞	崔慧霞　龙　霖
12*	社区护理学(第3版)	涂　英　沈翠珍	张小燕　刘国莲
13*	临床护理技能实训	李　丹	李保刚　朱雪梅　谢培豪

注:1. * 为护理学专业专科、专科起点升本科共用教材

2. * 为配有在线课程,激活教材增值服务,通过内附的人卫慕课平台课程链接或二维码免费观看学习

评审委员会名单

前　言

　　为适应高等学历继续教育的发展,全面贯彻落实《国家中长期教育改革和发展规划纲要(2010—2020年)》以及全国医学教育改革工作会议精神,进一步深化医学教育改革,全面提升高等学历继续教育护理学教育质量,人民卫生出版社启动第四轮教材修订,本次编写着重体现职业性、实用性,并推进以护理岗位需求为导向、以学生为中心的自主学习体系的建立。

　　本教材是在第3版的基础上,经过教学实践,吸收了许多院校教师、学生的意见和建议,重新修订而成的。为了适应高等学历继续教育教学的需求,在编写过程中,本书内容选编的指导思想和主要特色如下:①以基本理论、基本知识和基本技能为根本,结合临床岗位需求,优化学习目标,注重知识理论与临床实践的紧密结合,夯实专业基础,促进临床情境教学。②吸取国内外同类教材的新知识,反映国内外临床医疗和护理新进展,适当引入循证护理内容,体现先进性。③编写内容和学习目标依据护士执业、护师资格和研究生考试大纲,保证教材的科学性和实用性。④突出护理学专业教材的特色,以护理程序为主线,体现"整体护理"和"以人为中心"的理念,体现人文关怀,将临床工作思路融入教材中。

　　每章设定学习目标,帮助学生从识记、理解和运用三个层面学习整章的重点知识;正文保留"案例""问题与思考""理论与实践""相关链接"四个模块,层层递进,逐步深入;加强理论应用于实践的能力训练,学以致用,启发学生将所学知识融会贯通。建立知识链接,介绍相关领域的最新研究成果和发展趋势,旨在拓宽学生的知识面;章末列出"学习小结""复习参考题"两个模块,帮助学生复习和巩固已学知识。同时还配有PPT、同步练习等融合教材,扫描二维码即可查看。

　　因编写水平有限,书中难免有不当之处,恳请广大师生和读者在护理教学和临床护理实践使用中批评指正!

柳韦华

2018 年 8 月

目　录

第一章　绪　论

1

随着高等护理教育事业的不断发展和进步,妇产科护理学成为现代护理学的重要组成部分,它与内科护理学、外科护理学及儿科护理学并驾齐驱,是护理学专业的主干课程之一。妇产科护理学是诊断、处理女性对现存和潜在健康问题行为反应的一门学科,护理对象包括生命各阶段不同健康状况的女性,以及相关的家庭和社会成员。学习妇产科护理学的目的在于学好有关的基本知识、基本理论和基本技能,为不同健康状况的女性提供自我保健知识,促进健康,预防疾病并维持和恢复健康。

【妇产科护理学的发展史】

随着社会的进步和医学科学的不断发展,护理学已经逐渐发展成为独立为人类健康服务的新学科。妇产科护理作为护理学的一个亚学科,与其他亚学科一起成为护理教育体系中的主干课程。

妇产科护理最早起源于产科护理,其实,自从有了人类以来就有了照顾妇女完成生育的活动,但这只能是现代妇产科护理的雏形。妇产科护理的真正发展始于近代,由于分娩场所的变迁,需要一批受过专业训练的、具备特殊技能的护理人员参与分娩过程的照顾工作,由此助产工作开始规范化。新中国成立后,党和政府高度重视妇女儿童保健工作,伴随着人口出生率的不断增长,综合医院妇产科和妇产科专科医院规模越来越大,大批助产士应运而生,国家拥有了统一规范的培养助产士的教学大纲,有的地区也有护士充实到产科护理工作中。在护士及助产士越来越多地承担着内涵更为广泛的产科护理工作的同时,妇科护理工作也得到了很大促进与发展。

妇产科护理学与妇产科学是紧密相连的两个学科。随着医学科学,特别是西医妇科学的发展,妇产科护理学的内涵也在不断扩大。围生医学的崛起、产前诊断技术的进步以及人类辅助生育技术的迅猛发展,使产科护理学的范畴不断扩大,产科护理的理念也在日益更新;而伴随着外科微创技术理念的深入人心、医疗设备、器械的飞速进步和各种药物的研制突破,使当代对各种妇科疾病,尤其是妇科肿瘤病人的诊治水平不断提高,由此带来了对妇科病人护理方面的许多新课题;妇女保健学的建立,计划生育措施的持续改进、各种监护仪器的临床应用等,都对妇产科护理学提出了更高、更为广泛的要求,同时也为妇产科护理学的未来发展开辟了广阔的前景。

由于医学模式的转变和社会的不断发展与进步,家庭对生育观念的认识在改变,女性对自身健康保健的观念也在发生变化。妇产科护理工作已经由单纯的"疾病护理"转变为"对人类健康的护理";护士的工作场所也由医院扩大到了社区和家庭;护士的职责也从传统、被动的执行医嘱扩展到为服务对象提供系统化的整体护理,从生理、心理、社会、精神与发展等多方面全面评估护理对象,制定和实施有针对性的护理方案,以不断提高护理水平,更好地满足护理对象的需求。

【妇产科护理学的主要任务】

妇产科护理学内容包括对女性病人的产科护理、妇科护理、计划生育指导和妇女保健等内容,与妇产科医生一道完成对妇女的健康保健任务。

产科护理学(obstetrics nursing)是研究女性妊娠、分娩、产褥过程中母亲与胎儿、新生儿现存和潜在的健康问题行为反应的学科,通常包括:产科学基础知识(女性生殖系统解剖、生理等),生理产科护理学(妊娠生理、正常分娩和产褥期护理),病理产科护理学(妊娠并发症的护理、妊娠合并症的护理、异常分娩的护理、分娩期并发症的护理和异常产褥的护理等),胎儿护理学(正常和异常生长胎儿的监测与护理等),以及新生儿护理学。

妇科护理(gynecology nursing)是研究非妊娠期女性生殖系统现存和潜在的健康问题行为反应的学科。主要包括对女性生殖系统炎症、女性生殖系统肿瘤、生殖内分泌疾病和生殖器官损伤与畸形的护理,以及其他特有的生殖器官疾病病人的护理等内容。

计划生育(family planning)主要研究女性生育的调控。主要包括生育时期的选择、妊娠的预防和非意愿妊娠的处理等,计划生育通过对生育数量、生育间隔和生育时机进行合理的选择,达到控制人口数量、提高人口素质和妇女生殖健康水平的目的。

妇女保健(women health care)是以群体为护理对象,以基层为重点,以妇女各期保健和生殖健康为中心,以预防为主,达到维护和促进妇女健康之目的。

妇产科护理学总体课程内容体系如下:

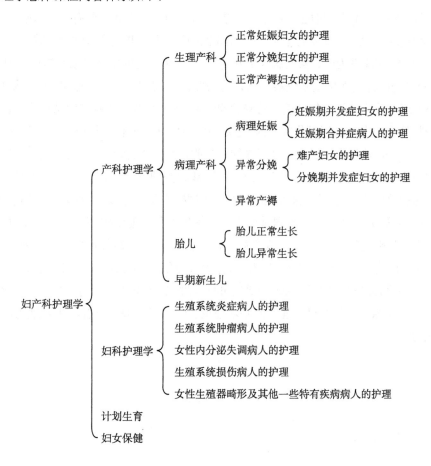

【妇产科护理的特点】

妇产科护理无论是工作对象还是工作内容都具有一定的独特性,其特点为:

1. 护理对象的"特殊性" 妇产科护理对象都是女性,而且涉及女性一生各个时期,女性不同时期有着不同的心理与生理变化,应注意根据女性不同时期特点进行护理。女性病人容易出现害羞、焦虑、情绪不稳定、忧郁等心理问题,而很多心理问题恰好就是疾病的重要致病因素,如妇科肿瘤病人担心因为手术治疗影响婚育和夫妻感情;由于患病部位的隐私性,很多病人讳疾忌医,给临床治疗和护理都带来了一定影响,这些问题在护理工作中应当高度重视。同时工作中还会遇到许多涉及个人隐私的问题,护理人员应特别注意给予保护。

2. 护理对象的"兼顾性" 在产科护理工作中,护理对象既包括母亲也包括其胎儿与新生儿,这两者在生理与病理变化上既相互独立也相互影响,作为产科护理工作者在考虑护理问题与护理措施时既要保护孕、产妇的健康、安全,也要保障胎儿在宫内的正常发育以及新生儿的健康,两者一样重要而且息息相关。

3. **护理对象的"家庭性"** 近年来,产科护理越来越提倡"以家庭为中心",妊娠、分娩已不仅仅是孕妇、产妇的个人行为,而是孕、产妇及其家庭支持系统共同参与的家庭行为,在护理工作中同样要考虑到对家庭成员提供相应的护理支持,鼓励家庭成员积极参与妊娠、分娩的全过程,以促进产后新家庭的建立与和谐发展。

【学习妇产科护理学的意义】

虽然高等学历继续教育学员可能原来有自己的专业,在自己的专业方面有一定基础,但是医学各个学科之间有着千丝万缕的联系,更重要的是这些知识都是为广大人民群众提供健康保健与照顾的基本本领,只有具有了这些本领,才能够为广大女性病人更好地服务,为更广泛的护理对象实施整体护理。

妇产科护理虽是研究女性生殖系统疾病病人的护理,但由于人是生理、心理、社会、精神、文化的统一体,女性的身心健康与其所处的内外环境有着密切的联系,生殖系统与全身其他系统均存在不可分割的密切联系,在全身其他系统发生病理变化的同时,生殖系统可能随之变化,反之亦然,只有这样,才可能更加全面地考虑病人的需求,从根本上提高护理工作的内在质量。此外,接受继续教育的学员还要注意妇产科护理学与基础护理学的联系,作为临床各学科的基础,基础护理学仍然在妇产科护理工作中占据重要地位,拥有了熟练的护理学基本技术,会极大地提高专科护理操作质量,更好地为女性病人解除不适。

妇产科护理学是研究女性一生中不同时期生殖系统生理和病理变化,提供相应生理护理和心理护理的一门学科;建立在基础医学、临床医学和人文社会科学基础上,并与《护理学基础》《内科护理学》《外科护理学》等课程密切联系。随着人们对生殖健康及医疗保健需求的变化,妇产科护理更加引起广泛重视。因此,在学习中要注重妇产科护理学与基础护理学的密切联系,与内科护理学、外科护理学和危重症护理学等学科间的融合,熟练掌握妇产科护理学的基本理论、基本知识和基本技能,更好地为广大女性病人提供优质的护理服务。

(柳韦华)

第二章

女性生殖系统解剖与生理概述

2

学习目标	
掌握	女性内生殖器官的构成及功能。
熟悉	骨盆的构成;月经周期的调节激素,以及雌、孕激素的生理功能及对生殖器官的不同影响。
了解	骨盆各平面的形态及特点;女性一生不同阶段的生理特点。

第一节　女性生殖系统解剖

女性生殖系统包括内、外生殖器及相关组织。因骨盆与分娩关系密切,首先阐述。

【骨盆】

骨盆(pelvis)是躯干和下肢之间的骨性连接,是支持躯干和保护盆腔脏器的重要器官,是胎儿娩出的通道,骨盆的大小和形状直接影响分娩过程。

(一)骨盆的构成

1. **骨骼**　骨盆由 2 块髋骨、1 块骶骨和 1 块尾骨组成。髋骨由髂骨、耻骨和坐骨共同融合而成;骶骨由 5~6 块骶椎合成,呈三角形,是产科骨盆内测量对角径的重要据点;尾骨由 4~5 块尾椎合成。

2. **关节**　骨盆的关节主要有骶髂关节、骶尾关节和耻骨联合。骶髂关节连接骶骨与两侧髂骨;骶尾关节连接骶骨与尾骨,有一定的活动度,分娩时尾骨后移可加大出口前后径;两块耻骨之间的纤维软骨构成耻骨联合,妊娠期受女性激素影响变松动,分娩过程中可出现轻度分离,有利于胎儿娩出(图 2-1)。

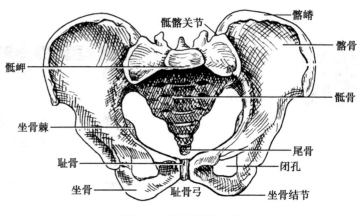

图 2-1　女性骨盆(前上观)

3. **韧带**　骨盆主要有两对韧带,包括骶结节韧带和骶棘韧带。前者为骶、尾骨与坐骨结节之间的韧带;后者为骶、尾骨与坐骨棘之间的韧带,骶棘韧带宽度即坐骨切迹宽度,是判断中骨盆是否狭窄的重要指标。女性妊娠期间由于受到激素变化的影响,各韧带松弛,关节之间活动度略有增加,尤其骶尾关节的活动增加有利于分娩,但少数孕妇可能因为耻骨联合之间的分离造成疼痛。

(二)骨盆的特点

1. **骨盆的分界**　骨盆以耻骨联合上缘、髂耻缘和骶岬上缘之间的连线为界,分界线以上部分为假骨盆(大骨盆);分界线以下部分为真骨盆(小骨盆,又称骨产道)。假骨盆位于骨盆分界线之上,为腹腔的一部分,其前方为腹壁下部,两侧为髂骨翼,其后方为第 5 腰椎。真骨盆是胎儿娩出的骨产道。真骨盆有上、下两口,上口为骨盆入口,下口为骨盆出口,两口之间为骨盆腔。骨盆壁后壁是骶骨和尾骨,两侧为坐骨、坐骨棘和骶棘韧带,前壁为耻骨联合和耻骨支。坐骨棘位于真骨盆中部,肛诊或阴道诊可触及。两坐骨棘连线的长度是衡量中骨盆横径的重要径线,同时坐骨棘又是分娩过程中衡量胎先露部下降程度的重要标志。真骨盆各径线的大小直接影响胎儿能否顺利通过阴道分娩,临床上一般通过直接测量假骨盆的某些径线,间接了解真骨盆的大小。

2. **骨盆的标记**

(1)骶骨岬:由第一骶椎向前突出形成,是骨盆内测量的重要骨点。

(2)坐骨棘:坐骨后缘中点的突出部分,是分娩过程中衡量胎先露部下降程度的重要标志。

(3)耻骨弓:两个耻骨降支前部相连构成弓状,正常角度为 90°~100°。

3. **骨盆的平面**　真骨盆被人为地分为三个与分娩有关的假想平面:①骨盆入口平面,多呈横椭圆形。其前方为耻骨联合上缘,两侧为髂耻缘,后方为骶岬上缘,其前后径线的大小在分娩中有重要意义。②中骨盆平面,是骨盆腔最狭窄的部分,多呈纵椭圆形。其前方为耻骨联合下缘,两侧为坐骨棘,其后方为骶骨下端,两坐骨棘间距离即坐骨棘间径。③出口平面,由两个不在同一平面的三角形构成,两坐骨结节之间的距离构成其共同的底边。

前三角平面顶端为耻骨联合下缘,两侧为左右耻骨降支;后三角平面顶端为骶尾关节,两侧为左右骶结节韧带。

4. 骨盆的类型 骨盆有四种基本类型,其中女型占大多数,最利于分娩(图 2-2)。

(1) 女型:骨盆入口呈横椭圆形,入口横径较前后径稍长。骨盆侧壁直,坐骨棘不突,耻骨弓较宽,坐骨棘间径≥10cm。最常见,为女性正常骨盆。

(2) 扁平型:骨盆入口呈扁椭圆形,入口横径大于前后径。耻骨弓宽,骶骨失去正常弯度,变直向后翘或深弧形,故骨盆浅。较常见。

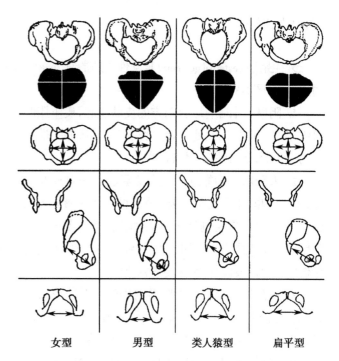

| 女型 | 男型 | 类人猿型 | 扁平型 |

图 2-2 骨盆的 4 种基本类型及其各部比较

(3) 类人猿型:骨盆入口呈长椭圆形,入口前后径大于横径。骨盆侧壁稍内聚,坐骨棘较突出,坐骨切迹较宽,耻骨弓较窄,骶骨向后倾斜,故骨盆前部较窄而后部较宽。骨盆的骶骨往往有 6 节,较其他类型深。

(4) 男型:骨盆入口略成三角形,两侧壁内聚,坐骨棘突出,耻骨弓较窄,坐骨切迹窄呈高弓形,骶骨较直而前倾,致出口后矢状径较短。骨盆腔呈漏斗形,往往造成难产,较少见。

(三) 骨盆底

骨盆底由多层肌肉和筋膜构成,封闭骨盆出口,承托并保持盆腔脏器于正常位置。骨盆底的前方为耻骨联合和耻骨弓,后方为尾骨尖,两侧为耻骨降支、坐骨升支和坐骨结节。两侧坐骨结节前缘的连线将骨盆底分为前后两个三角区:前三角区为尿生殖三角,向后下倾斜,有尿道和阴道通过;后三角区为肛门三角,向前下倾斜,有肛管通过。骨盆底由外向内分为 3 层:

1. 外层 由会阴浅层筋膜、3 对肌肉(球海绵体肌、坐骨海绵体肌、会阴浅横肌)和肛门外括约肌构成,各肌肉的肌腱会合于阴道外口与肛门之间,构成中心腱。

2. 中层 即泌尿生殖膈,由上下两层坚韧的筋膜和一薄层肌肉形成,筋膜之间有会阴深横肌和尿道括约肌。

3. 内层 即盆膈,是骨盆底最坚韧的一层,由肛提肌及其内、外面各覆一层筋膜组成。骨盆腔从垂直方向可分为前、中、后 3 部分,当骨盆底组织支持作用减弱时,容易发生相应部位器官松弛、脱垂或功能缺陷。在前骨盆腔,可发生膀胱和阴道前壁脱垂;在中骨盆腔,可发生子宫和阴道穹窿脱垂;在后骨盆腔,可发生直肠和阴道后壁脱垂。

会阴有广义与狭义之分。广义的会阴是指封闭骨盆出口的所有软组织,前起自耻骨联合下缘,后至尾骨尖,两侧为耻骨降支、坐骨升支、坐骨结节和骶结节韧带。狭义的会阴是指阴道口与肛门之间的楔形软组织厚 3~4cm,由表及面为皮肤、皮下组织、筋膜、部分肛提肌和会阴中心腱,又称会阴体。会阴伸展性大,妊娠后期会阴组织变软,有利于分娩。分娩时会阴部特别容易撕裂,故在分娩时一般做会阴切开,以保护会阴组织的完整性。

【外生殖器】

外生殖器(external genitalia)是女性生殖器官外露的部分,又称外阴,是指两股内侧从耻骨联合到会阴之间的区域(图2-3)。

1. **阴阜** 指耻骨联合前方的皮肤隆起,皮下脂肪组织丰富。青春期此处开始生长阴毛,形状如尖端向下的三角形,是女性第二性征之一。

2. **大阴唇** 指靠近两股内侧隆起的一对皮肤皱襞,起自阴阜,止于会阴。未婚女性两侧大阴唇呈自然合拢状态,产后向两侧分开,绝经后大阴唇可萎缩。大阴唇皮下组织中有丰富的血管、神经和淋巴管,尤其骑跨伤后容易形成血肿,常需要紧急处理。

3. **小阴唇** 指位于大阴唇内侧的一对薄皮肤皱襞,前端互相融合包绕阴蒂,后端与大阴唇会合形成阴唇系带。因小阴唇中神经末梢丰富,较敏感。

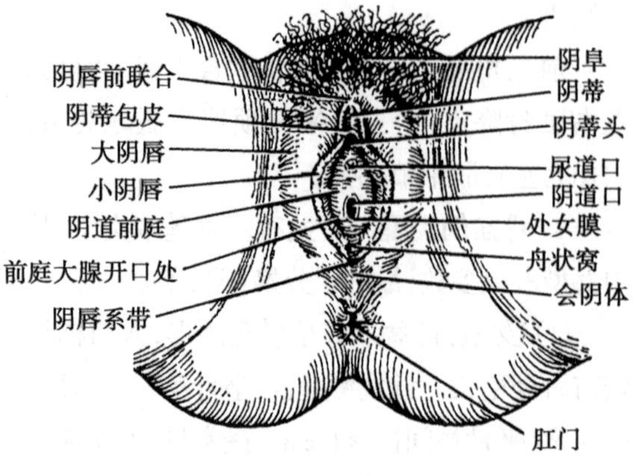

图2-3 女性外生殖器

4. **阴蒂** 位于两小阴唇顶端下方,部分被阴蒂包皮围绕,与男性阴茎同源,由海绵体构成,在性兴奋时勃起。阴蒂分为3部分,前为阴蒂头,暴露于外阴,神经末梢丰富,对性刺激敏感;中为阴蒂体;后为两阴蒂脚,分别附着于两侧耻骨支上。

5. **阴道前庭** 为一菱形区域,前为阴蒂,后为阴唇系带,两侧为小阴唇。阴道口与阴唇系带之间有一浅窝,称舟状窝(又叫阴道前庭窝),经产妇受分娩影响,此窝常消失。此区域内有以下结构:前庭球、前庭大腺、尿道外口、阴道口及处女膜。

【内生殖器】

女性内生殖器(internal genitalia)由阴道、子宫、输卵管和卵巢构成,后两者被称为子宫附件(图2-4)。

(一) 阴道(vagina)

1. **位置和形态** 阴道位于真骨盆下部中央,是一个上宽下窄的肌性管道,由前壁、后壁和两侧壁构成,上端包绕子宫颈,下端开口于阴道前庭区尿道口的下方。阴道前壁与膀胱和尿道相邻,长约7~9cm;后壁与直肠紧贴,约10~12cm。子宫颈与阴道间的圆周状隐窝,称为阴道穹窿,按其位置分为前、后、左、右4部分。阴道后穹窿较深,与盆腔最低点的直肠子宫凹陷紧密相连,临床上常经过此处穿刺或引流,以诊断和治疗某些疾病。

2. **组织结构** 阴道壁自内向外由黏膜、肌层和纤维组织膜构成。黏膜由非角化复层鳞状上皮覆盖,无腺体,淡红色,有很多横行皱襞,有较大的伸展性,青春期以后在女性激素的作用下,阴道黏膜发生周期性变化,对女性有保护性作用,但幼女和老年妇女由于性激素少,容易发生阴道感染。肌层由内环和外纵两层平滑肌构成,纤维组织膜与肌层紧密粘连。阴道壁富有静脉丛,损伤后易出血或形成血肿。

3. **阴道的功能** 阴道是性生活的器官,也是月经血排出和胎儿娩出的通道。

(二) 子宫(uterus)

子宫位于盆腔中央,前为膀胱,后为直肠,下端的子宫颈被阴道穹窿包绕,上端的子宫体两侧连接输卵管和卵巢。子宫底位于骨盆入口平面以下,子宫颈外口位于坐骨棘水平稍上方。呈倒置的梨形,上宽下窄,由子宫颈和子宫体两部分构成,是一个有腔的肌性器官。中央连接子宫颈与子宫体之间的部分最狭窄,称为子宫峡部。子宫峡部在非孕期长约1cm,其上端因解剖上狭窄,称解剖学内口;其下端因在此处子宫内

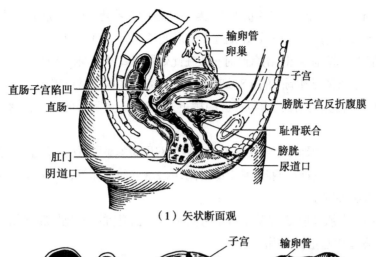

（1）矢状断面观

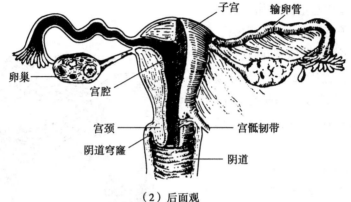

（2）后面观

图2-4　女性内生殖器

膜转变为子宫颈黏膜,称为组织学内口。成人子宫重量约50g,长7~8cm,宽4~5cm,厚2~3cm,宫腔容量5~10ml。子宫是产生月经的器官,也是孕育胚胎和胎儿的器官(图2-5)。

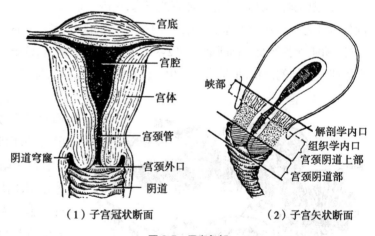

（1）子宫冠状断面　　（2）子宫矢状断面

图2-5　子宫各部

　　1. 子宫体　子宫体壁较厚,可分为三层。①表面为浆膜层,是脏腹膜的连续,在子宫前边,近子宫峡部处的腹膜向前反折覆盖膀胱,形成膀胱子宫凹陷,在子宫后面,腹膜沿子宫壁向下,至子宫颈后方及阴道后穹窿再折向直肠,形成子宫直肠凹陷;②中间为子宫肌层,非孕时厚约0.8cm,由大量平滑肌组织、少量弹力纤维与胶原纤维构成,使子宫具有很强的伸展和收缩能力,子宫肌层亦分为三层:外层肌纤维纵行排列,内层肌纤维环形排列,中层多为各方交织如网。肌束间有血管穿过,肌纤维收缩时具有止血功能;③内层是黏膜层,也叫子宫内膜,可分为致密层、海绵层和基底层。致密层和海绵层统称为功能层,受卵巢激素的影响,可发生周期性变化。基底层不受卵巢性激素影响,不发生周期性变化。

　　2. 子宫颈　成年妇女子宫颈长3cm,内腔呈梭形,称子宫颈管。未产女性的子宫颈外口呈圆形,已产妇因受分娩的影响外口呈横裂状,将子宫颈分成前后两唇。子宫颈黏膜为单层高柱状上皮,黏膜内腺体分泌碱性黏液栓堵塞子宫颈管,黏液栓成分及性状受激素水平影响,发生周期性变化。子宫颈阴道部有复层鳞状上皮覆盖,表面光滑。子宫颈外口柱状上皮与鳞状上皮的交界处是子宫颈癌的好发部位。

3. 子宫峡部 在非孕期长约1cm,妊娠期逐渐伸展变长可达7~10cm,形成子宫下段,成为软产道的一部分。由于此处的肌肉较薄,血管少,剖宫产时一般在此处做切口,易于术后恢复。

4. 子宫的韧带 子宫依靠其周围的4对韧带维持其在盆腔中的正常位置。

(1)圆韧带:起于子宫角的前面、输卵管近端稍下方,终止于大阴唇前端,具有维持子宫前倾位置的作用。

(2)阔韧带:是子宫体两侧延伸至骨盆壁的一对翼型双层腹膜皱襞,保持子宫在盆腔正中位置,能够限制子宫向两侧倾斜。阔韧带有前后两叶,其上缘游离,内2/3包绕输卵管,外1/3包绕卵巢动静脉,形成骨盆漏斗韧带,又称卵巢悬韧带。

(3)主韧带:也叫子宫颈横韧带,是从子宫颈两侧伸向骨盆侧壁的一对坚韧的纤维结缔组织,在固定子宫颈位置,防止子宫脱垂中起重要作用。

(4)宫骶韧带:从子宫颈后面向两侧绕过直肠达第2、3骶椎前面的筋膜,将宫颈向后、向上牵引,间接维持子宫前倾位置(图2-6)。韧带外覆腹膜,内含平滑肌、结缔组织和支配膀胱的神经,广泛子宫切除时,可因切断韧带和损伤神经引起尿潴留。

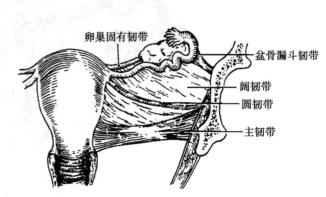

图2-6 子宫各韧带(前面观)

(三)输卵管(fallopian tube)

输卵管是一对长8~14cm弯曲的管道,内侧与子宫体相连,其管腔与宫腔相通,外端游离于盆腔。

1. 输卵管的结构 根据输卵管的形态,由内向外可分为4部分:①间质部:为通入子宫壁内的部分,长约1cm,周围肌层较厚;②峡部:是管腔较狭窄的部分,输卵管各部及其横断面长约2~3cm,周围肌层最薄弱;③壶腹部:管腔较宽大,长约5~8cm,是正常情况下卵子受精的部位,也是临床发生异位妊娠最常见的部位;④伞部:是输卵管的末端,长约1~1.5cm,开口于腹腔,有"拾卵"功能(图2-7)。输卵管由3层构成:外层为浆膜层,为腹膜的一部分;中层为平滑肌层,该层肌肉收缩可协助拾卵、运送受精卵及一定程度上阻止经血逆流和宫腔感染向腹腔内扩散等作用;内层为黏膜层,由单层高柱状上皮覆盖,上皮细胞分为纤毛细胞、无纤毛细胞、楔状细胞和未分化细胞4种。

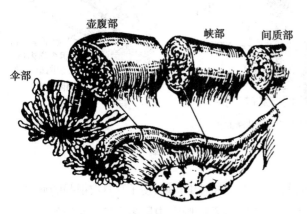

图2-7 输卵管各部及其横断面

2. 输卵管的功能 输卵管是精子和卵子相遇的场所,具有将卵巢排出的卵子"拾起"和将受精卵运送到子宫腔的功能。

(四)卵巢(ovary)

1. 卵巢的构成 卵巢是一对扁椭圆形腺体,成年女性的卵巢灰白色,约为4cm×3cm×1cm,重5~6g,由皮质和髓质两部分构成。皮质中有数以万计的原始卵泡,髓质在卵巢的中心,富含血管、神经等(图2-8)。卵巢的大小、形状随年龄大小而有差异。青春期前卵巢表面光滑;青春期开始排卵后,表面逐渐凹凸不平。

2. 卵巢的功能 卵巢具有产生与排出卵细胞、分泌性激素的功能,是保持女性特征的重要器官。

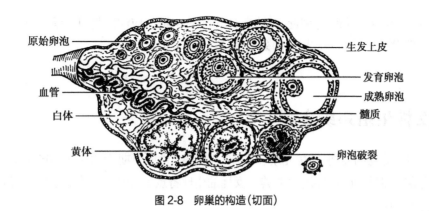

原始卵泡 —— 生发上皮

发育卵泡

成熟卵泡

血管 —— 髓质

白体

黄体 —— 卵泡破裂

图 2-8 卵巢的构造(切面)

【血管、淋巴及神经】

1. **血管** 女性生殖器官的血液供应主要来自卵巢动脉、子宫动脉、阴道动脉及阴部内动脉。静脉均与同名动脉伴行,但数目比其动脉多,并在相应器官及周围形成静脉丛,且互相吻合,故盆腔静脉感染易蔓延。

2. **淋巴** 女性生殖器官和盆腔具有丰富的淋巴系统,淋巴结通常沿相应的血管排列,成群成串分布,其数目及确切位置变异很大。淋巴系统主要分为外生殖器淋巴与盆腔淋巴两组。外生殖器淋巴分为深浅两部分:腹股沟浅淋巴结和腹股沟深淋巴结;盆腔淋巴分为 3 组:①骶淋巴组由闭孔、髂内、髂外及髂总淋巴结组成;②骶前淋巴组位于骶骨前面;③腰淋巴组位于腹主动脉旁。当内外生殖器官发生感染或肿瘤时,往往沿各部回流的淋巴管扩散或转移,导致相应淋巴结肿大。

3. **神经**

(1) 外生殖器神经:主要由阴部神经支配,含感觉和运动神经纤维,在坐骨结节内侧下方分成 3 支,分布于会阴、阴唇、阴蒂和肛门周围。

(2) 内生殖器神经:主要由交感神经与副交感神经支配。但子宫平滑肌有自律活动,完全切除其神经后仍能节律收缩并完成分娩,故下半身截瘫的产妇一般能够自然分娩。

【邻近器官】

女性生殖系统主要的邻近器官有尿道、膀胱、输尿管、直肠和阑尾。

1. **尿道** 位于阴道前、耻骨联合后,长 4~5cm。尿道口位于前庭区阴道口上方,女性尿道短而直,容易发生泌尿系统感染。

2. **膀胱** 位于子宫与耻骨联合之间,其大小及形态随充盈与否而变化。膀胱充盈妨碍临床检查子宫的大小,妇科手术也容易误伤膀胱,故妇科检查前病人必须排尿,一般妇科手术前需要安放留置导尿。膀胱底部与子宫颈及阴道前壁相连,其间组织疏松,盆底肌肉及其筋膜受损时,膀胱与尿道可随子宫颈及阴道前壁一并脱出。

3. **输尿管** 为肾盂至膀胱之间的一对圆素状管道,全长约 30cm,粗细不一。其下端进入膀胱之前,在子宫颈外侧约 2cm 处,穿过子宫动脉下方形成交叉。在妇科子宫切除术中应避免损伤输尿管。在输尿管走行过程中,支配肾、卵巢、子宫及膀胱的血管在其周围分布并相互吻合,形成丰富的血管丛营养输尿管,在盆腔手术时应注意保护输尿管血运,避免因缺血形成输尿管瘘。

4. **直肠** 位于盆腔后壁,直肠前面与阴道后壁相连,盆底肌肉与筋膜受损伤,常与阴道后壁一并脱出。肛管长 2~3cm,借会阴体与阴道下段分开,阴道分娩时应注意保护会阴,避免损伤肛管。

5. **阑尾** 与右侧输卵管和卵巢邻近,女性患右下腹部疼痛时,应注意鉴别阑尾炎和右附件炎。如果阑尾炎发生在妊娠期,增大的子宫将阑尾推向外上侧,容易延误诊断。

第二节 女性生殖系统生理

女性的一生可以分为胎儿期、新生儿期、幼年期、青春期、性成熟期、围绝经期和老年期共七个阶段,每个阶段并无严格界限,但都有不同的生理特点。女性的生理特点正反映了女性下丘脑 - 垂体 - 卵巢轴发育、成熟和衰退的变化过程。

【女性一生各阶段的生理特点】

1. **胎儿期**(fetal period) 从来源于父系和母系带有 XX 的两条性染色体结合成的受精卵开始,到胎儿从母体娩出为胎儿期。

2. **新生儿期**(neonatal period) 生后 4 周内为新生儿期。此期由于受母体女性激素的影响,新生儿可能出现乳房稍肿大或少许泌乳,外阴较丰满。出生后脱离母体环境,血中女性激素水平迅速下降,可出现阴道少量血性分泌物的现象。这些生理变化短期内可自然消失。

3. **儿童期**(childhood) 出生 4 周到 12 岁左右为儿童期。儿童早期(8 岁以前)下丘脑 - 垂体 - 卵巢轴的功能处于抑制状态,此期生殖器官处于幼稚状态,阴道狭长,上皮薄,无皱襞。子宫小,宫颈长,约占全子宫的 2/3。儿童后期(10 岁以后)下丘脑促性腺激素释放激素抑制状态解除,卵巢内卵泡受垂体促性腺激素的影响有一定发育并分泌性激素,但仍达不到成熟阶段。皮下脂肪在胸、髋、肩部及耻骨前面堆积,乳房也开始发育,女性特征也逐渐显现。

4. **青春期**(adolescence) 从月经初潮到生殖器官发育成熟的时期为青春期,世界卫生组织(WHO)规定为 10~19 岁。青春期发动通常始于 8~10 岁,此时中枢性负反馈抑制状态解除,GnRH 开始呈脉冲式释放,继而引起促性腺激素和卵巢性激素水平升高、第二性征出现,并最终获得成熟的生殖功能。女性内、外生殖器官逐渐发育成熟(第一性征),并呈现音调较高,乳房丰满,皮下脂肪增多等女性特征(第二性征)的变化。

青春期按照顺序先后经历四个不同的阶段,各阶段有重叠,共需大约 4.5 年的时间。

(1) 乳房萌发:是女性第二性征的最初特征。

(2) 肾上腺功能初现:青春期肾上腺雄激素分泌增加引起阴毛和腋毛的生长。

(3) 生长加速:11~12 岁青春期少女体格生长呈直线加速,平均每年生长 9cm,月经初潮后生长减缓。

(4) 月经初潮:女性第一次月经来潮称为月经初潮,是女性进入青春期的重要标志。

5. **性成熟期**(sexual maturity period) 一般从 18 岁开始,持续 30 年左右,是女性卵巢功能最好、生殖能力最旺盛的时期,又称为生育期。此期女性各生殖器官在卵巢分泌激素的作用下,发生周期性变化。

6. **绝经过渡期**(menopausal transition period) 是指卵巢功能开始衰退直到女性最后一次来月经(即绝经)的时期,一般从 40 岁开始,历时短至 1~2 年,长则 10~20 年。我国妇女平均绝经年龄为 49.5 岁。WHO 将卵巢功能开始衰退至绝经后 1 年内的时期称为围绝经期,此期女性生殖器官逐步萎缩,生育能力丧失,可出现血管舒缩障碍和神经精神症状,表现为潮热、出汗、情绪不稳定、不安、抑郁或烦躁、失眠等,称为绝经综合征。

7. **绝经后期**(postmenopausal period) 女性绝经以后的生命时期为绝经后期,60 岁以后的妇女即进入老年期。

【月经及其临床表现】

(一)月经的概念

1. 月经 女性随卵巢的周期性变化,子宫内膜周期性脱落及出血称为月经,是女性生殖功能成熟的外在标志之一。

2. 初潮 女性第一次月经来潮称为初潮,多数出现在 13~14 岁。初潮的迟早受遗传、营养、环境和气候等因素的影响,近年初潮年龄有提前趋势。

3. 月经周期 两次月经第 1 日的间隔时间为一个月经周期,一般为 21~35 日,平均为 28 日。

4. 经期 每次月经持续的天数称经期,一般为 2~8 日。一次月经量约为 20~60ml,超过 80ml 则为月经过多。

(二)月经的临床表现

1. 月经血的特点 月经血一般呈暗红色,主要特点是不凝固。其成分除血液外,还含有脱落的子宫内膜碎片、阴道上皮细胞和宫颈黏液等。

2. 月经期症状 月经期由于盆腔充血以及前列腺素的作用,有些妇女可以引起下腹部或腰骶部酸胀感等不适或子宫收缩痛,并可出现腹泻等胃肠道功能紊乱症状。女性在月经期可以正常生活和工作,应当避免剧烈运动及受凉等。

【卵巢的功能及其周期性变化】

(一)卵巢的功能

卵巢是女性的重要内分泌器官,具有产生卵子并排卵的生殖功能和产生性激素的内分泌功能。

(二)卵巢生殖功能的周期性变化

卵巢生殖功能的周期性变化主要表现为卵泡的发育及成熟、排卵、黄体形成及退化。

1. 卵泡的发育及成熟 新生儿出生时,卵巢内约有 200 万个原始卵泡(图 2-9),临近青春期绝大多数原始卵泡自行闭锁退化,在女性的一生中仅有 400~500 个卵泡能够发育成熟,一般每个月经周期只有一个卵泡发育为成熟卵泡,直径约 15~20mm,通过 B 型超声清晰可见(图 2-10)。

2. 排卵 随着卵泡的发育成熟,卵泡逐渐向卵巢表面移行。当接近卵巢表面时,成熟的卵泡破裂,卵泡中的卵细胞和它周围的卵丘颗粒细胞一起被排出的过程称为排卵。排卵时间多发生在两次月经中间,

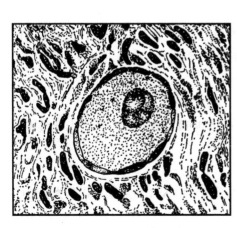

图 2-9　原始卵泡

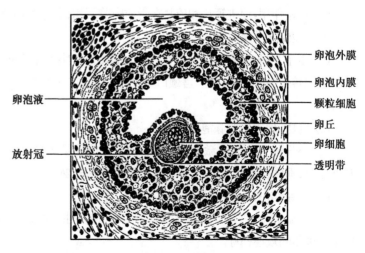

图 2-10　成熟卵泡

一般在下次月经来潮之前 14 日左右。卵子可由两侧卵巢轮流排出，也可由一侧卵巢连续排出。排卵前后是女性最容易受孕的时间。

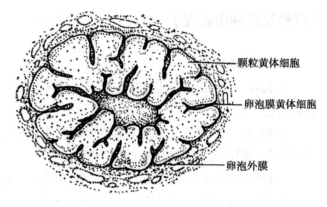

图 2-11　卵巢黄体

3. 黄体形成及退化　排卵后残留的卵泡壁塌陷形成黄体(图 2-11)，排卵后的 7~8 日(相当于月经周期第 22 日左右)，黄体体积和功能达到高峰，直径 1~2cm，外观黄色。若排出的卵子受精，黄体则在妊娠滋养细胞分泌的人绒毛膜促性腺激素的作用下增大，转变为妊娠黄体，至妊娠 3 个月末才退化。若卵子未受精，在排卵后 9~10 日黄体退化，黄体功能限于 14 日。黄体衰退后月经来潮，新的周期开始。

(三) 卵巢内分泌功能的周期性变化

卵巢分泌的性激素主要为雌激素、孕激素，也分泌少量雄激素，均为甾体激素。卵泡膜细胞为排卵前雌激素的主要来源。黄体细胞在排卵后分泌大量的孕激素及雌激素。雄激素主要由卵巢间质细胞和门细胞产生。

1. 雌激素(estrogen)　由雌二醇、雌酮和雌三醇构成。随卵泡发育雌激素分泌量逐渐增多，排卵前形成第一个高峰；排卵后由于卵泡液中雌激素释放至腹腔使循环中的雌激素暂时下降，排卵后 1~2 日，黄体分泌雌激素使循环中雌激素又逐渐上升，排卵后 7~8 日黄体形成时形成第二个高峰；黄体萎缩后雌激素水平急剧下降，月经期降至最低水平。

2. 孕激素(progestin)　主要为黄体酮，孕二醇是其降解产物。排卵后黄体开始分泌孕激素，至黄体成熟时形成分泌高峰，以后逐渐下降，月经来潮时降至最低水平。

3. 雄激素(androgen)　女性雄激素主要来自肾上腺。卵巢能分泌少量雄激素，主要是睾酮。

(四) 雌、孕激素的生理功能

1. 雌激素的主要功能

(1) 生殖系统：①促进子宫发育，增加子宫平滑肌对缩宫素的敏感性；促进子宫内膜增殖及修复；使子宫颈口松弛，宫颈黏液量增加并稀薄；②促进输卵管发育及加强收缩；③促进阴道上皮增生角化；④使阴唇发育、丰满、色素加深；⑤协调 FSH 促进卵泡发育。

(2) 乳腺：促进乳腺腺管增生，使乳头着色。

(3) 下丘脑、垂体：通过对下丘脑、垂体的正负反馈调节，控制促性腺激素的分泌。

(4) 代谢作用：促进钙盐和磷盐在骨质中的沉积；促进水钠潴留。

2. 孕激素的主要功能

(1) 生殖系统：①抑制子宫收缩，降低妊娠子宫对缩宫素的敏感性，有利于胎儿生长发育；使子宫内膜从增殖期转化为分泌期；使子宫颈口闭合，黏液减少并变稠。②抑制输卵管收缩。③促进阴道上皮细胞的脱落。

(2) 乳房：促进乳腺腺泡发育。

(3) 下丘脑 - 垂体：孕激素在月经中期具有增强雌激素对垂体 LH 排卵峰释放的正反馈作用；在黄体期对下丘脑、垂体有负反馈作用，抑制促性腺激素的分泌。

(4) 代谢作用：促进水钠排泄。

(5) 体温调节：兴奋下丘脑体温调节中枢，使女性在排卵后体温升高 0.3~0.5℃，此特点可以作为检测卵巢是否排卵的重要指标。

3. 孕激素和雌激素的协调和拮抗作用　孕激素在雌激素作用的基础上，进一步促使女性生殖器和乳房的发育,为妊娠准备条件,两者有协同作用;另一方面,雌激素和孕激素又有拮抗作用,雌激素促进子宫内膜增生及修复,孕激素则限制子宫内膜的增生,并使增生的子宫内膜转化为分泌期。其他拮抗作用表现在子宫收缩、输卵管蠕动、宫颈黏液变化、阴道上皮细胞角化和脱落以及钠和水的潴留与排泄等方面。

【月经的周期性变化】

(一)月经周期的调节

月经周期的调节是一个非常复杂的过程,主要涉及下丘脑、垂体和卵巢,下丘脑分泌 GnRH,通过调节垂体促性腺激素的分泌,调控卵巢功能,称为下丘脑 - 垂体 - 卵巢轴(hypothslamic-pituitary-ovarian axis,HPO),即女性的内分泌调节轴。

1. **下丘脑** 是 HPO 的启动中心,分泌促性腺激素释放激素(GnRH),通过下丘脑与垂体之间的门静脉系统进入垂体,调节垂体的功能。GnRH 的分泌受垂体促性腺激素和卵巢性激素的反馈调节,包括起促进作用的正反馈和起抑制作用的负反馈调节。反馈调节包括长反馈、短反馈和超短反馈三种。长反馈指卵巢分泌到循环中的性激素对下丘脑的反馈作用;短反馈是指垂体激素对下丘脑 GnRH 分泌的负反馈调节;超短反馈是指 GnRH 对其本身合成的负反馈调节。

2. **垂体** 在 GnRH 的刺激下,腺垂体(垂体前叶)分泌的直接与生殖调节有关的激素有促性腺激素和催乳素。促性腺激素包括卵泡刺激素(FSH)和黄体生成素(LH)。两者经血液循环到达卵巢,具有刺激卵泡发育、促进排卵和促使黄体形成的功能。催乳素具有促进乳汁合成的功能。

3. **卵巢** 在垂体激素的作用下分泌雌激素和孕激素进入血液循环,直接影响女性的生殖器官。雌激素对下丘脑产生负反馈和正反馈两种作用。在卵泡早期,一定水平的雌激素负反馈作用于下丘脑。在卵泡期晚期,当雌激素分泌达到阈值并维持 48 小时以上,雌激素即可发挥正反馈作用,刺激 LH 分泌高峰。在黄体期,协调孕激素对下丘脑有负反馈作用。低水平的孕激素在排卵前可增强雌激素对促性腺激素的正反馈作用,高水平的孕激素对促性腺激素的脉冲分泌产生负反馈抑制作用。

血液中的性调节激素具有周期性变化,而生殖器官在卵巢激素的作用下也会发生相应的变化。HPO 轴的生理活动受到大脑皮层神经中枢的影响,如外界环境、精神因素等均可影响月经周期。大脑皮层、下丘脑、垂体和卵巢任何一个环节发生障碍,都会引起卵巢功能紊乱,导致月经失调。

(二)调节激素的周期性变化

1. **促卵泡素(FSH)的变化** 在卵泡发育的前半期水平较低,至排卵前 24 小时出现高峰,持续 24 小时呈直线下降,此后维持在较低水平,直至月经来潮。

2. **促黄体生成素(LH)的变化** 在卵泡发育的前半期处于较低水平,在排卵前 24 小时左右出现一陡峰,并于 24 小时左右骤降,至月经前达最低水平。

3. **雌激素的变化** 排卵前达到第一个高峰后下降,在排卵后黄体成熟时达第二个高峰,在月经前降至最低水平。

4. **孕激素的变化** 排卵后随黄体的发育孕激素分泌增加,至黄体成熟时达高峰,月经前降至最低水平(图 2-12)。

(三)生殖器官的周期性变化

女性各生殖器官,尤其是内生殖器受卵巢激素的影响而发生周期性变化。子宫内膜在卵巢分泌的雌、孕激素影响下变化最明显。

1. **子宫内膜的变化** 子宫内膜从形态学上可分为功能层和基底层。子宫内膜功能层是胚胎植入的部分,受卵巢激素变化的调节,具有周期性增殖、分泌和脱落变化;基底层在月经后再生并修复子宫内膜创面,重新形成子宫内膜功能层。据其组织学变化将月经周期分为增殖期、分泌期、月经期 3 个阶段:

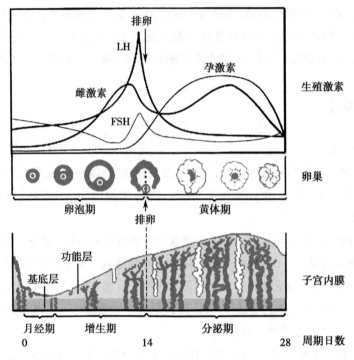

图 2-12　下丘脑 - 垂体 - 卵巢轴在月经周期中的变化

（1）增殖期：月经周期的第 5~14 日，即月经周期的前半期（排卵前），在卵泡发育中雌激素的影响下，子宫内膜表面上皮、腺体、间质、血管逐渐生长变厚，形成增殖样改变。增殖期又可分早、中、晚 3 期。

（2）分泌期：月经周期第 15~28 日，即月经周期后半期（排卵后），此时卵巢排卵、黄体形成，分泌大量雌、孕激素，使子宫内膜继续增厚，腺体增大，出现分泌样变化；血管迅速增加，更加弯曲；间质疏松并水肿。此时内膜厚且松软，含有丰富的营养物质，有利于受精卵着床发育。分泌期亦分为早、中、晚 3 期。

（3）月经期：月经周期第 1~4 日，体内雌、孕激素水平降低，子宫内膜螺旋小动脉节律性的收缩及舒张，继而出现逐渐加强的血管痉挛性收缩，导致远端血管壁及组织缺血坏死、剥脱，脱落的内膜碎片及血液一起从阴道流出，表现为月经来潮。

2. 子宫颈的变化

（1）月经周期前半期（排卵前）：随雌激素水平逐渐增高，子宫颈黏液量增多，变得稀薄透明，至排卵前黏液拉丝度可长达 10cm 以上，有利于精子通行而受孕。子宫颈黏液涂片干燥后在显微镜下呈现羊齿植物叶状结晶状态，这种结晶在月经周期第 6~7 日开始出现，到排卵期最为清晰而典型。

（2）月经周期后半期（排卵后）受孕激素影响，子宫颈黏液分泌量减少，变黏稠，拉丝易断，涂片在镜下可见成排的椭圆体。

3. 输卵管的变化　输卵管黏膜在雌、孕激素作用下也发生周期性变化，但不如子宫内膜明显。

4. 阴道黏膜的变化　月经周期前半期（排卵前）受雌激素影响，阴道黏膜上皮增生，表层细胞角化，细胞内糖原在乳酸杆菌作用下分解为乳酸，使阴道保持酸性环境，不利于细菌繁殖。月经周期后半期（排卵后）受孕激素影响，阴道黏膜上皮大量脱落，以中层细胞或角化前细胞为主。

临床上常常可以根据上述变化的特点，检查子宫内膜、宫颈黏液及阴道上皮细胞的变化，间接了解卵巢的功能（见图 2-12）。

（刘　珏）

1. 骨盆由骶骨、尾骨及左右两块髋骨组成，由耻骨联合、骶髂关节和骶尾关节等连接，内生殖器官位于骨盆中央。

2. 女性外生殖器官又称外阴，指从耻骨联合到会阴及两股内侧之间的组织，主要包括阴阜、大阴唇、小阴唇、阴蒂和阴道前庭、阴道口和处女膜。

3. 内生殖器包括阴道、子宫、输卵管和卵巢。阴道开口于外阴前庭区，主要是月经血排出及胎儿娩出的通道。子宫分为宫体及宫颈，中间为最狭窄的子宫峡部；宫体肌壁由子宫内膜层、子宫肌层和子宫浆膜层构成，子宫具有产生月经和孕育胎儿的功能。输卵管从宫体部发出，由内向外分为间质部、峡部、壶腹部和伞部，具有"拾卵"和运送受精卵的功能。卵巢是女性最重要的性腺器官，主要有产生卵细胞的生殖功能和分泌女性激素的内分泌功能。

4. 月经是随卵巢的周期性排卵而出现的子宫内膜周期性脱落及出血，是生殖功能成熟的标志之一。相邻两次月经第 1 日间隔时间为一个月经周期，一般为 21~35 日，月经持续的天数为经期，一般为 2~8 日。

5. 从青春期开始到绝经前，卵巢的生殖功能主要体现在卵泡的发育及成熟、排卵、黄体形成及退化这种变化中，称为卵巢的周期性变化；卵巢主要分泌雌激素和孕激素。雌、孕激素主要作用于子宫内膜、阴道黏膜、宫颈及乳腺等器官，使其产生周期性变化，其中子宫内膜的周期性变化最显著。

6. 女性的内分泌调节由下丘脑 - 垂体 - 卵巢轴完成。下丘脑分泌促性腺激素释放激素，刺激垂体分泌促卵泡素和黄体生成素，卵巢在垂体激素的作用下分泌的雌、孕激素。三者之间通过正、负反馈相互影响，从而保证月经周期的循环变化。

1. 简述子宫韧带及其作用。

2. 简述雌、孕激素的生理功能。

3. 简述子宫内膜和宫颈黏液的周期性变化。

第三章 病史采集与检查

3

病史采集和体格检查是妇科临床实践的基本技能,盆腔检查是妇科所特有的检查方法。由于妇科病史涉及病人隐私,既与其他科相同之处,又有本身的特点。所以,护理人员应熟知妇科病史的采集方法和检查方法,在此基础上制订相应护理计划并实施。

案例 3-1

张女士,32 岁,主诉因"白带增多、外阴瘙痒 1 周"就诊。病人 1 周前出现白带增多,呈灰黄色泡沫状稀薄白带,外阴瘙痒,未使用药物。既往体健,无药物过敏史。平素月经规律,月经史:$14\dfrac{4\sim5}{28\sim30}$ 天,末次月经是 2017 年 5 月 8 日。25 岁结婚,孕产史:1-0-1-1。

问题:1. 该病人月经史和生育史描述的含义是什么?

2. 对病人进行妇科检查的顺序是什么?

【护理评估】

一、健康史采集方法

由于女性生殖系统疾病常常涉及病人的隐私,在采集病史时,护理人员应耐心细致、态度和蔼,尊重并注意保护其隐私,通过交流、观察、体格检查(包括全身检查、腹部检查和妇科检查)、参考相关实验室检查和影像学检查报告,逐项收集病人资料,制定相应的护理计划并实施。

二、健康史采集内容

(一) 一般项目

妇科病史的一般项目主要包括姓名、性别、年龄、籍贯、职业、婚姻状况、民族、文化程度、住址、入院时间、入院方式、病史陈述者等。

(二) 主诉

主诉是病人就诊的主要症状(或体征)与持续时间。通过病人的主诉可初步判断疾病的大致范围。妇科常见的症状有阴道流血、白带异常、外阴瘙痒、下腹痛、下腹部包块、月经异常及不孕等。如同时存在几种症状,按其发生时间顺序进行书写。如有两项或两项以上主诉,可按其发生的顺序列出:例如病人有停经、阴道流血和腹痛这 3 种主要症状时,主诉应写为:停经 ×× 日后,阴道流血 ×× 日,腹痛 × 日。如果是在妇科检查中发现的问题,而病人本人无任何自觉症状者,主诉应写为:检查发现"×××"× 日。

1. **阴道流血** 为最常见的症状。女性生殖器任何部位,包括阴道、宫颈、宫体及输卵管均可发生出血,绝大多数来自宫体。除正常月经外,均称为"阴道流血"。阴道流血可表现为:经量增多、周期不规则的阴道流血、无任何周期可辨的长期持续阴道流血、停经后阴道流血、绝经多年后阴道流血、阴道流血伴白带增多、经间出血、接触性出血、经前或经后点滴出血、间歇性阴道排出血性液体、外伤后阴道出血等。

2. **白带异常** 白带是由阴道黏膜渗出液、宫颈管及子宫内膜腺体分泌液等混合而成。当生殖道出现病变时,白带分泌量增多且性状发生改变。常表现为:灰黄色或黄白色泡沫状稀薄白带、豆渣样或凝乳样白带、灰白色匀质鱼腥味白带、血性白带、水样白带、脓性白带等。

3. **下腹痛** 描述起病的缓急、部位、性质、时间(有无周期性)、腹痛放射部位及伴随症状,包括有无停经史、恶心、呕吐、发热、肛门坠胀、休克等表现。

4. 外阴瘙痒 多位于阴蒂、小阴唇、大阴唇、会阴甚至肛周等部位,可为阵发性或持续性,一般夜间加重。应了解瘙痒的原因、部位和特点。

5. 下腹部肿块 应了解肿块的大小、性质、部位、活动度、有无压痛等。

(三) 现病史

现病史指病人本次疾病发生、演变和诊疗的全过程,是病史的主要组成部分,应以主诉症状为核心,应按时间顺序来写。包括疾病起病时间、有无诱因、发生发展经过、伴随症状、诊疗护理的相关情况,以及饮食、睡眠、大小便、体重、体力改变及精神心理变化。对有鉴别意义的阳性或阴性资料也应提及。

(四) 既往史

既往史是指病人过去的健康和疾病状况。仔细询问病人过去曾患何种疾病,特别是妇科疾病史及与妇科疾病密切相关的病史,如有无生殖系统肿瘤、炎症、畸形等,有无传染病史如结核、肝炎病史等,有无手术外伤史、输血史、过敏史、性病史、预防接种史等。

(五) 月经史

月经史包括初潮年龄、月经周期和经期持续的时间(如 14 岁初潮,月经周期 28~30 日,持续 4~5 日,51 岁绝经,可简写为 $14\dfrac{4\sim5}{28\sim30}$ 天),经量及伴随症状等。还应询问月经前有无不适(如乳房胀痛、情绪低落等)、有无痛经及疼痛程度、部位、持续时间等。常规询问末次月经(LMP)时间、经量和持续时间;如有异常,还应问明前次月经日期(PMP)及情况。绝经病人应询问其绝经年龄、绝经后有无阴道流血及白带异常等。

(六) 婚育史

医护人员应当根据病人的年龄,特别注意询问是否已婚或者有否性生活史。对已婚者应询问婚龄、婚次、配偶健康状况、是否是近亲结婚、性病史及同居情况。生育史包括足月产、早产、流产次数及现存子女数,可简写为足月产 - 早产 - 流产 - 现存子女数,如足月产 1 次、早产 0 次、流产 3 次、现存子女 1 人,可简写为 1-0-3-1,也可用孕$_4$产$_1$(G$_4$P$_1$)表示。了解病人分娩方式、有无难产史、新生儿出生情况、产后或流产后有无大出血、感染以及采用何种避孕方法及效果如何等。

(七) 个人史

个人史是询问病人出生地、生活和居住情况,是否有疫区旅居史、有无烟酒等嗜好、有无毒品使用史。

(八) 家族史

家族史是询问家庭成员(包括父母、兄弟、姐妹及子女)的健康状况,了解家族成员中有无遗传性疾病及可能与遗传有关的疾病(如糖尿病、高血压、癌症等)。

三、身体评估内容与方法

体格检查通常在采集病史之后进行,主要包括全身检查、腹部检查和盆腔检查,重点是腹部检查和盆腔检查。盆腔检查是妇科所特有的,故又称妇科检查。

(一) 全身体格检查

全身检查是指测量体温、脉搏、呼吸、血压、体重及身高。观察病人神志是否清醒、精神状态、面容、体态、全身发育状况、毛发分布情况,检查皮肤、淋巴结(特别是左锁骨上淋巴结及腹股沟淋巴结)、头部器官、颈部,重点检查乳房发育情况、有无包块、乳头有无分泌物、皮肤有无凹陷等,常规检查心、肺、脊柱及四肢情况等。

(二) 腹部检查

腹部检查是体格检查的重要部分,应在盆腔检查前进行,包括视诊、触诊、叩诊和听诊 4 个部分。

1. 视诊 主要观察病人腹部形状和大小,是否隆起,腹部有无手术瘢痕、妊娠纹、有无静脉曲张、腹壁疝及腹直肌分离等。

2. 触诊　主要检查病人腹部有无压痛、反跳痛及肌紧张，肝、脾、肾有无肿大或压痛，腹部是否扪及包块，包块的部位、大小（以 cm 表示）、质地、形状、活动度、与周围组织界限是否清晰、表面是否光滑或有无高低不平、有无压痛等。

3. 叩诊　应注意鼓音和浊音分布区，是否有移动性浊音。

4. 听诊　主要听诊肠鸣音情况。

若合并妊娠，应检查腹围、子宫底高度、胎位、胎心音等。

（三）盆腔检查

为妇科特有的检查，又称为妇科检查，包括外阴、阴道、宫颈、宫体及双侧附件检查。

1. 基本要求

（1）环境及用物准备：门诊应准备屏风或拉帘，保持每个检查床相对独立。病房设专门的检查室，配备妇科检查床。应备好一次性阴道窥器、一次性臀垫、无菌手套、液状石蜡（润滑用）、消毒液（如碘伏）、灭菌大棉签、棉拭子、一次性宫颈刮片、载玻片、软尺等。

（2）检查前做好解释工作：告知病人可能的感受及不适，关心病人，动作轻柔。检查者应当特别注意保护病人的隐私，冬日注意保暖。男性医护人员对病人进行妇科检查时，应有一名女性医护人员在场。除尿失禁病人外，检查前应排空膀胱，必要时导尿，大便充盈者在排便或灌肠后检查。

（3）避免交叉感染：臀下垫单，无菌手套、检查器械应做到一人一用一更换。

（4）体位：除尿瘘病人外，一般取膀胱截石位，臀部置于检查床的边缘，头部略抬高，双手平放于身体两侧，以利于腹肌松弛。检查者面向病人，立于两腿之间。不宜搬动的病人可在病床上进行妇科检查。

（5）经期避免妇科检查：如为阴道异常出血，则应在检查前先消毒外阴，预防感染。

（6）检查禁忌证：对于无性生活史的女性，禁用阴道窥器检查及双合诊检查，如病情特殊需要检查，必须在征得病人及其家属或委托人同意后方可进行。

2. 检查方法及步骤　检查者一般取左手戴手套，通常按照外阴、阴道、子宫颈、子宫、双附件的顺序进行检查和记录。

（1）外阴部检查：观察外阴发育情况、阴毛疏密和分布特点，有无皮炎、溃疡、水肿、炎症、肿块，注意观察皮肤颜色，有无色素减退或白斑，有无增厚、变薄或萎缩。然后分开两侧小阴唇，暴露阴道前庭及尿道口和阴道口。盆底松弛病人还应嘱其用力向下屏气，观察有无子宫脱垂、阴道前后壁膨出及尿失禁。

（2）阴道窥器检查：①方法：根据病人阴道宽窄情况及阴道壁的松弛程度选用适当型号阴道窥器，放置阴道窥器时，应涂抹润滑剂，再将其前后两叶并拢，以戴手套的左手轻轻将两侧小阴唇分开，右手将窥器沿阴道后壁斜行缓慢插入阴道内，逐渐摆正后用左手张开两叶，暴露阴道壁、穹窿部及宫颈，取出时将窥器两叶合拢后退出（图3-1）。若拟作宫颈细胞学检查或取阴道分泌物检查，不宜用润滑剂，应改用生理盐水，以免影响涂片质量；②观察内容：窥器下注意观察阴道前后壁、侧壁、穹窿部黏膜颜色，皱襞多少，注意是否有阴道隔或双阴道等畸形，有无溃疡、囊肿或赘生物等；观察阴道分泌物的量、性质、色泽和气味，分泌物异常者应进行涂片检查或培养找滴虫、假丝酵母菌、淋病奈瑟菌等；暴露宫颈后，注意观察宫颈颜色、大小、外口形状，有无出血、有无息肉、赘生物、撕裂、外翻、囊肿、畸形，宫颈管内有无出血或分泌物等，可采

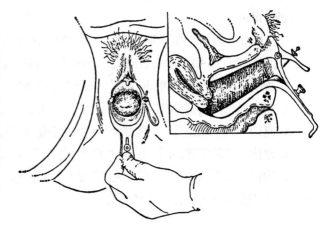

图3-1　阴道窥器检查

集宫颈外口鳞-柱交接部脱落细胞作宫颈细胞学检查和 HPV 检测。

(3) 双合诊：是盆腔检查中最重要的项目。检查者食指和中指放入阴道，另一手在腹部作配合检查，称为双合诊。检查方法：检查者戴无菌手套，一手食指、中指蘸润滑剂，沿阴道后壁轻轻插入阴道，检查阴道通畅度、深度、弹性、有无肿块及穹窿情况；再触摸宫颈大小、硬度、形状、有无接触性出血、举痛及摇摆痛等；另一手在腹部往下往后按压腹壁，两手配合检查子宫位置、形状、大小、活动度、软硬度以及有无压痛等；附件区有无肿块、增厚及压痛，肿块的位置、形状、大小、活动度、软硬度、与子宫的关系、有无压痛等；正常卵巢偶可扪及，正常输卵管不能扪及（图 3-2、图 3-3）。

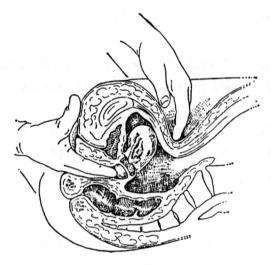

图 3-2 双合诊（检查子宫）

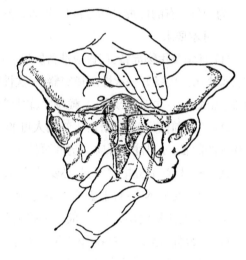

图 3-3 双合诊（检查附件）

(4) 三合诊：经过直肠、阴道、腹部联合检查称为三合诊。即一手食指放入阴道，中指插入直肠，另一手在腹部配合检查。检查步骤与双合诊相同，是对双合诊检查不足的重要补充，能更清楚地了解骨盆后部及直肠子宫陷凹处肿块与子宫或直肠的关系，也可扪清后倾的子宫、宫颈旁、宫骶韧带的病变（图 3-4）。

(5) 直肠-腹部诊：一手食指伸入直肠，另一手在腹部作配合检查称为直肠-腹部诊（简称肛-腹诊）。适用于未婚、阴道闭锁或经期不宜行双合诊的病人。

（四）记录

全身检查和腹部检查按健康评估中讲解的记录方法记录即可，而盆腔检查结束后，检查者应按以下顺序进行记录：

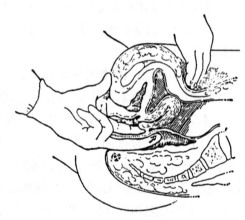

图 3-4 三合诊

1. **外阴** 婚产史、发育情况、阴毛分布及异常发现。
2. **阴道** 是否通畅，黏膜情况，分泌物量、性状、颜色、有无异味等。
3. **宫颈** 大小、硬度，有无柱状上皮异位、撕裂、囊肿、息肉、接触性出血、举痛及摇摆痛等。
4. **宫体** 记录位置、大小、活动度、硬度、有无压痛等。
5. **附件** 有无增厚、压痛及肿块。若触及肿块，应描述其位置、大小、硬度、表面是否光滑，活动度以及与子宫、盆壁的关系等。左右两侧分别记录。

根据病例 3-1 :该病人月经初潮 14 岁,月经周期 28~30 日,持续 4~5 日,末次月经 2017 年 5 月 8 日。足月产 1 次,无早产,流产 1 次,现存子女数。该病例妇科检查的顺序是外阴、阴道(窥器检查,并注意取分泌物检查)、宫颈、子宫、双附件。

四、辅助检查

除一般疾病的常规检查项目之外,妇科常用的辅助检查主要包括:

1. **阴道分泌物检查**

(1) 分泌物涂片检查:主要检查阴道清洁度、是否有假丝酵母菌、滴虫、线索细胞等。

(2) 分泌物培养:包括一般细菌培养、淋病双球菌培养,支原体、衣原体培养等。

2. **宫颈癌筛查**

(1) 宫颈薄层液基细胞学(thinprep cytologic test, TCT)检查:主要检查宫颈细胞是否出现异常。

(2) 高危型人乳头瘤病毒(human papilloma viruses, HPV)检测:主要检测宫颈是否存在 HPV 感染。

3. **盆腔 B 型超声检查(简称 B 超)** 有两种途径:

(1) 经腹部 B 超检查:用于盆腔病变和宫内节育器在宫腔位置、形状等的诊断。检查前需要病人憋尿,在膀胱充盈情况下进行。有时病人膀胱充盈不够或者腹腔内肠管胀气,可能影响检查效果。

(2) 经阴道 B 超检查:此方法仅适用于有性生活的女性,病人不需要憋尿,可以更快捷、直观、准确判断盆腔内,尤其是子宫内膜病变。

4. **子宫输卵管碘油造影** 适用于不孕症病人检查输卵管是否存在病变。

5. **其他** 阴道镜检查、宫腔镜检查等。

五、心理 - 社会状况

1. **精神状态** 评估病人仪表、行为、语言、情绪、思维过程、定向能力、沟通交流能力、判断力等。

2. **个性特征** 即个性类型。如依赖型、外向型、内向型、独立型等。

3. **应激水平和应对措施** 评估病人面对压力和应激常用的应对方式,以及对本次疾病所采取的应对方式。

4. **社会支持系统** 家庭成员构成能否满足病人的健康需求、照顾的需求、病人家属与病人的亲密程度等。

【护理诊断 / 问题 】

护理诊断是对病人就医诊治过程中出现的生理、社会心理、精神等方面问题的阐述,这些问题可以通过护理措施解决。护理人员在对病人进行全面客观的护理评估后,提出护理诊断或问题,确定护理目标,制订出相应的护理措施并实施,最后进行结果评价。

一、护理诊断排序

在书写护理诊断时,应按照紧迫性和重要性排序,一般将急需医护合作解决的护理诊断放在首位,另据病人个人生理、病理、心理、社会等因素全面评估病人，做出个性化的护理诊断。我国多采用北美护理诊断协会（North American Nursing Diagnosis Association，NANDA）认可的护理诊断。针对不同组织器官的功能性健康形态可提出不同的护理诊断。

二、妇科病人常见的护理诊断

妇科病人常见的护理诊断有：舒适度减弱、急性疼痛、慢性疼痛、焦虑、恐惧、自我认同紊乱、知识缺乏、皮肤完整性受损、活动无耐力、有感染的危险、外周组织灌注无效等。

【预期目标】

是通过护理干预、护士期望病人达到的健康状态或在行为上的改变，也是评价护理效果的标准。预期目标的确定有利于护理措施的制定和实施。妇产科常见的预期目标如：病人能叙述自己所接受的手术的必要性并积极配合手术前准备；能列举应对化疗药物副反应的措施；在住院期间不发生院内交叉感染；焦虑程度减轻或缓解；夜间睡眠好等。

【护理措施】

护理措施是护士为病人提供的具体护理活动，为协助病人达到预期目标所制定的具体工作内容。包括病情观察，治疗配合，心理护理和健康教育等。不同的护理诊断采取不同的护理措施。护理措施要有针对性，要让病人理解并参与护理措施的实施。护理措施与医疗计划应一致，要有科学性，每项措施都应有措施依据，保证措施安全。

问题与思考

在妇科门诊，妇科检查是对妇科疾病诊断不可缺少的一种检查方法，然而很多病人，不论是已婚或未婚，闻知自己将要面对妇科检查时，都会有一定的心理压力。那么通过人文关怀减轻病人心理不适，增加病人的顺应性及心理的舒适感就显得尤为重要。

思考：在妇科检查时，护理人员应从哪些方面对病人进行人文关怀？

【结果评价】

结果评价是对整个护理效果的鉴定。评价的目的是检查预期目标是否已达到，在此基础上，对病人的健康进行重新估计，并根据评估结果重新审度护理计划。

1. **停止**　问题已解决，目标已全部实现，其相应的护理措施可以停止。

2. **修订**　护理诊断依然存在或又有新的护理问题，护理措施、目标不恰当致结果甚微或需增加护理措施，需修订预期目标及措施等。

3. **排除**　对可能性问题进行排除和确定。

4. **增加**　护理诊断依然存在，措施适宜则继续执行。

附 1　护理记录

护理记录是对病人在住院期间健康状况的动态记录及其护理过程的记录。

一、书写原则

护理记录书写应及时、准确、完整、清晰,与医疗文书保持一致。记录必须在时间、内容及可靠程度上真实无误,尤其对病人的主诉和行为应进行详细、真实、客观的描述。记录的时间应为实际给药、治疗、护理的时间。护理记录的各项内容,尤其是护理表格应按要求逐项填写,避免遗漏。记录应连续,不留空白。每项记录后签全名,以示负责。如病人出现病情恶化、拒绝接受治疗和护理、请假外出、并发症先兆等特殊情况,应详细记录并及时汇报。护理文书记录内容应尽量简洁、流畅、重点突出。记录中应使用医学术语和公认的缩写,字迹清晰,字体工整,保持表格整洁,不得涂改、剪贴和滥用简化字。

二、护理记录内容

护理记录内容通常包括:病人的生命体征、自觉症状及病情变化、症状体征的改变、各种辅助检查的阳性结果、病人情绪心理状态变化、特殊检查及特殊治疗、护理措施、效果评价等。

三、护理记录分类

1. **首次记录**　新入院的病人入院当日应写首次记录,每个班对该病人都应当有记录。

2. **分级护理记录**　对于一级护理的病人每日至少记录 1 次,二级护理病人每周至少记录 2 次,三级护理病人每周至少记录 1 次。

3. **手术病人记录**　分为术前记录、术中记录和术后记录。术后当日 2 小时内每 15~30 分钟记录 1 次,然后每 1 小时记录 1 次,连续记录 2 次,再改为每 2 小时记录 1 次,术后 6 小时后每班有记录,病情有变化时随时记录。

4. **特殊记录**　有病情变化及进行特殊治疗护理时应随时记录;特殊检查时应有记录;危重病人应每 1~2 小时记录 1 次,病情如有变化,随时记录。

5. **出院记录**。

附 2　入院评估单

姓名_____床号_____住院号_____入院时间___年__月__日__时__分

年龄_____民族_____职业_____文化_____程度_____婚姻状态_____

入院诊断:_____

入院方式:□步行　□扶行　□轮椅　□平车推送　□其他病人来自:□门诊　□急诊　□其他

过敏史:□无　□有_____

既往史:□无　□有_____

一、生理方面

T＿＿＿℃ P＿＿＿次/分 R＿＿＿次/分 BP＿＿＿kPa 身高＿＿＿cm 体重＿＿＿kg

意识状态:□清醒 □模糊 □嗜睡 □谵妄 □昏迷

卫生状态:□清洁 □不清洁

皮肤:□正常 □苍白 □发绀 □黄染 □潮红 □皮下出血 □水肿

□破损＿＿＿＿＿＿＿＿＿＿＿＿ □其他＿＿＿＿＿＿＿＿＿＿＿＿＿＿＿＿

饮食:□正常 □增加 □下降 □厌食 □特殊饮食＿＿＿＿＿＿＿＿＿＿＿＿＿＿

睡眠:□正常 □入睡困难 □易醒 □多梦 □失眠 □需用药入睡 □睡眠＿＿＿＿h/d

排泄:大便:□正常 □异常＿＿＿＿＿＿＿＿＿＿ 小便:□正常 □异常＿＿＿＿＿＿＿

嗜好:□无 □有(□烟 □酒 □其他＿＿＿＿＿＿＿＿＿＿＿＿＿＿)

自理能力:□正常 □障碍(□进食 □洗漱 □排泄 □其他＿＿＿＿＿＿＿＿＿＿＿)

辅助工具:□无 □有(□眼镜 □隐形眼镜 □助听器 □义齿)

二、专科方面

月经史:＿＿＿＿＿＿＿＿＿＿＿

生育史:□无 □有 末次人流时间＿＿＿＿＿＿＿＿ 末次生产时间＿＿＿＿＿＿＿＿＿＿＿

阴道排液:□无 □有(□脓性 □血型) 白带:□正常 □异常＿＿＿＿＿＿＿＿＿＿＿

外阴:□正常 □异常＿＿＿＿＿＿＿＿＿＿ 阴道:□正常 □异常＿＿＿＿＿＿＿＿＿

宫颈:□正常 □异常＿＿＿＿＿＿＿＿＿＿ 子宫:□正常 □异常＿＿＿＿＿＿＿＿＿

附件:□正常 □异常＿＿＿＿＿＿＿＿＿＿

三、心理-社会方面

语种:□汉语 □其他＿＿＿＿＿＿＿＿＿＿＿

情绪:□镇静 □悲伤 □易激动 □焦虑 □恐惧 □孤独无助 □敌意

住院顾虑:□无 □有(□经济方面 □照顾方面 □家庭方面 □其他＿＿＿＿＿＿＿＿＿)

家庭同住人口构成:□父母 □配偶 □子女 □独居 □其他

家庭对病人的健康需要:□能满足 □不能满足 □忽视 □过于关心

对疾病的认识:□完全明白 □部分了解 □完全不知

四、入院介绍:□未做 □已做(□床单位 □床升降 □信号灯 □饮食 □探视制度 □厕所 □贵重物品保管)

五、存在的护理问题

1. ＿＿＿＿＿＿＿＿＿＿＿＿＿＿＿＿＿＿＿＿＿＿＿＿＿＿＿＿＿＿＿＿＿＿＿＿＿＿

2. ＿＿＿＿＿＿＿＿＿＿＿＿＿＿＿＿＿＿＿＿＿＿＿＿＿＿＿＿＿＿＿＿＿＿＿＿＿＿

3. ＿＿＿＿＿＿＿＿＿＿＿＿＿＿＿＿＿＿＿＿＿＿＿＿＿＿＿＿＿＿＿＿＿＿＿＿＿＿

(收集资料来源:□病人 □丈夫 □父母 □病历 □其他＿＿＿＿＿＿＿＿＿＿＿＿＿＿＿＿)

护士签名:＿＿＿＿＿＿＿＿＿＿＿＿＿＿＿＿＿ 时间:＿＿＿＿＿＿＿＿＿＿＿＿＿＿＿＿

(刘立新)

学习小结

本章重点讲述了妇科病史的采集方法,问病史应耐心、细致、全面,尤其注意症状、现病史、月经史、生育史等方面资料的收集。进妇科检查的方法步骤、注意事项及护理配合。另外,介绍了妇科常见症状、体征,护理诊断的排序原则。通过本章的学习,要求学生学会妇科病史的采集方法,熟练掌握妇科常用的检查方法。熟悉妇科常见症状、体征及常见护理诊断,了解妇科护理病历的书写方法。具有良好的沟通能力和临床评判性思维能力;关心、体贴、尊重病人。

复习参考题

1. 妇科常见的症状有哪些?

2. 简述盆腔检查的基本要求。

第四章　妊娠期妇女的护理

4

学习目标	
掌握	胎儿附属物的组成及功能;掌握妊娠各期的诊断及护理措施;掌握胎产式、胎先露及胎方位的概念。
熟悉	妊娠期妇女的评估及护理要点。
了解	妊娠期妇女的生理和心理变化。

围生医学是研究胚胎、胎儿的生理、病理以及新生儿和孕产妇疾病的诊断与防治的科学。围生期是指产前、产时、产后的一段时期。国际上对围生期的界定有4种：①围生期Ⅰ：从妊娠满28周（即胎儿体重≥1000g或身长≥35cm）至产后1周；②围生期Ⅱ：从妊娠满20周（即胎儿体重≥500g或身长≥25cm）至产后4周；③围生期Ⅲ：从妊娠满28周至产后4周；④围生期Ⅳ：从胚胎形成至产后1周。我国目前采用围生期Ⅰ的时间分期。

学习对妊娠期妇女的护理，首先要了解妊娠生理，熟悉妊娠期母体变化，掌握妊娠诊断的方法，学会对妊娠期母儿的评估及护理措施，以保证母儿安全。

第一节　妊娠生理

妊娠（pregnancy）是胚胎（embryo）和胎儿（fetus）在母体内发育成长的过程。成熟卵子受精是妊娠的开始，胎儿及其附属物由母体排出是妊娠的结束。

【受精与着床】

（一）受精

当精液射入阴道内，精子经宫颈管、子宫腔进入输卵管腔，精子顶体表面糖蛋白被生殖道分泌物中的α、β淀粉酶降解，使顶体膜结构发生变化，降低顶体膜稳定性而使精子具有受精的能力，称精子获能。

成熟卵子从卵巢排出后，经输卵管伞端的"拾卵"作用进入输卵管内，停留在输卵管壶腹部与峡部连接处等待受精。

精子与卵子的结合过程称为受精（fertilization）。通常受精发生在排卵后12小时内，整个受精过程约为24小时。当精子与卵子相遇后，精子顶体外膜破裂，释放出顶体酶，在酶的作用下，精子穿过放射冠、透明带，与卵子的表面接触，开始受精，精原核与卵原核逐渐融合，完成受精。已受精的卵子称受精或孕卵，标志着新生命的诞生。

（二）受精卵输送与发育

受精卵进行有丝分裂的同时，借助输卵管蠕动和输卵管上皮纤毛推动，向宫腔方向移动，约在受精后第3日，分裂成16个细胞的实心细胞团，称桑葚胚。约在受精后第4日进入宫腔。受精后第5~6日，早期胚泡的透明带消失，在子宫腔内继续分裂发育成晚期囊胚。

（三）着床

晚期囊胚侵入到子宫内膜的过程称孕卵植入，也称着床（implantation）（图4-1）。约在受精后第6~7日开始，11~12日完成。着床需经过定位、黏着和穿透三个阶段。完成着床必备的条件有：①透明带消失；②囊胚滋养细胞分化出合体滋养细胞；③囊胚和子宫内膜同步发育并相互配合；④孕妇体内有足够数量的黄体酮，子宫有一个极短的敏感期允许受精卵着床。

（四）蜕膜的形成

受精卵着床后，子宫内膜细胞迅速增大发

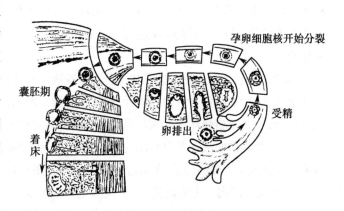

图4-1　受精与着床

生蜕膜细胞,此时致密层蜕膜样细胞增大变成蜕膜细胞。依其与孕卵的关系分成三部分(图4-2):①底蜕膜(decidua basalis):与囊胚及滋养层接触的蜕膜,将来发育成胎盘的母体部分。②包蜕膜(decidua capsularis):为覆盖在囊胚表面的蜕膜,随囊胚发育逐渐凸向宫腔,约在妊娠12周左右与壁蜕膜贴近并融合,子宫腔消失。包蜕膜与真蜕膜逐渐融合,分娩时这两层已无法分开。③真蜕膜(decidua vera):除底蜕膜及包蜕膜以外覆盖子宫腔其他部分的蜕膜,称真蜕膜(又称壁蜕膜)。

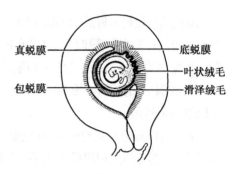

图4-2　子宫蜕膜与绒毛的关系

【胎儿附属物的形成与功能】

胎儿附属物是指胎儿以外的组织,包括胎盘、胎膜、脐带和羊水。

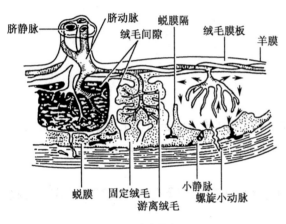

图4-3　胎盘模式图

(一)胎盘

1. 胎盘的形成　胎盘(placenta)由羊膜(amnion)、叶状绒毛膜(chorion frondosum)及底蜕膜构成,是母体与胎儿之间进行物质交换的重要器官(图4-3)。

(1)羊膜:是胎盘的最内层,构成胎盘的胎儿部分。附着于绒毛膜板表面,为光滑、无血管、神经、淋巴的半透明薄膜,具有一定弹性。

(2)叶状绒毛膜:为胎盘的主要结构。在受精卵着床后,滋养层细胞迅速增殖,内层为细胞滋养细胞,外层为合体滋养细胞,在滋养层内面有一层细胞称胚外中胚层,与滋养层共同组成绒毛膜。胚胎发育至13~21日时,是绒毛膜分化发育最旺盛的时期,此时绒毛逐渐形成。绒毛的形成经历3个阶段:①一级绒毛:绒毛膜周围长出不规则突起的合体滋养细胞小梁,呈放射状排列,绒毛膜深部增生活跃的细胞滋养细胞也伸入进去,形成合体滋养细胞小梁的细胞中心索,初具绒毛形态;②二级绒毛:一级绒毛继续生长,细胞中心索伸至合体滋养细胞内面,且胚外中胚层也长入细胞中心索,形成间质中心索;③三级绒毛:胚胎血管长入间质中心索,约在受精后3周,当绒毛内血管形成时,建立起胎儿胎盘循环。

在胎盘早期,整个绒毛膜表面的绒毛发育均匀,后来与底蜕膜接触的绒毛因营养丰富高度发展,称为叶状绒毛膜。胚胎表面其余绒毛因远离底蜕膜缺乏血液供应而萎缩退化,形成平滑绒毛膜,与羊膜共同组成胎膜。绒毛滋养层合体滋养细胞溶解周围的蜕膜形成绒毛间隙,大部分叶状绒毛膜悬浮于绒毛间隙中,称为游离绒毛。少数绒毛仅仅附着于蜕膜深部起固定作用,称固定绒毛。绒毛间隙之间有蜕膜隔将胎盘分成若干胎盘小叶,但蜕膜隔仅达绒毛间隙的2/3高度,故绒毛间隙的胎儿侧是相通的。绒毛间隙的底为底蜕膜。

(3)底蜕膜:为构成胎盘的母体部分。底蜕膜的螺旋小动脉和小静脉开口于绒毛间隙,动脉因压力高把血液喷入绒毛间隙,再散向四周,经蜕膜小静脉回流入母体血液循环,故绒毛间隙充满母血。绒毛中有毛细血管,胎儿血自脐动脉入绒毛毛细血管网,再经脐静脉入胎体内。由此可见,胎盘有母体和胎儿两套血液循环,两者的血液在各自封闭的管道内循环,互不相混,但可以通过绒毛间隙,隔着绒毛毛细血管壁、绒毛间质及绒毛表面细胞层,靠渗透、扩散以及细胞的选择力进行物质交换。

2. 胎盘的结构　正常足月妊娠胎盘呈盘状,圆形或椭圆形,直径16~20cm,厚1~3cm,中间厚,边缘薄,重450~650g,约为初生儿体重的1/6。胎盘分为胎儿面与母体面。母体面与子宫壁紧贴,表面呈暗红色、粗糙,由 18~20 个胎盘小叶组成;胎儿面由羊膜覆盖,光滑半透明,呈灰蓝色,中央或稍偏处有脐带附着。

3. 胎盘的功能 胎盘的功能极其复杂,不仅仅是单纯滤过作用。通过胎盘进行物质交换及转运的方式有:①简单扩散:即物质通过细胞质膜由高浓度区向低浓度区扩散,不消耗细胞能量。如脂溶性高、相对分子质量 <250,不带电荷的物质(O_2、CO_2、水、钾钠电解质等)。②易化扩散:物质也是通过细胞质膜由高浓度区向低浓度区扩散,不消耗细胞能量,但速度较简单扩散要快得多。因细胞质膜上有专一的载体,因此,当达到一定浓度时,扩散速度明显减慢,此时的扩散速度与浓度差不呈正相关。如葡萄糖等的转运。③主动转运:物质通过细胞质膜由低浓度区逆向向高浓度区扩散,需要消耗能量。如氨基酸、钙、铁及水溶性维生素等的转运。④其他:较大的物质可通过血管合体膜的裂隙或通过细胞质膜的内陷吞噬后继之膜融合,形成小泡向细胞内移动。如大分子蛋白质和免疫球蛋白等的转运。

胎盘的功能包括气体交换、营养物质供应、排出胎儿代谢产物、分泌激素、防御功能和合成功能等。

(1) 气体交换:O_2 是维持胎儿生命最重要的物质。在母体和胎儿之间,O_2 及 CO_2 以简单扩散的方式进行交换,替代胎儿呼吸系统的功能。母体子宫动脉血中的氧分压(PO_2)为 95~100mmHg,绒毛间隙中血的 PO_2 为 40~50mmHg,胎儿脐动脉 PO_2 为 20mmHg,经与母血交换后,脐静脉 PO_2 为 30mmHg 以上。尽管 PO_2 升高并不多,但因血红蛋白对 O_2 的亲和力强,携氧能力由此得到改善,能从母血中获得充分的 O_2。母血中的 PO_2 受多种因素的影响,如母亲有心功能不全、贫血、肺功能不良等,均不利与胎儿的 O_2 供应。二氧化碳分压(PCO_2)母血中为 32mmHg,绒毛间隙内血 PCO_2 为 38~42mmHg,胎儿脐动脉血 PCO_2 为 48mmHg,因 CO_2 通过血管合体膜的扩散速度比 O_2 通过快 20 倍左右,故 CO_2 容易自胎儿通过绒毛间隙直接向母体迅速扩散。

(2) 营养物质供应:替代胎儿的消化系统功能。葡萄糖是胎儿代谢的主要能量,胎儿体内的葡萄糖均来自于母体,以易化扩散方式通过胎盘。胎血中氨基酸浓度胎血高于母血,以主动运输方式通过胎盘;脂肪酸能较快地以简单扩散方式通过胎盘;电解质及维生素多数以主动运输方式通过胎盘。胎盘中含有多种酶,可将简单物质合成后供给胎儿(如葡萄糖合成糖原、氨基酸合成蛋白质等),也可将复杂物质分解为简单物质(如脂质分解为自由脂肪酸)后供给胎儿。IgG 虽为大分子物质,但却可通过胎盘,可能与血管合体膜表面有专一受体有关。

(3) 排出胎儿代谢产物:替代胎儿的泌尿系统功能。胎儿体内的代谢产物如肌酐、肌酸、尿素、尿酸等,均可经胎盘送入母血,由母体排出体外。

(4) 防御功能:胎盘具有一定的屏障作用,但这种屏障作用很有限。各种病毒(如风疹病毒、巨细胞病毒等)可通过胎盘侵袭胎儿;细菌、弓形虫、支原体、衣原体、螺旋体等可在胎盘部位形成病灶,破坏绒毛结构后进入胎体感染胚胎及胎儿;分子量小、对胎儿有害的药物亦可通过胎盘作用于胎儿,导致胎儿畸形甚至死亡,故妊娠期用药应慎重。母血中免疫抗体如 IgG,可通过胎盘进入胎儿体内,使胎儿在出生后获得一定的免疫能力。

(5) 合成功能:胎盘具有合成物质的能力,主要合成激素和酶。合成的激素有蛋白激素和甾体激素两大类。蛋白激素有人绒毛膜促性腺激素、人胎盘生乳素等。甾体激素有雌激素、孕激素。合成的酶有缩宫素酶、耐热性碱性磷酸酶等。

1) 人绒毛膜促性腺激素(human chorionic gonadotropin,hCG):由合体滋养层细胞合成,受精后第 6 日开始分泌,约 2 日增长一倍,于受精后 10 日左右可用放射免疫法(RIA)自母体血清中测出 β-hCG,成为诊断早孕最敏感的方法。于妊娠 8~10 周,血清中浓度达高峰,为 50~100kU/L,持续 1~2 周后迅速下降,妊娠中、晚期血中的浓度仅为高峰时的 10%,一般产后 2 周消失。hCG 的主要功能有:①维持月经黄体寿命,使月经黄体增大成为妊娠黄体,增加甾体激素的分泌以维持妊娠;②促进雄激素芳香化转为雌孕激素,同时能刺激黄体酮的形成;③抑制植物血凝素对淋巴细胞的刺激作用,hCG 能吸附于滋养细胞表面,以免胚胎滋养层被母体淋巴细胞攻击;④刺激胎儿睾丸分泌睾丸酮,促进男胎性分化;⑤能与母体甲状腺细胞 TSH 结合,刺激甲状腺活性。

2）人胎盘生乳素（human placental lactogen，HPL）：由合体滋养细胞合成，于孕 5 周以后可以从母血中测出，随妊娠进展分泌量持续增加，34~36 周达高峰，维持到分娩，产后迅速下降，约产后 7 小时即测不出。HPL 的主要功能有：①促进乳腺腺泡发育，刺激乳腺上皮细胞合成乳白蛋白、乳酪蛋白，为产后泌乳作准备；②促进胰岛素合成，使母血中胰岛素浓度增高，促进蛋白质合成；③通过脂解作用，提高游离脂肪酸、甘油的浓度，抑制母体对葡萄糖的摄取和利用，使多余葡萄糖转运给胎儿，称为胎儿的主要能源，也是蛋白质合成的能源；④抑制母体对胎儿的排斥作用。因此，HPL 是通过母体促进胎儿发育的重要的"代谢调节因子"。

3）雌、孕激素：为甾体激素。妊娠早期由妊娠黄体产生，妊娠 8~10 周后由胎盘合成。随妊娠的进展，母血中雌激素、孕激素水平逐渐增高，雌、孕激素的主要生理作用是共同参与妊娠母体各系统的生理变化，维持妊娠。

（二）胎膜

胎膜（fetal membranes）由平滑绒毛膜和羊膜组成。其中外层为平滑绒毛膜，妊娠晚期与羊膜紧贴，能与羊膜分开；内层为羊膜，与覆盖胎盘、脐带的羊膜层相连。胎膜可防止细菌进入羊膜腔，同时还具有物质转运功能，可允许小分子物质通过，能吸收羊水，母体血浆也可通过胎膜进入羊水，对羊水交换起重要作用。此外，胎膜含大量花生四烯酸（前列腺素前身物质）的磷脂，在发动分娩中有一定作用。

（三）脐带

脐带（umbilical cord）为胎儿与胎盘连接的条索状组织，一端连于胎儿腹壁，另一端附着于胎盘。脐带外层为羊膜，内有两条管腔较小、管壁较厚的脐动脉和一条管腔较大、管壁较薄的脐静脉，血管周围有起保护作用的胚胎结缔组织称华通胶，有保护脐血管的作用。足月妊娠的脐带长 30~100cm，平均 55cm。脐带是母体与胎儿间气体交换、营养物质供应和代谢产物排出的重要通道。若脐带受压，使血流受阻，缺氧可导致胎儿窘迫，甚至危及胎儿生命。

（四）羊水

羊水（amniotic fluid）为充满在羊膜腔内的液体，不断进行交换且保持动态平衡。

1. 羊水的来源　妊娠早期的羊水，主要来自于母体血清经胎膜进入羊膜腔的透析液，无色透明；妊娠中晚期的羊水，主要来自于胎儿的尿液，略混浊、不透明。羊水的吸收约 50% 由胎膜完成，此外，足月胎儿每日可吞饮羊水 500~700ml，脐带每小时能吸收羊水 40~50ml，胎儿角化前皮肤也能吸收羊水，但量很少。

2. 羊水的特征　随妊娠月份增加，羊水量逐渐增多，正常妊娠 38 周时羊水量约 1000ml，以后逐渐减少，妊娠 40 周约为 800ml。妊娠足月时羊水 pH 值约为 7.20，比重为 1.007~1.025，内含胎脂、毛发、上皮细胞、毳毛、激素和酶，98%~99% 为水分。

3. 羊水的功能　主要是保护母体和胎儿，使胎儿在宫腔内有一定的活动度，防止胎肢粘连和胎体畸形；保持羊膜腔内恒温、恒压；缓冲外界压力，防止胎儿受损伤；减少胎动给母体带来的不适感；临产后，前羊水囊可扩张宫口和阴道，破膜后，羊水的流出可冲洗润滑产道，减少感染机会。临床上可通过羊水检查，监测胎儿成熟度、性别及某些遗传性疾病。

【胎儿发育及生理特点】

（一）胎儿发育的特征

孕周从末次月经第 1 日开始计算，妊娠全过程平均为 280 日，即 40 周。妊娠 10 周（受精后 8 周）内称为胚胎，是器官分化、形成的时期。自妊娠 11 周（受精第 9 周）起称为胎儿，是生长、成熟的时期。临床以 4 周为一个孕龄单位描述胚胎和胎儿的发育特征。

孕 4 周末：可以辨认出胚盘与体蒂。

孕 8 周末：胚胎初具人形，头大，约占整个胎体的一半，能分辨出眼、耳、鼻、口。心脏已形成，B 型超声可见心脏搏动。各器官正分化发育，易受外界不良刺激导致畸形。

孕 12 周末：胎儿身长约 9cm。外生殖器已发育，胎儿四肢可活动。

孕 16 周末：胎儿身长约 16cm，体重约 110g。从外生殖器可确认胎儿性别，头发已长出，胎儿已开始出现呼吸运动。部分孕妇自觉有胎动。

孕 20 周末：胎儿身长约 25cm，体重约 320g。皮肤暗红，出现胎脂，全身皮肤有毳毛，可见少许头发，开始出现排尿及吞咽运动。临床腹部可听到胎心音。

孕 24 周末：胎儿身长约 30cm，体重约 630g。各脏器均已发育，皮下脂肪开始沉积，皮肤仍呈皱缩状，出现眉毛和睫毛，细小支气管和肺泡已经发育。出生后可有呼吸，但生存能力极差。

孕 28 周末：胎儿身长约 35cm，体重约 1000g。皮下脂肪不多，皮肤粉红，四肢活动好，有呼吸运动。出生后可存活，但易患特发性呼吸窘迫综合征，需要特殊护理方可存活。

孕 32 周末：胎儿身长约 40cm，体重约 1700g。皮肤深红，面部毳毛已脱落。生活力尚可，注意护理能存活。

孕 36 周末：胎儿身长约 45cm，体重约 2500g。皮下脂肪发育良好，毳毛明显减少，面部皱纹消失，指（趾）甲已达指（趾）端。出生后能啼哭、吸吮，生活力良好，基本可以存活。

孕 40 周末：胎儿身长约 50cm，体重约 3000~3400g。胎儿发育成熟，皮下脂肪丰满，皮肤粉红色，足底皮肤有纹理。男性胎儿睾丸已下降至阴囊，女性胎儿大小阴唇发育良好。出生后哭声响亮、四肢活动好，吸吮能力强，能很好存活。

临床上常用胎儿身长作为判断妊娠月份的依据。妊娠前 5 个月：胎儿身长（cm）= 妊娠月份的平方；妊娠后 5 个月：胎儿身长（cm）= 妊娠月份 ×5。如妊娠 4 个月，胎儿身长（cm）=4^2=16cm；妊娠 7 个月，胎儿身长（cm）=7×5cm=35cm。

（二）胎儿的生理特点

1. 循环系统

（1）解剖学特点：①脐静脉 1 条：带有来自胎盘含氧量较高、营养较丰富的血液进入胎体，脐静脉的末支为静脉导管；②脐动脉 2 条：带有来自胎儿氧含量较低的混合血，注入胎盘与母血进行物质交换；③动脉导管：位于肺动脉与主动脉弓之间，出生后动脉导管闭锁成动脉韧带；④卵圆孔：位于左右心房之间，多在出生后 6 个月完全闭锁。

（2）血液循环特点：来自胎盘的血液经胎儿腹前壁分三支进入体内：一支直接入肝，一支与门静脉汇合入肝，此二支血液最后由肝静脉入下腔静脉。还有一支静脉导管直接注入下腔静脉。故进入右心房的下腔静脉血是混合血，有来自脐静脉含氧较高的血，也有来自下肢及腹部盆腔脏器的静脉血，以前者为主。

卵圆孔开口处位于下腔静脉入口，故下腔静脉入右心房的血液绝大部分立即直接通过卵圆孔进入左心房。而从上腔静脉入右心房的血液，在正常情况下很少或不通过卵圆孔而是直接流向右心室进入肺动脉。由于肺循环阻力较高，肺动脉血大部分经动脉导管流入主动脉，只有约 1/3 的血液通过肺静脉入左心房。左心房含氧量较高的血液迅速进入左心室，继而入升主动脉，先直接供应、心、脑及上肢，小部分左心室的血液进入降主动脉至全身，后经腹下动脉，再经脐动脉进入胎盘，与母血进行交换。可见胎儿体内无纯动脉血，而是动静脉混合血，各部分血液的含氧量不同，进入肝、心、头部及上肢的血液含氧量和营养较高以适应需要。注入肺及身体下部的血液含氧和营养较少。

胎儿出生后开始自主呼吸，肺循环建立，胎盘循环停止，循环系统血流动力学发生显著变化。左心房压力增高，右心房压力下降，卵圆孔在胎儿出生后数分钟开始闭合，大多数在出生后 6~8 周完全闭锁。肺循环建立以后，肺动脉血不再流入动脉导管，动脉导管闭锁为动脉韧带。脐静脉闭锁为静脉韧带，脐动脉闭锁，与相连闭锁的腹下动脉形成腹下韧带。

2. 血液系统

(1) 红细胞:妊娠早期红细胞生成主要来自卵黄囊。妊娠 10 周肝脏是红细胞的主要生成器官,以后骨髓、脾逐渐有造血功能。红细胞总数无论是早产儿或是足月儿均较高,约为 6.0×10^{12}/L。胎儿期红细胞体积较大,生命周期短,约为成人红细胞生命周期(120 日)的 2/3,需不断生成红细胞。

(2) 血红蛋白:胎儿血红蛋白分三种,即原始血红蛋白、胎儿血红蛋白和成人血红蛋白。妊娠前半期均为胎儿血红蛋白,至妊娠最后 4~6 周,成人血红蛋白增多,至临产时胎儿血红蛋白仅占 25%。

(3) 白细胞:妊娠 8 周以后,胎儿血液循环出现白细胞,形成防止细菌感染的第一道防线。妊娠足月时白细胞计数高达 $(15~20) \times 10^9$/L。当白细胞出现不久,胸腺及脾脏发育,两者均产生淋巴细胞,成为体内抗体的主要来源,构成对抗外来抗原的第二道防线。

3. 呼吸系统 母儿血液在胎盘进行气体交换完成胎儿的呼吸功能,但胎儿在出生前必须完成呼吸道(包括气管及肺泡)、肺循环及呼吸肌的发育。在妊娠 11 周时通过 B 型超声可观察到胎儿的胸壁运动。妊娠 16 周时可见胎儿的呼吸运动,其强度能使羊水进出呼吸道,使肺泡扩张及生长,胎儿呼吸运动次数为 30~70 次 / 分,时快时慢,有时也很平稳。但当发生胎儿窘迫时,则正常呼吸运动可暂时停止或出现大喘息样呼吸。

4. 神经系统 随妊娠进展胎儿大脑逐渐发育;胚胎期脊髓已长满椎管,但随后的生长缓慢。脑脊髓和脑干神经根的髓鞘形成于妊娠 6 个月开始,但主要发生在出生后 1 年内。妊娠中期胎儿内、外及中耳已经形成,妊娠 24~26 周胎儿在宫腔内已能听到一些声音。妊娠 28 周胎儿对光开始出现反应,对形象及色彩的视觉出生后才逐渐形成。

5. 消化系统

(1) 胃肠道:妊娠 11 周小肠有蠕动,妊娠 16 周胃肠功能基本建立,胎儿能吞咽羊水,吸收水分、氨基酸、葡萄糖及其他可溶性营养物质。

(2) 肝脏:胎儿肝功能不健全,缺乏多种酶,以致不能结合红细胞破坏所产生的大量游离胆红素。胆红素主要经胎盘由母体肝脏代谢后排出体外,仅有少部分在胎儿肝内结合,经胆道排入小肠并氧化成胆绿素。胆绿素的降解产物使胎粪呈黑绿色。

6. 泌尿系统 妊娠 11~14 周胎儿肾有排尿功能。妊娠 14 周胎儿膀胱内有尿液。通过胎儿排尿参与羊水循环。

7. 内分泌系统 胎儿甲状腺于妊娠第 6 周开始发育,是最早发育的内分泌腺。妊娠 12 周已能合成甲状腺激素;胎儿肾上腺发育良好,其皮质主要由胎儿带组成,能产生大量甾体激素,与胎儿肝脏、胎盘、母体共同完成雌三醇的合成与排泄;妊娠 12 周胎儿胰腺开始分泌胰岛素。

8. 生殖系统及性腺分化发育 男性胎儿睾丸于临产前降至阴囊内。女性胎儿卵巢在妊娠 11~12 周开始分化发育,副中肾管系统发育形成阴道、子宫、输卵管。外阴部缺乏 5α- 还原酶,外生殖器向女性分化发育。

第二节 妊娠期母体变化

【妊娠期母体的生理变化】

由于胚胎、胎儿生长发育的需要,在胎盘产生的激素参与和在神经内分泌的影响下,孕妇体内各系统发生一系列适应性的解剖和生理变化,以满足胎儿生长发育和分娩的需要,同时为产后的哺乳做好准备。熟知妊娠母体的变化,有助于护理人员帮助孕妇了解妊娠期的解剖及生理方面的变化;减轻孕妇及其家庭由于知识缺乏而引起的焦虑;教会孕妇及其家庭应对症状和体征;帮助孕妇识别潜在的或现存的非生理性的变化。

（一）生殖系统的变化

1. 子宫

（1）子宫体:妊娠期子宫肌纤维肥大、变长,间质的血管和淋巴管增多,因此子宫增大且变软。子宫的大小由非孕时的(7~8)cm×(4~5)cm×(2~3)cm 至足月妊娠时的 35cm×25cm×22cm。妊娠早期,子宫略呈球形且不对称,受精卵着床部位的子宫明显突出。妊娠 12 周后增大的子宫超出盆腔,妊娠晚期子宫多呈不同程度的右旋,与盆腔左侧有乙状结肠占据有关。

（2）宫腔及宫壁:子宫腔的容量由非孕时的 5ml 至足月妊娠时的 5000ml。子宫的重量由非孕时的 70g 至足月妊娠时的约 1100g。子宫壁厚度非孕时约 1cm,至妊娠中期逐渐增厚达 2.0~2.5cm,至妊娠末期又逐渐变薄为 1.0~1.5cm 或更薄。

（3）子宫峡部:是子宫体与子宫颈之间最狭窄的部分。子宫峡部在非孕期长约 1cm,妊娠后变软,妊娠 12 周后逐渐伸展拉长变薄,成为宫腔的一部分,形成子宫下段,至临产后可伸展达 7~10cm。

（4）子宫颈:妊娠早期宫颈黏膜充血及组织水肿,宫颈肥大、变软,呈紫蓝色。宫颈管内腺体肥大,宫颈黏液分泌量增多,形成较稠的“黏液栓”,可防止细菌侵入宫腔。接近临产时,宫颈管变短并出现轻度扩张,宫颈鳞柱交接部外移,宫颈柱状上皮覆盖于宫颈表面出现糜烂样改变,称假性糜烂。

2. 卵巢　妊娠后卵巢略增大,一侧卵巢可见妊娠黄体,于妊娠 10 周前产生雌激素和孕激素,以维持正常妊娠,妊娠 10 周后黄体功能由胎盘取代,黄体萎缩。

3. 输卵管　妊娠期输卵管伸长,但肌层无明显肥厚,黏膜上皮细胞变扁平,在基质中可见蜕膜细胞。有时黏膜也可见到蜕膜反应。

4. 阴道　妊娠期黏膜充血、水肿、变软、呈紫蓝色;皱襞增多,结缔组织变松软,伸展性增加。阴道脱落细胞增多,分泌物增多呈糊状。阴道上皮细胞糖原含量增加,自净作用增强,有利于防止一般致病菌感染。

5. 外阴　妊娠期外阴局部充血,皮肤增厚,大小阴唇有色素沉着呈褐色;大阴唇结缔组织松软,伸展性增加。

（二）乳房的变化

1. 乳房发育　妊娠早期乳房开始增大,充血明显,孕妇自觉乳房发胀。乳头敏感性增强,乳头、乳晕着色加深,乳晕上的皮脂腺肥大形成散在的小隆起,称蒙氏结节。

2. 泌乳准备　胎盘分泌的雌激素刺激乳腺腺管的发育,孕激素刺激乳腺腺泡的发育,垂体催乳素、胎盘生乳素等多种激素参与乳腺发育,为泌乳做准备。在妊娠后期,尤其近分娩期,挤压乳房时可有数滴稀薄黄色液体溢出,称初乳。

（三）血液的改变

1. 血容量　母体的循环血容量从妊娠 6~8 周开始增加,至 32~34 周达高峰,平均约增加 1450ml,以后维持此水平至分娩。血浆增加 40%~50%,血浆增加多于红细胞增加,血浆平均增加 1000ml,红细胞平均增加 450ml,血液相对稀释,出现生理性贫血。若血红蛋白值下降到 100g/L 以下,应考虑为贫血。

2. 血液成分　正常孕妇的红细胞计数约为 $3.6×10^{12}/L$,血红蛋白值约为 110g/L。白细胞从妊娠 7~8 周开始增加,30 周达高峰,约为 $(5~12)×10^{9}/L$,以中性粒细胞增加为主,淋巴细胞改变不大。这些改变在分娩后 6 日左右恢复正常。妊娠期因纤维蛋白原和大部分凝血因子如凝血因子 Ⅱ、Ⅴ、Ⅶ、Ⅷ、Ⅸ、Ⅹ 增加,使血液黏稠度增加,孕妇血液处于高凝状态,有利于产后止血,血沉也增快。

（四）循环系统的变化

1. 心脏　妊娠期由于膈肌升高,心脏向左、向上、向前移位,更贴近胸壁,心尖部左移,心浊音界稍扩大。心脏容量从妊娠早期至孕末期约增加 10%,心率每分钟增加约 10~15 次。由于血流量增加、血流加速及心脏移位使大血管扭曲,多数孕妇心尖区及肺动脉区可闻及柔和的吹风样收缩期杂音,产后逐渐消失。

2. **心搏出量** 心搏出量自妊娠10周即开始增加,至妊娠32~34周时达高峰,较未孕时约增加35%,维持此水平直至分娩。

3. **静脉压** 妊娠期盆腔血液回流至下腔静脉的血量增加,右旋增大的子宫又压迫下腔静脉使血液回流受阻,使孕妇下肢、外阴及直肠的静脉压增高,加之妊娠期静脉壁扩张,孕妇易发生痔、外阴及下肢静脉曲张。孕妇如长时间仰卧位,可引起回心血量减少、心搏量降低、血压下降,称仰卧位低血压综合征。因此中晚期孕妇左侧卧位,可解除对子宫的压迫,改善静脉回流。

(五) 呼吸系统

1. **妊娠早期** 胸廓即发生改变,表现为胸廓横径加宽,周径加大,横膈上升,呼吸时膈肌活动幅度增加。妊娠中期肺通气量增加大于耗氧量,孕妇有过度通气现象,这有利于提供孕妇和胎儿所需的氧气。

2. **妊娠中、晚期** 因子宫增大,腹肌活动幅度减少,使呼吸以胸式为主,气体交换保持不减。呼吸次数在妊娠期每分钟不超过20次,但呼吸较深。平卧后有呼吸困难感,睡眠时稍垫高头部可减轻症状。由于呼吸道黏膜充血、水肿,妊娠期易发生上呼吸道感染。

(六) 消化系统

1. **妊娠早期** 常出现恶心、呕吐、食欲缺乏等症状,约妊娠12周左右可自行消失。因大量雌激素的影响,孕妇牙龈充血、水肿、增生,易患牙龈炎以致牙龈出血。

2. **妊娠中、晚期** 由于激素的影响以及妊娠子宫增大压迫,使胃肠蠕动减少、减弱,胃排空时间延长,易出现上腹部饱胀感、肠胀气及便秘。胆囊排空时间延长,胆汁稍黏稠使胆汁淤积,妊娠期间容易诱发胆囊炎及胆结石。

(七) 泌尿系统

1. 由于孕妇及胎儿代谢产物增多,肾负担加重。肾血浆流量(RPF)及肾小球滤过率(GFR)于妊娠早期均增加,并在整个妊娠期维持高水平。GFR比非妊娠时增加50%,RPF则增加35%。由于GFR增加,而肾小管对葡萄糖再吸收能力不能相应增加,故孕妇饭后可出现糖尿,应注意与真性糖尿病相鉴别。

2. **妊娠早期** 由于增大的子宫压迫膀胱,引起尿频,妊娠12周以后子宫体高出盆腔,压迫膀胱的症状消失。妊娠末期,由于胎先露进入盆腔,孕妇再次出现尿频。

3. **妊娠中期** 肾盂及输尿管增粗,蠕动减弱,尿流缓慢,且右侧输尿管受右旋子宫压迫,孕妇易发生肾盂积水,因此孕妇易患泌尿系统感染,且以右侧多见,可通过左侧卧位预防。

(八) 内分泌变化

1. **垂体** 妊娠期腺垂体增生1~2倍,嗜酸细胞肥大增多称"妊娠细胞",约产后10日左右恢复。妊娠期垂体分泌的促性腺激素减少,故卵巢内的卵泡不再发育成熟,也无排卵。垂体催乳激素(PRL)随妊娠进展逐渐增量,妊娠足月分娩前为非妊娠期的10倍,为产后泌乳作准备。

2. **甲状腺** 促甲状腺激素(TSH)增多,但游离甲状腺激素并未增多,故孕妇通常无甲状腺功能亢进表现。

3. **其他** 睾酮略有增加,孕妇表现为阴毛及腋毛增多增粗。

(九) 其他方面变化

1. **体重增加** 妊娠4个月后,由于胎儿发育较快,孕妇体重明显增加。整个妊娠期平均增加12.5kg,妊娠晚期体重增加的速度减慢,每周体重的增加不应超过0.5kg,如增加过多,应注意水肿的发生。

2. **皮肤** 由于垂体前叶分泌的促黑素细胞激素增加,孕妇的面部、乳头、乳晕、腹白线、外阴等部位出现色素沉着。随着妊娠子宫的增大,孕妇腹壁皮肤的弹性纤维断裂出现紫红色条纹,称妊娠纹,多见于初产妇,产后变为银白色。

3. 无机盐代谢 妊娠期供给胎儿生长发育及体内储存,需要大量的钙、磷、铁。孕妇如对钙的摄入不足或吸收不良,可引起低血钙、肌肉痉挛,严重缺钙时胎儿从母体骨骼中吸取钙,从而引起骨质疏松、骨软化症。妊娠期随胎儿生长发育,孕妇对铁的需要量不断增加,孕妇如对铁的摄入量不足,易出现贫血。

【妊娠期母体的心理变化】

妊娠虽然是一种自然的生理现象,但对于妇女而言,仍是一生中尤为重要的事情,是一种挑战,是家庭生活的转折点,因此会伴有不同的压力和焦虑。妊娠期良好的心理适应有助于产后亲子关系的建立及母亲角色的完善。了解孕妇妊娠期心理的变化,护理人员及家庭成员给予适当的照顾,使孕妇能妥当的调适,迎接新生命的来临。

1. 惊讶和震惊 在怀孕初期,不管是否是计划妊娠,几乎所有的孕妇都会产生惊讶和震惊的反应。

2. 矛盾心理 一旦确定妊娠,孕妇可能会出现矛盾心理,尤其是在妊娠早期,原先未计划妊娠的孕妇,可能因工作、学习、家庭条件、妊娠前物质及精神准备不足等原因暂时不想妊娠,此时既享受妊娠的喜悦又觉得孩子来得不是时候。但随胎儿发育,多数孕妇会改变当初对妊娠的态度。

3. 接受 随着妊娠进展,尤其是可听到胎心音或感受到胎动时,孕妇真正感到了孩子的存在,可出现"筑巢反应",如:想象孩子的外貌、憧憬未来的幸福,开始计划孩子的一切,主动学习孕育胎儿的知识。

4. 情绪不定 由于妊娠期体内激素的作用,孕妇的情绪波动起伏较大,可表现为容易激动,尤其对家庭成员容易不满,甚至挑剔、不能控制个人情绪等。

5. 内省 妊娠期孕妇表现出以自我为中心,变得专注于自己及身体,注重穿着、体重和一日三餐,同时也较关心自己的休息。这种专注使孕妇能计划、调节、适应,以迎接新生儿的来临。

相关链接

妊娠期心理变化

据国外研究报道,妻子妊娠期间,其配偶经历了三个阶段的感情冲突:预告期、延缓代偿期和焦点期。妻子妊娠尚未被确定诊断之前即称为预告期,此期无论妊娠是否在期望之中,配偶在心理上均会有压力感;在延缓代偿期,配偶的主要任务是接受妊娠的事实;在焦点期,配偶们又经历了如何从一个男人,一个丈夫转变到一个父亲的情感冲突,此时的配偶可能会对分娩过程存有害怕等心理压力。研究表明,这三个阶段情感冲突适应的好坏,可以影响到父亲角色的调整。

【孕妇的心理调节】

根据美国妇产科护理学专家鲁宾(Rubin,1984)的研究,提出以下调整方法,以促进妊娠期孕妇更好的接受新生命的诞生,维持个人及家庭的功能完整。孕妇在经过一段时间自我调整后,大多数能够适应新的生理和心理环境,顺利度过妊娠期,完成孕育胎儿的任务。

1. 确保自己及胎儿顺利度过妊娠期、分娩期 为了确保自己和胎儿的安全,孕妇会寻求良好的产科护理方面的知识,如阅读有关书籍、遵守医生的建议和指示,使整个妊娠保持最佳的健康状况。孕妇会遵照建议,补充维生素,摄取均衡饮食,保证足够的休息和睡眠等。

2. 促使家庭重要成员接受新生儿 孩子的出生会对整个家庭产生影响。最初是孕妇自己不接受新生儿,随着妊娠的进展,孕妇逐渐接受了孩子,并开始寻求家庭重要成员对孩子的接受和认可。在此过程中,配偶是关键人物,由于他的接受和支持,孕妇才能完成孕期心理发展任务和形成母亲角色的认同。

3. 学习贡献自己 无论是生育或养育新生儿,都包含了许多给予的行为。孕妇必须发展自制的能力,学习延迟自己的需要以迎合另一个人的需要。在妊娠过程中,她必须开始调整自己,以适应胎儿的成长,顺利担负起产后照顾孩子的重任。

4. 情绪上与胎儿连成一体 随着妊娠的进展,孕妇和胎儿建立起亲密的感情,尤其是胎动出现以后,孕妇常借助抚摸、对着腹部讲话等行为表达她对胎儿的情感。如果幻想理想中孩子的模样,会使她与孩子更加亲近。这种情绪及行为的表现将为她日后与新生儿建立良好情感奠定基础。

第三节 妊娠诊断

妊娠是胚胎和胎儿在母体内发育成长的过程,卵子受精标志着妊娠的开始,胎儿及其附属物自母体排出是妊娠的终止。妊娠全过程约 40 周。临床上根据妊娠不同时期的特点,将妊娠全过程分为 3 个时期:妊娠 13 周末以前(13^{+6} 周)称早期妊娠(first trimester);妊娠第 14~27 周末称中期妊娠(second trimester);妊娠第 28 周及其后称晚期妊娠(third trimester)。

案例 4-1

刘女士,27 岁,已婚,未采取避孕措施。因停经 45 日,畏寒、乏力、恶心 3 日就诊。既往月经规律,末次月经 2012 年 6 月 8 日。妇科检查:外阴、阴道正常,阴道黏膜及宫颈呈紫蓝色,子宫体略增大,球形,质软,双附件未触及异常。辅助检查:尿 hCG(+)。该病人得知此消息后,表现为惊讶、焦虑。

问题:该妇女目前的诊断及诊断依据是什么?

【早期妊娠的诊断】

(一) 临床表现

1. 停经 月经周期正常的育龄妇女,一旦出现月经过期 10 日以上应怀疑妊娠,若停经达 8 周,妊娠的可能性更大。但停经不一定就是妊娠,精神、环境因素也可引起闭经,应予鉴别。哺乳期妇女的月经虽未恢复,但可能再次妊娠。

2. 早孕反应 约有半数左右的妇女,在停经 6 周左右出现畏寒、乏力,晨起恶心、呕吐,食欲缺乏和偏食等症状,称早孕反应。可能与体内 hCG 增多、胃酸分泌减少及胃排空时间延长有关。多于停经 12 周后早孕反应自然消失。

3. 尿频 妊娠早期因增大的子宫压迫膀胱常引起孕妇尿频,约至妊娠 12 周左右随子宫升入腹腔后尿频症状自然消失。

4. 乳房变化 自妊娠 8 周起,在雌、孕激素作用下,孕妇乳房逐渐增大可伴有轻度胀痛,乳头及乳晕着色,乳晕周围有深褐色蒙氏结节出现。

5. 妇科检查 阴道黏膜和宫颈充血呈紫蓝色,子宫增大变软,呈球形。在妊娠 6~8 周,双合诊检查子宫峡部极软,子宫体与子宫颈似不相连,称黑加征(Hegar sign)。一般妊娠 8 周子宫约为非妊娠子宫的 2 倍,妊娠 12 周后可在耻骨联合上触及子宫底。

（二）辅助检查

1. **妊娠试验**　一旦用放射免疫法测出血 hCG 增高，可确诊为妊娠。临床上普遍用早孕诊断试纸进行尿液检测，阳性者可以协助诊断早孕，但注意假阳性的出现。

问题与思考

采用早孕试纸进行尿液检测是目前使用较为普遍的一种协助诊断早孕的方法。

思考：采用早孕试纸进行妊娠试验时，应选择一天中哪一时段的尿液，检测结果比较灵敏？

2. **超声检查**

（1）B 型超声检查：经阴道 B 型超声检查最早在停经 5 周左右子宫内可见妊娠囊。妊娠 6 周时，宫腔内见到胚芽和原始心管搏动，可确诊为宫内活胎。

（2）超声多普勒法：在增大的子宫区内，能听到有节律、单一高调的胎心音，胎心率多在 110~160 次 / 分，可确诊为早期妊娠、活胎。

3. **宫颈黏液检查**　宫颈黏液量少、黏稠，拉丝度差，涂片干燥后光镜下仅见排列成行的椭圆体，不见羊齿植物状结晶，则早期妊娠的可能性较大。

4. **基础体温测定**　基础体温双向型的妇女，如停经后高温相持续 18 日不见下降，早孕可能性大。高温相持续超过 3 周，早期妊娠的可能性更大。

理论与实践

案例 4-1 中该妇女的诊断应考虑为早孕。诊断依据为：病人平时月经规律，现停经 45 日，且有畏寒、乏力、恶心和食欲缺乏等反应，妇科检查支持早孕诊断。为明确诊断，可进一步 B 型超声检查确定宫内妊娠。

【中、晚期妊娠诊断】

案例 4-2

李女士，28 岁，已婚，停经 20 周，胎动 1 周。既往月经周期正常，停经 45 日时有早孕反应，尿妊娠试验阳性，B 超检查确定为早孕、活胎。自觉下腹部逐渐隆起，近 1 周来自觉有胎动。检查：下腹部膨隆，宫底高度脐下一横指，听诊胎心 152 次 / 分。

问题：1. 李女士目前的临床诊断及诊断依据？

2. 该孕妇胎心及胎动是否正常？

（一）临床表现

1. **子宫增大**　随妊娠进展，子宫逐渐增大。检查腹部时，手测子宫底高度或尺测耻上子宫长度，可以判断子宫大小与妊娠周数是否相符，见表 4-1，图 4-4。

表 4-1　不同妊娠周数的宫底高度及子宫长度

妊娠周数	手测子宫宫底高度	尺测耻上子宫长度（cm）	妊娠周数	手测子宫宫底高度	尺测耻上子宫长度（cm）
12 周末	耻骨联合上 2~3 横指		28 周末	脐上 3 横指	26（22.4~29.0）
16 周末	脐耻之间		32 周末	脐与剑突之间	29（25.3~32.0）
20 周末	脐下 1 横指	18（15.3~21.4）	36 周末	剑突下 2 横指	32（29.8~34.5）
24 周末	脐上 1 横指	24（22.0~25.1）	40 周末	脐与剑突之间或略高	33（30.0~35.3）

2. **胎动**　胎儿在子宫内冲击子宫壁的活动称胎动。初产妇一般于妊娠 18~20 周自觉胎动；经产妇可于妊娠 16~18 周自觉胎动。胎动每小时约 3~5 次，随妊娠周数增加，胎动越活跃，但至妊娠末期胎动逐渐减少。

3. **胎心音**　正常胎心为 110~160 次 / 分。妊娠 18~20 周，用听诊器在孕妇腹壁可听到胎心音；目前临床在妊娠 12 周后多采用超声多普勒仪听诊胎心。妊娠 24 周前，胎心音多在脐下正中或稍偏左、右听到。妊娠 24 周以后，胎心音多在胎儿背侧听得最清楚。

4. **胎体**　妊娠 20 周以后，可经腹壁触到子宫内的胎体。妊娠 24 周以后，通过四步触诊法可区分胎头、胎背、胎臀和胎儿肢体，进一步判断胎儿情况。

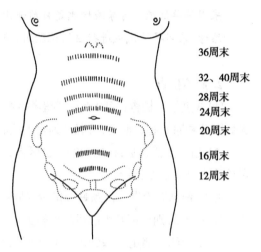

	36 周末
	32、40 周末
	28 周末
	24 周末
	20 周末
	16 周末
	12 周末

图 4-4　妊娠周数与宫底高度

（二）辅助检查

1. **超声检查**　一般二维超声能显示胎儿数目、胎心、胎盘及羊水情况，也能测量胎头双顶径、股骨长度等，了解胎儿生长发育情况；目前临床上也采用三维超声仪，在妊娠 22~26 周时对胎儿进行系统超声检查，以及时发现胎儿畸形。

2. **胎儿心电图**　常用间接法检查胎儿心电图，通常于妊娠 12 周后显示较规律的图形，妊娠 20 周后的成功率更高。

（三）与疾病相关的健康史

孕妇有早期妊娠的经过，且子宫明显增大，可感觉到胎动，触及胎体，听诊有胎心音，容易确诊。

理论与实践

案例 4-2 分析如下：

1. 该孕妇有早期妊娠的经过，B 超检查确定宫内妊娠。结合孕妇停经时间、出现胎动时间、目前子宫底高度以及胎心情况，应诊断为中期妊娠 20 周。为了解胎儿发育情况及是否存在畸形，可在妊娠 22~26 周行超声检查。

2. 正常孕妇的胎心应当为 110~160 次 / 分，该孕妇胎心 152 次 / 分，属于正常范围；初孕妇胎动出现时间为妊娠 18~20 周，该孕妇胎动出现时间为妊娠 19 周，属于正常。

【胎姿势、胎产式、胎先露、胎方位】

妊娠 28 周以前，羊水较多、胎体较小，胎儿在宫内的活动范围较大，胎儿在宫内的位置和姿势不固定。妊娠 32 周以后，胎儿生长迅速，羊水相对减少，胎儿的姿势和位置相对恒定。

(一)胎姿势

胎儿在子宫内的姿势称胎姿势(fetal attitude)。正常胎姿势为胎头俯屈,颏部贴近胸壁,脊柱略前弯,四肢屈曲交叉于胸腹前,整个胎体成为头端小、臀端大的椭圆形,适应椭圆形子宫腔的形状。

(二)胎产式

胎体纵轴与母体纵轴关系称胎产式(fetal lie)(图 4-5)。两纵轴平行者称纵产式,占分足月分娩总数的 99.75%;两纵轴垂直者称横产式,占足月分娩总数 0.25%;两纵轴交叉者称斜产式,在分娩过程中多转为纵产式,偶尔转成横产式。

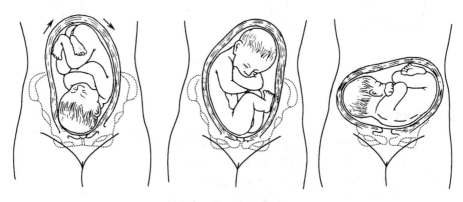

图 4-5 胎产式与胎先露

(三)胎先露

最先进入骨盆入口的胎儿部分称胎先露(fetal presentation)。纵产式有头先露、臀先露,横产式为肩先露。头先露因胎头屈伸程度不同分为枕先露、前囟先露、额先露、面先露(图 4-6)。臀先露分为混合臀先露、单臀先露、单足先露和双足先露(图 4-7)。偶尔头先露或臀先露与胎手或胎足同时入盆,称为复合先露。

(四)胎方位

胎儿先露部指示点与母体骨盆的关系称胎方位(fetal position),简称胎位。枕先露以枕骨、面先露以颏骨、臀先露以骶骨、肩先露以肩胛骨为指示点。根据指示点与母体骨盆左、右、前、后、横的关系而有不同的胎方位(表 4-2)。

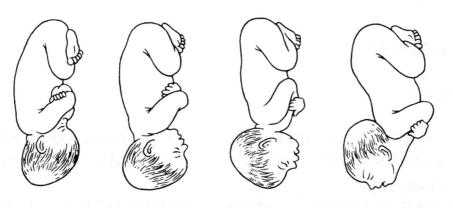

图 4-6 头先露的种类

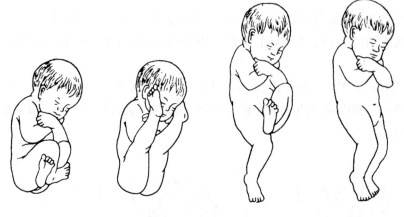

图 4-7　臀先露的种类

表 4-2　胎产式、胎先露及胎方位的种类及关系

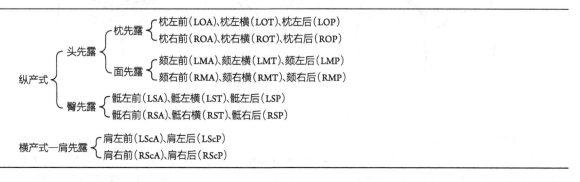

第四节　妊娠期管理

对孕妇的护理主要是通过产前检查来实现。产前检查应从确诊早孕时开始,妊娠 28 周前每 4 周查一次,妊娠 28 周后每 2 周查一次,妊娠 36 周后每周查一次,直至分娩。凡属高危孕妇或有异常情况,应酌情增加产前检查次数。

【早期妊娠妇女的护理】

(一) 护理评估

1. 临床表现

(1) 症状:孕妇的生长发育、营养、精神状态、身高及步态,如身高低于 145cm 者常伴有骨盆狭窄;心、肺、肝、肾有无异常;乳房发育情况;脊柱及下肢有无畸形,有无骨盆发育不对称。测量血压和体重,正常孕妇血压不应超过 140/90mmHg。

(2) 体征:妊娠早期行盆腔检查时,应注意手法轻柔。此时可见阴道黏膜和宫颈充血呈紫蓝色,子宫增大,变软,可出现黑加征。

2. 辅助检查

血绒毛膜促性腺激素 (β-hCG) 升高或尿妊娠试验阳性;B 超示宫内有妊娠囊或胎心搏动均可确诊早孕。早期妊娠时一般给孕妇做血、尿常规检查;血型、血生化、肝、肾功能测定及心电图检查等。

3. 与疾病相关的健康史

（1）一般情况：①年龄：孕妇年龄 <18 岁或 >35 岁，容易患妊娠并发症及增加难产发生率；②职业：放射线能诱发基因突变，造成染色体异常。因此，妊娠早期接触放射线者，可造成流产、胎儿畸形。如接触铅、汞、苯及有机磷农药、一氧化碳中毒等，均可引起胎儿畸形。

（2）既往史：重点了解有无高血压、心脏病、肝肾疾病、血液病、传染病等，应注意其发病时间和治疗情况。此外，还应了解手术史及手术名称。

（3）月经史：询问月经初潮年龄、月经周期、月经持续时间，同时还应了解每次月经量，有无痛经，以及末次月经日期，以便推算预产期。

（4）孕产史：①了解有无流产、早产、死胎、死产等异常情况；②了解本次妊娠有无早孕反应及出现时间，胎动开始时间，妊娠过程中有无阴道流血、心悸、下肢水肿等症状；③了解本次妊娠期间有无病毒感染史及用药史，有无接触放射线及是否饲养宠物等。

（5）丈夫健康状况：了解孕妇的丈夫有无烟酒嗜好及遗传性疾病。

（6）家族史：询问家族中有无高血压、糖尿病、双胎、传染病等病史。

（7）推算预产期：根据孕妇末次月经（LMP）的日期，推算预产期（EDC）。按末次月经第一日算起，月份减 3 或加 9，日数加 7。如末次月经第一日是公历 2016 年 10 月 21 日，预产期应为 2017 年 7 月 28 日。若孕妇仅知农历日期，应为其换算成公历后再推算预产期。实际分娩日期与推算预产期可能相差 1~2 周。若孕妇记不清末次月经的日期，则可根据早孕反应开始时间、胎动开始时间、手测宫底高度、尺测子宫长度加以推算。

4. 心理 - 社会状况　妊娠不仅会引起身体各系统的生理变化，孕妇的心理也会随着妊娠而有不同的变化，护理人员在提供妊娠期护理时，也应对孕妇进行心理社会评估，主要内容包括：

（1）孕妇对妊娠的态度及接受程度。

（2）孕妇有无不良情绪反应，对即将为人母和分娩有无恐惧和焦虑心理。

（3）家庭经济状况及生活环境的评估，其经济状况能否维持医疗、护理费用的支出、家庭的生活空间、周围环境等。

（4）孕妇寻求健康指导的态度、动力及能力。

（5）孕妇及家庭成员目前所得到的实际健康知识情况。

（6）丈夫对此次妊娠的态度、孕妇在家庭中的角色等。

（二）护理措施

1. 心理护理　讲解妊娠早期出现的早孕反应，为正常生理现象，一般于妊娠 12 周左右可自然消失，不必治疗，如有剧烈呕吐出现代谢性酸中毒时，需及时到医院就诊。

2. 健康指导　妊娠早期的健康指导是指开始于妊娠早期的对孕妇及其家庭成员健康指导，大部分内容则需要孕妇在整个妊娠期都要掌握并运用。

（1）自我护理指导

1）个人卫生：包括沐浴、口腔卫生和外阴清洁。①沐浴：由于妊娠期新陈代谢旺盛，孕妇应经常洗澡，具体次数可依季节和个人习惯而定，应采用淋浴方式，减少阴道逆行感染机会；②口腔卫生：由于体内激素水平改变，易造成牙龈肿胀及出血，孕妇应保持良好的口腔卫生习惯。饭后及临睡前用软毛牙刷仔细刷牙。如患牙病应及早就医，以免因口腔及牙齿疾病影响进食而致营养不良，或细菌经血液循环传至身体其他部位而引起疾病；③外阴清洁：妊娠期由于激素作用，阴道分泌物增加，外阴部充血，容易引起泌尿系感染，所以孕妇应注意外阴清洁，勤换内裤，外阴以清水洗即可，每日 1~2 次，便后使用清洁卫生纸，从前向后擦干净。

2）工作与休息：健康孕妇能胜任正常工作，但不能从事会危及孕妇自身及胎儿健康的工作，多数孕一般可工作至妊娠 28 周,也有工作至分娩,但应适当减轻工作量。孕妇应保证充足的睡眠。

3) 安全:妊娠早期应避免接触有害物质和放射线;需戒烟、戒酒、戒毒,避免过量饮咖啡因;也应避免噪声刺激。孕妇应尽量避免到人员集中的公共场所,勿接触传染病病人,以防止交叉感染。

4) 孕期用药:药物具有二重性。用药恰当可以治愈疾病,用药不当可以带来危害。①慎重药物:有些药物可以通过胎盘影响胚胎及胎儿发育,对胚胎或胎儿产生的毒害或导致胎儿畸形。特别是妊娠最初 2 个月,是胚胎器官形成时期,更应注意。因此孕妇用药要慎重,需在医师指导下合理用药。②合理用药:目前有一种倾向,孕妇因担心药物对胎儿的不良影响,常拒绝所有用药,甚至有并发症、合并症时也拒绝用药物治疗,以致病情加重,影响母儿健康。故应权衡利弊,正确对待治疗性用药,在医师指导下合理用药,以免贻误治疗,给母儿带来不良后果。

5) 性生活指导:妊娠初 3 个月及末 3 个月,均应避免性生活,以防流产、早产及感染。

(2) 早期妊娠的不适及应对措施

1) 恶心、呕吐:约半数妇女在妊娠 6 周左右出现早孕反应,12 周左右消失。在此期间避免进食不易消化的食物。若妊娠 12 周后仍继续呕吐,孕妇营养摄入不足时应考虑妊娠剧吐可能,应住院治疗,纠正水电解质紊乱。

2) 尿频、尿急:由于妊娠子宫增大,压迫膀胱所致。常发生在妊娠初 3 个月及末 3 个月。孕妇无需减少液体摄入量来缓解症状,此现象产后可逐渐消失。

3) 白带增多:妊娠时随盆腔血流增加,阴道分泌物增加是常见生理现象,于妊娠初 3 个月及末 3 个月明显。阴道分泌过多或伴有瘙痒的孕妇应及时到医院就诊;发生阴道感染时,应在医生指导下治疗。嘱孕妇保持外阴部清洁,穿透气性好的棉质内裤,经常更换。

3. 预约复诊　产前检查从确诊早孕开始,于妊娠 20~36 周期间每 4 周检查一次,自 36 周每周检查一次。凡属高危妊娠者,应酌情增加产前检查次数。

【中、晚期妊娠妇女的护理】

案例 4-3

　　李女士,28 岁,G_1P_0,平时月经周期正常,末次月经 2017 年 2 月 20 日,现妊娠 32 周。检查:子宫底位于脐剑之间,四步触诊结果为宫底是软而宽、形态不规则的胎儿部分,耻骨联合上方硬而圆的胎儿部分,胎背位于母体腹部右侧。胎心 148 次/分,胎动正常。

　　问题:1. 李女士产前检查内容包括哪些?其预产期如何推算?

　　　　　2. 针对该孕妇应采取哪些护理措施?

(一) 产前评估

1. 临床表现

(1) 症状:有无头痛、水肿、阴道流血、胎动是否正常等。

(2) 体征:测量体重及血压,孕妇正常血压不超过 140/90mmHg 或比基础血压升高不超过 30/15mmHg,超过者属病理状态。注意有无水肿或隐性水肿发生,妊娠晚期体重每周增加不应超过 500g。

2. 辅助检查

(1) 产科检查:包括腹部检查、骨盆测量、阴道检查、肛门指诊。

1) 腹部检查:孕妇排尿后,仰卧于检查床上,头部稍抬高,露出腹部,双腿略屈曲分开,放松腹肌。检查者站在孕妇右侧进行检查。

①视诊：观察腹形及大小，腹部有无妊娠纹、手术瘢痕和水肿。对腹部过大者考虑双胎、巨大儿、羊水过多的可能。对腹部过小，应考虑胎儿生长受限、孕周推算错误等。如孕妇腹部向前突出或向下悬垂应考虑有骨盆狭窄的可能。

②触诊：注意腹壁肌肉的紧张度，注意羊水情况。用手或尺测耻骨上子宫长度及腹围。用四步触诊法检查子宫大小、胎产式、胎先露、胎方位及胎先露是否衔接。在做前3步手法时，检查者面向孕妇，做第4步手法时，检查者则应面向孕妇足端（图4-8）。

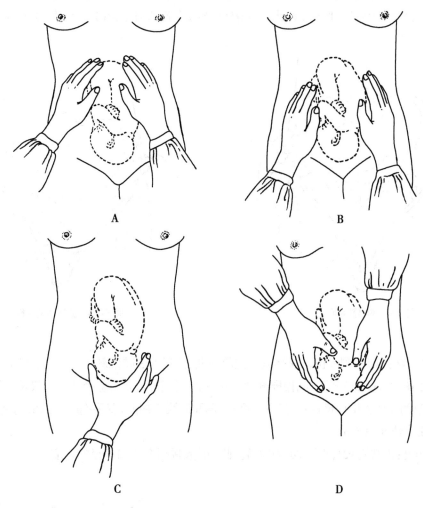

图4-8　四步触诊法

第1步：检查者将双手置于子宫底部，了解子宫外形并摸清子宫底高度，估计胎儿大小与孕周是否相符；然后以双手指腹相对轻推，判断子宫底部是胎头或胎臀，触及圆、硬、形态规则、有明显浮球感者为胎头；触及较圆、但质软、形态欠规则、浮球感不明显者为胎臀。

第2步：检查者两手分别置于腹部左右两侧，一手固定，另一手轻轻深按检查，两手交替。分辨胎背及胎儿四肢的位置、子宫形态及子宫壁软硬度。触及较硬、较宽、较平坦饱满者为胎背；触及较软、可变形的高低不平部分是胎儿的肢体，有时可以感到胎儿肢体活动。

第3步：检查者右手置于耻骨联合上方，拇指与其余4指分开，握住胎先露部，并进一步查清是胎头或胎臀，并左右推动先露部是否衔接。若胎先露可以左右移动，表示尚未衔接；若胎先露部不能被推动，则表示已衔接。

第4步：检查者应面向孕妇足端，两手分别置于胎先露部的两侧，沿骨盆入口向下深按。再次验证先露部的判断是否准确，并确定先露部入盆的程度。当胎先露部难以确定时，可作肛诊及 B 超协助诊断。

③听诊：妊娠 18~20 周起可在孕妇腹部听到胎心，一般在靠近胎背、肩胛骨处听得最清楚，枕先露时，胎心在脐右（左）下方；臀先露时，胎心在脐右（左）上方；肩先露时，胎心在靠近脐部下方听得最清楚。正常胎心率为 110~160 次／分，<110 次／分或 >160 次／分或不规则提示有胎儿宫内窘迫可能。

2）骨盆测量：了解骨产道情况，以判断胎儿能否经阴道分娩。分为骨盆外测量和内测量两种。

① 骨盆外测量

A. 髂棘间径：孕妇取伸腿仰卧位，测量两髂前上棘外缘的距离（图 4-9），正常值 23~26cm。

B. 髂嵴间径：孕妇取伸腿仰卧位，测量两髂嵴外缘最宽的距离（图 4-10），正常值 25~28cm。

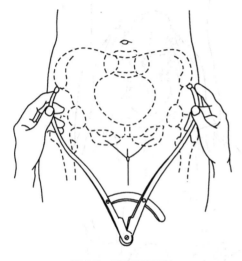

图 4-9　测量髂棘间径

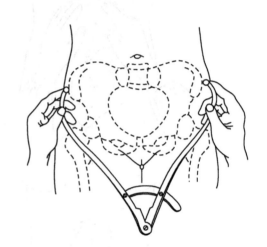

图 4-10　测量髂嵴间径

C. 骶耻外径：孕妇取左侧卧位，右腿伸直，左腿屈曲，测量第 5 腰椎棘突下至耻骨联合上缘中点距离（图 4-11），正常值 18~20cm。此径线可间接推测骨盆入口前后径长度，是骨盆外测量中最重要的径线。

D. 坐骨结节间径或称出口横径：孕妇取仰卧位，两腿向腹部屈曲，双手抱膝。测量两坐骨结节内侧缘距离（图 4-12），正常值 8.5~9.5cm。

E. 耻骨弓角度：正常值 90°，小于 80° 为异常。此角度反映骨盆出口横径的宽度。

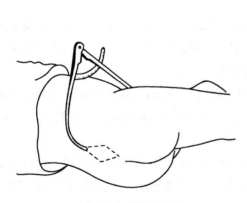

图 4-11　测量骶耻外径

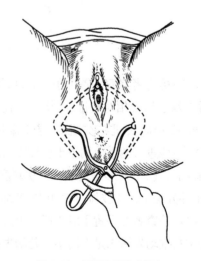

图 4-12　测量坐骨结节间径

②骨盆内测量:若骨盆外测量有狭窄者,则行骨盆内测量。测量时,孕妇取膀胱截石位,外阴消毒,检查者须戴消毒手套并涂以润滑油。主要测量下列径线:

A. 对角径:也称骶耻内径。自耻骨联合下缘至骶岬上缘中点的距离。检查者戴消毒手套后,一手食指、中指伸入阴道,用中指尖触骶岬上缘中点,食指上缘紧贴耻骨联合下缘,另一手手指标注此接触点。用标尺测量中指尖至此接触点的距离,即为对角径。正常值为 12.5~13cm,此值减去 1.5~2cm,即为骨盆入口前后径的长度,又称真结合径值。如触不到骶岬,说明此径线大于 12.5cm。此径可判断骨盆入口前后径的大小(图4-13)。

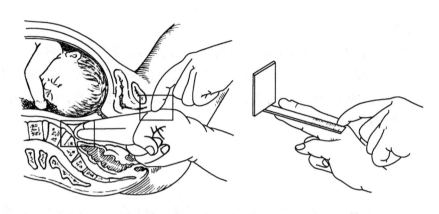

图 4-13　测量对角径

B. 坐骨棘间径:即中骨盆横径。检查者一手食指、中指伸入阴道内,分别触及两侧坐骨棘,估计其间的距离,正常值约 10cm。判断中骨盆横径的大小(图 4-14)。

C. 坐骨切迹宽度:为坐骨棘与骶骨下部间的距离,即骶骨韧带的宽度,检查者将伸入阴道内的食、中指并排置于韧带上,正常值为 5~5.5cm(能容纳 3 横指),评估中骨盆的大小(图 4-15)。

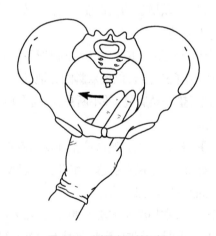

图 4-14　测量坐骨棘间径

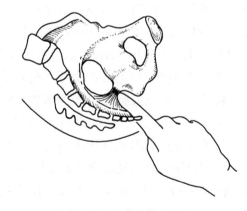

图 4-15　测量坐骨切迹宽度

3)肛门指诊:可以了解胎先露部、骶骨前面弯度、坐骨棘间径及坐骨切迹宽度以及骶尾关节活动度。

4)绘制妊娠图:将检查结果,包括血压、体重、子宫长度、腹围、胎位、胎心率、水肿、B超测得的胎头双顶径值等项填于妊娠图中,观察动态变化,能及早发现孕妇或胎儿的异常情况。

3. 心理-社会状况　孕妇在妊娠期中晚期有即将为人母的喜悦,也有对分娩未知的焦虑和恐惧心理。随子宫逐渐增大,使孕妇行动不便,甚至出现睡眠障碍、腰背痛等症状并日趋加重,大多数孕妇都急切盼望分娩日期的到来。随着预产期的临近,孕妇常因婴儿即将出生而感到愉快,但又对分娩将产生的痛苦而焦虑,也有的孕妇担心胎儿有无畸形、婴儿性别能否为家人接受等。

(二)护理措施

1. 心理护理 鼓励孕妇参加孕妇学校,了解孕期的生理变化及病理体征,并能及时就医。帮助孕妇消除由体形改变而产生的不良情绪,保持心情愉快。

2. 健康指导 妊娠中、晚期,由于胎儿的生长发育,母体的负担逐渐增加,孕妇应注意休息、活动。同时,随妊娠的进展,胎儿的各器官逐渐发育,各种并发症在妊娠中、晚期发生较多。因此还需注意监测胎儿的发育情况及孕妇有无妊娠并发症的发生。自我监护是早期发现妊娠合并症的重要手段之一。

(1)妊娠期自我监护

1)胎动计数:通过胎动计数可了解胎儿在宫内的情况,胎动正常是胎儿情况良好的一种表现。正常情况下每小时胎动约3~5次,嘱孕妇每日早、中、晚固定的时间各测1小时,将3次胎动数相加乘4即得12小时的胎动次数。正常胎动次数在30次/12小时,若12小时胎动计数小于10次,或逐日下降50%以上者,提示胎盘功能不足,胎儿缺氧,应及时就诊。

问题与思考

胎动是胎儿向孕妇传递安危信息的信号,因此胎动计数是孕妇自我监测胎儿宫内情况最简便方法。

问题:

1. 什么叫一次胎动?

2. 如何指导孕妇进行胎动计数?

3. 胎动频繁或胎动过少,提示胎儿出现了何种情况?该如何处理?

2)活动与休息:妊娠期孕妇因身心负荷加重,易疲惫,需要充足的休息和睡眠。每日应有8小时的睡眠,午休1~2小时。居室内保持安静、空气流通,卧床时宜左侧卧位,以增加胎盘供血。一般孕妇可坚持工作到28周,28周后可适当减轻工作量,避免长时间站立或重体力劳动。

3)正确的体位:随妊娠的进展,腹部逐渐膨隆,孕妇应努力地适应这一变化,正确的体位是:站立时,将身体重心放到脚跟,两脚分开约30cm,以保持身体平衡;坐位时,椅子应稍矮,以使双脚能着地,最好膝关节能高于髋关节;尽量避免长时间站立,如不可避免,应在一只脚下垫一矮脚凳,并不断更换;当取地面上或近于地面的物品时,应弯曲膝部以下代替腰部的弯曲,去取物品。

4)衣着:孕妇衣服应宽松、柔软、舒适,冷暖适宜。不宜穿紧身衣,以免影响血液循环及妨碍胎儿发育和活动。胸罩的选择宜以舒适、合身、足以支托增大的乳房为标准,以减轻不适感。孕期宜穿轻便舒适的平底鞋,不宜穿高跟鞋,以免引起身体重心前移,而导致腰背疼痛及身体失去平衡。

5)乳房护理:妊娠后需为母乳喂养做准备,应在妊娠6个月后,常用温水清洗双侧乳房,除去污垢,于乳头上涂以油脂,每日以手指轻轻捏乳头数分钟,锻炼乳头的皮肤韧性,以防母乳喂养时发生乳头皲裂,造成感染,引起乳腺炎。乳头凹陷者,应常提起乳头向外牵拉,以免喂奶时发生吸吮困难。每次产前检查时应检查乳房护理情况,必要时反复示教,直至孕妇熟练掌握,认真执行。

6)胎教:胎教是有目的、有计划地为胎儿的生长发育提供最佳环境。目前主要有两种胎教方法:①对胎儿进行抚摸训练,调动胎儿的活动积极性;②对胎儿进行音乐训练,注意选择轻松愉快的音乐,音量不可过强。

胎　教

　　胎教发源于中国古代,胎教具有惊人的能力,为开发这一能力而施行胎儿教育,近年愈来愈引起人们的关注。美国著名的医学专家托马斯的研究结果表明,胎儿在 6 个月时,大脑细胞的数目已接近成人,各种感觉器官也趋于完善,对母体内外的刺激能做出一定的反应。这就给胎教的实施提供了有力的科学依据。不管何种方式的胎教,其本质是指孕妇自我调控身心的健康与欢愉,为胎儿提供良好的生存环境;同时也指给生长到一定时期的胎儿以合适的刺激,通过这些刺激,促进胎儿的生长。

　　(2) 妊娠中、晚期异常征象:凡妊娠中、晚期,出现下列异常征象者,应尽早就医。

　　1) 体重异常:妊娠中、晚期体重平均每周增加 350g,正常应不超过 500g。孕妇应注意监测体重,体重增加过快,考虑有无水肿或羊水过多;增加过慢,考虑有无胎儿生长受限。

　　2) 头晕、眼花:是妊娠期高血压疾病的自觉症状,若有发生,孕妇需注意休息,及时到医院就诊。

　　3) 阴道出血:妊娠中、晚期阴道出血的主要疾病有前置胎盘和胎盘早剥,如孕妇有阴道出血,不论量多少都应引起重视,并及时到医院就诊,得以相应的治疗和护理。

　　4) 胎膜早破:在临产前胎膜破裂,称胎膜早破。孕妇突感有较多的液体从阴道流出,一旦发生胎膜早破,孕妇应取平卧位,如可能应及时听胎心,并及时到医院就诊。

　　5) 寒战、发热:是感染的症状,可由多种感染性疾病引起,如上呼吸道感染、泌尿系统感染、消化道感染等。无论何种感染,孕妇都应及时就诊。

　　(3) 妊娠中、晚期不适及应对措施

　　1) 水肿:孕妇在妊娠后期易发生下肢水肿,经休息后可消退,多属正常。若下肢明显凹陷性水肿或休息后不消退者,应及时诊治,考虑妊娠期高血压疾病的发生。嘱孕妇左侧卧位,以缓解增大的子宫对下腔静脉的压迫,避免长时间坐或站引起下肢静脉回流不畅,加重水肿的发生。适当限制盐的摄入,但不必限制水分。

　　2) 便秘:是妊娠期常见的症状,尤其是妊娠前即有便秘者。与肠蠕动减缓,液体入量少及缺乏户外运动有关。嘱孕妇养成每日定时排便的习惯,增加纤维素食品及水果、流质食物的入量。未经医生允许不可随便使用大便软化剂或轻泻剂。

　　3) 痔:增大的子宫压迫和腹压增高,使痔静脉回流受阻和压力增高导致痔静脉曲张,故妊娠期痔的发生及症状均较明显,疼痛及出血较常见。应多吃蔬菜,少吃辛辣食物,必要时服缓泻剂软化大便。痔脱出可用手法还纳。

　　4) 下肢及外阴静脉曲张:约有 20% 孕妇患静脉曲张,以经产妇多见。孕妇应避免两腿交叉或长时间站立、行走,并注意时常抬高下肢;指导孕妇穿弹力裤或弹力袜,避免穿影响血液回流的紧身衣裤;会阴部有静脉曲张者,分娩时应防止曲张静脉破裂导致大出血。

　　5) 腰背痛:指导孕妇穿平底鞋,在俯拾或抬举物品时,保持上身直立,弯曲膝部,用两下肢的力量抬起。若工作长时间要求弯腰,妊娠期间应适当调整。疼痛者,必须卧床休息(硬床垫),局部热敷。产后 6~8 周腰背痛自然消失。

　　6) 下肢痉挛:妊娠后期孕妇常发生腓肠肌挛缩,夜间发作较重。指导孕妇饮食中增加钙、维生素 D 的摄入,避免腿部疲劳、受凉,伸腿时避免脚趾尖伸向前,走路时脚跟先着地。若发生痉挛,局部热敷按摩,直至痉挛消失。必要时遵医嘱口服钙剂。

　　7) 仰卧位低血压:妊娠末期,孕妇若较长时间取仰卧姿势,由于增大子宫压迫下腔静脉,使回心血量及心排出量突然减少,出现低血压,称为仰卧位低血压综合征。此时嘱孕妇左侧卧位后症状可自然消失,不必紧张。

8）失眠：每日坚持户外活动，如散步。睡前用梳子梳头，温水洗脚，或喝热牛奶帮助入眠。

9）贫血：孕妇应适当增加含铁食物的摄入，如动物肝脏、瘦肉、蛋黄、豆类等。如病情需要补充铁剂时，可用温水或水果汁送服，以促进铁的吸收，并且应在餐后 20 分钟服用。医护人员应告知孕妇，服用铁剂后大便可能会变黑，也可导致便秘或轻度腹泻。

【妊娠期营养指导】

母体是胎儿成长的环境，孕妇的营养状况直接或间接地影响自身和胎儿健康。妊娠期间孕妇必须增加营养的摄入以满足自身及胎儿双重需要。另外，亲属尤其是丈夫的支持与配合也起着重要的作用。

1. **热量** 妊娠早期热量的需要量增加不多，每日约需增加 209kcal（相当于每日增加 50g 主食）。需注意孕妇根据体重增长控制热量的摄入，以免胎儿过大，增加难产的机会。安排食谱时，应当考虑三大营养素所占比例，碳水化合物占热量的 60%~65%，脂肪占 20%~25%，蛋白质占 15% 为宜。

2. **蛋白质** 我国营养学会提出在妊娠 4~6 个月期间，孕妇每日应增加进食蛋白 15g；在 7~9 个月期间，孕妇每日应增加进食蛋白 25g。孕妇每日多吃鸡蛋 2 个，可补充蛋白质 15g。孕妇摄入蛋白质不足，不仅影响胎儿体格生长、发育，而且影响胎儿大脑的发育，同时可使孕妇贫血、妊娠期高血压疾病的发生率增加。

3. **碳水化合物** 是机体主要的供给热量的食物。孕妇主食中的碳水化合物主要是淀粉，经淀粉酶作用后，葡萄糖迅速经小肠上段黏膜吸收，以糖原形式贮存在肌肉和肝内，以后逐渐释放至血液中，经氧化产生热量，孕中期以后，每日进主食 0.4~0.5kg 可以满足需要。

4. **维生素** 妊娠期间孕妇对维生素的需要量增加，加之维生素参与机体重要的生理过程，是生命活动中不可缺少的物质，主要从食物中获取。维生素分为水溶性（维生素 B 族、C）和脂溶性（维生素 A、D、E、K）两大类。

（1）维生素 A 与胡萝卜素：维生素 A 与胡萝卜素有助于胎儿正常生长发育，若孕妇体内缺乏维生素 A，胎儿有致畸的可能。我国推荐孕妇每日膳食中维生素 A 供给量为 $1000\mu g$，比非孕妇女多 $200\mu g$，胡萝卜素 6mg。肝脏、蛋黄、肾脏等均为胡萝卜素丰富的食品。

（2）维生素 D：维生素 D 能促进钙和磷的吸收，使骨骼硬化。我国推荐孕妇每日膳食中维生素 D 的供给量为 $10\mu g$。比非孕妇女 $5\mu g$ 多一倍。鱼肝油含量最多，肝脏、蛋黄、鱼等含量也较多。

（3）维生素 B：包括维生素 B_1、B_2、BC（叶酸）、B_6、B_{12} 等，是细胞呼吸、葡萄糖氧化及能量代谢等作用的辅酶，若孕早期缺乏叶酸，易发生胎儿神经管畸形。我国推荐孕妇每日膳食中分别为维生素 B_1（1.8mg）、维生素 B_2（1.8mg）、叶酸（0.8mg），均比非孕妇女需求量增多。广泛存在于谷类、动物肝脏、干果、绿叶菜、牛奶、肉、鱼、家禽、黄豆中。

（4）维生素 C：为形成骨骼、牙齿、结缔组织及一切非上皮组织间黏结物所必需。若维生素 C 缺乏，胎儿及孕妇易发生贫血及坏血病，还易造成流产及早产。我国推荐孕妇每日膳食中维生素 C 供给量为 80~100mg。维生素 C 广泛存在于新鲜蔬菜和水果中。

5. **矿物质**

（1）铁：孕妇的食物中，若铁的含量不足易致缺铁性贫血。我国营养学会建议孕妇每日膳食中铁的供给量为 28mg，比非孕妇女 18mg 增多 10mg，因很难从膳食中得到补充，故主张自妊娠 4~5 个月开始口服硫酸亚铁或富马酸亚铁。动物肝脏、血、瘦肉、蛋黄、豆类、贝类及各种绿叶菜均为含铁多的食物。

（2）钙和磷：妊娠后期母体必须吸收和保留钙 200mg、磷 100mg，才能保证胎儿生长发育的需要。我国饮食结构以植物性食物为主，故我国营养学会建议自妊娠 16 周起每日摄入钙 1000mg，于晚期增至 1500mg，以服用枸橼酸钙为佳。牛奶中含钙、磷较多，其他如肉类、豆类、海产品等。

(3) 碘:孕期碘的需要量增加,若孕妇膳食中碘的供给量不足,可发生单纯性甲状腺肿。我国营养学会建议孕妇每日膳食中碘的供给量为 175μg、比非孕妇女多 25μg,提倡在整个孕期必须用含碘食盐。

(4) 锌:也是蛋白质和酶的组成部分,参与蛋白质的积累,对胎儿生长发育很重要。若孕妇于妊娠后期摄入不足可导致胎儿生长受限、流产、先天畸形、胎死宫内等。妊娠期锌的总需求量增至 375mg,推荐孕妇每日从饮食中补锌 20mg。

理论与实践

案例 4-3 分析如下:

1. 根据妊娠周数、子宫底高度及四步触诊检查,目前考虑妊娠 32 周,G_1P_0,ROA 询问孕妇有无头痛、水肿、阴道流血、胎动是否正常,测量体重及血压,注意有无水肿或隐性水肿发生;行腹部检查、骨盆测量、阴道检查及肛门指诊,绘制妊娠图;该孕妇月经周期正常,末次月经 2017 年 2 月 20 日,则预产期为 2017 年 11 月 27 日。

2. 对该孕妇的护理措施　①提供心理支持;②让孕妇获得孕期保健知识;③给予营养指导;④充足的休息和睡眠;⑤预约 4 周后来院复查。

第五节　分娩的准备

多数妇女,特别是初孕妇,往往会积极主动参与分娩的准备,但由于对分娩方面的知识缺乏,对分娩时疼痛和不适的恐惧,担忧对分娩过程中自身和胎儿安全,使产妇精神心理因素发生变化而影响产程进展和母婴安全。因此,帮助孕妇做好分娩前的准备至关重要。

【心理准备】

1. 参加孕妇学校培训学习,获得妊娠期和分娩有关知识,也可以接触大众媒介或向自己母亲、姐妹或朋友学习这方面知识。

2. 讲解有关分娩不适的应对技巧,可用示范及角色扮演等形式进行。

3. 鼓励孕妇提出问题,并对错误概念加以纠正。

4. 鼓励孕妇诉说心中的焦虑,针对不同情况给予心理支持。

5. 鼓励其丈夫及家人参与分娩准备过程,给予孕妇分娩的信心。

【分娩的物品准备】

分娩物品的准备对一位孕妇及其家庭都非常重要,尤其是缺乏社会支持系统的年轻夫妻,缺乏物品准备经验,护理人员应提供指导。

1. 母亲物品的准备

(1) 根据气候的冷暖准备合适的衣服,要柔软、舒适和吸汗,厚薄适中,夏季要防止引起多汗和中暑。

(2) 棉线袜、软底拖鞋 1~2 双。

(3) 足够的消毒卫生纸、卫生巾、内裤。

(4) 棉质内衣数套,腹带、大小合适的胸罩。

(5) 干毛巾数条,消毒敷料数块,哺乳前擦拭乳头乳晕使用。

(6) 吸奶器,备产后以吸空乳房使用。

(7) 孕妇的保健手册。

2. 新生儿物品准备

(1) 准备数套柔软、舒适、宽大、便于穿脱,衣缝宜在正面以防摩擦新生儿皮肤的衣服,以免新生儿皮肤柔嫩,易受损伤而引起感染。

(2) 足够量柔软、吸水、透气性好的尿布和尿不湿。

(3) 准备基本生活用品,如沐浴盆、新生儿浴皂、毛巾、包被、小毯子、帽子、围嘴、爽身粉和温度计等。

(4) 对不能进行母乳喂养者,还要准备奶瓶、水瓶、奶粉、奶嘴及清洗用品等。

(5) 有声响、色泽鲜艳、不易褪色、对婴儿无伤害的玩具。

【产前运动】

产前运动的目的是减轻身体的不适,伸展会阴部肌肉,使分娩得以顺利进行;同时可强化肌肉,以助产后身体迅速有效恢复。产前运动包括:

(一) 腿部运动

以手扶椅背,左腿固定,右腿做 360° 的转动,结束后复原。两腿交替进行。目的是增进骨盆肌肉的强韧度,增加会阴部肌肉的伸展性。

(二) 腰部运动

手扶椅背,慢慢吸气,同时手背用力,使身体重心集中于椅背上,脚尖立起使身体抬高,腰部伸直后使下腹部紧靠椅背,然后慢慢呼气,同时手背放松,脚还原。目的在于减轻腰背部疼痛,并可在分娩时增加腹压及会阴部肌肉的伸展性。

以上两种动作在妊娠早期即可开始做。

(三) 盘腿坐式

平坐于床上,两小腿平行交接,一前一后,两膝远远分开,注意两小腿不可重叠。可在看电视或聊天时采取此姿势(图 4-16)。目的是强化腹股沟肌肉及关节处韧带张力,预防妊娠末期膨大子宫的压力所产生的痉挛或抽筋;伸展会阴部肌肉。

(四) 盘坐运动

平坐于床上,将两蹠骨并拢,两膝远远分开,两手轻放于两膝上,然后用手臂力量,将膝盖慢慢压下,配合深呼吸运动,再把手放开,持续 2~3 分钟。目的是加强小腿肌肉张力,避免腓肠肌痉挛。

(五) 骨盆与背摇摆运动

平躺仰卧,双腿屈曲,两腿分开与肩同宽,用足部和肩部的力量,将背部与臀部轻轻抬起,然后并拢双膝,收缩臀部肌肉,再分开双膝,将背部与臀部慢慢放下。重复做 5 次(图 4-17)。目的在于锻炼骨盆底及腰背部肌肉,增强其韧性和张力。

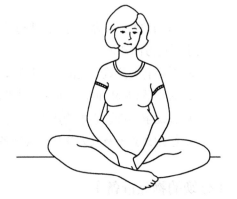

图 4-16 盘腿坐式

(六) 骨盆倾斜运动

双手和双膝支撑于床上,两手背沿肩部垂直,大腿沿臀部垂下,利用背部与腹部的缩摆运动(图 4-18)。此项活动可以采取仰卧位或站立式进行。

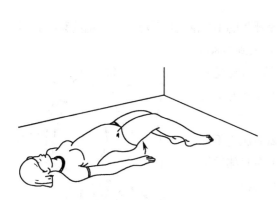

图 4-17　骨盆与背摇摆运动

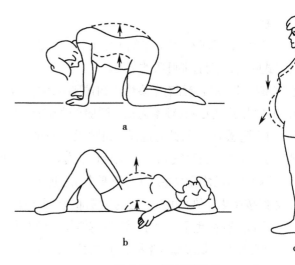

图 4-18　骨盆倾斜运动

（七）脊柱伸展运动

平躺仰卧，双手抱住双膝关节下缘，使双膝弯曲，头部与上肢向前伸展，使脊柱、背部至臀部肌肉弯曲成弓字形，将头与下巴贴近胸部，然后放松，恢复平躺姿势。

以上三项运动可以减轻腰背部酸痛，通常在妊娠 6 个月以后开始进行。

（八）双腿抬高运动

平躺仰卧，双腿垂直抬高，足部抵住墙，每次持续 3~5 分钟（图 4-19）。目的在于伸展脊椎骨，锻炼臀部肌肉张力，促进下肢血液循环。

孕妇在进行产前运动时，要注意：怀孕 3 个月后开始锻炼，循序渐进，持之以恒；锻炼之前排空大小便；如发生流血、早产现象应停止锻炼，并执行相应的医嘱。

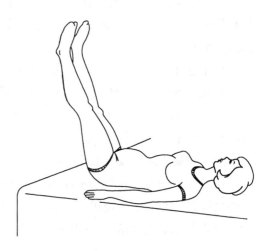

图 4-19　双腿抬高运动

【减轻分娩不适的方法】

目前有多种方式可协助减轻分娩时的疼痛。所有这些方法都依据 3 个重要的前提：①孕妇在分娩前已经获得有关分娩相关的知识，在妊娠 8、9 月时已进行过腹式呼吸运动的练习，且已会应用腹式呼吸运动来减轻分娩时的不适；②临产后子宫阵缩时，如果能保持腹部放松，且子宫收缩时能向上自由地顶到腹部，则阵痛的不适感会减轻；③疼痛的知觉会借分散注意力的技巧而得到缓解。

目前常用的减轻分娩时不适的方法如下。

（一）拉梅兹分娩法

又称"精神预防法"，由法国医师拉梅兹提出，是目前使用较广的预习分娩法。具体应用方法如下：

1. **廓清式呼吸**　所有的呼吸运动在开始和结束前均深吸一口气后再完全吐出。目的在于减少快速呼吸而造成过度换气，从而保证胎儿的氧气供应。

2. **放松技巧**　首先通过有意识地刻意放松某些肌肉进行练习，然后逐渐放松全身肌肉。产妇无皱眉、握拳或手臂僵直等肌肉紧张现象。放松的方法多样，也可通过触摸紧张部位、想象某些美好事物或听轻松愉快的音乐来达到放松的目的，使全身肌肉放松，在分娩过程中不致因不自觉的紧张而造成不必要的肌肉用力和疲倦。

3. 意志控制的呼吸 孕妇平躺于床上,头下、膝下各置一小枕。用很轻的方式吸满气后,再用稍强于吸气的方式吐出,注意控制呼吸的节奏。

在宫缩早期,用缓慢而有节奏性的胸式呼吸,频率为正常呼吸的 1/2;随着产程进展,宫缩的频率和强度增加,此时用浅式呼吸,频率为正常呼吸的 2 倍;当宫口开大到 7~8cm 时,产妇的不适感最严重,此时选择喘息呼吸——吹气球呼吸,方法是先快速地呼吸 4 次后用力吹气 1 次,并维持此节奏。此比率也可提升为 6:1 或 8:1,产妇视自己情况调整。注意不要造成过度换气。

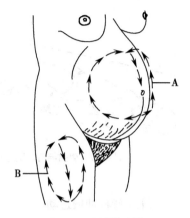

4. 划线按摩法 孕妇用双手指尖在腹部做环形运动。做时压力不宜太大,以免引起疼痛,也不宜太小,引起酥痒感。也可以单手在腹部用指尖做横 8 字形按摩。如腹部有监护仪,则可按摩两侧大腿(图 4-20)。

(二)瑞德法

由英国医师迪克·瑞德(Dick Read)提出。其原理为:恐惧会导致紧张,因而造成或强化疼痛。若能打破恐惧—紧张—疼痛的链环,便能减轻分娩时收缩引起的疼痛。瑞德法也包括采用放松技巧和腹式呼吸技巧。具体做法如下:

图 4-20 划线按摩法

1. 放松技巧 孕妇侧卧,头下垫一小枕,让腹部的重量施于床垫上,身体的任一部位均不交叠。

2. 腹式呼吸 孕妇平躺,集中精神使腹肌提升,缓慢呼吸,每分钟呼吸 1 次(30 秒吸气,30 秒呼气)。在分娩末期,当腹式呼吸已不足以应付时,可改用快速的胸式呼吸。此法目的在于转移注意力,减轻全身肌肉的紧张性;迫使腹部肌肉升起,使子宫在收缩时轻松而不受限制;维持子宫良好的血液供应。

(三)布莱德雷法(丈夫教练法)

由罗伯特·布莱德雷(Robert Bradley)医师提出,通常称为"丈夫教练法"。其放松和控制呼吸技巧同前,主要强调丈夫在妊娠、分娩和新生儿出生后最初几日中的重要性。在分娩过程中,他可以鼓励产妇适当活动来促进产程,且可以指导产妇用转移注意力的方法来减轻疼痛。

(冯 蓉)

1. 妊娠是胚胎和胎儿在母体内发育成长的过程,妊娠全过程(平均 40 周)分为 3 个时期:妊娠 13 周末以前称早期妊娠;第 14~27 周末称中期妊娠;第 28 周及其后称晚期妊娠。早期妊娠有停经、早孕反应、尿频、乳房逐渐增大、宫颈紫蓝着色及子宫增大变软等临床表现,孕妇血液或尿中 hCG 升高可以确定妊娠诊断。妊娠 18~20 周孕妇自觉胎动;正常胎心 110~160 次 / 分。

2. 胎儿附属物包括胎盘、胎膜、脐带和羊水。胎盘由羊膜、叶状绒毛膜和底蜕膜构成,其功能包括:气体交换、运送营养物质、排出代谢产物、防御功能及合成功能。脐带为胎儿与胎盘连接的条索状组织,平均 55cm,内有两条脐动脉和一条脐静脉。

3. 胎体纵轴与母体纵轴关系称胎产式;最先进入骨盆入口的胎儿部分称胎先露;胎儿先露部指示点与母体骨盆的关系称胎方位,正常妊娠时胎儿一般为纵产式、头先露和枕前位。

4. 妊娠期孕妇的身体和心理都发生了很大的变化,对孕妇的护理主要是通过产前检查来实现,应于妊娠 20 周起进行系列产前检查。妊娠期应指导并帮助孕妇学会识别生理反应和异常症状,督促孕妇掌握自测胎动的方法,以确保安全顺利地度过妊娠期。

1. 简述胎儿附属物的组成及功能。

2. 简述早期、中晚期妊娠诊断方法。

3. 如何定期进行产前检查,检查内容有哪些?

第五章　分娩期妇女的护理

5

妊娠满 28 周及以上,胎儿及其附属物从临产开始到从母体娩出的过程,称为分娩(delivery)。妊娠满 28 周至不满 37 足周期间分娩,称为早产(premature delivery);妊娠满 37 周至不满 42 足周期间分娩,称为足月产(term delivery);妊娠满 42 周及以后分娩,称为过期产(postterm delivery)。

第一节 影响分娩的因素及分娩机制

案例 5-1

王女士,因腹部阵痛 5 小时入院。入院诊断:宫内孕 39 周,G_1P_0,LOA。因疼痛、担心胎儿能否顺利娩出,出现情绪焦虑。

产科检查:骨盆外测量正常,子宫高 32cm,腹围 95cm,胎方位 LOA,胎心 136 次 / 分,宫缩持续时间 30~40 秒,间歇时间 3~4 分钟,阴道检查子宫口开大 2cm,可摸到前羊膜囊。B 超检查双顶径 8.8cm,羊水指数 9.5cm,胎盘成熟度 Ⅱ 级。

问题:影响产妇分娩的因素有哪些?

【影响分娩的因素】

影响分娩的因素为产力、产道、胎儿及待产妇的精神心理因素。若各因素均正常并能相互适应,胎儿顺利经阴道自然娩出,为正常分娩。

(一)产力

将胎儿及其附属物从宫腔内逼出的力量称产力。产力包括子宫收缩力(简称宫缩)、腹肌及膈肌收缩力(统称腹压)和肛提肌收缩力。

1. **子宫收缩力** 是临产后的主要产力,贯穿于分娩全过程。正常宫缩具有以下特点。

(1)节律性:节律性宫缩是临产的重要标志。正常宫缩是宫体部肌肉不随意、有规律的阵发性收缩并伴有疼痛,故称为"阵痛"。每次宫缩由弱渐强,维持一定时间,随后由强渐弱,直至消失进入间歇期,间歇期子宫肌肉松弛。临产开始时,每次宫缩持续约 30 秒,间歇期 5~6 分钟;当宫口开全后,宫缩持续时间长达 60 秒,间歇期仅 1~2 分钟,宫缩强度随产程进展也逐渐增加。

(2)对称性:正常宫缩起自两侧宫角部,以微波形式向宫底中线集中,左右对称,再以每秒 2cm 的速度向子宫下段扩散,约需 15 秒均匀协调地扩散至整个子宫,此为子宫收缩的对称性(图 5-1)。

(3)极性:宫缩以宫底部最强、最持久,向下逐渐减弱,宫底部收缩力的强度几乎是子宫下段的 2 倍,此为子宫收缩力的极性。

(4)缩复作用:子宫收缩时,宫体部肌纤维缩短变宽,间歇期不能恢复到原来长度,经过反复收缩,肌纤维越来越短,称为缩复作用。

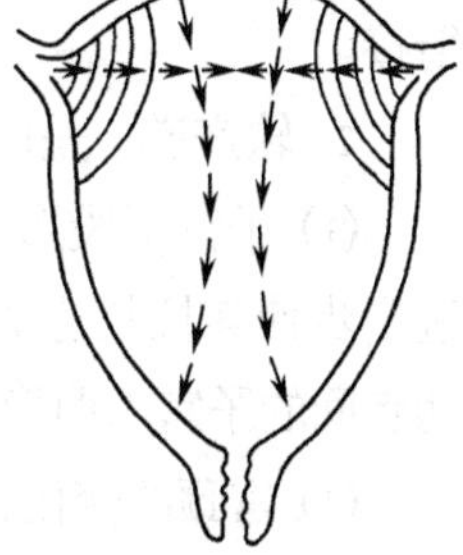

图 5-1 子宫收缩对称性

2. **腹肌及膈肌收缩力** 是第二产程时娩出胎儿的重要辅助力量。每当宫缩时,前羊膜囊或胎先露部压迫骨盆底组织及直肠,反射性引起排便动作,产妇主动屏气,腹壁肌及膈肌收缩使腹内压增高,促使胎儿娩出。

3. **肛提肌收缩力** 能协助胎先露内旋转,协助胎头仰伸及娩出,协助胎盘娩出。

(二) 产道

产道是胎儿娩出的通道,分为骨产道与软产道两部分。

1. 骨产道 骨产道是指真骨盆。将骨盆分3个假想平面。

(1) 骨盆入口平面:呈横椭圆形。前方为耻骨联合上缘,两侧为髂耻缘,后方为骶岬上缘。共有四条径线(图5-2):

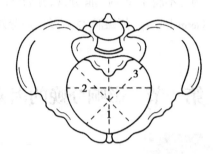

图5-2 骨盆入口平面各径线
1. 前后径11cm;2. 横径13cm;3. 斜径12.75cm

1) 入口前后径:即真结合径。耻骨联合上缘中点至骶岬上缘正中间距离,平均值约11cm。

2) 入口横径:两髂耻缘间最大距离,平均值约13cm。

3) 入口斜径:左右各一。左骶髂关节至右髂耻隆突间的距离为左斜径;右骶髂关节至左髂耻隆突间距离为右斜径,平均值约12.75cm。

(2) 中骨盆平面:为骨盆最小平面,呈纵椭圆形。前方为耻骨联合下缘,两侧为坐骨棘,后方为骶骨下端。有两条径线:

1) 中骨盆前后径:耻骨联合下缘中点通过坐骨棘连线中点至骶骨下端间距离,平均值约11.5cm。

2) 中骨盆横径:也称坐骨棘间径。两坐骨棘间的距离,平均值约10cm。

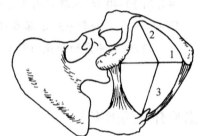

图5-3 骨盆出口各径线(斜面观)
1. 出口横径;2. 出口前矢状径;3. 出口后矢状径

(3) 骨盆出口平面:由两个不同平面的三角形组成。前三角平面顶端为耻骨联合下缘,两侧为耻骨降支;后三角平面顶端为骶尾关节,两侧为骶结节韧带。坐骨结节间径为两三角共同的底边。有四条径线(图5-3):

1) 出口前后径:耻骨联合下缘至骶尾关节间距离,平均值约为11.5cm。

2) 出口横径:也称坐骨结节间径。两坐骨结节内缘间的距离,平均值约为9cm。

3) 出口前矢状径:耻骨联合下缘中点至坐骨结节间径中点间的距离,平均值约为6cm。

4) 出口后矢状径:骶尾关节至坐骨结节间径中点间距离,平均值约为8.5cm。若出口横径稍短,而出口后矢状径较长,两径之和 >15cm 时,正常大小的胎儿可经后三角区阴道分娩。

(4) 骨盆轴:为连接骨盆各假想平面中点曲线。此轴上段向下向后,中段向下,下段向下向前。阴道分娩时胎儿沿此轴娩出。

(5) 骨盆倾斜度:指妇女站立时,骨盆入口平面与地平面所成角度,一般为60°。若角度过大,影响胎头衔接。

2. 软产道 是由子宫下段、宫颈、阴道及骨盆底软组织构成的弯曲通道。

(1) 子宫下段形成:由非孕时长约1cm的子宫峡部至妊娠末期被拉长形成子宫下段,临产后规律宫缩进一步使其拉长达7~10cm,肌壁变薄成为软产道的一部分(图5-4)。由于子宫上下段的肌壁厚薄不同,在两者间的子宫内面形成一环状隆起,称生理性缩复环。

(2) 宫颈的变化:临产前宫颈管长2~3cm,临产后的规律宫缩使宫颈管逐渐短缩直至消失。初产妇多是先宫颈管短缩消失,后宫口扩张;经产妇多是宫颈管短缩消失与宫口扩张同时进行。临产前,初产妇的宫颈外口仅容一指尖,经产妇能容一指。临产后宫口扩张主要是子宫收缩及缩复作用向上牵拉结果。随着产程进展,子宫颈口扩张至10cm,足月胎头方能通过。

(3) 骨盆底、阴道及会阴的变化:胎先露部及前羊水囊先将阴道上部撑开,破膜后胎先露部直接压迫骨盆底,使阴道扩张形成一个向前弯曲的长筒,前壁短,后壁长,阴道外口开口向前上方,阴道黏膜皱襞展平使腔道加宽。同时肛提肌向下及两侧扩展,肌纤维拉长,使会阴体变薄,以利胎儿娩出。

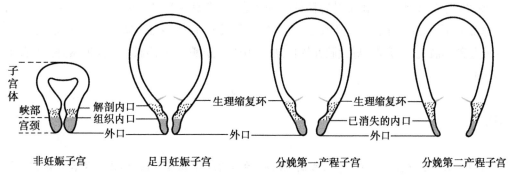

图 5-4　子宫下段形成及宫口扩张

（三）胎儿

胎儿能否顺利通过产道,还取决于胎儿大小、胎位及有无畸形。

1. 胎儿大小　在分娩过程中,胎儿大小是决定分娩难易的重要因素之一。胎儿过大导致胎头径线大时,尽管骨盆正常大,也可引起相对性骨盆狭窄造成难产。

（1）胎头颅骨:由两块顶骨、额骨、颞骨及一块枕骨构成。颅骨间膜状缝隙称颅缝,两顶骨之间为矢状缝,顶骨与额骨之间为冠状缝,顶骨与枕骨之间为人字缝,颞骨与顶骨之间为颞缝,两额骨之间为额缝。两颅缝交界较大空隙处为囟门,胎头前部菱形的称前囟(大囟门),后部三角形的称后囟(小囟门)(图 5-5)。在分娩过程中,颅缝与囟门的存在,使骨板间有一定的活动余地,可缩小头颅体积,有利于胎儿娩出。

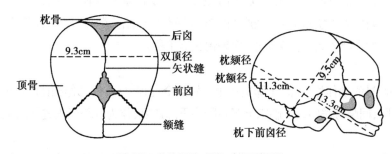

图 5-5　胎儿颅骨、颅缝、囟门及径线

（2）胎头径线:主要有 4 条。

1）双顶径(BPD):两顶骨隆突间的距离,足月胎儿平均值约为 9.3cm,是胎头最大横径,可通过 B 超检测此值判断胎儿大小。

2）枕额径:鼻根至枕骨隆突间的距离,足月胎儿平均值约为 11.3cm,胎头以此径衔接。

3）枕下前囟径(小斜径):前囟中点至枕骨隆突下方的距离,足月胎儿平均值约为 9.5cm,胎头俯屈后以此径通过产道。

4）枕颏径(大斜径):颏骨下方中央至后囟顶部的距离,足月胎儿平均值约为 13.3cm(图 5-5)。

2. 胎位　若为纵产式,胎儿容易通过产道。头先露时,在分娩过程中颅骨重叠,使胎头变形,周径变小,有利于胎头娩出。臀先露时,较胎头周径小且软的胎臀先娩出,阴道扩张不充分,当胎头娩出时头颅又无变形的机会,使胎头娩出困难。横位时,妊娠足月活胎不能通过产道。

3. 胎儿畸形　胎儿某一部分发育异常,如脑积水、联体儿等,由于胎头或胎体过大,通过产道常发生困难。

（四）精神心理因素

分娩是女性的正常生理过程,又是一种持久而强烈的应激过程。很多产妇听到有关分娩的负面诉说,致使临产后情绪紧张,处于焦虑和恐惧的精神心理状态,影响机体产生一系列变化,如心率加快,呼吸急促,肺内气体交换不足,致使子宫缺氧收缩乏力,宫口扩张缓慢,胎先露部下降受阻,产程延长;同时交感神经兴奋,释放儿茶酚胺,血压升高,导致胎儿缺血缺氧,出现胎儿窘迫等,因此,分娩期做好产妇的心理疏导是十分必要的。

理论与实践

案例 5-1 中,王女士骨盆外测量正常,宫高、腹围、胎心均属于正常范围,胎方位适合分娩,有规律宫缩,且宫口开大 2cm,所以孕妇的产道、产力适合分娩。胎儿双顶径 8.8cm,说明胎头不大也适合分娩,所以影响该孕妇分娩的主要因素是孕妇因疼痛、担心胎儿能否顺利娩出而出现的情绪焦虑,继而精神心理因素影响分娩过程,容易导致产程延长或出现胎儿窘迫等危险情况。

【分娩机制】

分娩机制是指胎儿先露部随骨盆各平面的不同形态,被动地进行一系列适应性转动,以其最小径线通过产道的全过程。临床上枕先露占 95.55%~97.55%,以枕左前位最多见,故以枕左前位分娩机制为例说明。

(一)衔接

胎头双顶径进入骨盆入口平面,胎头颅骨最低点接近或达到坐骨棘水平,称为衔接(图 5-6)。胎头以半俯屈状进入骨盆入口,以枕额径衔接(图 5-6)。由于枕额径大于骨盆入口前后径,胎头矢状缝坐落在骨盆入口右斜径上,胎头枕骨在骨盆的左前方。经产妇多在分娩开始后胎头衔接,部分初产妇在预产期前 1~2 周内胎头衔接。若初产妇临产后胎头仍未衔接,应警惕头盆不称。

(二)下降

胎头沿骨盆轴前进的动作称下降。下降贯穿于分娩的全过程,与其他动作相伴随。下降动作呈间歇性,子宫收缩时胎头下降,间隙时稍回缩。临床上观察胎头下降速度,作为判断产程进展的重要标志之一。

(三)俯屈

当胎头继续下降至骨盆底时,处于半俯屈状态的胎头枕部遇到肛提肌阻力,借杠杆作用进一步俯屈,变胎头衔接时的枕额径为枕下前囟径(图 5-7),以适应产道,有利于胎头继续下降。

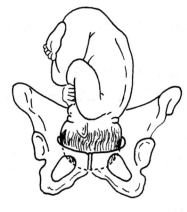

图 5-6 胎头衔接

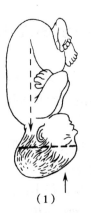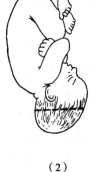

(1)　　　　　　　　　　(2)

图 5-7 胎头俯屈

(四)内旋转

胎头围绕骨盆轴旋转,使其矢状缝与中骨盆及骨盆出口前后径相一致的动作称内旋转。胎头枕部到达骨盆底最低位置,肛提肌收缩力将胎头枕部推向阻力小、部位宽的前方,枕左前位的胎头向前旋转45°,

后囟转至耻骨弓下(图 5-8)。胎头于第一产程末完成内旋转动作。

（五）仰伸

完成内旋转后胎头继续下降,到达阴道外口时,宫缩和腹压继续迫使胎头下降,而肛提肌收缩力又将胎头向前推进,两者的合力使胎头沿骨盆轴下段向下向前的方向转向前,当枕骨到达耻骨联合下缘时,以耻骨弓为支点,使胎头逐渐仰伸,胎头顶、额、鼻、口、颏由会阴前缘相继娩出(图 5-9)。当胎头仰伸时,胎儿双肩径沿左斜径进入骨盆入口。

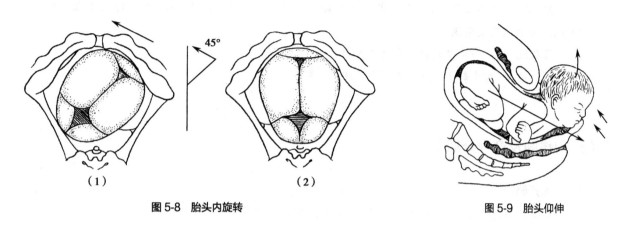

（1）   （2）

图 5-8 胎头内旋转   图 5-9 胎头仰伸

（六）复位及外旋转

胎头娩出后,为与胎肩恢复正常关系,枕部向左旋转 45°,称复位。胎肩在盆腔内继续下降,前(右)肩向前向中线旋转 45°时,胎儿双肩径转成与骨盆出口前后径一致的方向,胎头枕部需在外继续向左旋转 45°,以保持胎头与胎肩的垂直关系,称外旋转(图 5-10、图 5-11)。

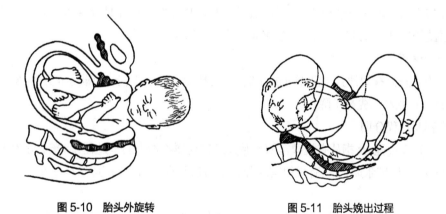

图 5-10 胎头外旋转   图 5-11 胎头娩出过程

（七）胎儿娩出

胎头完成外旋转后,胎儿前(右)肩在耻骨弓下娩出,随即后(左)肩从会阴前缘娩出。胎儿双肩娩出后,胎体及胎儿下肢随之顺利娩出。

分娩机制各动作是连续进行的,下降动作贯穿于分娩全过程。

第二节　正常分娩妇女的护理

【临产的诊断及产程分期】

(一) 先兆临产

分娩发动之前,往往出现一些预示孕妇不久将临产的症状称先兆临产。

1. **假临产**　特点是宫缩持续时间短(不超过 30 秒)且不恒定,间歇时间长且不规律,宫缩强度不增加,常在夜间出现而于清晨消失。假临产的宫缩可使孕妇产生下腹部不适感,但不能使其宫颈管短缩及宫口扩张。出现假临产时,可以给予镇静剂抑制。

2. **胎儿下降感**　随分娩临近,多数初孕妇感到上腹部较前舒适,呼吸较前轻快,系胎儿先露部下降进入骨盆入口,子宫底随之下降的缘故。

3. **见红**　分娩发动前 24~48 小时内,因宫颈内口附近的胎膜与子宫壁分离,使局部毛细血管破裂,带来少量血液并与宫颈管内的黏液栓相混后经阴道排出,习称见红。见红是分娩即将开始的比较可靠的征象,若阴道流血超出平时月经量,应考虑妊娠晚期出血,应立即就医。

(二) 临产的诊断

临产开始的标志为有规律且逐渐增强的子宫收缩,持续 30 秒或以上,间歇 5~6 分钟,同时伴随进行性宫颈管消失、宫口扩张和胎先露下降。

(三) 总产程及产程分期

总产程即分娩全过程,是指从有规律宫缩至胎儿及其附属物娩出的全过程,临产上分为 3 个阶段:

1. **第一产程(宫口扩张期)**　从有规律宫缩开始至宫口开全。初产妇约需 11~12 小时;经产妇约需 6~8 小时。

2. **第二产程(胎儿娩出期)**　从宫口开全至胎儿娩出。初产妇约需 1~2 小时;经产妇约需数分钟,但也有长达 1 小时者。

3. **第三产程(胎盘娩出期)**　从胎儿娩出至胎盘胎膜娩出。约需 5~15 分钟,不超过 30 分钟。

【第一产程妇女的护理】

(一) 护理评估

1. 临床表现

(1) 规律宫缩:产程开始时,宫缩持续时间较短(约 30 秒)且弱,间歇期较长(约 5~6 分钟)。随产程进展,持续时间渐长(约 50~60 秒)且强度逐渐增加,间歇期渐短(约 2~3 分钟)。当宫口近开全时,宫缩持续时间可达 1 分钟或更长,间歇期仅 1 分钟或稍长。

(2) 宫口扩张:阴道检查可以确定宫口扩张程度。当宫缩渐频且增强时,宫颈管逐渐短缩直至消失,宫口逐渐扩张,宫口扩张于潜伏期较慢,进入活跃期后加快。当宫口开全(10cm)时,宫口边缘消失,子宫下段及阴道形成宽阔的筒腔。

(3) 胎头下降:是决定能否经阴道分娩的重要观察项目。定时阴道检查能明确胎头颅骨最低点的位置,并能了解胎方位。

(4) 胎膜破裂:宫缩时,子宫羊膜腔内压力增高,胎先露部下降,将羊水阻断为前后两部分,胎先露部前面羊水约 100ml 称前羊水,形成前羊水囊,有助于扩张宫口。当羊膜腔压力增加到一定程度时自然破膜。自然破膜多发生在宫口近开全时。

2. 辅助检查

(1) 用胎心听诊器、多普勒仪或胎儿监护仪监测。

(2) 子宫收缩:通过触诊法或胎儿监护仪监测。

(3) pH 试纸检查。如 pH 值≥7.0 时,破膜的可能性大。

3. 与疾病相关的健康史 仔细询问此次妊娠经过,过去妊娠史,一般健康状况和家族史。

(1) 此次妊娠经过:包括末次月经和预产期,产前检查、实验室检查及特殊检查的项目结果,妊娠期有否并发症及处理情况。

(2) 过去妊娠史:包括妊娠的次数,是否有合并症,胎儿出生体重,产程及分娩方式,新生儿出生状况。

(3) 一般健康状况与家族史:有否过敏史,有否患内外科疾病,家族中是否有慢性疾病、血液病、遗传性疾病等。

4. 心理 - 社会状况 产妇容易产生焦虑、紧张和急躁情绪。此时的产妇往往担心腹中孩子是否健康,能否顺产,母子是否安全,自己将面临怎样的痛苦,应如何应对,家人能不能陪伴在身边等;同时,新入院的待产妇会产生陌生和孤独感。

(二) 护理诊断 / 问题

1. 焦虑 与担心分娩是否顺利、母子能否安全有关。

2. 疼痛 与子宫收缩有关。

3. 知识缺乏 与缺乏有关分娩知识有关。

(三) 预期目标

1. 产妇能描述正常分娩过程并主动配合。

2. 产妇疼痛程度减轻。

(四) 护理措施

1. 生命体征测量 第一产程期间,每隔 2~4 小时测量一次体温、脉搏、呼吸、血压。血压宫缩时常升高 5~10mmHg,间歇时复原,若有异常,酌情增加测量次数并给予相应处理。

2. 观察产程进展

(1) 子宫收缩:最简单的方法是助产人员将手掌放于产妇腹壁上,宫缩时宫体部隆起变硬,间歇期松弛变软。定时连续观察宫缩,持续时间、强度、规律性及间歇时间,并予以记录。用胎儿监护仪描记的宫缩曲线,可以看到宫缩强度、频率和每次宫缩持续时间,是反映宫缩的客观指标。

(2) 胎心:产程潜伏期在宫缩间歇期时,应每隔 1~2 小时听胎心一次;进入活跃期后应每 15~30 分钟听胎心一次,每次听诊 1 分钟。用胎儿监护仪连续描记胎心曲线,可观察胎心率的变异及其与宫缩、胎动的关系,可以动态判断胎儿在宫内的状态。

(3) 宫口扩张及先露部下降:为了直观了解产程,目前多绘制产程图(图 5-12),将检查结果及时记录,

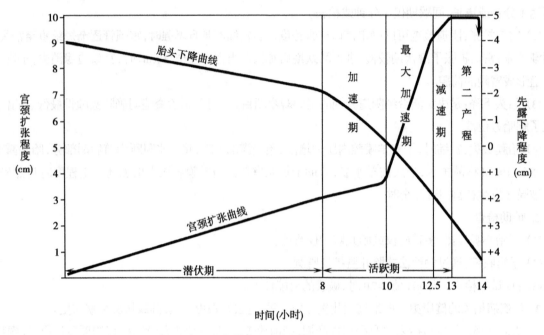

图 5-12 产程图

发现异常尽早处理。产程图横坐标为临产时间(小时),纵坐标为宫口扩张程度(cm),右侧为先露部下降程度(cm),用红色"0"表示宫颈扩张,蓝色"X"表示胎先露部最低点所处的水平,并用红线连接"0",蓝线连接"X",所绘成的两条曲线分别为宫口扩张曲线和胎头下降曲线。画出宫口扩张曲线和胎头下降曲线,可以对产程进展情况一目了然。

1) 宫口扩张曲线:将第一产程分为潜伏期和活跃期。潜伏期是指从出现规律宫缩至宫口扩张 3cm。此期扩张速度较慢,平均每 2~3 小时扩张 1cm,约需 8 小时,最大时限为 16 小时,超过 16 小时称潜伏期延长。活跃期是指宫口扩张 3~10cm,此期扩张速度明显加快,约需 4 小时,最大时限为 8 小时,超过 8 小时称活跃期延长。

2) 胎头下降曲线:以胎头颅骨最低点与坐骨棘平面的关系标明。坐骨棘平面是判断胎头高低的标志。胎头颅骨最低点平坐骨棘时,以"0"表示;在坐骨棘平面上 1cm 时,以"−1"表示;在坐骨棘平面下 1cm 时,以"+1"表示,余依次类推(图 5-13)。胎头于潜伏期下降不明显,于活跃期下降加快,平均每小时下降 0.86cm,可作为评估分娩难易的有效指标。

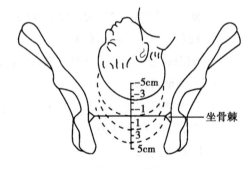

图 5-13 胎头高低判断

(4) 胎膜破裂:胎膜多在宫口近开全时自然破裂,见羊水流出。一旦胎膜破裂,应立即听胎心,并观察羊水性状、颜色和流出量,并记录破膜时间。

(5) 肛门检查

1) 目的:可以了解宫颈软硬程度、厚薄、宫口扩张程度,是否破膜,骨盆腔大小,胎方位及胎头下降程度。

2) 时间:肛门检查简称肛查,应当在宫缩时进行。检查次数不宜过多。一般情况下,宫口扩张 <3cm 时,每 2~4 小时肛查一次;宫口扩张 >3cm 时,每 1~2 小时肛查一次。

3) 方法:产妇仰卧,两腿屈曲分开,检查前用消毒纸覆盖阴道口避免粪便污染,检查者右手食指戴指套蘸润滑油,轻轻伸入直肠内,拇指伸直,其余各指屈曲以利于食指深入。食指向后触及尾骨尖端,了解尾骨活动度,再触摸两侧坐骨棘是否突出并确定胎头高低,然后用指端掌侧探查宫口,摸清其四周边缘,估计宫口扩张厘米数。宫口近开全时，仅能摸到一窄边。当宫口开全时，摸不到宫口边缘。未破膜者，在胎头前方可触到有弹性的前羊膜囊。已破膜者能直接触到胎头，若无胎头水肿，还能扪清颅缝及囟门的位置，有助于确定胎方位。

(6) 阴道检查：严格消毒后进行，能直接触清矢状缝及囟门，确定胎方位和宫口扩张程度。适用于肛查不清、宫口扩张及胎头下降不明、疑有脐带先露或脐带脱垂、轻度头盆不称已试产 4 小时产程进展缓慢者。

3. 促进舒适

(1) 提供良好的环境：待产室温馨安静，护理人员态度温和、动作轻柔体贴，可以使产妇放松休息。

(2) 补充液体和热量：临产后产妇胃肠功能减弱，加之宫缩引起不适，多不愿意进食，加之临产过程中产妇长时间的呼吸运动及流汗，致使产妇体力消耗并有口渴，因此鼓励产妇在两次宫缩间歇期少量多次饮水、进食，以保证精力和体力充沛。

(3) 活动和休息：宫缩不强且未破膜者，产妇可在室内走动，有助于加速产程进展。

(4) 排尿与排便：鼓励产妇每 2~4 小时排尿 1 次，以免膀胱充盈影响宫缩及胎头下降。因胎头压迫引起排尿困难者，必要时导尿。产妇有便意上厕所时，需有人陪伴。

(5) 保持床单元整洁，维持身体舒适：临产过程中，出汗、见红、羊水经常弄湿并污染产妇的衣服和床单、产垫，护理人员应帮助产妇擦汗，经常更换产垫和床单，大小便后行会阴清洁，以促进产妇舒适并预防感染。

(6) 减轻疼痛：鼓励产妇描述对疼痛感受，产妇家属及助产士陪伴在侧聆听，帮助其采取有效的措施来缓解疼痛，如指导产妇深呼吸等。若产妇腰骶部胀痛时，用手拳压迫腰骶部，常能减轻不适感。宫缩间隙期指导产妇放松休息，恢复体力。也可通过音乐、谈话等方法转移产妇注意力，减轻其疼痛的感觉。必要时遵医嘱配合应用镇静剂、麻药等。

4. 护理　专人陪伴在产妇身边，向产妇及家属做自我介绍和环境介绍，建立良好护患关系。认真听取产妇对自身情况的叙述及提问，尊重产妇的生活习惯，及时向产妇提供产程进展的信息，宫缩时按摩背部，教会正确呼吸，多给一些安慰和鼓励，消除紧张情绪，可以减轻疼痛，加快产程进展。

（五）结果评价

1. 产妇疼痛程度减轻，保持适当的摄入和排泄。

2. 产妇能简要描述正常分娩过程及产程如何配合。

3. 产妇能适当休息与活动。

【第二产程妇女的护理】

（一）护理评估

1. 临床表现

(1) 收缩增强：进入第二产程以后，宫缩增强，持续 1 分钟或更长，间歇期 1~2 分钟。胎膜多已自然破裂，若未破膜，应予人工破膜，以利于胎头下降。

(2) 胎儿下降娩出：随着产程进展，当胎头降至骨盆底部时，产妇有排便感，不自主地向下屏气用力。胎头宫缩时露出阴道口，露出部分不断增大，在宫缩间歇期，胎头又缩回阴道内，称胎头拨露。直至胎头双顶径越过骨盆出口，宫缩间歇时胎头不再回缩，称胎头着冠。此时会阴极度扩张，产程继续进展，胎头娩出，接着出现复位及外旋转，随之前肩和后肩娩出，胎体很快娩出，后羊水随之涌出。经产妇的第二产程短，有时仅需几次宫缩即可完成胎头娩出。

2. 辅助检查

(1) 胎心监测。

（2）宫颈内口探查。

3. 与疾病相关的健康史 护理人员需要了解第一产程的经过，持续评估产妇及胎儿宫内情况。

4. 心理 - 社会状况 常担心自己无能力分娩而极度恐慌，若获知胎儿即将娩出，又会信心倍增，希望得到助产者的指导和帮助。

（二）护理诊断／问题

1. 焦虑 与缺乏顺利娩出胎儿的信心和担心胎儿健康有关。

2. 有受伤的危险 与可能会阴裂伤、新生儿产伤有关。

（三）预期目标

1. 产妇情绪稳定，信心增强。

2. 产妇正确使用腹压，积极参与、控制分娩全过程。

3. 产妇及新生儿没有产伤。

（四）护理措施

1. 密切监测胎心 此期宫缩频而强，需 5~10 分钟听一次胎心，必要时用胎儿监护仪监测。若发现胎心异常，应立即行阴道检查，尽快结束分娩。

2. 指导产妇屏气 宫口开全后指导产妇运用腹压，方法是产妇双足蹬在产床上，两手握产床把手，宫缩时深吸气屏住，然后如解大便样向下用力屏气以增加腹压。宫缩间歇时，产妇全身肌肉放松安静休息。宫缩时再作屏气动作，以加速产程进展。若产妇做得好，应及时鼓励。

3. 接产准备 初产妇宫口开全，经产妇宫口扩张 4cm 宫缩有力时，应将产妇送至产房做好接产准备工作。让产妇仰卧于产床上，两腿屈曲分开，用消毒肥皂水纱球擦洗外阴部，顺序是大阴唇、小阴唇、阴阜、大腿内上 1/3、会阴及肛门周围（图 5-14）。然后用温开水冲掉肥皂水，最后用聚维酮碘消毒。冲洗时，用消毒纱球盖住阴道口，以防冲洗液流入阴道。取出便盆和湿巾，臀下再铺上消毒巾。

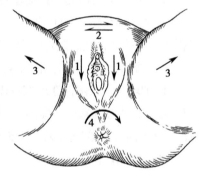

图 5-14 外阴部擦洗顺序

4. 接产

（1）接产要领：保护会阴的同时，协助胎头俯屈，让胎头以最小径线（枕下前囟径）在宫缩间歇时缓慢通过阴道口娩出。胎肩娩出时应继续保护会阴。

（2）接产步骤

1）接产者站在产妇右侧，当胎头拨露使阴唇后联合紧张时，开始保护会阴。方法是：在会阴部盖消毒巾，接产者右肘支在产床上，右手拇指与其余四指分开，利用手掌大鱼际肌顶住会阴部。每当宫缩时，应向内上方托压，同时左手应轻轻下压胎头枕部协助胎俯屈和使胎头缓慢下降。宫缩间歇时，保护会阴的右手稍放松，以免压迫过久引起会阴水肿。

2）当胎头枕部在耻骨弓下露出时，左手应按分娩机制协助胎头仰伸。若宫缩强时，嘱产妇哈气消除腹压，让产妇在宫缩间歇期稍向下屏气，使胎头缓慢娩出，仍应注意保护会阴。

3）胎头娩出后，以左手自鼻根向下颏挤压，挤出口鼻内的黏液和羊水，然后协助胎头复位及外旋转，使胎儿双肩径与骨盆出口前后径相一致。接产者的左手将胎儿颈部向下轻压，使前肩自耻骨弓下娩出，继之再托胎颈向上，使后肩从会阴前缘缓慢娩出。双肩娩出后，保护会阴的右手方可放松，然后双手协助胎体及下肢相继以侧位娩出。

4）胎儿娩出后 1~2 分钟断扎脐带，在距离根部 15~20cm 处，用两把止血钳夹住脐带，在两钳之间剪断脐带。

（五）结果评价

1. 产妇对分娩过程中得到的指导和帮助感到满意。

2. 产妇积极参与，顺利分娩。

3. 产妇和新生儿没有产伤。

【第三产程妇女的护理】

（一）护理评估

1. **临床表现**　胎儿娩出后，子宫底降至脐平，产妇感到轻松，宫缩暂停数分钟后重新又出现。由于宫腔容积突然缩小，胎盘不能相应缩小而与子宫壁发生错位剥离。剥离面有出血，形成胎盘后血肿。由于子宫继续收缩，增加剥离面积，直至胎盘完全剥离而排出。

（1）胎盘剥离征象：①子宫体变硬呈球形，宫底升高达脐上；②外露阴道口的一段脐带自行延长；③出现阴道少量流血；④在产妇耻骨联合上方向下轻压子宫下段时，子宫底上升而脐带不回缩。

（2）胎盘剥离及娩出方式：①胎儿面娩出式：即由胎盘中央先剥离，而后向周围剥离，其特点是胎盘娩出后才有血液流出，此方式临床多见；②母体面娩出式：即胎盘边缘先剥离，血液沿剥离面流出，其特点是先有血液流出后胎盘娩出，此方式临床少见。

2. **辅助检查**　根据产妇的状况选择必要的检查。

3. **与疾病相关的健康史**　了解第一、第二产程的经过及有无特殊处理。

4. **心理 - 社会状况**　了解产妇是否有分娩后的轻松感，评估产妇及家属对新生儿的性别是否满意，是否接受新生儿。

（二）护理诊断 / 问题

1. **组织灌注不足**　与消耗过大和产后失血有关。

2. **有父母不称职的危险**　与产后疲惫或新生儿性别不理想有关。

（三）预期目标

1. 产妇不发生产后出血，及时补液。

2. 产妇接受新生儿，并开始亲子互动。

（四）护理措施

1. 新生儿护理

（1）清理呼吸道：用新生儿吸痰器轻轻吸咽部及鼻腔的黏液和羊水，防止发生吸入性肺炎。当确认已吸净而仍未啼哭时，可用手轻轻拍新生儿足底，使其啼哭。若新生儿大声啼哭，面色红润，表示呼吸道已通畅。

（2）Apgar 评分：新生儿 Apgar 评分 8~10 分属正常新生儿；4~7 分为轻度窒息，需清理呼吸道、人工呼吸、吸氧、用药等措施才能恢复；0~3 分为重度窒息，需紧急抢救，喉镜直视下气管内插管给氧。缺氧严重的新生儿，出生后 5 分钟、10 分钟时再次评分，直至两次评分均≥8 分。

（3）脐带处理：用 75% 乙醇消毒脐带根部周围，在脐根部用无菌气门芯结扎，在结扎处外 0.5cm 剪断脐带，挤出残余血液。用聚维酮碘消毒脐带断面，药液不可接触新生儿皮肤，以免皮肤灼伤，必要时双重结扎，断面以无菌纱布覆盖，暴露脐根部利于干燥。处理脐带时，注意新生儿保暖。

（4）新生儿检查及护理：脐带处理完毕后，要检查身体外观各部位是否正常，记录在新生儿记录上。擦净新生儿足底胎脂，按足印及母亲的拇指印于新生儿病历上，将标记新生儿性别、体重、出生时间、母亲姓名和床号的腕带系于新生儿右手腕。将新生儿抱给母亲，让母亲将新生儿抱在怀中进行早吸吮。

2. 产妇护理

（1）协助胎盘娩出：确定胎盘剥离后，左手按压宫底，同时右手轻拉脐带，协助胎盘娩出。当胎盘娩出至阴道口时,接生者用双手捧住胎盘,向同一方向旋转并缓慢向外牵拉,使胎膜完全娩出。

(2) 检查胎盘胎膜:先检查胎盘母体面,有无胎盘小叶缺损;提起脐带,检查胎膜是否完整,胎盘胎儿面边缘有无血管断裂,及时发现副胎盘。

(3) 检查软产道:胎盘娩出后,仔细检查会阴、阴道及宫颈有无裂伤,若有裂伤立即缝合。

(4) 预防产后出血。

(5) 做好产妇生活护理。

(6) 协助母子皮肤接触和早吸吮。

(五) 结果评价

1. 产妇组织灌流正常,情绪稳定。

2. 产妇接受新生儿,积极进行皮肤接触及早吸吮。

【第四产程妇女的护理】

近年有学者提出第四产程这个概念。第四产程是指从产妇胎盘娩出至产后 2 小时内这段时间,也是产妇容易发生产后出血的重要时段。护士应严密观察产妇的一般情况,监测生命体征变化,检查宫底高度、阴道出血量、膀胱充盈程度以及会阴伤口情况等,每 30 分钟记录一次,同时护士应鼓励和协助产妇尽早与新生儿进行皮肤接触、早吸吮。目的是减少产后出血的发生,促进产后康复。

理论与实践

案例 5-2 中该孕妇存在的护理诊断 / 问题主要有:焦虑,与担心分娩是否顺利有关;疼痛,与子宫收缩有关;知识缺乏,与缺乏有关分娩知识有关。

给予的护理措施:第一产程给予心理护理,专人陪伴在产妇身边,向产妇及家属做自我介绍和环境介绍,建立良好护患关系。观察生命体征,观察产程进展,促进舒适。减轻疼痛:鼓励产妇描述对疼痛感受,产妇家属及助产士陪伴在侧聆听,帮助其采取有效的措施来缓解疼痛,如指导产妇深呼吸等。若产妇腰骶部胀痛时,用手拳压迫腰骶部,常能减轻不适感。宫缩间隙期指导产妇放松休息,恢复体力。也可通过音乐、谈话等方法转移产妇注意力,减轻其疼痛的感觉。必要时遵医嘱配合应用镇静剂、麻药等。给孕妇讲解有关分娩的知识,减少其对分娩产生的焦虑和担心。

相关链接

新产程标准及处理的修订见表 5-1

表 5-1 新产程标准及处理的修订

类别	诊断标准及处理
第一产程	
潜伏期	潜伏期延长(初产妇 >20 小时,经产妇 >14 小时)不作为剖宫产指征。破膜后且至少给予缩宫素静脉滴注 12~18 小时,方可诊断引产失败。在除外头盆不称及可疑胎儿窘迫的前提下,缓慢但仍然有进展(包括宫口扩张及先露下降的评估)的第一产程不作为剖宫产指征
活跃期	活跃期:以宫口扩张 6cm 作为活跃期的标志。活跃期停滞的诊断标准:当破膜且宫口扩张≥6cm 后,如宫缩正常,而宫口停止扩张≥4 小时可诊断活跃期停滞;如宫缩欠佳,宫口停止扩张≥6 小时可诊断活跃期停滞。活跃期停滞可作为剖宫产的指征

类别	诊断标准及处理
第二产程	第二产程延长的诊断标准：①对于初产妇，如行硬脊膜外阻滞，第二产程超过 4 小时，产程无进展（包括胎头下降、旋转）可诊断第二产程延长；如无硬脊膜外阻滞，第二产程超过 3 小时，产程无进展可诊断。②对于经产妇，如行硬脊膜外阻滞，第二产程超过 3 小时，产程无进展（包括胎头下降、旋转）可诊断第二产程延长；如无硬脊膜外阻滞，第二产程超过 2 小时，产程无进展则可以诊断。 由经验丰富的医师和助产士进行的阴道助产是安全的，鼓励对阴道助产技术进行培训。当胎头下降异常时，在考虑阴道助产或剖宫产之前，应对胎方位进行评估，必要时进行手转胎头到合适的胎方位

第三节　分娩期镇痛及护理

【概述】

疼痛是个体在应对有害刺激过程中所经受的不舒适体验。分娩疼痛是产妇在阴道分娩时感到不同程度的疼痛，是间断的"痉挛性、压榨性、撕裂样"疼痛，不仅限于下腹部，还会放射至腰骶部及大腿根部，由轻、中度疼痛开始，随宫缩的力度加大逐渐加剧。对于多数产妇尤其是初产妇而言是极其痛苦的，这使得更多的产妇因为畏惧疼痛，放弃了自然分娩，选择剖宫产。分娩疼痛的产生可能与下列因素有关：①宫缩时子宫血管收缩引起子宫缺氧；②宫颈生理性扩张刺激了盆壁神经，引起后背部疼痛；③胎头压迫引起会阴部被动伸展而致会阴部固定性疼痛；④分娩过程中膀胱、尿道、直肠受压；⑤会阴切开或裂伤；⑥产妇紧张、焦虑或恐惧可导致紧张 - 疼痛综合征。

【护理评估】

（一）临床表现

一些产妇疼痛时，感觉身不由己、失去控制、疲惫不堪，表现为浑身发抖、呻吟、哭泣等。疼痛还可以引起出汗、呕吐、心率加快、血压升高等生理反应，需要硬膜外麻醉等镇痛疗法的产妇应该观察针刺部位皮肤的完整性。

（二）辅助检查

1. 胎儿心电监护。

2. 实验室检查测定血、尿常规及出凝血时间。

（三）与疾病相关的健康史

详细询问孕期接受健康教育情况，分娩知识的了解程度，产妇过去对疼痛的耐受性。通过产前检查记录了解相关信息，包括既往痛经史、生育史、本次妊娠经过、妊娠合并症及并发症、孕期用药情况等。

（四）心理 - 社会评估

产妇分娩时害怕疼痛会增加疼痛的敏感性，如果产妇相信自己有能力战胜分娩疼痛，对分娩有信心，则有助于减轻分娩疼痛。分娩的环境、氛围、对分娩过程的认知、其他产妇的表现、家人的鼓励支持等都会影响分娩疼痛的程度。

（五）治疗原则

分娩镇痛不仅可以降低产妇分娩时的痛苦，而且能够减少产妇不必要的耗氧量和能量消耗，理想的分娩镇痛方法应是既能达到止痛的目的，又不影响产程的进展，还要对母婴安全。目前尚未有一种十分完美的方法，但一般可以采用非药物性镇痛和药物性镇痛两大类。

【护理诊断／问题】

1. **恐惧** 与缺乏应对阵痛的知识有关。
2. **个人应对无效** 与过度疼痛却未采取应对措施有关。

【预期目标】

1. 产妇自觉疼痛程度减轻。
2. 产妇积极运用有效的应对技巧。
3. 产妇情绪稳定,能以正常心态分娩。

【护理措施】

(一)非药物性分娩镇痛法的护理

非药物性的分娩镇痛对产程和胎儿是最安全的,但临床镇痛效果往往不满意,适合于轻、中度疼痛的产妇。

1. 精神预防性镇痛 焦虑和恐惧会加重分娩疼痛,若在产前对孕妇进行教育使其对分娩过程有了基本的了解,让产妇有充分的思想准备,增加分娩自信心和自控感,可提高疼痛的阈值和耐受性,会减少惧怕心理而使产程中的疼痛减轻。精神预防镇痛的效果还与医护人员的服务态度、服务质量有着密切关系。

2. 导乐陪伴分娩 指在整个分娩过程中有一个富有生育经验的妇女陪伴在身旁,传授分娩经验,不断提供生理上、心理上、感情上的支持,充分调动产妇的主观能动性,使产妇在轻松、舒适的环境下充分发挥自己的能力,顺利完成分娩过程。根据产妇的需求可选择丈夫或母亲陪伴,导乐陪伴人员应接受专业培训,并在产前与孕妇建立相互信任的关系。

3. 拉梅兹呼吸法 指导产妇在分娩过程中采取各种呼吸方式,达到转移注意力、放松肌肉、减少紧张和恐惧,有效减轻分娩疼痛。护士应根据宫缩的强度、频率和持续时间以及产程分期指导产妇主动地调整呼吸的频率和节律以缓解疼痛。

4. 水中分娩 是指在充满温水的分娩池中利用水的浮力和适宜的温度,自然分娩的过程。在水中通过温热的水温和按摩的水流缓解产妇紧张的情绪,使身体肌肉放松,软产道弹性增加,水的向上托力减轻胎儿对会阴部的压迫,适宜的水温减少疼痛信号向大脑传递,从而减轻分娩的疼痛。但水中分娩要实施系统化管理,严格遵守无菌操作的原则。

5. 针刺麻醉镇痛法 是我国传统医学中的一种止痛方法,常用于分娩镇痛的穴位是合谷、三阴交、足三里、次髎,通过针刺穴位达到抑制痛觉信号的传递,从而达到镇痛的目的。近年来西方国家也在应用。

此外,还有催眠术法、香薰法、经皮神经电刺激法等。

(二)药物性分娩镇痛法的护理

药物性分娩镇痛的效果要优于非药物性,但药物对母儿有一定的影响,我们要注意观察药物的不良反应,如恶心、呕吐、呼吸抑制等;严密观察麻醉的并发症,如硬膜外感染、硬膜外血肿、神经根损伤、下肢感觉异常等,一旦出现异常,应按医嘱对症护理。

常用的药物镇痛方法

1. 吸入镇痛药物 通过吸入氧化亚氮抑制中枢神经系统兴奋性神经递质的释放及神经冲动的传导,达到镇痛作用。

2. 肌注镇痛药物 临床常用地西泮和哌替啶,由于均可通过胎盘抑制新生儿的呼吸,要根据情况严格掌握给药剂量和给药时间。

3. 硬膜外镇痛　是当前国际公认的镇痛效果最可靠,使用最广泛的分娩镇痛方法。常用药物是布比卡因、芬太尼,随着新技术的不断改进及新药物的应用,目前的镇痛水平已经达到了运动阻滞最小的硬膜外镇痛,即"可行走的硬膜外镇痛"。

分娩疼痛是产妇的主观感受,镇痛只能减轻痛感而并不是完全无痛,应该对分娩镇痛有正确的认识,根据产程的进展情况和产妇的不同需求,选择适合自己的镇痛方式。

问题与思考

疼痛是个体在应对有害刺激过程中所经受的不舒适体验。分娩疼痛是产妇在阴道分娩时感到不同程度的疼痛,是间断的"痉挛性、压榨性、撕裂样"疼痛,不仅限于下腹部,还会放射至腰骶部及大腿根部,由轻、中度疼痛开始,随宫缩的力度加大逐渐加剧。对于多数产妇尤其是初产妇而言是极其痛苦的,这使得更多的产妇因为畏惧疼痛,放弃了自然分娩,选择剖宫产。

思考:如何缓解分娩期焦虑与疼痛?

【结果评价】

1. 产妇运用有效的应对技巧,表述疼痛减轻。
2. 产妇运用分娩镇痛技巧,应对分娩期疼痛。

(许圣菊)

1. 分娩指妊娠满 28 周及以上,胎儿及其附属物从临产开始,到从母体娩出的过程。妊娠满 28 周至不满 37 足周期间分娩,称为早产;妊娠满 37 周至不满 42 足周期间分娩,称为足月产;妊娠满 42 周及以后分娩,称为过期产。

2. 影响分娩的因素为产力、产道、胎儿及待产妇的精神心理因素。产力包括子宫收缩力、腹肌及膈肌收缩力和肛提肌收缩力。子宫收缩力贯穿于分娩全过程。产道又包括骨产道和软产道。胎儿因素包括胎儿大小、胎位及有无畸形。产妇及家属的心理以及医护人员对正常分娩的态度构成了影响分娩的精神心理因素。各因素相互协调,可以正常分娩。

3. 总产程是从临产发动至胎儿及其附属物娩出的全过程。分为三个产程:从规律宫缩至宫口开全为第一产程;主要表现为规律宫缩、宫口扩张、胎头下降和胎膜破裂;主要护理措施:提供心理护理,选择舒适体位,鼓励饮水进食,协助排便排尿,严密监测胎心,定时肛门检查了解产程进展情况。从宫口开全至胎儿娩出为第二产程;主要表现为宫缩增强伴有胎儿下降及娩出;主要的护理措施是指导产妇用力并接产。从胎儿娩出至胎盘胎膜娩出为第三产程;主要表现是产后宫缩、胎盘剥离和阴道流血;主要护理措施是处理新生儿和协助胎盘娩出。现有提出从胎盘娩出至产后 2 小时为第四产程;主要护理措施是观察产妇生命体征、子宫收缩和阴道流血情况,同时要协助产妇进行早吸吮。

4. 分娩镇痛是产妇在分娩时感到不同程度的疼痛,是间断的"痉挛性、压榨性、撕裂样"疼痛。分娩镇痛可以降低产妇分娩时的痛苦,可分为非药物性和药物性镇痛两大类。非药物性镇痛对产妇和胎儿是最安全的,但镇痛效果往往不满意,适合于轻、中度疼痛的产妇;药物镇痛效果要优于非药物性镇痛,但对母儿有一定的影响,无论采用怎样的方法,都有一定的适应证及禁忌证,产妇在产程开始前,根据自己的实际情况,及时与医生沟通,寻求适合自己的镇痛方法。

1. 影响分娩的四大因素有哪些?

2. 简述临产开始的标志。

3. 简述胎盘剥离的征象。

第六章　产褥期管理

6

06章

学习目标	
掌握	产褥期产妇和新生儿的护理及母婴护理技术。
熟悉	产褥期妇女生理、心理变化及母乳喂养知识。
了解	新生儿生理特点。

产褥期（puerperium）是指产妇从胎盘娩出至全身各器官（除乳腺外）恢复至非孕期状态的一段时期，一般为6周。产妇在产褥期全身各系统要恢复至未孕状态，同时伴随着新生儿的出生，产妇及其家庭成员要经历着心理、社会调适过程。因此，产褥期是产妇身心恢复的关键期，做好产褥期管理对保证母婴身心健康非常重要。

第一节　产褥期妇女生理变化及心理调适

【产褥期妇女的生理变化】

随着分娩期结束产妇便进入了产褥期，产妇全身各器官将发生一系列的生理变化以恢复至未孕状态（除乳腺外），正常情况下产妇将发生以下生理变化。

（一）生殖系统的变化

1. 子宫　产褥期子宫变化最大。妊娠子宫自胎盘娩出后逐渐恢复至未孕状态的过程，称为子宫复旧，包括子宫体纤维的缩复、子宫下段和子宫颈复原、子宫内膜的修复和血管变化。

（1）子宫体肌纤维的缩复：子宫肌纤维的缩复不是肌细胞数目减少，而是肌细胞缩小，是肌细胞胞浆蛋白被分解排出所致。产后随着子宫肌纤维的缩复，子宫体逐渐缩小，于产后第一日宫底平脐，重约1000g，以后每日下降1~2cm。产后1周，子宫缩小至妊娠12周大小，重约500g，在耻骨联合上可扪到宫底。产后10日，子宫降至骨盆腔内，腹部检查扪不到宫底，产后6周恢复到非妊娠期大小，重约50g。产褥早期因子宫收缩引起产妇产后宫缩痛，一般产后1~2日出现，持续2~3日自然消失，经产妇较为严重，哺乳时反射性子宫收缩可使疼痛加重。

（2）子宫下段及子宫颈的变化：产后子宫下段收缩逐渐恢复至非孕时的子宫峡部；胎盘娩出后的宫颈外口如袖口状；产后2~3日，宫口可通过2指；产后1周宫颈外口及内口完全恢复至非孕状态，宫颈管复原。产后4周宫颈恢复至正常形态；子宫颈外口由于分娩时常有轻度裂伤，故形状由未产时的圆形变为产后的"一"字形横裂（已产型）。

（3）子宫内膜的修复：胎盘、胎膜从蜕膜海绵层分离娩出，剩余的蜕膜分为两层，外层细胞发生变性、坏死、脱落，随恶露自阴道排出，深层即子宫内膜的基底层再生新的功能层进行修复，约产后3周除胎盘剥离面外，宫腔内膜基本修复；胎盘附着处的子宫内膜完全修复需要6周。

（4）子宫血管变化：胎盘娩出后子宫肌肉的缩复使子宫胎盘附着面立即缩小一半，开放的螺旋动脉及静脉窦压缩、变窄，数小时内即可形成血栓，使出血逐渐减少至停止。若在此期间胎盘附着面修复欠佳，血栓脱落可引起晚期产后出血。

2. 阴道及外阴　分娩后阴道壁松弛，肌张力下降，产褥期内阴道壁肌张力可逐渐恢复，但阴道在产褥期结束时不能完全恢复至妊娠前的紧张度；分娩时外阴因受压发生水肿，产后2~3日自行消退；若有轻度的裂伤或会阴切口缝合后，可在3~5日愈合；处女膜在分娩时撕裂仅留残痕，称处女膜痕。

3. 盆底组织　盆底肌肉及筋膜常因过度扩张而弹性减弱，也可出现部分肌纤维断裂。产后1周内，盆底组织水肿消失，张力逐渐恢复。若盆底肌及筋膜发生严重裂伤，产褥期过早参加体力劳动均可导致阴道壁膨出，甚至子宫脱垂。因此，产后产妇坚持盆底肌肉的康复训练是十分必要的。

（二）乳房的变化

乳房的主要变化是泌乳。妊娠期雌激素、孕激素及胎盘生乳素水平均高，使乳腺发育及初乳形成。胎盘娩出后，产妇雌、孕激素和胎盘生乳素水平急剧下降，催乳素升高，乳汁开始产生。婴儿吸吮刺激是保持持续泌乳的关键；不断排空乳房，也是维持泌乳的重要条件。此外，产妇的营养、睡眠、健康情况和情绪状态都与乳汁的分泌密切相关,因此必须保证产妇充足睡眠、饮食及愉快的心情。

(三) 循环系统及血液的变化

1. **血容量** 妊娠期增加的血容量,于产后2~3周逐渐恢复至未孕状态。胎盘娩出后,胎盘循环停止,子宫收缩,大量血液从子宫进入体循环;妊娠期间过多的组织间液产后回吸收,以上均使回心血量增加,产后3日内,血容量增加15%~25%,特别是产后24小时内,心脏负担加重。因此,心脏病产妇此时极易发生心力衰竭。

2. **血液成分** 产褥早期白细胞、红细胞及血红蛋白值逐渐增高,白细胞总数可达$15\times10^9/L$~$30\times10^9/L$,一般产后1~2周恢复至正常水平;纤维蛋白原、凝血酶、凝血酶原于产后2~4周降至正常。因此,产褥早期产妇血液仍处于高凝状态,有利于胎盘剥离面血栓形成,减少产后出血。

(四) 消化系统的变化

产妇因分娩时体力消耗及体液流失,产后1~2日内常感口渴,喜进流食。产后因卧床时间长,缺乏运动,腹直肌及盆底肌肉松弛,加之肠蠕动减弱,易发生便秘和肠胀气,有时会发生痔疮和肛裂。

(五) 泌尿系统的变化

1. **尿量增多** 妊娠期潴留在体内的大量水分,于分娩后的最初几日经由肾脏排出,故产后最初1周尿量明显增多,每日可达3000ml。

2. **尿潴留** 分娩过程中,因膀胱受压导致黏膜充血、水肿、肌肉张力降低;会阴伤口疼痛;不习惯床上排尿等因素,产妇容易发生尿潴留。

3. **尿路感染** 女性尿道短而直,距离阴道、肛门较近,分娩过程中肛诊、阴道操作较多,产后抵抗力较低,或有尿潴留等原因均易发生尿路感染。

(六) 内分泌系统的变化

产后雌激素、孕激素水平急剧下降,至产后1周时降至未孕水平。胎盘生乳素于产后6小时已不能测出。产褥期月经复潮和恢复排卵的时间与哺乳有关,一般不哺乳的产妇于产后6~10周恢复月经,10周左右恢复排卵;哺乳产妇月经复潮延迟,有的整个哺乳期间月经一直不来潮,可恢复排卵平均在产后4~6个月,哺乳期产妇在月经复潮前多有排卵。因此,哺乳期妇女虽月经未复潮但仍可能受孕。

(七) 腹壁的变化

产妇腹壁色素沉着于产褥期逐渐消退;妊娠纹由紫红色逐渐变为银白色;产后腹壁明显松弛,其紧张度需至产后6~8周或更长的时间逐渐恢复。

【 产褥期产妇的心理调适 】

妊娠和分娩是妇女一生中的重大改变,产后产妇需要从妊娠期和分娩期的不适、疼痛、焦虑中恢复,并接纳家庭新成员,这一过程称为心理调适。此时产妇面临着家庭关系改变,经济需求增加,社会支持系统需要增强。因此,产妇心理处于不稳定状态,产褥期心理疏导和情感支持是十分重要的。

(一) 产褥期妇女的心理变化

产后产妇将经历不同的心理感受,若分娩过程顺利,新生儿健壮活泼,性别理想时,则产妇会感到满足、兴奋和愉快;而若分娩过程异常,或新生儿畸形、产伤以及新生儿窒息等,产妇则表现为悲痛、忧伤和焦虑;有的产妇还会因为胎儿娩出后生理上的排空而感到心理空虚。因此会出现因为理想中的母亲角色与现实的差距而发生心理冲突,因为新生儿相貌、性别不理想而感到失望;因为太多的母亲责任而感到恐惧;因为丈夫的注意力转移而感到失落等。

(二) 产褥期妇女的心理调适

产褥期妇女的心理调适主要表现在两个方面,包括确立家长与孩子的关系和承担母亲的责任。确立家长和孩子的关系是指母亲接纳新生儿,认识及重视其作为家庭成员的特殊需要,调节好从夫妇两人的生活方式到夫妇与孩子三人的生活方式;承担母亲的责任表现为情感性和动作性护理孩子,情感性是指母亲用积极的态度去认识、考虑孩子的需求;动作性是指具体护理孩子的行为。

美国心理学家 Rubin 将产褥期妇女的心理调适分为 3 期:

1. **依赖期**　产后前 3 日,产妇很疲倦,完全没有接受母亲角色,表现出被动和依赖,对孩子的关心、喂奶、淋浴等是通过别人来满足,只是用语言表达对孩子的关心。此期充分的休息、丰富的营养饮食及与孩子间的接触可使产妇顺利进入第二期。因此,此期丈夫及家人的关心、帮助和医务人员的指导是十分重要的。

2. **依赖 - 独立期**　产后第 3~14 日,产妇表现出独立的行为,主动学习喂哺和护理自己的孩子,注意力集中在母亲的职责上,但此期容易产生产后压抑,可能与心理上感情脆弱、太多的母亲责任、痛苦的分娩过程、体内糖皮质激素和甲状腺激素水平低等因素有关。产后压抑的产妇可表现为哭泣、焦虑、缺乏耐心及对周围漠不关心等。此期医务人员要提供婴儿喂养和护理知识与技能,鼓励产妇表达自己的感受,提醒其丈夫及家庭其他成员更多关心产妇,及时指导和帮助产妇纠正这种压抑,使产妇平稳地度过依赖 - 独立期。

3. **独立期**　产后 2 周至 1 个月,此期,新家庭形成并正常运作,产妇适应母亲的角色,根据孩子的需要调整自己的生活,夫妻共同分享快乐和责任,也会承担更多的压力,如事业与家庭的矛盾,哺育孩子、承担家务及维持夫妻关系中各种角色的矛盾等。因此,产妇需要积极进行调节,以完成心理适应过程。

第二节　产褥期妇女的护理

案例 6-1

　　初产妇,35 岁,于昨日清晨 5 点行会阴侧切娩出一男婴,今日查房产妇自述下腹部阵发性疼痛,切口也疼痛,夜间睡眠 5~6 小时,没有食欲,婴儿喂养奶粉。查体:T36.8℃,P88 次 / 分,血压 120/85mmHg;乳头凹陷,乳房胀痛,已泌乳;子宫收缩良好,宫底脐下一指;阴道流血如月经量,会阴切口水肿,产妇感觉不适,不能主动护理新生儿。

　　问题:1. 该产妇目前主要的护理问题有哪些?

　　　　　 2. 针对以上护理问题采取哪些护理措施?

【护理评估】

（一）临床表现

1. **生命体征**　大多数产妇产后体温正常,少数产妇因产程中过度疲劳、产程较长或机体脱水可导致 24 小时内体温略升高,但一般不超过 38℃,可自然恢复。产后 3~4 日因泌乳所致乳房极度充盈而导致体温升高 37.8~39℃,称为泌乳热,一般持续 4~16 小时降至正常;产后脉搏略慢,60~70 次 / 分,约 1 周左右恢复;产后呼吸深慢,14~16 次 / 分;血压无明显变化,妊娠期高血压疾病的产妇产后血压明显下降。

2. **生殖系统**

(1) 子宫复旧:产后每日在同一时间评估产妇子宫复旧情况,评估的方法是检测子宫底高度、位置及软硬度。检查前产妇先排空膀胱,仰卧床上,双膝屈曲,腹部放松,检查者先按摩子宫使其收缩,正常产后子宫圆而硬,位于下腹部中央,产后当日宫底平脐或脐下一横指,以后每日下降 1~2cm,产后 10 日耻骨联合上触不到子宫底。如宫底上升,宫体变软,可能有宫缩乏力或宫腔积血;子宫偏向一侧应考虑膀胱充盈。

(2) 恶露:产后随子宫蜕膜的脱落,血液、坏死的蜕膜组织经阴道排出称恶露(lochia),根据恶露的颜色性状及时间的不同分为3种:

1) 血性恶露(lochia rubra):含有大量血液、脱落的蜕膜组织及少量胎膜,色鲜红,量多,有时有小血块,有血腥味,持续3~4日,此后转为浆液性恶露。

2) 浆液恶露(lochia serosa):含少量血液,有较多的坏死蜕膜组织、宫腔渗出液、宫颈黏液、少量红细胞及白细胞,且有细菌,色淡红似浆液,一般持续10日左右即转为白色恶露。

3) 白色恶露(lochia alba):含大量白细胞,坏死退化蜕膜组织,表皮细胞及细菌,质黏稠、色泽较白,一般持续约3周干净。

正常恶露有血腥味,但无臭味,持续4~6周,总量为250~500ml。若产后子宫复旧不良,血性恶露可增多且持续时间长,应怀疑子宫收缩乏力或胎盘残留所致的产后出血;若阴道流血不多但子宫收缩不佳,宫底上升应考虑宫腔积血;若产妇自感肛门坠胀,多有阴道后壁血肿;若子宫收缩好,但阴道持续流出鲜红色恶露,应高度怀疑软产道裂伤出血;若恶露有臭味,提示有感染的存在。

(3) 外阴:产后评估外阴水肿程度,会阴部有缝线者应注意伤口疼痛评估以及观察伤口周围有无渗血、红肿、硬结及分泌物等,及早发现伤口感染。

3. 排泄

(1) 褥汗:产后大量的组织间液经皮肤排出,使皮肤排泄功能旺盛,大量出汗,尤其是睡眠或初醒时明显,产后1周左右好转,习称"褥汗"这是正常的生理现象。但要评估产妇出汗的多少及时间,有无虚脱症状等。

(2) 排尿、排便情况:产后应注意评估膀胱充盈及第一次排尿情况。膀胱充盈可影响子宫收缩引起宫缩乏力,导致产后出血;评估产妇第一次排尿时间及尿量,预防尿潴留;询问有无尿频、尿急或尿痛症状,及时发现尿路感染;产妇因分娩时大便已排空,产后1~2日多不排大便,但要注意是否有便秘的症状。

4. 乳房
评估乳房类型,乳房有无胀痛,乳头有无平坦、凹陷或皲裂;评估乳汁质量,产后7日所分泌的乳汁为初乳,因内含β-胡萝卜素故呈淡黄色、质稠;产后7~14日所分泌的乳汁为过渡乳;产后14日以后所分泌的乳汁为成熟乳,呈白色。

(二) 辅助检查
根据产妇情况做血常规、尿常规等相关检查。

(三) 与疾病相关的健康史
认真阅读产前记录、分娩记录、用药史,尤其注意异常妊娠、分娩情况及处理经过,如产程延长、产时出血多、软产道裂伤、新生儿窒息或畸形等。

(四) 心理-社会状况

1. **评估产妇对分娩的感受** 是舒适或痛苦,直接影响母亲角色的适应。

2. **评估母亲的行为** 是属于适应性还是不适应性,母亲若能满足孩子的需要并积极学习护理孩子的知识与技能,并表现出喜悦,是适应性行为;若不愿意接触孩子,认为孩子给自己带来太多的痛苦和压力,不亲自喂哺和护理孩子,表现出不悦,不愿意交流,食欲缺乏,属于不适应性行为。

3. **评估母亲对孩子的看法** 认为孩子吃得好、睡得好、不哭闹即为好孩子,自己也是好妈妈。而常哭闹、睡眠少、喂哺困难的孩子是坏孩子,自己是不称职的妈妈,不能正确评价孩子的母亲将影响日后良好的母子关系的建立。

4. **评估产妇是否有产后压抑** 产后因体内雌孕激素水平急剧下降、产后心理压力及疲劳等因素使产妇在产后2~3日内容易发生轻度或中度的情绪反应,表现为易哭、易激惹、忧虑、不安,有时喜怒无常等症状,一般几日后自然消失,称为产后压抑。

5. **评估影响心理调适的因素** 产妇的年龄、心理状态、对分娩的承受能力、环境及社会支持、夫妻关系、经济条件等均不同程度的影响产妇的心理调适。年轻产妇可能在母亲角色的学习上会遇到很多困难，影响其心理适应；年龄较大的产妇身体恢复较年轻产妇慢，往往有疲乏感，需要更多的休息。一般来说，分娩过程顺利，经济条件较好，夫妻关系和亲友关系良好的产妇更有助于心理调适。

（五）治疗原则

产褥期母婴问题的处理原则主要以护理、保健与指导为主，提供相关的知识与信息，给予心理支持和帮助，促进舒适与健康，预防产后并发症。

【护理诊断／问题】

1. **焦虑** 与担心婴儿健康有关。
2. **知识缺乏** 与缺乏产后自我保健及婴儿护理知识技能有关。
3. **舒适的改变** 与产后宫缩、会阴切口疼痛、乳房胀痛、褥汗等因素有关。
4. **活动无耐力** 与产后贫血、产程延长、产后虚弱有关。
5. **尿潴留** 与产时损伤、不习惯床上小便、膀胱肌肉麻痹等因素有关。
6. **有感染的危险** 与产道的损伤、贫血、营养不良等因素有关。
7. **便秘** 与产后活动少、饮食不合理、肠蠕动减少等因素有关。
8. **睡眠型态紊乱** 与婴儿哭闹，哺乳及照料婴儿有关。
9. **母乳喂养无效** 与母乳喂养技能不熟，母亲产后疲劳及缺乏自信心有关。

【预期目标】

1. 产妇情绪稳定，舒适感增加。
2. 产妇获得正确的产褥期健康生活指导。适当活动，掌握产后保健操。
3. 产妇没有发生感染、尿潴留和便秘。
4. 产妇营养丰富、睡眠充足。
5. 产妇母乳喂养成功。

【护理措施】

（一）一般护理

1. **环境** 产后应为产妇提供一个安静舒适，通风良好的病室环境。保证产妇有足够的睡眠，护理活动集中进行，不打扰产妇休息。

2. **生命体征** 产后24小时内应密切观察血压、脉搏、体温、呼吸的变化，以便及时发现产后出血及其他变化。

3. **个人卫生** 产褥期早期褥汗较多，产后衣着被褥薄厚要适当，可用热水擦身或淋浴，勤换衣裤及床单，但须注意保暖，避免着凉。

4. **活动与休息** 产后要鼓励产妇早期下床活动，一般产后24小时可适当下床活动，以增强血液循环，促进子宫收缩，恶露排出，并可预防下肢静脉血栓的形成；2周后可从事少量家务活动；但应避免蹲或站立太久，防止子宫脱垂；充足的休息对保证乳汁分泌十分重要，产妇要学会与婴儿同步休息，生活应有规律。

5. **营养** 产后1小时可让产妇进流食或易消化的半流质饮食，以后可根据产妇情况进普食。产后的饮食应营养丰富,易于消化,少食多餐,多进蛋白质及汤汁类食物,适当补充维生素和铁剂。

(二)生殖器官的观察与护理

1. 子宫复旧的观察与护理 产后2小时内易发生产后出血,故产后即刻、30分钟、1小时、2小时各观察子宫收缩一次,并按摩子宫,同时观察阴道流血情况;以后每日应在同一时间,测量子宫底高度,观察子宫复旧情况。如发现异常情况,应及时排空膀胱、按摩子宫、按医嘱给予宫缩剂。

2. 恶露的观察与护理 每次会阴护理时,应观察恶露的量、性质和气味。若血性恶露增多,提示产后子宫复旧不良,若有异味,提示有感染可能,应仔细观察及时报告医生,配合医生做好血及组织培养标本的收集和抗生素的应用。

3. 会阴护理

(1)会阴冲洗或擦洗:每日用1:5000高锰酸钾溶液或1:2000苯扎溴铵溶液冲洗或擦洗外阴两次。擦洗的顺序为由上到下,从内而外,会阴切口应单独擦洗,最后擦洗肛门。大便后用水清洗会阴,保持会阴部清洁。

(2)会阴水肿的护理:尽量保持会阴部清洁与干燥。会阴水肿者局部用50%硫酸镁或95%乙醇湿热敷,每日2~3次,每次20分钟,以消肿并促进伤口愈合。若伤口疼痛剧烈或有肛门坠胀感应通知医生检查,以便发现外阴及阴道壁深部血肿并及时处理。

(3)会阴侧切的护理:嘱产妇健侧卧位,勤换会阴垫。观察伤口周围有无渗血、红肿、硬结及分泌物。正常会阴侧切缝合伤口可3~5日拆线,若伤口感染,应提前拆线,并在产后7~10日行高锰酸钾坐浴,并定时换药。伤口局部有硬结者可用红外线照射。

(三)排尿、排便的护理

1. 排尿的护理 产后产妇尿量增多,充盈的膀胱可影响子宫收缩。因此,护士应于产后4小时鼓励产妇排尿,但产妇常因产后会阴伤口疼痛,卧床小便不习惯,产后疲乏等原因影响排尿,此时护士应向产妇讲明排尿的意义,解除思想顾虑,并协助产妇坐起或下床排尿;用温开水熏蒸或冲洗尿道外口;听流水声诱导排尿;下腹部无伤口者可放置热水袋,刺激膀胱收缩;若有尿潴留发生,可按摩膀胱或针刺三阴交、关元、气海等穴位刺激膀胱肌收缩。必要时肌注新斯的明0.5mg可使膀胱平滑肌收缩有助排尿。用上述方法无效时,应在无菌操作下留置导尿管,使膀胱肌肉休息并逐渐恢复其张力。

2. 排便的护理 产后应鼓励产妇多饮水,多食蔬菜类及水果,尽早下床活动及做产后体操,防止发生便秘,必要时给缓泻剂。因痔疮疼痛影响排便时,可遵医嘱用痔疮栓或洗净肛门后涂20%鞣酸软膏,有收敛止痛作用。

(四)乳房护理

产妇应穿棉质胸罩,大小适宜,避免过松或过紧;保持乳房清洁、干燥,每次哺乳前,产妇应洗净双手,用温水毛巾清洁乳头和乳晕,乳头处如有痂垢应先用油脂浸软后再用温水洗净,切忌用肥皂或乙醇之类擦洗,以免引起局部皮肤干燥、皲裂;每次哺乳前热敷或按摩乳房,刺激泌乳反射。

(五)心理护理

1. 建立良好关系,耐心倾听产妇诉说分娩经历及感受,了解产妇对孩子的看法及新家庭的适应情况;实行母婴同室,在产妇充分休息的基础上,让产妇多抱孩子,参与孩子的生活护理,培养母子感情。

2. 提供产妇和新生儿护理知识与技能,减少产妇的困惑和无助感,减轻心理压力,尽快适应母亲角色;指导丈夫和家人参与母婴护理活动,不仅从生活上给予照料,还要从心理上给予产妇足够的帮助、关心和支持,使其情绪稳定,避免产后压抑的发生,顺利地度过产褥期。

(六)健康教育

1. **一般指导** 产妇要合理饮食,保证充足营养,适当活动,经阴道分娩者产后6~12小时即可下床轻微活动,会阴侧切或剖宫产者根据产妇情况适当延迟,但注意预防产妇跌倒。合理安排家务和婴儿护理,注意个人卫生及会阴部清洁,保持良好的心情,尽快适应新家庭。

2. 计划生育指导 产褥期生殖器官尚未完全复原,产后 42 日之内不宜同房,以免引起感染。根据产后检查情况恢复正常性生活并选择适当的避孕措施。避孕方法以不影响哺乳为原则,可选用工具避孕,不宜使用药物避孕。

3. 产后复诊 产妇产后 6 周进行复查,检查内容包括产妇全身检查和妇科检查,以了解产妇全身及生殖器官恢复的情况;同时对婴儿进行全身检查,了解喂养及发育状况,并进行保健咨询。对有并发症的产妇应及时给予治疗处理,有合并内外科疾病病人,指导其去内外科随诊。

4. 产褥期保健操 产褥期保健操可促进腹壁、盆底肌肉张力的恢复,避免腹壁皮肤过度松弛,预防尿失禁、膀胱直肠膨出及子宫脱垂;有利于恶露排出、子宫复旧;促进血液循环,预防血栓性静脉炎;促进肠蠕动,增进食欲、预防便秘;减少腰痛及腰骶部疼痛;促进产妇机体复原,保持健康体型。

(1) 操作方法:运动前的准备。保持室内空气通畅,穿着宽松衣服,排空膀胱,移去枕头,在硬板床上运动,操作方法如下(图 6-1)。

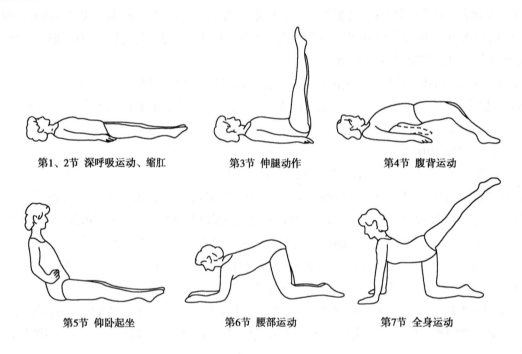

第1、2节 深呼吸运动、缩肛　　　第3节 伸腿动作　　　第4节 腹背运动

第5节 仰卧起坐　　　第6节 腰部运动　　　第7节 全身运动

图 6-1　产褥期保健操

第 1 节:仰卧,深吸气,收腹部,然后呼气。

第 2 节:仰卧,两臂直放于身旁,进行缩肛与放松动作。

第 3 节:仰卧,两臂直放于身旁,双腿轮流上举和并举,与身体呈直角。

弟 4 节:仰卧,髋与腿放松,分开稍屈,脚底放在床上,尽力抬高臀部及背部。

第 5 节:仰卧坐起。

第 6 节:跪姿,双膝分开,肩肘垂直,双手平放床上,腰部进行左右旋转动作。

第 7 节:全身运动,跪姿,双臂支撑在床上,左右腿交替向背后高举。

(2) 注意事项

1) 根据产妇的情况,运动量由小到大,由弱到强循序渐进练习。

2) 一般在产后第 2 日开始,每 1~2 日增加 1 节,每节做 8~16 次。出院后继续做好保健操直至产后 6 周。

3) 不要在饭前或饭后一小时内做操。

4）运动有出血或不适感时，应立即停止。

5）运动后出汗要及时补充水分。

6）剖宫产妇女可先执行促进血液循环的项目，如深呼吸运动，其他项目待伤口愈合后再逐渐执行。

7）在哺乳期间，关节可能会变得松弛，应避免做会给关节增加压力的锻炼。

理论与实践

病例 6-1 根据该产妇现存的护理问题：①焦虑：与不能主动护理新生儿，担心母亲不称职有关；②疼痛：与产后宫缩痛和切口疼痛有关；③乳房胀痛：与乳头凹陷，婴儿无法吸吮有关；④母乳喂养无效：与睡眠不好、食欲缺乏导致乳汁不足有关。

应采取以下护理措施：①焦虑：向产妇讲解产后保健知识和新生儿护理要点与技能。②侧切口红肿疼痛：指导产妇健侧卧位，保持外阴清洁干燥，每日擦洗外阴两次；会阴部用 50% 硫酸镁湿热敷及红外线照射；遵医嘱给予抗炎药治疗。③乳房胀痛：指导产妇纠正乳头凹陷，采取乳头伸展及牵拉练习，并指导产妇哺乳前先热敷、按摩乳房，在两次哺乳间冷敷乳房，采取正确的含接姿势频繁喂养。④母乳喂养无效：向产妇讲述母乳喂养的优点，鼓励其母乳喂养，按需哺乳，早期频繁吸吮刺激乳汁分泌；让产妇多进食汤汁类食物，指导产妇与婴儿同步休息，保证睡眠。

【结果评价】

1. 产妇焦虑减轻，情绪稳定，感觉舒适。
2. 产妇掌握了正确的新生儿护理和自我护理。
3. 产妇生命体征平稳，无感染、尿潴留和便秘发生。
4. 产妇营养丰富、睡眠充足，乳汁充足，母乳喂养成功。

问题与思考

产后产妇经历了较长的分娩过程，因分娩中膀胱受胎头压迫过久或产后会阴伤口的疼痛肿胀，产妇不敢或不能自行排尿，造成尿潴留，甚至影响子宫收缩发生产后出血，给产妇带来了很大的痛苦。

思考：在病房里，护理人员遇到尿潴留的产妇应该怎样进行宣教和采取什么样的护理措施来帮助产妇排尿？

第三节 母乳喂养

母乳喂养被视为母亲角色适应的要素，哺喂母乳失败可能会使母亲产生失去与婴儿联系的感觉。由于母乳含有最适合婴儿的维生素、蛋白质、脂肪及其他营养素，同时还含有免疫保护物质，可促进婴儿健康成长。因此，母乳被认为是世界上最好、最完美的食物，哺喂母乳也是母亲应尽的天职，是婴儿应有的权力。

纯母乳喂养是指婴儿从出生至产后 4~6 个月，除给母乳外不给婴儿其他食品及饮料，包括水（除药品、维生素、矿物质滴剂外），称为纯母乳喂养。

【母乳成分及其变化】

(一) 母乳成分

1. **蛋白质** 母乳的蛋白质虽低(0.8%~0.9%),但质量高,必需氨基酸的模式正好适合婴儿的生长发育。人乳中乳白蛋白占总蛋白的70%以上,与酪蛋白的比例为2:1(牛乳的比例为1:4.5)。乳白蛋白可促进糖的合成,在胃中遇酸后形成的凝块小,利于消化,酪蛋白在婴儿胃中容易结成硬块,不易消化,可使大便干燥。人乳的胱氨酸和牛磺酸含量高,前者是早产儿必需的,后者在中枢神经发育中有神经介质和神经调节作用,也能促进视网膜发育,婴儿不能像成人一样从胱氨酸和甲硫酸合成牛磺酸。因此,在婴儿期牛磺酸属于必需氨基酸。

2. **糖类** 人乳中的碳水化合物主要是乙型乳糖,占总量的90%以上,它提供40%的热量,能促进双歧杆菌的生长,把乳糖分解成乳酸,使大便呈酸性,抑制大肠杆菌生长。乳糖在小肠远端与钙形成螯合物,降低钠在钙吸收时的抑制作用,避免了钙在肠腔内沉淀,同时肠腔的pH下降,有利于肠钙的吸收。

3. **脂肪** 婴儿高度依赖脂肪作为能源,成熟人乳的脂肪最符合婴儿需要,它提供了50%左右热量,并含有丰富的花生四烯酸和亚油酸,比牛奶中高4倍,初乳中更高,有利于髓鞘形成和中枢神经系统的发育。人乳中含有脂肪酶能帮助乳汁中的脂肪消化。

4. **维生素** 人乳中有足量的维生素,生物利用率高。因此,母乳喂养的婴儿不需要补充维生素和果汁。

5. **无机盐及微量元素** 母亲饮食对母乳中大多数无机盐(如钙、铁、磷、镁、钾和氟)的浓度无影响。母乳中钙磷之比为2:1,因此母乳中钙吸收率高;初乳含锌量高,而成熟乳中锌含量低但能满足婴儿的需要,且不干扰铁和铜的吸收;母乳中铁吸收率近50%比牛奶高5~10倍;一般母乳喂养没有微量元素缺乏或过多的危险,如铜、钴、硒、铬、镁、铝在母乳中的含量均高于牛乳;人乳中的电解质浓度低,适宜婴儿不成熟的肾发育水平。

6. **水** 人乳中含有足够的水分,即使在天气炎热的时候,也能满足婴儿的需要。

7. **母乳中的其他成分** 母乳中含有丰富的抗感染物质,如活性白细胞 $4×10^9/L$,其中90%为巨噬细胞,有抗白色念珠菌和大肠杆菌的能力;初乳中含有丰富的分泌型IgA(SIgA),它具有强烈的防御功能,防止呼吸道和泌尿道感染;人乳中的双歧因子可促进乳酸杆菌生长,抑制大肠杆菌、痢疾杆菌、酵母菌等生长。

(二) 母乳成分的变化

1. **初乳** 产后4日内分泌的乳汁为初乳。量少、质稠,因含β胡萝卜素而呈淡黄色。初乳中含蛋白质及矿物质较多,尤其是SIgA。脂肪和乳糖较少,极易消化,是新生儿早期最理想的天然食物。

2. **过渡乳** 产后5~10日分泌的乳汁为过渡乳。蛋白质和矿物质含量逐渐减少,脂肪和乳糖含量逐渐增多。

3. **成熟乳** 产后11日以后分泌的乳汁为成熟乳。量多,蛋白质含量较低,脂肪、乳糖含量高,成分比较稳定。

乳汁的成分在同一次喂哺时也有变化。前半部分为前奶,最后部分为后奶,后奶脂肪含量高达7%~8%,虽然前奶中含丰富的蛋白质但脂肪的含量低于1%。因此,母亲应注意使婴儿吃空后奶。在婴儿腹泻、消化不良时,不必中断母乳,可给婴儿吃前奶。

【母乳喂养的生理反射】

(一) 婴儿的生理反射

1. **觅食反射** 刺激婴儿的脸颊部,婴儿的头会转向刺激的方向,并有张嘴要吸吮的动作。

2. **吸吮反射** 当婴儿口中放入东西时,婴儿就有节奏的吸吮。

3. **吞咽反射** 当婴儿吸出乳汁或其他液体时能很协调的进行吞咽,而不流入气管。

(二) 母亲的生理反射

1. **泌乳反射** 乳汁的产生是通过催乳素的作用实现的。催乳素是脑底部的腺垂体产生的,当婴儿吸吮乳头时,刺激乳头的神经末梢,将此信息传递到垂体前叶,使之产生催乳素(为乳汁分泌激素),并经血液输送至乳房,使其泌乳,从刺激乳头到乳汁分泌的过程称泌乳反射或催乳反射。外界各种刺激如婴儿的哭声、婴儿对乳头吸吮的刺激等,传入中枢神经系统,使腺垂体分泌催乳素增多,泌乳增多,刺激越早,催乳素分泌也就越快越多。

2. **喷乳反射** 当婴儿吸吮乳头时,刺激乳头的神经末梢,并将其信息同时传递到垂体后叶,产生催产素,并经血液输送到乳房,使乳腺周围的肌细胞收缩排出乳汁,出现喷乳现象,这个过程为喷乳反射。

3. **立乳反射** 乳头肌肉受到刺激而收缩,使乳头变硬,促使婴儿吸吮。

乳汁的分泌需要来自母婴双方的生理反射。因此,要早接触、早吸吮、早开奶。乳头接受的刺激越多,反射就越强烈,乳汁的分泌就越早越多。而乳汁的排出又增加泌乳,形成良性循环。

【 母乳喂养的优点 】

(一) 母乳喂养对婴儿的好处

1. **营养丰富、促进发育**

(1) 母乳中含有丰富的营养物质,蛋白质、脂肪、糖的比例适宜为 $1:3:6$,适合婴儿的消化吸收能力。

(2) 母乳蛋白以乳清蛋白为主,在胃中遇到胃酸后形成的凝块小,容易消化吸收。

(3) 母乳中不饱和脂肪酸含量较多,脂肪颗粒少,有利于消化吸收。

(4) 母乳中乳糖含量较高,以乙型乳糖为主,既有助于肝糖原的储存,又促进双歧杆菌的生长。

(5) 母乳中钙、磷比例 $(2:1)$ 适宜,有利于钙的吸收。

(6) 人乳特别是初乳中含微量元素锌、铜、碘较多,含有较多的优质蛋白、必需氨基酸、磷脂、不饱和脂肪酸及乳糖,都有利于婴儿大脑的发育。

(7) 最近研究发现,初乳中牛磺酸含量甚高,它对脑中枢神经系统的功能、智力发育、保障视力等有重要意义。

2. **增强免疫,抵御疾病** 母乳中含有的 IgA 可保护新生儿减少呼吸道及胃肠道感染。

3. **母子互动,增加感情** 母乳喂养时,婴儿与母亲皮肤频繁的接触,增进彼此感情,建立母子间的信任感,能满足婴儿安全感与爱的需求,有利于婴儿心理和智能的发育。同时,也便于母亲观察小儿的变化。

(二) 母乳喂养对母亲的好处

1. **防止产后出血** 婴儿通过对乳头的吸吮,刺激母体脑垂体产生催产素,促进子宫收缩,减少产后出血。

2. **哺乳期闭经** 哺乳者的月经复潮及排卵较不哺乳者延迟,母体内的蛋白质、铁和其他营养物质通过产后闭经得以储存,利于产后恢复。同时有避孕作用。

3. **母乳喂养可以减少乳腺癌和卵巢癌的发生** 据报道,妇女一生中如果哺乳时间超过 16~25 个月,则乳腺癌和卵巢癌的发生率降低。

4. **母乳喂养经济、方便、安全、卫生** 母乳温度和泌乳速度适宜,不需加热,不易污染,直接喂哺,经济方便。

【 母乳喂养的技巧 】

（一）母乳喂养的方法

1. 喂养方法指导　每次喂奶前产妇应洗净双手，用温开水清洗乳头，母亲取舒适体位。坐位时在足下放一脚凳，以使母亲放松，如会阴伤口疼痛无法坐起时，可取侧卧位。母亲将拇指与其余四指分别放于乳房上、下方，呈"C"形托起整个乳房，将乳头和大部分乳晕放入婴儿的口中，一只手托扶乳房，防止乳房堵住婴儿鼻孔。吸吮时可见婴儿两侧面颊鼓起，有节奏吸吮和吞咽。哺乳结束时用食指轻轻向下按婴儿下颌，避免在口腔负压情况下拉出乳头而导致乳头疼痛或皮肤破损。

2. 注意事项

（1）母亲喂哺时应保持愉快的心情、舒适的体位，全身肌肉松弛，以利于乳汁排出。

（2）在进行母乳喂养过程中，母亲应面对面注视婴儿，通过眼光、语言、抚摸等沟通技巧与婴儿进行情感交流。

（3）每次哺乳时都应该吸空一侧乳房后，再吸吮另一侧乳房。

（4）每次哺乳后，应将婴儿抱起轻拍背部 1~2 分钟，排出胃内空气，以防吐奶。

（5）每次哺乳后产妇佩戴合适棉质乳罩。

（二）喂哺的时间

一般产后 30 分钟内进行母子皮肤早接触及婴儿早吸吮，此后按需喂哺；当婴儿睡眠时间较长或母亲感到奶胀时，则应唤醒婴儿并喂哺，间隔不要超过 3 小时，每次哺乳持续约 15~20 分钟；4 个月以内坚持纯母乳喂养，哺乳时间以 10 个月至 1 年为宜。

（三）母乳喂养充足的表现

每日哺乳前乳房饱满，静脉充盈；婴儿吸吮时能听到吞咽声，吃完后自然放弃乳头，安然入睡，乳母有下奶的感觉；哺乳后乳房柔软，婴儿 24 小时内换 6 块以上尿布，每日有多次软便或一次多量的软便，婴儿体重增加，一月内每周增加 150g，2~3 个月时每周增加 200g 左右，两次喂奶之间婴儿能满足、安静。

（四）母乳喂养困难的表现

母亲只托住孩子的头和肩膀，婴儿颈部扭转，下巴没有贴着乳房，母子姿势僵硬，婴儿对乳房无反应，没有泌乳反射，婴儿哭闹或烦躁，婴儿含接嘴巴张得不够大，下唇内翻，看不到婴儿的舌头，两颊凹入，没有含住大部分乳晕，可听到啪嗒声，乳房肿胀、乳头平坦或凹陷，母子没有眼神的接触与交流，表现出烦躁与不安等，这些现象表明母乳喂养困难，需及时处理，否则，母乳喂养失败。

【 母乳喂养不成功的影响因素 】

（一）生理因素

1. 母体方面　如严重的心脏病、病毒性肝炎的急性期、艾滋病等；会阴或腹部的伤口疼痛；乳房发育不良、乳头皲裂、乳腺炎等；使用某些药物，如可卡因、地西泮（安定）等；营养不良等。

2. 婴儿方面　如早产儿、畸形儿，吸吮力差，影响喂哺；小儿鹅口疮，新生儿拒哺。

（二）心理因素

经过妊娠与分娩，哺乳期妇女心理变化很大，感情脆弱，心理上稍微受到伤害，就会出现焦虑和精神障碍，引起乳汁分泌减少，停止母乳喂养。如异常的分娩史，不良的分娩体验，分娩及产后的疲劳，新生儿性别不如意等。

（三）家庭因素

产妇得不到丈夫及家人的关心帮助，缺乏母乳喂养的知识，延迟开奶，早期使用奶瓶，用高级牛乳及代乳品代替母乳等。

（四）社会因素

得不到医护人员的关心；工作负担过重或离家工作；医院现行的服务及制度不利于母乳喂养，如不开奶，不实行母婴同室，忽视母乳喂养的指导等。

【哺乳期保健与护理】

（一）哺乳期营养

泌乳所需要的大量能量、新生儿生长发育需要的营养物质是通过产妇的饮食摄入来保证的，因此乳母需要的能量和营养成分较正常妇女高。产妇营养供给原则：每日增加热能 2100kJ（500kal），但总量不超过 8370~9620kJ/d（2000~2300kcal/d）；增加蛋白质 20g，注意多食优质蛋白，如蛋、奶、鱼、瘦肉及大豆制品，脂肪量略高于正常人，但过高会使乳汁中高脂肪而导致婴儿腹泻，保证脂肪提供的热量不超过总热量的 25%；每日胆固醇的摄入量应低于 300mg；补充足够的钙、铁、硒、碘；饮食中含有足够的蔬菜、水果及谷类；乳母应限制辛辣、刺激食品及酒类。

（二）哺乳期用药

在母乳喂养过程中，乳母会因某些生理或病理因素罹患疾病而进行药物治疗，许多药物都能通过乳汁排泄，会对乳儿造成不良影响或损害，因此，乳母不可随意用药，需经医生准许方可使用。

1. 对婴儿有影响的常见药物

（1）抗生素及磺胺类：有些抗生素可引起婴儿过敏反应和导致耐药菌株的发生。四环素在乳汁中的浓度较高，可使婴儿牙齿黄染。乳汁中氯霉素可引起婴儿的骨髓抑制。磺胺类通过乳汁可使某些婴儿发生溶血性贫血，或增加新生儿核黄疸的危险。

（2）中枢神经系统抑制药：癫痫病乳母每日口服苯妥英钠和苯巴比妥各 400mg，婴儿可出现高铁血红蛋白症，全身瘀斑，嗜睡和虚脱。

（3）催眠镇静药：如乳母使用催眠剂量的苯巴比妥类药物，可引起婴儿镇静、嗜睡，吸吮反应减弱。乳母使用安定对婴儿还有蓄积中毒作用。

（4）镇痛药：吗啡等成瘾性镇静药易通过乳汁进入新生儿体内，引起婴儿呼吸抑制，甚至引起婴儿成瘾，并产生撤退综合征。

2. 哺乳期妇女用药的注意事项

（1）权衡用药的必要性和对乳儿可能造成的危害性以决定取舍：应明确用药特征，用药是否必需，应尽量避免哺乳期禁用或慎用药物，否则停止哺乳，以免危害婴儿。

（2）选用进入乳汁最少，对婴幼儿影响最小的药物：因婴幼儿的组织器官及生理功能尚未发育成熟，特别是体内酶系统尚未健全，易于产生毒性反应。

（3）注意用药和哺乳的时间间隔：可根据药物的半衰期长短调整用药和哺乳的最佳间隔时间。一般应避免在药物浓度高峰时授乳，或采取哺乳后用药，最少间隔 4 小时以上。当用药剂量过大或疗程过长时，为防止对乳儿产生不良影响，应监测乳儿血药浓度。

（三）母乳喂养常见问题预防与处理

1. 乳房胀痛　多因乳房过度充盈及乳腺管阻塞所致。产后应半小时内应早开奶，促进乳汁分泌；确保正确的含接姿势，做到充分有效的吸吮，并鼓励按需哺乳；哺乳前热敷、按摩乳房，促使乳腺管畅通；两次哺乳期间冷敷，产妇穿戴合适的具有支托性的乳罩，可减轻乳房充盈时的沉重感；婴儿吸吮力不足时，可延长哺乳时间，增加哺乳次数；严重者可口服散结节通乳中药，常用方剂为柴胡、当归、王不留行、木通、漏芦各 15g，水煎服。若因乳房过度肿胀，婴儿无法吸吮时应将乳汁挤出喂哺婴儿。

2. 乳汁不足 与产妇营养、情绪、睡眠及健康状况密切相关。因此,要增加乳量,首先做到早吸吮、早开奶,按需哺乳,帮助母亲树立母乳喂养的信心。同时保证母亲有足够的睡眠、丰富的营养和稳定的情绪,实行母婴同室。

3. 漏奶 主要表现不喂哺时,乳房也会自动流出大量的乳汁,一般发生在刚开始哺乳的几周中,主要是因为乳汁分泌充足、乳汁分泌量和婴儿需求之间不协调引起的。遇到这种情况时,可用一块小毛巾或卫生巾垫在胸罩内,经常更换。

4. 乳头平坦或凹陷 乳头平坦或凹陷,婴儿很难吸吮,护理人员应给予指导。

(1) 乳头伸展练习:将两拇指平行地放在乳头两侧,慢慢地由乳头向两侧外方拉开,牵拉乳晕皮肤及皮下组织,使乳头向外突出。随后将两拇指分别放在乳头上、下侧,由乳头向上、下纵形拉开。此练习重复多次,做满 15 分钟,每日 2 次(图 6-2)。

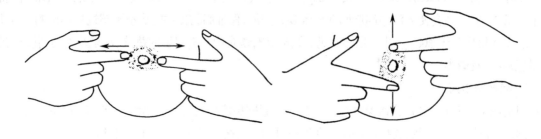

图 6-2 乳头伸展练习

(2) 乳头牵拉练习:用一手托乳房,另一手的拇指和中、示指抓住乳头向外牵拉,重复 10~20 次,每日 2 次。

(3) 配置乳头罩:为一扁圆形,当中有孔的类似杯盖的小罩,直径 5~6cm,高约 2cm,从妊娠 7 个月起佩戴,对乳头周围组织起稳定作用。柔和的压力致使内陷乳头外翻,乳头经中央小孔持续突起。

此外,可指导产妇改变喂哺姿势和使用假乳套以利于婴儿含住乳头,也可利用吸奶器进行吸引。因婴儿饥饿时吸吮力强,可先吸吮平坦一侧,有利于吸住乳头和大部分乳晕。

5. 乳头皲裂 由于婴儿含接姿势不良可造成乳头皲裂,母亲常感到乳头疼痛。轻者可继续哺乳,但应纠正婴儿的含接姿势,注意乳头的清洁卫生,先喂健侧乳房,再喂患侧。哺乳前先湿热敷乳房和乳头 3~5 分钟,并按摩乳房;增加哺乳的次数,缩短每次哺乳的时间;如果母亲因疼痛不能哺乳时,可用吸奶器吸出乳汁喂哺新生儿或使用乳头罩间接哺乳。每次哺乳后,挤出少许乳汁涂于皲裂的乳头和乳晕上,短暂暴露使乳头干燥,有利于伤口愈合。

6. 乳腺炎 若产妇乳房出现局部红、肿、热、痛症状或有结节时,提示患有乳腺炎。轻度时,在哺乳前湿热敷并按摩乳房 3~5 分钟,轻轻拍打和抖动乳房,先喂哺患侧。每次哺乳时均应充分吸空乳汁,增加哺乳次数,每次哺乳最少 20 分钟,哺乳后充分休息,饮食要清淡。脓肿形成者切口引流,停止哺乳,并遵医嘱应用抗生素治疗。

7. 退乳与断乳 产妇因病或其他原因不能哺乳者,应及时退奶。常用方法是停止哺乳,少进汤汁类食物,不排空乳房,如出现乳房胀痛,可口服镇痛药物,2~3 日后疼痛可减轻。已泌乳者可外敷芒硝,将芒硝碾碎放薄布袋中敷于乳房,每侧乳房 250g,用乳罩托住,芒硝结块时更换,直至无乳涨为止。目前不推荐雌激素或溴隐亭退奶。

WHO 提倡母乳喂养时间为 1 岁,断乳季节为秋冬季节为宜,断乳时不要突然停止母乳喂养或在乳头上涂辣、苦味等,应逐渐减少哺乳次数和时间,增加辅食,渐渐断乳,并注意婴儿的情绪变化,避免造成较大的心理压力。

WHO 促使母乳喂养成功的措施：①有书面的母乳喂养政策，并常规地传达到每位保健人员；②对所有保健人员进行必要的培训，使他们实施这一政策；③要把母乳喂养的好处及处理方法告诉所有孕妇；④帮助母亲在产后一小时内哺乳；⑤指导母亲如何喂奶，以及在需要与婴儿分开的情况下如何保持泌乳；⑥除母乳外禁止给新生儿喂任何食物和饮料，除非有医学指征；⑦实行母婴同室，让母亲和婴儿一日 24 小时在一起；⑧鼓励按需哺乳；⑨不要给母乳喂养的新生儿吸橡皮奶头，或使用奶头做安慰物；⑩促进母乳喂养支持组织的建立，将出院母亲转给这些组织。

第四节　新生儿的护理

新生儿（neonate，newborn）系指从脐带结扎到生后 28 日内的婴儿。足月新生儿是指孕龄满 37 周至不足 42 周，出生体重≥2500g 的新生儿。新生儿娩出后机体内外环境发生了巨大变化，各器官的生理功能尚未完善，对外界适应能力差，患病率和病死率较高。学习和掌握新生儿特点，加强保健及护理，对降低患病率和死亡率至关重要。

【新生儿的特点】

1. **外观特点**

（1）足月儿：哭声响亮、头大、躯干长，四肢屈曲，皮肤红润、胎毛少，耳郭软骨发育良好、轮廓清楚。乳晕明显、可扪及乳房结节，指（趾）甲达到或超过指（趾）端，足纹遍及整个足底，男婴睾丸已降入阴囊，女婴大阴唇覆盖小阴唇。

（2）早产儿：哭声弱，四肢肌张力低，皮肤红嫩，皮下脂肪少，胎毛多，耳郭软、贴近颅骨，轮廓不清楚，乳房无结节，指（趾）甲未达到指（趾）端，足底纹少，足跟光滑，男婴睾丸未降入阴囊，女婴大阴唇不能遮盖小阴唇。

2. **体温调节**　新生儿皮下脂肪较薄，体表面积相对较大而易散热，产热则依靠棕色脂肪的氧化代谢。新生儿体温调节中枢功能不成熟，体温易随环境温度的变化而变化。若室温过高、保暖过度或摄入水分不足所致血液浓缩，均可使新生儿在出生后 2~3 日突然出现体温过高，达 38℃以上，但一般情况良好，若立即降低室温、打开包裹散热，并给新生儿喂水，体温可在短时间内恢复正常，这种现象称为"脱水热"。

3. **呼吸系统**　新生儿呼吸中枢发育不成熟，胸廓呈圆桶状，肋间肌薄弱，呼吸运动主要靠膈肌运动，故以腹式呼吸为主。新生儿呼吸浅表、频率较快，每分钟约 40~60 次，节律不规则。早产儿甚至出现间歇性呼吸暂停或青紫。

4. **循环系统**　新生儿心率快，波动范围大，通常每分钟 90~160 次。新生儿血压平均为 70/50mmHg，血流多集中于躯干及内脏，而四肢分布较少，故四肢易发冷，末梢易出现青紫。早产儿心率快、血压较足月儿低。

5. **消化系统**　胃呈水平位，容量小，贲门括约肌不发达，幽门括约肌发育良好，易发生呕吐和溢乳。早产儿吸吮力差，常出现哺喂困难。新生儿除淀粉酶分泌不足，其余消化酶均能满足消化蛋白质和脂肪的需要，故不宜过早喂淀粉类食物。生后 12 小时内开始排出墨绿色、黏稠的胎粪，约 3~4 日内排完，以后转为黄色粪便，若 24 小时仍无胎粪排出，应检查是否有消化道畸形。

6. **泌尿系统**　新生儿肾小球滤过率低，浓缩功能较差，故不能迅速有效地处理过多的水和溶质，容易出现水肿或脱水症状。肾脏对酸、碱调节能力有限,易发生代谢性酸中毒。一般出生后 24 小时内排尿,若生后 48 小时仍未排尿,应仔细寻找原因。

7. 血液系统 新生儿出生时血液中红细胞数、白细胞总数和血红蛋白量较高,以后逐渐下降。血容量为 85~100ml/kg。

8. 神经系统 新生儿大脑相对较大,皮层兴奋性低,睡眠时间长。神经髓鞘未完全形成,易出现泛化现象。脊髓相对较长,其末端约在 3、4 腰椎下缘。

9. 免疫系统 新生儿非特异性免疫和特异性功能均不够成熟。胎儿在母体内通过胎盘获得免疫球蛋白 IgG,新生儿对某些病毒感染如麻疹有免疫力;而免疫球蛋白 IgA、IgM 不能通过胎盘到达胎儿体内,因此,新生儿易发生呼吸道、消化道等感染。

【护理评估】

(一) 临床表现

1. 特殊的临床表现

(1) 体重下降:新生儿初生数日内,因进食少、水分丢失、胎粪排出而出现体重下降,但一般不超过 10%,10 日左右恢复到出生时体重。

(2) 黄疸:新生儿出生后,体内红细胞破坏增加,产生大量间接胆红素,而肝功能不完善,肝细胞内尿苷二磷酸葡萄糖醛酸基转移酶的含量低,且活力不足,形成结合胆红素的能力低下导致高胆红素血症。常表现为新生儿出生后 2~3 日出现皮肤、巩膜黄染,4~6 日最明显,7~14 日自然消退,早产儿可延至 3~4 周。一般情况良好,肝功能正常,称“生理性黄疸”。

(3) 上皮珠、板牙、螳螂嘴:新生儿口腔上腭中线两旁有黄白色小点,称上皮珠;牙龈边缘有黄白色、米粒大小的颗粒,称板牙,俗称“马牙”,以上两种情况均是上皮细胞堆积或黏液腺分泌物积留所致,数周后可自行消失,不可挑破,以免发生感染。新生儿口腔两侧有厚的脂肪层,称为颊脂体,俗称“螳螂嘴”,有助于吸吮。

(4) 乳腺肿大和假月经:男、女新生儿多在生后 4~7 日出现乳腺肿大,2~3 周后消退,不需处理,若强行挤压易发生感染。部分女婴在生后 1 周内可见阴道流出少量血性分泌物,可持续 1~2 日自然消退。以上两种现象均是因为母亲妊娠后雌激素进入胎儿体内,分娩后母体雌激素对新生儿影响突然中断所致。

(5) 新生儿胎脂、红斑及粟粒疹:新生儿出生时体表覆盖一层白色乳酪状胎脂,具有保护皮肤,减少散热作用,皮肤皱褶处较多,长时间存留可刺激皮肤;新生儿生后 1~2 日,在头部、躯干及四肢常出现大小不等的多形红斑,称为新生儿红斑,1~2 日后消失;1~2 周的新生儿鼻尖、前额等部位可见黄白色粟粒大小的斑点,是皮脂腺淤积所致,称为粟粒疹,2 周内自然消退。

2. 身体评估

(1) 一般性检查:观察新生儿发育、反应、肌张力活动情况、哭声等,检查时注意保暖。

(2) 生命体征:新生儿一般测腋下体温,正常为 36~37.2℃,体温超过 37.5℃即为发热;呼吸正常为 40~60 次／分,若持续呼吸过快可见于呼吸窘迫综合征或膈疝。

(3) 皮肤:正常新生儿皮肤微粉红色,手足有些发绀,会出现生理性黄疸,若皮肤苍白,全身发绀或病理性黄疸为异常;观察皮肤有无脓疱、水疱、弥漫性皮肤疹子或全身性鳞屑状,有无海绵状血管瘤或色素不足等。

(4) 身高、体重:测量婴儿头顶最高点至脚跟的距离,正常身高为 45~55cm;体重在浴后裸体测量,正常体重为 2500g 至不足 4000g。体重 ≥4000g 或 ≤2500g 为高危儿,容易发生并发症。

(5) 头面部:观察头颅的外形、大小、形状、有无产瘤、血肿及头皮破损,检查囟门大小、张力、有无凸凹、颅骨有无缺损,眼睛有无水肿、内眦间距大小、有无脓性分泌物、巩膜有无黄染或出血点;鼻翼有无扇动;口腔有无唇腭裂、鹅口疮或板牙;外耳有无畸形等。

(6) 颈胸部:注意观察颈部是否对称、颈部活动范围及肌张力,有无斜颈等;胸部是否对称、有无畸形,是否出现了三凹征,听诊呼吸音是否清晰,有无干湿啰音等。

(7) 腹部:观察脐带是否脱落,根部有无渗血或脓性分泌物,恶臭等,腹部略膨隆且柔软,右肋下 1~2cm 可触及肝脏,肠鸣音正常。若腹胀,未排便应考虑肛门闭锁;若出现舟状腹、肝脾大、肠鸣音过多或过少均为异常。

(8) 泌尿生殖系统:正常新生儿出生后不久排小便,10~12 小时内排胎便。女婴会出现假月经,大阴唇覆盖小阴唇;男婴包皮覆盖龟头,尿道口位中央,睾丸下降,阴囊水肿等。观察有无尿道畸形,如 24 小时后未排胎便,注意观察有无消化道异常。

(9) 四肢肌张力及活动:新生儿正常时反应灵敏,肌张力正常。如中枢神经系统受损可出现肌张力及哭声的异常。

(10) 背部:脊柱完整,姿势略弯曲,有无脊髓膜膨出等。

(11) 臀部:可出现蒙古斑,肛门是否通畅,有无闭锁或肛裂等。

(12) 新生儿神经系统评估:新生儿出生时便具备一些原始的神经反射,如觅食反射、吸吮反射、吞咽反射、握持反射、拥抱反射等。前三个反射永久存在,后两个反射在生后 3~4 个月自然消失。通过观察各种反射是否存在,可以了解新生儿神经系统的发育情况。

(13) 亲子互动:观察母亲与婴儿的沟通方式与效果,评估母亲是否有拒绝喂养及护理新生儿的行为。

(二)辅助检查

根据新生儿情况做血常规,凝血常规等相关检查。

(三)与疾病相关的健康史

1. **既往史**　了解母亲既往妊娠史,有无特殊家族史。

2. **本次孕产史**　了解母亲本次妊娠经过,分娩方式与经过,产程中胎儿情况;新生儿出生日期时间、体重、性别、Apgar 评分,第一次胎便时间,第一次小便时间等

(四)心理 - 社会状况

1. **提倡早吸吮早接触**　正常新生儿应在产后 30 分钟给予早吸吮早接触,使新生儿感受母亲的气息,一方面可以促进母乳喂养,另一方面可以刺激母亲子宫收缩,减少产后出血的发生。

2. **实行母婴同室**　母亲和新生儿 24 小时待在一起,新生儿感受母亲温柔的话语和轻柔的抚触,增进母婴感情,促进按需哺乳。

(五)治疗原则

维持新生儿正常生理状态,满足生理需求,防止合并症的发生。

【护理诊断 / 问题】

1. **有窒息的危险**　与呛奶、呕吐有关。
2. **体温调节无效**　与环境温度过低或过高、体温调节中枢发育不成熟及缺乏体脂有关。
3. **有感染的危险**　与新生儿抵抗力较低、皮肤较嫩有关。

【预期目标】

1. 新生儿住院期间体温正常。

2. 新生儿住院期间不能发生感染或意外伤害。

【护理措施】

（一）一般护理

1. **环境**　新生儿居室应阳光充足,空气新鲜,室温 24~26℃,相对湿度在 50%~60% 为宜,母婴床所占面积大于 6m²。冬季环境温度过低可使新生儿(特别是早产儿)体温不升,要注意保暖。夏季环境温度过高,衣被包裹过厚、过紧,易引起脱水热。因此,应定时测量新生儿的生命体征,并随气温的变化,随时调节环境温度。

2. **安全措施**

(1) 新生儿出生后将其右脚印印在新生儿病历体温单上;新生儿手腕上系上写有母亲姓名、床号、住院号、新生儿性别的腕带,以上措施便于在洗浴或治疗处置时核对。

(2) 新生儿床应有床档,床上不放危险物品,以防发生意外伤害。

(3) 防止窒息:母亲要注意哺乳姿势,避免乳房堵塞新生儿口鼻;提倡母婴分睡,避免熟睡时母亲肢体、被褥等压住婴儿口鼻而引起窒息;每次喂奶后要将婴儿竖立抱起,轻拍后背,排出胃内空气后右侧卧位,防止发生呛咳而引起窒息;冬季外出时不要将婴儿包裹得过严、过厚、过紧,不要捏鼻喂药;如发现新生儿意外窒息,应迅速去除引起窒息的原因,保持呼吸道通畅,若婴儿呼吸心跳停止,即刻行心肺复苏,同时转送医院抢救。

3. **日常观察**　每日观察新生儿的精神、面色、皮肤、哭声、吸乳、体温、大小便及睡眠等情况,如有异常应及时处理。

4. **衣着舒适**　新生儿衣服应宽松、柔软、舒适、易穿脱,用浅色棉布缝制。尿布要清洁、柔软、透气性好,吸水性强,避免使用化纤织物。

5. **皮肤护理**　为保持皮肤清洁,增进婴儿舒适感,减少病菌的繁殖,应每日沐浴。沐浴的主要方法有淋浴和盆浴,沐浴时应注意:

(1) 温度:室温 26~28℃,水温 38~42℃,用手腕测试较暖即可。

(2) 沐浴前不要喂奶,新生儿出生后体温未稳定前不宜沐浴。

(3) 预防交叉感染:每个婴儿用一套沐浴用品,所有用物应在婴儿沐浴后消毒。

(4) 沐浴过程中护士应动作轻巧敏捷,手始终接触并保护婴儿,防止婴儿受到损伤。

6. **脐部护理**　保持脐部清洁干燥。每次沐浴后用 75% 乙醇消毒脐带残端,及脐轮周围,然后用无菌纱布覆盖包扎。脐带脱落处如有红色肉芽组织增生,轻者可用乙醇局部擦拭,重者可用硝酸银烧灼局部。如脐部有分泌物则用乙醇消毒后涂 25% 碘酊使其干燥。使用尿布时,注意不要超过脐部,防止尿液或粪便污染脐部。

7. **排便护理**　正常母乳喂养新生儿大便为黄色、膏状、无臭微带酸味,每日 3~5 次左右。牛奶喂养儿大便呈淡黄色,较母乳喂养儿的大便干燥,微臭味。消化不良时大便为黄色或绿色,蛋花汤样便。饥饿时大便为绿色、量少、次数多。肠道感染时大便次数多、水样或带有黏液、脓性。每次大便后用温水清洗臀部,保持臀部干燥,勤换尿布,积极预防和及时治疗尿布疹。

（二）**喂养**

新生儿喂养方法有母乳喂养、人工喂养和混合喂养,提倡母乳喂养。母乳喂养的婴儿应尽早开奶,防止发生低血糖;乳汁分泌不足或其他原因不能按时哺乳者,可指导母亲进行混合喂养,但每次应先哺母乳,待乳汁吸尽后,再补充其他乳品。每日母乳喂养不可少于 3~4 次,胎龄越小,出生体重越低,间隔时间越短,以喂奶后安静、无呕吐及腹胀,足月儿体重增加 15~30g/d、早产儿 10~15g/d 为标准。

（三）防止感染

1. 加强皮肤黏膜护理 口腔内上皮珠、两颊部脂肪垫不可挑割。脐部要保持干燥,敷料一旦被尿液污染应及时更换,疑有脐部感染时,应采取相应的消毒隔离措施。不可挤压乳腺结节,以免发生乳腺脓肿。

2. 注意环境卫生及看护人员健康 居室应保持空气清新,定期全面清扫及消毒。减少亲友探望,护理新生儿前、后必须洗手,看护人员患感染性疾病应暂时与新生儿隔离,上呼吸道感染者要戴口罩。

（四）按时预防接种

按计划免疫程序积极开展预防接种,防止传染病发生。

1. 卡介苗 出生后 12~24 小时内接种卡介苗 0.1ml,但早产儿、低体重儿、体温在 37.5℃以上,产伤或其他疾病者不能接种。

2. 乙肝疫苗 正常新生儿出生后 24 小时内、1 个月及 6 个月各注射一次乙肝疫苗 10μg。

【结果评价】

1. 新生儿保持体温正常。
2. 新生儿没有发生窒息或感染。

（高　凡）

学习小结

1. 产褥期妇女生理与心理调适主要阐述了产褥期妇女全身各系统发生的一系列变化,在生殖系统中变化最大的器官是子宫;子宫内膜修复的同时,残留的蜕膜组织经阴道流出形成恶露,恶露分三个阶段即红色恶露、浆液性恶露和白色恶露;循环系统的主要变化是产后 3 日内血容量增加 15%~25%,尤其是产后 24 小时内,心脏负担最重,心脏病产妇易发生心衰;乳房的变化是泌乳,婴儿吸吮是保持泌乳的关键;产褥期妇女的心理调适可分为依赖期、依赖 – 独立期和独立期。

2. 产褥期妇女的护理主要阐述了如何对产妇进行全面的评估,包括生命体征的监测、子宫复旧的评估、恶露的观察及会阴伤口的愈合评价等,通过评估找出常见的护理问题,实施针对性的护理措施。

3. 母乳喂养包括纯母乳喂养的概念、母乳喂养的好处及方法,针对母乳喂养困难等问题的预防与处理。

4. 新生儿是指从断脐到生后 28 日内的婴儿。由于新生儿体表面积相对较大易散热,容易出现脱水热;由于胃呈水平位,易出现呕吐溢奶;出生后 2~3 日出现生理性黄疸等。通过对新生儿全面系统的评估,找出常见护理问题,实施相应的护理措施。

复习参考题

1. 简述三种恶露的特点。
2. 简述母乳喂养的优点
3. 产后如何评估子宫复旧?

第七章　高危妊娠管理

7

第一节 高危妊娠妇女的监护

【概述】

高危妊娠(high risk pregnancy)是指妊娠期由于个人或社会不良因素及有某种并发症或合并症可能危害孕妇、胎儿及新生儿或者导致难产者。具有高危妊娠因素的孕妇称高危孕妇。

(一) 范畴

高危妊娠的范畴广泛,几乎包括了所有的病理产科,导致高危妊娠的因素包括:

1. 个人或社会不良因素 孕妇年龄 <18 周岁或 ≥35 周岁;营养不良或肥胖;身高 <145cm;受教育时间短于 6 年;孕妇及其丈夫职业稳定性差,收入低,居住环境差;未婚或独居;孕期未规范做产前检查;有吸烟、酗酒、吸毒、接触有害物质等不良生活方式。

2. 疾病因素

(1) 有不良妊娠分娩史:如流产、早产、死胎、死产史,生殖道手术史、新生儿死亡、新生儿畸形、巨大儿、新生儿溶血性黄疸等。

(2) 各种妊娠合并症:如高血压、心脏病、糖尿病、肝肾疾病、血液病、神经和精神疾病等。

(3) 目前产科情况:如妊娠期高血压疾病、前置胎盘、胎盘早期剥离、羊水量异常、胎儿宫内发育迟缓、过期妊娠、母儿血型不合、胎位异常、多胎妊娠、产道异常等。

(二) 高危儿

具有下列高危因素之一的围生儿则称高危儿:①孕龄 <37 周或 ≥42 周;②出生体重 <2500g 或 ≥4000g;③小于孕龄儿或大于孕龄儿;④出生 1 分钟 Apgar 评分 ≤3 分;⑤产时感染;⑥高危妊娠产妇的新生儿;⑦手术产儿;⑧新生儿期患有疾病,如颅内出血、病理性黄疸、感染、发热和抽搐等;⑨新生儿的兄姐有严重的新生儿病史或新生儿期死亡病史等。

【高危妊娠的监护】

高危妊娠监护包括婚前、孕前的保健咨询,对不宜结婚或不宜生育者进行说服劝导;孕前及孕早期的优生咨询及产前诊断工作;孕中期筛查妊娠并发症及妊娠合并症;孕晚期监护及评估胎儿生长发育和安危情况、胎盘功能、胎儿成熟度,选择适合的分娩时机和方法,减少围产儿发病率和死亡率。具体措施包括:

(一) 人工监护

1. 确定孕龄 根据末次月经、早孕反应的时间、胎动开始时间等推算孕龄,确定预产期。

2. 测量宫底高度及腹围 测量孕妇的子宫底高度和腹围,估计胎龄及胎儿大小,以了解胎儿宫内发育情况。简单的计算方法:胎儿体重(g)= 宫底高度(cm)× 腹围(cm)±200。

3. 听胎心音 临床普遍使用的最简单的方法。用听诊器或多普勒监测仪,判断胎儿是否存活,听诊胎心时要注意胎心音的速率、强弱和节律的变化。

4. 描绘妊娠图 记录孕妇每次产前检查的血压、体重、宫底高度、腹围、水肿、尿蛋白、胎位、胎心率、B 超测得胎头双顶径值,制成一条标准曲线,动态评估母儿情况。妊娠图中标有正常妊娠人群的第 10 百分位线和第 90 百分位线。对于检测结果高于第 90 百分位线或低于第 10 百分位线的孕妇应重点追踪。

5. 胎动计数 胎动计数是孕妇自我监护胎儿宫内健康情况的简便、有效的监测方法。正常胎动计数 ≥6 次 /2 小时,若胎动 <6 次 /2 小时或减少 50% 者提示胎儿缺氧可能。因胎儿在缺氧的早期躁动不安常表现为胎动活跃,胎动次数增加。如胎动逐渐减少,则表示缺氧在加重。一般胎动消失 12~48 小时后,胎心消失。应教会孕妇自数胎动的方法:安静环境下,舒适体位,每日早、中、晚计数三次,每次一小时,了解

胎儿宫内活动规律。若胎动 <6 次 /2 小时或长时间完全没有感到胎动则可能有胎儿窘迫,应尽快就诊。

(二) 仪器监护

1. **B 型超声**　不仅能显示胎儿数目、胎位、有无胎心搏动、胎盘位置及成熟度,而且能测量胎儿的双顶径、胸径、腹径,估计孕龄及预产期、胎儿体重,还能进行无脑儿、脊柱裂、脑积水等畸形的筛查。

2. **胎儿电子监护**　高危妊娠者,应进行胎儿电子监护,以连续记录胎心率的动态变化及观察胎心率变化与宫缩、胎动之间的关系。胎儿电子监护有两种功能:监测胎心率及预测胎儿宫内储备能力。

(1) 胎心率的监测:主要有两种基本变化,即胎心率基线(FHR-baseline,BFHR)及胎心率一过性变化。

胎心率基线(BFHR):指在无胎动或无宫缩时,持续记录 10 分钟以上胎心率的平均值。可通过每分钟心搏次数(bpm)及 FHR 变异两方面对胎心率基线进行评价。正常 FHR110~160bpm,若 FHR 持续 >160bpm 或 <110bpm,历时 10 分钟,分别称为心动过速或心动过缓。FHR 基线摆动包括胎心率的摆动幅度和摆动频率。正常振幅波动范围为 6~25bpm,正常摆动频率为≥6 次 / 分(图 7-1)。基线摆动表示胎儿有一定的储备能力,是胎儿健康的表现。胎心率基线变平即变异消失,提示胎儿储备能力丧失。

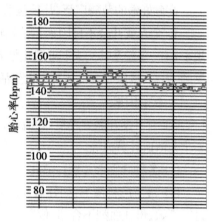

图 7-1　胎心率基线与摆动

胎心率一过性变化　是指与胎动、宫缩、触诊及声响等刺激,胎心率发生短暂性加快或减慢,随后又恢复到基线水平,是判断胎儿宫内安危的重要指标。

1) 加速:即在宫缩时胎心率基线暂时增加 15bpm 以上,持续时间 15 秒以上,散发的、短暂的胎心率加速是胎儿良好表现。

2) 减速:指随宫缩时出现的短暂胎心率减慢。可分为三种:①早期减速:特点是胎心率曲线下降几乎与宫缩曲线上升同时开始,子宫收缩后即恢复正常,幅度不超过 50bpm(图 7-2)。一般发生在第一产程后期,为宫缩时胎头受压引起,不受孕妇体位或吸氧而改变。②变异减速:特点是胎心率减速与宫缩无固定关系,下降迅速且幅度 >70bpm,持续时间长短不一,但恢复迅速(图 7-3)。一般认为是由胎动或子宫收缩时脐带受压兴奋迷走神经所致。③晚期减速:特点是胎心率减速多在宫缩高峰后开始出现,但下降幅度 <50bpm,持续时间长,恢复亦缓慢(图 7-4)。一般认为晚期减速是子宫胎盘功能不良、胎儿缺氧的表现,它的出现应对胎儿的安危予以高度警惕。

(2) 预测胎儿宫内储备能力

1) 无应激试验(non- stress test,NST):指在无宫缩、无外界负荷刺激下,对胎儿进行胎心率的观察和记录,了解胎儿储备能力。孕妇取半卧位,一个探头放在胎心音区,另一个宫缩压力探头放于宫底下三横指处,

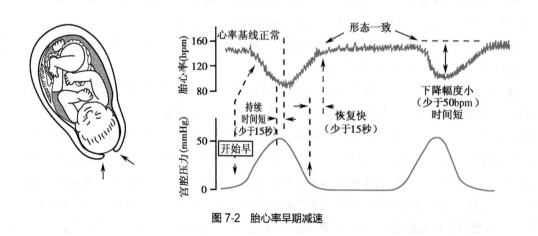

图 7-2　胎心率早期减速

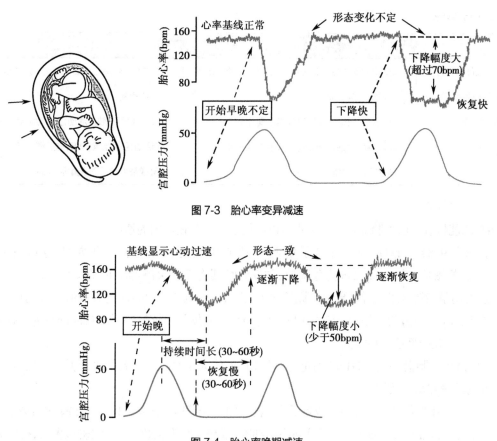

图 7-3 胎心率变异减速

图 7-4 胎心率晚期减速

连续监护 20 分钟胎心率。结果分为有反应型或无反应型两类。一般认为 20 分钟至少有 2 次以上胎动时胎心率加速 >15bpm,持续 15 秒以上称为有反应型,有反应型表示胎儿情况良好,一般一周内不会发生问题。达不到上述值,则称为无反应型,提示胎儿储备能力差,应延长监护时间至 40 分钟,或用氧后再次监测,若仍无反应,则需做缩宫素激惹试验。

2)缩宫素激惹试验(oxytocin challenge test,OCT):又称宫缩应激试验(contraction stress test,CST)。用缩宫素静滴或刺激乳头诱导宫缩,胎儿电子监护仪记录胎心率、宫缩变化。其结果:①满足以下条件者为 I 类:胎心基线 110~160 次 / 分,基线变异为中度变异,没有晚期减速及变异减速,存在或者缺乏早期减速、加速;②除了第 I 类和第 Ⅲ 类胎心监护的都划为第 Ⅱ 类;③Ⅲ 类有两种情况:胎心基线无变异且存在下面之一的:复发性晚期减速,复发性变异减速,胎心过缓(胎心基线率 <110 次 / 分);正弦波型。缩宫素激惹试验方法:观察孕妇 10 分钟无宫缩后,给予稀释缩宫素(缩宫素 2.5U+0.9% 生理盐水 500ml)静脉滴注。滴速自 8 滴 / 分钟开始,调至有效宫缩 3 次 /10 分钟后行电子胎儿监护。

3. **胎儿心电图**　通过胎儿心脏活动的客观指标及早诊断胎儿宫内缺氧及先天性心脏病。

4. **羊膜镜检查**　通过羊膜镜直接窥视羊膜腔内羊水性状,正常羊水为淡青色或乳白色,混有胎粪为黄绿色甚至棕黄色,用以判断胎儿宫内安危情况。

5. **胎儿生物物理监测**　是综合电子胎儿监护及 B 型超声所示某些生理活动,以判断胎儿有无急、慢性缺氧的一种产前监护方法,可供临床参考。Manning 评分法(表 7-1),有 5 项指标,每项 2 分,满分 10 分,根据得分评估胎儿缺氧情况。10~8 分为无急慢性缺氧,8~6 分为可能有急或慢性缺氧,6~4 分有急或慢性缺氧,4~2 分有急伴慢性缺氧,0 分有急慢性缺氧。

表 7-1　Manning 评分法

项 目	2分(正常)	0分(异常)
无应激试验(20分钟)	≥2次胎动伴胎心加速≥15次/分,持续≥15秒	<2次胎动伴胎心加速<15次/分,持续<15秒
胎儿呼吸运动(30分钟)	≥1次,持续≥30秒	无;或持续<30秒
胎动(30分钟)	≥3次躯干和肢体活动(连续出现计1次)	≤2次躯干和肢体活动;无活动肢体完全伸展
肌张力	≥1次躯干和肢体伸展复屈,手指摊开合拢	无活动;肢体完全伸展;伸展缓慢,部分复屈
羊水量	羊水暗区垂直直径≥2cm	无;或最大暗区垂直直径<2cm

(三) 实验室监护

1. 胎盘功能检查　通过胎盘功能检查也可以间接了解胎儿在宫内的情况。

(1) 孕妇尿中雌三醇(E_3)测定:是了解胎盘功能状况的常用方法。正常值为 15mg/24h;若为 10~15mg/24h 为警戒值;若 <10mg/24h 为危险值,如妊娠晚期连续多次测得尿 E_3 值 <10mg/24h,提示胎盘功能低下。还可用孕妇随意尿测得雌激素/肌酐(E/C)比值,>15 为正常,10~15 为警戒值,<10 为危险值。

(2) 测定孕妇血清中游离雌三醇值:采用放射免疫法。妊娠足月该值的下限(临界值)为 40nmol/L。若低于此值,表示胎儿胎盘单位功能低下。

(3) 孕妇血清人胎盘泌乳素(HPL)测定:孕足月 HPL 值为 4~11mg/L。若妊娠足月时该值 <4mg/L 或突然下降 50%,提示胎盘功能低下。

(4) 阴道脱落细胞检查:舟状细胞成堆、不见表层细胞、嗜酸性细胞指数(EI)<10%、致密核少者,提示胎盘功能良好;舟状细胞极少或消失、可见外底层细胞、嗜酸性细胞指数 >10%、致密核多者,提示胎盘功能减退。

2. 胎儿成熟度检查　通过羊膜腔穿刺抽羊水进行检测可测定胎儿各脏器成熟度。羊水卵磷脂/鞘磷脂比值(L/S)>2,提示胎肺已成熟,如通过羊水泡沫试验来估计,两管液柱表面均有完整泡沫环,也提示胎儿肺成熟;肌酐值 ≥176.8μmol/L,提示胎儿肾成熟;胆红素 $\triangle OD_{450}$<0.02,提示胎儿肝成熟;淀粉酶值 ≥450U/L,提示胎儿唾液腺成熟;脂肪细胞出现率达 20%,提示胎儿皮肤成熟。

3. 胎儿头皮血血气测定　胎儿缺氧和酸中毒之间存在密切关系,可疑存在胎儿宫内窘迫时,利用羊膜镜取胎儿头皮血 0.2ml 做 pH 测定。头皮血 pH 正常在 7.25~7.35,如在 7.20~7.24,提示胎儿可能有轻度酸中毒,<7.20 则胎儿有严重酸中毒存在。

问题与思考

　　自从 1960 年提出分娩时采集胎儿头皮血血气 pH 的测定,可反映胎儿酸碱状态至今,其仍是评价胎儿体内酸碱、气体代谢及物质代谢的一个金标准,是确定胎儿宫内缺氧程度的指标。

　　思考:1. 胎儿头皮血标本的采集的方法?

　　　　2. 胎儿头皮血血气测定结果受哪些因素影响会出现假阳性或假阴性?

4. 胎儿先天性畸形及遗传性疾病的宫内诊断

(1) 高危因素的孕妇:可在妊娠早期取绒毛或妊娠 16~22 周取羊水或脐血,也可从外周血分离胎儿细胞做遗传学检查,了解染色体数目与结构的变化。

(2) 测定羊水中甲胎蛋白(AFP):是诊断胎儿患有开放性神经管缺损的重要指标。

(3) 测定羊水中酶值,诊断先天性代谢异常。

第二节　高危妊娠妇女的护理

【护理评估】

(一) 临床表现

1. **症状**　询问有无头晕、眼花、恶心、呕吐等不适,了解胎动及宫缩情况,有无阴道流血、流液等。

2. **体征**

(1) 全身检查:观察孕妇体态、测量孕妇身高、体重、血压,步态不正常者应注意有无骨盆异常。身高 <145cm 者,容易出现头盆不称。孕妇体重过重或过轻,妊娠和分娩危险性增加。血压≥140/90mmHg 为异常。听诊孕妇心脏有无杂音、判断心功能。

(2) 产科情况:①测量宫高、腹围,判断子宫大小是否与孕周相符,子宫过大或过小者应警惕,作进一步检查;②通过四步触诊法了解胎产式、胎先露,判断有无胎位异常和头盆不称;③通过外测量和内测量,了解骨盆有无畸形和狭窄;④听诊胎心音,了解胎心频率、节律及强弱。

(二) 辅助检查

1. **实验室检查**　结合病情进行血尿常规、肝肾功能、血糖及糖耐量、AFP、E3、L/S 等相关检查。

2. **影像学检查**　B 型超声、羊膜镜等。

3. **其他**　根据病情需要进行胎心电子监护、胎儿心电图、胎儿头皮血 pH 值测定等。

(三) 与疾病相关的健康史

仔细评估孕妇年龄(<18 岁或 >35 岁应予重视)、文化程度、职业、月经史、婚姻史、生育史、疾病史(合并内、外科疾病)等,并重点询问妊娠早期是否使用过药物或接触农药及放射性元素,是否有过病毒性感染或曾患佝偻病、结核病等。了解孕妇家族中有无明显的遗传性疾病、多胎史等。了解孕妇有无吸烟、饮酒等不良生活习惯。

(四) 心理 - 社会状况

高危孕妇常存在焦虑、恐惧、悲哀、失落及无助感。妊娠早期担心流产或胎儿畸形,妊娠晚期担心早产、胎死宫内、死产等。本次妊娠有合并症、并发症或异常分娩者,对自身的健康、围生儿的安危、治疗的效果等十分忧虑;由于需要休息而停止工作产生烦躁不安情绪;也可因为不可避免的失去胎儿而产生悲哀和失落。家属对孕(产)妇、胎儿的情况十分担心,也经常向医护人员询问有关问题。

(五) 治疗原则

针对引起高危妊娠的病因进行预防和治疗。

1. **一般治疗**

(1) 增加营养,给孕妇高热量、高蛋白、足够维生素及适量微量元素。积极预防贫血、妊娠期高血压疾病等并发症或合并症的发生。

(2) 注意休息,以左侧卧位休息为宜。

(3) 增强胎儿对缺氧的耐受力:定时吸氧,每日 3 次,每次 30 分钟。维生素 C 2g 加 10% 葡萄糖 500ml 静脉点滴,每日 1 次,5~7 日一疗程。

2. **产科处理**

(1) 预防早产:指导孕妇避免剧烈运动和活动,用宫缩抑制剂抑制宫缩。

(2) 终止妊娠:选择适当的时间用引产或剖宫产的方式终止妊娠,对需终止妊娠而胎儿成熟度较差者,可在终止妊娠前用肾上腺皮质激素促进胎儿肺成熟,预防新生儿呼吸窘迫综合征。

(3) 产时处理:第一产程给予吸氧、严密观察产程进展和胎心变化,尽量少用麻醉、镇静药物,避免加重胎儿缺氧,并做好新生儿窒息的抢救准备;第二产程采取助产术尽量缩短第二产程;第三产程预防产后出血和感染。

(4) 产后继续重视高危产妇,必要时送高危病房进行监护,新生儿按高危儿处理。

3. 病因处理

(1) 遗传性疾病:对有遗传性疾病高危因素的孕妇一般在妊娠 16 周左右做羊水穿刺遗传学诊断,异常者及时终止妊娠。

(2) 妊娠并发症和妊娠合并症的处理:针对疾病特点进行相应的治疗。

【护理诊断 / 问题】

1. **知识缺乏** 孕妇缺乏高危妊娠监测、处置与配合的相关知识。
2. **焦虑 / 恐惧** 与现实或设想的对自身及胎儿的健康威胁有关。
3. **悲伤** 与已存在的或预感到失去胎儿有关。

【预期目标】

1. 孕妇能复述高危妊娠的监测方法、配合产前检查及治疗。
2. 孕(产)妇情绪稳定、焦虑及恐惧程度减轻或消失。
3. 孕(产)妇情绪稳定,能正确面对自己及胎儿的危险。

【护理措施】

1. **一般护理** 嘱孕妇增加营养,保证胎儿发育所需,与孕妇讨论食谱及烹饪方法,尊重其饮食嗜好,同时提出建议供选择。对妊娠合并糖尿病病人则要进行控制饮食及运动指导。建议左侧卧位休息,改善子宫胎盘血供。注意个人卫生,保持外阴清洁,勤换衣裤;保持居室内空气新鲜,通风良好。

2. **病情观察** 观察并记录孕妇的一般情况如生命体征、活动耐受力,有无阴道流血、高血压、水肿、心衰、腹痛、胎儿缺氧等症状和体征,发现异常及时报告医师并记录处理经过。产时严密观察产程。

3. **检查和治疗配合** 认真执行医嘱并配合处理。为合并糖尿病的孕妇做好血糖监测;妊娠合并心脏病者则按医嘱正确给予药物,做好用药观察,间歇吸氧;为前置胎盘病人做好输血、输液准备;对宫内发育迟缓者给予静脉治疗;如需人工破膜、阴道检查、剖宫产术者及时做好用物准备及配合工作;做好新生儿的抢救准备。

4. **心理护理** 注意孕妇的心理状态及应对方式,主动倾听其诉说内心感受,鼓励和支持家属的参与,为孕妇创造一个利于休息和治疗的环境,避免不良刺激。

5. **健康教育** 按高危因素给予相应的健康指导。提供相应的信息,指导孕妇按时产前检查,嘱孕妇学会自我监测,发现异常及时到医院检查。

【结果评价】

1. 孕妇积极参与产前检查、配合治疗,主动获取自我监测知识与技能。
2. 孕妇的高危因素得到有效控制,母儿健康状况良好。
3. 孕(产)妇、家属乐于与医护人员沟通,愿意接受指导或现实,情绪平稳,生活正常。

第三节　胎儿窘迫及新生儿窒息的护理

案例 7-1

初孕妇,28 岁,妊娠 42^{+2} 周,自觉胎动明显减少 4 日。产科检查:枕左前位,胎头未入盆,胎心率 168 次 / 分。B 超测胎头双顶径 9.3cm,见胎儿颈部有脐带回声,胎盘成熟度Ⅲ级,最大羊水池深度 2.3cm。临床诊断为慢性胎儿窘迫,脐带绕颈。

问题: 1. 引起胎儿窘迫的原因有哪些?

2. 对该孕妇应采取哪些护理措施?

一、胎儿窘迫

【概述】

(一) 定义

胎儿窘迫(fetal distress)指胎儿在宫内有急性或慢性缺氧,危及胎儿健康和生命者。胎儿窘迫不是一种单独的疾病,而是一种综合症状。胎儿窘迫主要发生在临产过程,也可发生在妊娠后期。发生在临产过程者,可能是发生在妊娠后期的延续和加重。

(二) 病因

胎儿窘迫的病因涉及多方面,可归纳为 3 大类。

1. 母体血氧含量不足　妊娠期孕妇合并各种严重的心、肺疾病,急性失血及重度贫血、休克与感染性发热等,可导致母体血氧含量不足,供给胎盘血液减少,发生胎儿窘迫。

2. 母胎间血氧运输及交换障碍　妊娠并发症,如过期妊娠、重度妊娠期高血压疾病等,可引起胎盘功能减退;脐带异常,如脐带绕颈、脐带打结等,也可导致母胎间物质交换障碍。

3. 胎儿自身因素　胎儿严重的心血管疾病、呼吸系统疾病、胎儿畸形、母儿血型不合等,均可使胎儿吸收营养物质障碍,引发胎儿窘迫。

(三) 病理生理

胎儿窘迫的基本病生理变化是缺血、缺氧引起的一系列变化。当胎儿轻度缺氧时,二氧化碳蓄积及呼吸性酸中毒,使交感神经兴奋,代偿性血压升高及心率加快;重度缺氧时,转为迷走神经兴奋,心功能失代偿,心率由快变慢。缺氧使肠蠕动亢进,肛门括约肌松弛,胎粪排出污染羊水。胎儿因缺氧而加深呼吸运动,吸入污染的羊水,出生后可发生新生儿吸入性肺炎。

【护理评估】

(一) 临床表现

1. 急性胎儿窘迫

(1) 胎心率异常:多发生在分娩期,是胎儿窘迫最早出现的表现。缺氧早期胎心率加快 >160bpm,缺氧晚期胎心率减慢 <110bpm,当胎心率 <100bpm,提示胎儿有危险。

(2) 胎动异常:缺氧早期可表现为胎动频繁,晚期胎动减弱并减少,直至最后消失。胎动消失 24 小时内胎心也会消失。

(3) 羊水胎粪污染:根据污染程度分为三度:Ⅰ度羊水呈浅绿色,Ⅱ度羊水呈黄绿色,Ⅲ度羊水浑浊呈棕黄色。10%~20% 的分娩中会出现羊水粪染,羊水胎粪污染不是胎儿窘迫的特有征象。

相关链接

羊水粪染的临床意义及处理

羊水Ⅰ度、甚至Ⅱ度污染,胎心始终良好者,应继续密切监护胎心,不一定是胎儿窘迫。羊水Ⅲ度污染者,因新生儿窒息几率很大,应及早结束分娩,即使娩出的新生儿 Apgar 评分可能≥7 分也应警惕。羊水轻度污染、胎心经 10 分钟的监护有异常发现,仍应诊断为胎儿窘迫。

(4) 酸中毒:破膜后采集胎儿头皮血进行血气分析。血 pH<7.20,PO_2<10mmHg,PCO_2>60mmHg 表示有酸中毒,应诊断为胎儿窘迫。

2. **慢性胎儿窘迫**   多发生在妊娠末期,往往延续至临产并加重。主要表现为胎动减少或消失、胎儿宫内发育迟缓、胎儿生长受限。

(二) **辅助检查**

1. **胎盘功能检查**   胎儿窘迫的孕妇一般 24 小时尿 E_3 值急骤减少 30%~40%,或于妊娠末期连续多次测定 E_3 值在 10mg/24h 以下。

2. **电子胎儿监护**   胎动时胎心率加速不明显,出现晚期减速、变异减速等。

3. **胎儿头皮血血气分析**   pH<7.20。

(三) **与疾病相关的健康史**

了解孕妇的年龄、生育史、既往病史等;了解本次妊娠有无并发症、合并症及其他异常;有无产程延长、缩宫素使用不当、急产等;有无胎儿畸形、母儿血型不合等;了解有无胎儿畸形、胎盘功能的情况。

(四) **心理 - 社会状况**

一旦当胎儿窘迫发生时,孕妇因为胎儿的生命受到威胁而产生焦虑;对需要手术结束分娩感到恐惧。胎儿不幸死亡的孕妇情感会受到强烈创伤,经历否认、愤怒、抑郁、接受的过程。

(五) **治疗原则**

针对病因,及时纠正缺氧状态。

1. **急性胎儿窘迫**   胎儿窘迫情况不严重,嘱产妇左侧卧位、吸氧、停用缩宫素、静脉点滴葡萄糖和维生素 C,如胎心率变为正常,可继续观察。如病情紧急或经上述处理无效者,尽快结束分娩。宫口开全,胎先露部已达坐骨棘平面以下 3cm 者,应尽快阴道助产娩出胎儿;宫口未开全经上述处理无效者或先露部高,应立即行剖宫产。

2. **慢性胎儿窘迫**   应针对病因,根据孕周、胎儿成熟度和窘迫的严重程度决定处理方案。首先应指导孕妇采取左侧卧位,间断吸氧,积极治疗各种并发症或合并症,密切监护病情变化。如果无法改善,则应在促使胎儿成熟后尽快终止妊娠。

【护理诊断 / 问题】

1. **气体交换受损(胎儿)**   与子宫及胎盘的血流改变、血流中断(脐带受压)或血流速度减慢有关。
2. **焦虑**   与胎儿宫内窘迫状态有关。
3. **预感性悲哀**   与胎儿可能死亡有关。

【预期目标】

1. 胎儿缺氧情况改善,胎心率维持在 110~160 次 / 分。
2. 减轻孕妇焦虑或恐惧情绪。
3. 产妇能够接受胎儿死亡的事实。

【护理措施】

1. **一般护理** 一旦发生胎儿窘迫,立即左侧卧位,给予吸氧,遵医嘱给予葡萄糖、维生素 C。
2. **病情观察** 产程中严密监测胎心变化,一般每 15 分钟听一次胎心或进行胎心监护。
3. **治疗配合** 需要手术终止妊娠者,立即做好术前准备;如宫口开全、胎先露部已达坐骨棘平面以下 3cm 者,应协助尽快助产娩出胎儿,并做好抢救新生儿的准备。
4. **心理护理** 向孕产妇及家属提供相关信息及情绪支持,取得他们的配合;对他们的疑虑给予适当的解释。对于胎儿不幸死亡的父母,安排住单间,陪伴产妇或安排家人陪伴产妇,勿让产妇独处、孤立,鼓励他们诉说悲伤,缓解不良情绪。
5. **健康教育** 指导高危孕妇增加产检次数,及时发现母体或胎儿异常情况;教会孕妇自数胎动,有异常及时到医院检查;胎儿死亡者指导避孕,做好下次妊娠指导。

理论与实践

根据病例 7-1,引起本案例胎儿窘迫的原因是由于过期妊娠,胎盘老化变性,致使胎盘功能明显低下,胎儿长时间缺氧和营养不良;脐带绕颈,减少胎儿 - 胎盘间血循环量,对胎儿供氧也有影响。对该孕妇应采取如下护理措施:①向孕妇解释治疗、护理计划,安慰孕妇使其减轻焦虑情绪;②指导孕妇左侧卧位,间断吸氧;③监测胎心、胎动;④配合医生做好剖宫产及抢救新生儿的准备。

【结果评价】

1. 胎儿情况改善,胎心率在 110~160 次 / 分,新生儿出生后正常。
2. 孕妇能运用有效的应对机制来控制焦虑,心理和生理上的舒适感增加。
3. 孕妇能接受胎儿死亡的现实,顺利度过情感和理智的反应过程。

二、新生儿窒息

案例 7-2

案例 7-1 中的病例,行剖宫产术结束分娩,新生儿出生后 1 分钟评估:四肢呈青紫,心率 90 次 / 分,呼吸微弱,不规则,肌张力弱,喉反射微弱。

问题: 1. 该新生儿诊断及诊断依据?
2. 对该新生儿如何进行急救护理?

【概述】

（一）定义

新生儿窒息（neonatal asphyxia）是指胎儿娩出后 1 分钟,仅有心跳而无呼吸或未建立规律呼吸的缺氧状态。新生儿窒息是新生儿死亡、致残的主要原因,必须积极抢救,精心护理,以降低死亡率及预防远期后遗症。

（二）病因

1. 胎儿窘迫 胎儿在分娩前即处于缺氧状态,未得到及时纠正。

2. 呼吸中枢受抑制或损害 常见胎头受压时间过长,造成颅内缺氧、出血、脑水肿导致颅内压升高,影响延髓生命中枢氧的供应,致使呼吸中枢受损。分娩过程中应用麻醉剂、镇静剂,抑制呼吸中枢。

3. 呼吸道阻塞 胎儿在娩出过程中吸入羊水、黏液、胎粪等,引起呼吸道阻塞,导致气体交换障碍。

4. 早产或胎儿发育异常 早产儿,胎儿先天性心血管疾病,肺发育不良,呼吸道畸形均可导致新生儿窒息。

【护理评估】

（一）临床表现

1. 轻度窒息（青紫窒息） Apgar 评分 4~7 分。①新生儿面部与全身皮肤呈青紫色;②呼吸表浅或不规则;③心跳规则且有力,心率减慢（80~110 次 / 分）;④对外界刺激有反应,肌张力好,四肢稍屈;⑤喉反射存在。如果抢救治疗不及时,可转为重度窒息。

2. 重度窒息（苍白窒息） Apgar 评分 0~3 分。①新生儿皮肤苍白,口唇暗紫;②无呼吸或仅有喘息样微弱呼吸;③心跳不规则,心率 <80 次 / 分;④对外界刺激无反应,肌张力松弛;⑤喉反射消失。如果抢救治疗不及时可致死亡。

出生后 5 分钟 Apgar 评分对估计预后很有意义。评分越低,酸中毒和低氧血症越严重,如 5 分钟的评分 <3 分,则新生儿的死亡率及日后发生脑部后遗症的机会明显增加。

（二）辅助检查

检测新生儿血氧分压、二氧化碳分压、新生儿头皮血 pH 值,了解缺氧及酸中毒的程度。

（三）与疾病相关的健康史

了解有无导致新生儿窒息的诱因如妊娠期高血压疾病、急性失血、心脏病、产程过长、胎膜早破、前置胎盘、胎盘早剥等;分娩过程中是否使用大量镇静剂;有无胎儿先天性心脏病、颅内出血、胎儿畸形、脐带脱垂、胎儿窘迫等。

（四）心理 - 社会状况

产妇可产生悲伤、焦虑或恐惧心理,担心失去孩子,不知所措。

（五）治疗原则

预防为主,估计胎儿娩出后有窒息的危险应做好复苏的准备,如药品、器械、氧气等。一旦发生新生儿窒息要及时抢救,动作迅速、准确、轻柔,避免意外损伤。

【护理诊断 / 问题】

1. 气体交换受损（新生儿） 与胎儿窘迫吸入污染羊水阻塞气道有关。

2. 潜在并发症:新生儿受伤 与新生儿窒息、抢救、脑缺氧有关。

3. **焦虑／恐惧（母亲）**　与新生儿的生命受到威胁有关。

【预期目标】

1. 呼吸道通畅，建立自主、规律的呼吸。
2. 新生儿并发症降至最低。
3. 母亲情绪稳定。

【护理措施】

（一）**新生儿复苏护理**

1. **按 A、B、C、D、E 程序进行复苏**

A. 清理呼吸道：当胎头娩出时助产士用手挤压法清理口鼻咽部黏液、羊水，断脐后采用吸痰管继续吸出新生儿咽部黏液和羊水，也可用气管插管吸取。清理呼吸道时应操作轻柔，避免损伤气道黏膜。注意气道未清理干净前（尤其是胎粪污染儿），切忌刺激新生儿使其大哭，以免将气道内吸入物进一步吸入肺内而影响复苏效果。

B. 建立呼吸：呼吸道确认通畅后进行人工呼吸，同时氧气吸入。人工呼吸方法有：①托背法：新生儿平卧，用一手托稳新生儿背部，徐徐抬起，使胸部向上挺，脊柱极度伸展，然后慢慢放平，每 5~10 秒钟重复一次；②口对口人工呼吸：将纱布置于新生儿的口鼻上，一只手托起新生儿颈部，另一只手轻压上腹部以防气体进入胃内，然后对准新生儿口鼻部轻轻吹气，见到胸部微微隆起时将口移开，放在腹部的手轻压腹部，协助排气，如此反复，30 次／分钟，直至呼吸恢复为止；③人工呼吸器：给予持续正压呼吸或间歇正压呼吸。

C. 维持正常循环：可行体外胸廓按压，新生儿仰卧，用食中指有节奏地按压胸骨中段，100 次／分钟，按压深度为 1~2cm，每次按压后随即放松，按压与放松时间大致相同，按压有效者摸到颈动脉和股动脉搏动。

D. 药物治疗：建立有效静脉通道，保证药物应用。肾上腺素 0.2ml/kg 静脉注射以刺激心跳；5% 碳酸氢钠 3~5ml/kg，溶于 25% 葡萄糖液 20ml，5 分钟内自脐静脉缓慢注射，纠正酸中毒；扩容可用全血、生理盐水、白蛋白等。

E. 评价：在复苏过程中随时评价患儿的皮肤颜色、自主呼吸、心率、反射、肌张力，以确定进一步的抢救方法。

2. **保暖**　在整个抢救过程中必须注意保暖，应在 30~32℃ 的保温床上进行抢救。胎儿出生后立即擦干体表的羊水和血迹，减少散热，有利于新生儿复苏。

3. **氧气吸入**　在人工呼吸的同时要给予吸氧。

（1）鼻内插管给氧：流量 2L/min，5~10 个气泡／秒，注意防止气胸发生。

（2）气管插管加压给氧：维持呼吸频率 30 次／分，开始瞬间压力 15~22mmHg，逐渐降至 11~15mmHg，压力不可过大，以免肺泡破裂。新生儿皮肤逐渐红润，建立自主呼吸后拔出气管插管，继续给予吸氧。

（二）**复苏后护理**

对复苏后的新生儿加强护理，保持呼吸道通畅，严密观察新生儿的面色、呼吸、心率、体温，做好重症记录。新生儿应延迟哺乳，静脉补液维持营养，并且要预防感染。

（三）**心理护理**

1. 及时向产妇提供感情支持，在合适时间将新生儿的情况告诉产妇，尤其是缺氧时间长，新生儿可能因此而出现后遗症，争取产妇的理解。

2. 新生儿重度窒息抢救无效致新生儿死亡时，应选择合适的语言和时机解释病情，以利于产妇及家属接受。

（四）健康教育

1. 指导产妇及家属观察新生儿的变化，如是否面色红润、呼吸均匀、哭声响亮、吸吮有力，有无大、小便异常，以利于及时发现异常情况就诊治疗。

2. 重度窒息的患儿还应指导产妇及家属观察新生儿的精神、神经状况及远期表现，及早发现、治疗智障等远期后遗症。

理论与实践

案例 7-2 的新生儿出生后 1 分钟 Apgar 评分是 5 分：皮肤颜色 1 分，心率 1 分，呼吸 1 分，肌张力 1 分，喉反射 1 分。属轻度窒息，应积极抢救。5 分钟后应再次评分以评估抢救效果及预后，抢救过程中注意保暖。

【结果评价】

1. 新生儿 5 分钟 Apgar 评分明显提高。

2. 新生儿无受伤及感染征象。

3. 母亲及家属能理解新生儿的抢救措施，面对现实；产妇没有发生产后出血等并发症。

（刘立新）

学习小结

1. 对高危妊娠妇女规范进行产前检查，动态观察其效果以确保孕产妇、胎儿及新生儿的安全。针对高危妊娠妇女的监护方法有：人工监护、仪器监护、实验室监护三种，可发现阳性监测结果，为孕妇的高危诊断、胎儿的宫内安危评估及有无畸形提供依据。治疗原则是：包括病因治疗、产科处理及一般治疗三方面。

2. 对高危妊娠妇女的胎儿，要加强胎儿宫内安危的评估，及早纠正胎儿宫内缺氧。对发生胎儿窘迫者，要积极寻找原因，给予针对性处置。因胎儿窘迫与新生儿窒息密切相关，凡影响母胎间血液循环和气体交换的原因都会造成胎儿窘迫而引起新生儿窒息。

3. 新生儿窒息复苏时医护合作，严格按 ABCDE 步骤进行。复苏时应注意把气道清理干净，以免将气道内吸入物进一步吸入肺内而影响复苏效果；复苏同时注意保暖增强复苏效果；复苏后的新生儿是高危新生儿，严密观察病情改善预后。

复习参考题

1. 高危妊娠的监护主要包括哪些方面？
2. 胎儿窘迫的护理措施有哪些？
3. 如何进行新生儿复苏护理？

第八章　妊娠期并发症妇女的护理

8

第一节　自然流产

案例 8-1

张女士，30 岁，已婚 3 年未孕。因停经 10 周，阴道少量出血来院就诊。查体：体温 37.1℃，脉搏 88 次／分，血压 125/85mmHg。妇科检查：宫颈口未开，胎膜未破，子宫如孕 70 日大小，质地软。尿妊娠试验阳性。病人及家属都迫切希望胎儿存活，比较焦虑。

问题：1. 该病人的临床诊断是什么？
　　　2. 针对该病人的护理诊断／问题和护理措施有哪些？

【概述】

(一) 定义

凡妊娠不足 28 周、胎儿体重不足 1000g 而终止者称为流产(abortion)。流产发生在妊娠 12 周以前者称早期流产，发生在妊娠 12 周或之后者称晚期流产。流产根据其发生原因，又可分为自然流产和人工流产，本节主要阐述自然流产。自然流产的发生率占全部妊娠的 10%~15%，多数为早期流产。

(二) 病因

自然流产的原因较多，主要有以下几个方面。

1. 遗传因素　遗传基因缺陷，如染色体结构异常，染色体数目异常等，是早期流产最常见的原因。

2. 外界因素　病人接触一些有害的化学物质(如镉、铅、有机汞、DDT 等)和物理因素(如放射性物质、噪音及高温等)可直接或间接对胚胎或胎儿造成损害而导致流产。

3. 母体因素　病人合并全身性疾病、内分泌疾病、生殖器官疾病，妊娠早期腹部手术、腹部受到撞击、过量吸烟、酗酒、饮咖啡等均可导致流产。

4. 免疫功能异常　母体妊娠后由于母儿双方免疫不适应可导致母体排斥胎儿而发生流产；母体内有抗精子抗体也可导致早期流产。

(三) 病理

妊娠 8 周前的早期流产多数为胚胎或胎儿先死亡，继之底蜕膜出血，造成胚胎的绒毛自蜕膜层剥离，已剥离的胚胎组织如同异物刺激子宫收缩而被排出。此时，胎盘绒毛发育不成熟，与子宫蜕膜联系不牢固，妊娠产物可完全排出，出血不多。妊娠 8~12 周，胎盘绒毛发育茂盛，与底蜕膜联系较牢固，妊娠产物不易完整剥离排出，部分滞留在宫腔内影响子宫收缩，使出血量增多；妊娠 12 周以后，胎盘已完全形成，流产过程与足月分娩相似，即先有腹痛，后排出胎儿、胎盘。

【护理评估】

(一) 临床表现

停经、腹痛、阴道流血是流产的主要临床症状。在流产发展的不同阶段，其临床表现亦不同。流产的临床分型，即流产的发展过程。一般流产的发展过程如下：

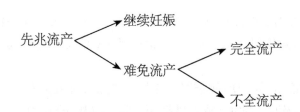

1. **先兆流产**　表现为停经后出现少量阴道流血,有时伴有下腹痛。妇科检查宫颈口未开,胎膜未破,妊娠产物尚未排出,子宫大小与停经周数相符。妊娠试验为阳性。经休息和治疗后症状消失,可继续妊娠;若阴道流血量增多,下腹疼痛加剧则可发展为难免流产。

2. **难免流产**　指流产不可避免。在先兆流产的基础上阴道流血增多,阵发性腹痛加重或出现阴道流液(胎膜破裂)。妇科检查:子宫颈口已扩张,有时可见胚胎组织或胎囊堵塞于宫颈口,子宫大小与妊娠月份相符或略小。妊娠试验多为阴性。

3. **不全流产**　难免流产继续发展,妊娠物部分排出体外,尚有部分残留于宫腔内。由于宫腔内残留部分妊娠产物,影响子宫收缩,导致流血持续不止,甚至因流血过多而发生休克。妇科检查:子宫颈口已扩张,不断有血液自宫颈口内流出,有时可见妊娠产物阻塞于宫颈口,子宫小于妊娠月份。

4. **完全流产**　妊娠产物已全部排出,阴道流血逐渐停止,腹痛逐渐消失。妇科检查:子宫颈口关闭,子宫接近正常大小。

5. **流产的几种特殊类型**

(1) 稽留流产:指胚胎或胎儿已死亡滞留在宫腔内尚未自然排出者。胚胎或胎儿死亡后子宫不再增大反而缩小,早孕反应消失。若已至中期妊娠,病人腹部不见增大,胎动消失。妇科检查:宫颈口未开,子宫小于妊娠月份,质地不软,未闻及胎心。

(2) 习惯性流产:指自然流产连续发生3次或3次以上者。近年来国际上常将连续2次的自然流产称为复发性流产。每次流产多发生在同一妊娠月份,其临床经过与一般流产相同。早期流产常见原因为胚胎染色体异常、黄体功能不足及甲状腺功能低下等;晚期流产的常见原因为宫颈内口松弛、子宫肿瘤、子宫畸形等。

(3) 流产合并感染:在各种类型的流产过程中,若流血时间过长、有组织物残留于宫腔内或非法堕胎等,有可能引起宫腔内感染,严重时感染可扩展到盆腔、腹腔乃至全身,并发盆腔炎、腹腔炎、败血症及感染性休克等,称流产合并感染。

（二）**辅助检查**

1. **B型超声检查**　可显示有无胎囊、胎动、胎心等,确定胚胎或胎儿是否存活,从而可诊断并鉴别流产类型,指导正确处理。

2. **妊娠试验**　多采用放射免疫方法对绒毛膜促性腺激素(hCG)进行定量测定,如hCG低于正常值或动态观察下降时,提示将要流产。

3. **孕激素测定**　测定血黄体酮水平,能协助判断先兆流产的预后。

（三）**与疾病相关的健康史**

应详细询问病人有无停经史和流产史;早孕反应的情况;有无阴道流血及流血量、持续时间;阴道排液性状、有无妊娠产物排出和腹痛等。全面了解病人在妊娠期间有无全身性疾病、生殖器官疾病、内分泌功能异常及是否接触过有害物质等,以识别发生流产的病因。

（四）**心理 - 社会状况**

应详细评估病人的心理社会状态。阴道流血常引起病人的焦虑和恐惧;对胎儿健康的担心也直接影响病人的情绪,可能表现为伤心、烦躁不安等。评估病人对流产的看法以及社会支持系统的状况等。

（五）**治疗原则**

确诊流产后,应根据流产的不同类型进行相应的处理。

1. **先兆流产** 应保胎治疗。卧床休息,禁止性生活,减少刺激,采取措施缓解子宫收缩使妊娠继续。如黄体功能不足则每日肌注黄体酮 20mg。如经 2 周治疗症状未见改善,或辅助诊断提示胚胎死亡,需考虑终止妊娠。

2. **难免流产** 一旦确诊,应尽早使妊娠产物完全排出,防止出血及感染。

3. **不全流产** 确诊后,及时行刮宫术或钳刮术,以清除宫腔内残留组织。

4. **完全流产** 如无感染,一般不需特殊处理。

5. **稽留流产** 尽早排出宫腔内容物。由于胚胎组织发生机化,与子宫壁紧密粘连,造成刮宫困难;稽留时间过久,可能发生凝血功能障碍,导致弥散性血管内凝血(DIC),造成严重出血。处理前,应检查血常规、出凝血时间、血小板计数、血纤维蛋白原、凝血酶原时间等,如有凝血功能异常,需待凝血功能好转后,再行引产或刮宫术。

6. **习惯性流产** 应先查明病因,然后针对病因治疗。

7. **流产合并感染** 积极控制感染,尽快清除宫腔残留物。若感染合并休克,应积极抢救休克,病情稳定后再清宫;若感染严重或有盆腔脓肿形成,应行手术引流,必要时切除子宫。

理论与实践

根据案例 8-1:病人有停经史伴阴道少量出血,宫颈口未开,胎膜未破,子宫大小与停经周数相符,妊娠试验为阳性,应诊断为先兆流产。

【护理诊断 / 问题】

1. 潜在并发症:出血性休克。
2. 有感染的危险 与阴道出血时间长、宫腔内有残留组织等因素有关。
3. 焦虑 与担心妊娠能否继续或胎儿健康是否受影响有关。

【预期目标】

1. 通过恰当的治疗和护理,病人能维持正常的生命体征。
2. 出院时病人无感染征象。
3. 在护士和家属的疏导下,病人能表达内心的感受,维持稳定的心态,积极配合治疗和护理。

【护理措施】

(一)先兆流产病人的护理

先兆流产的病人应卧床休息,禁止性生活,减少各种刺激。卧床期间护士为其提供必要的生活护理。遵医嘱给予镇静剂、孕激素等。应注意观察病人的病情变化,有无阴道流血量增多,腹痛加重等。

(二)妊娠不能继续病人的护理

1. 密切观察病人的面色、腹痛、阴道流血的变化,监测生命体征,及时发现休克的征象。
2. 做好终止妊娠的准备。配合医生完成刮宫或钳刮术,同时开通静脉,做好输液、输血的准备。
3. 应先积极纠正病人的凝血功能障碍,再行引产或刮宫术。

(三) 预防感染

指导病人保持外阴清洁,勤换消毒会阴垫,禁止盆浴及性生活一个月,预防感染。护士应监测病人的体温、血象、阴道流血及分泌物的性状,如发现感染征象应立即报告医生,按医嘱给予抗感染处理。嘱病人一个月后来院复查。

(四) 心理护理

先兆流产的病人,因担心妊娠能否继续,常有焦虑的表现,护士应向病人解释流产发生的原因,目前病情的进展情况,治疗和护理经过以及可能的预后,使病人能主动配合,并有助于减轻焦虑。病人的情绪状态也会影响保胎效果,因此护士应注意观察病人的情绪变化,加强心理护理,从而使病人稳定情绪,增强保胎成功的信心。妊娠不能继续的病人因失去胎儿往往出现失落、伤心、愤怒、否认、内疚等情绪变化,护士应给予精神上的支持,鼓励病人表达内心的感受。宣传优生优育的重要意义,让病人了解如确实不能保胎时,应顺其自然,同时鼓励其面对现实,积极配合治疗和护理。

理论与实践

案例 8-1 病人的护理诊断为:①潜在并发症:出血性休克;②有感染的危险;③焦虑。

护理措施:①病人已婚 3 年未孕,迫切希望胎儿存活,比较焦虑,护理上应与病人进行心理沟通,解释流产发生的原因,目前病情的进展情况,告知病人通过治疗和护理,妊娠可能继续;如确实不能保胎时,应顺其自然,鼓励病人面对现实,使病人主动配合治疗和护理。②嘱病人卧床休息,减少刺激,为其提供必要的生活护理。③遵医嘱给予镇静剂、孕激素等。④应注意观察病人的病情变化,如阴道流血量增多,腹痛加重等。⑤嘱病人保持会阴清洁,勤换纸垫和内裤,防止感染。

【结果评价】

1. 病人能陈述流产发生的原因,治疗和护理,情绪稳定,配合治疗。
2. 病人生命体征正常、体温正常,无感染征象。

第二节 异位妊娠

案例 8-2

王女士,32 岁,G_3P_1,停经 40 日,阴道少量流血 2 日,右下腹剧痛 2 小时。查体:体温 36.0℃,脉搏 110 次/分,血压 60/30mmHg,面色苍白,下腹压痛及反跳痛(+),移动性浊音(+),妇科检查:阴道有少量流血,后穹窿饱满,触痛,宫口闭,宫颈有举痛,宫体稍大,右附件区触及包块,界不清。后穹窿穿刺抽出不凝血 10ml。病人比较恐惧。

问题:1. 该病人的临床诊断是什么?

2. 对该病人的护理措施有哪些?

【概述】

(一) 定义

正常妊娠时,受精卵着床于子宫体腔内膜。当受精卵于子宫体腔以外的部位着床发育时称为异位妊娠(ectopic pregnancy),习称宫外孕。异位妊娠是妇产科常见的急腹症之一,若不及时诊断处理,可因腹腔内严重出血而危及生命。按其发生的部位不同,可分为输卵管妊娠、卵巢妊娠、腹腔妊娠、阔韧带妊娠、宫颈妊娠等,其中输卵管妊娠为最常见,占异位妊娠的95%左右。故本节主要讨论输卵管妊娠。输卵管妊娠的发生部位以壶腹部最多,约占78%,其次为峡部、伞部,间质部妊娠少见(图8-1)。

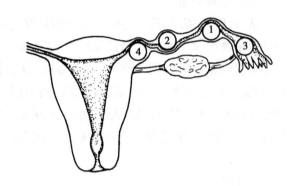

图8-1 异位妊娠的发生部位

(二) 病因

凡是阻碍或延迟受精卵从输卵管运送到子宫腔的因素均可导致输卵管妊娠。

1. 慢性输卵管炎 是输卵管妊娠的主要原因。慢性炎症可使管腔变窄、粘连,或纤毛受损等使受精卵运行受阻而在该处着床,导致输卵管妊娠。

2. 输卵管发育不良或功能异常 输卵管过长、肌层发育不良、纤毛缺乏、输卵管痉挛或蠕动异常,均可影响受精卵的正常运行。

3. 其他 内分泌失调、神经系统功能紊乱、受精卵游走、输卵管成形术、输卵管绝育术后复通术、放置宫内节育器、输卵管周围肿瘤以及子宫内膜异位症等均可增加输卵管妊娠的可能性。

(三) 病理

1. 输卵管妊娠的变化与结局 由于输卵管管腔狭窄,管壁薄缺乏黏膜下组织,妊娠时不能形成完好的蜕膜,不能适应孕卵的生长发育。当输卵管妊娠发展到一定程度,将发生以下结局。

(1) 输卵管妊娠流产:多见于输卵管壶腹部妊娠。常于妊娠8~12周发病。由于输卵管管壁形成的蜕膜不完整,发育中的胚泡常向管腔内突出生长,最终突破包膜与管壁分离而出血(图8-2),若整个胚泡剥离落入管腔并经输卵管逆蠕动经伞端排出到腹腔,即形成完全流产,一般出血不多;若胚泡剥离不完整,妊娠产物部分排出,则为不全流产,滋养细胞继续侵蚀输卵管壁,导致反复出血,形成输卵管血肿或输卵管周围血肿。

(2) 输卵管妊娠破裂:多见于输卵管峡部妊娠。常于妊娠6周左右发病。当胚泡生长时绒毛向管壁方向侵蚀肌层及浆膜,最终穿破浆膜,形成输卵管妊娠破裂(图8-3)。由于输卵管肌层血管丰富,输卵管妊娠

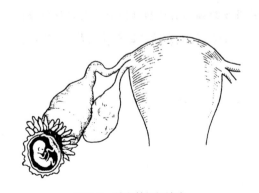

图8-2 输卵管妊娠流产

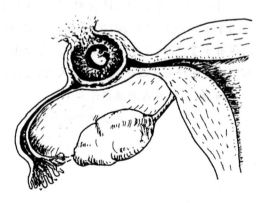

图8-3 输卵管妊娠破裂

破裂所致的出血远较输卵管妊娠流产剧烈,短时间内可发生大量出血使病人陷入休克。也可反复出血,可形成盆腔及腹腔积血和血肿。

(3) 陈旧性宫外孕:输卵管妊娠流产或破裂,若长期反复内出血形成的盆腔血肿不消散,血肿可机化变硬并与周围组织粘连,临床称为陈旧性宫外孕。

(4) 继发性腹腔妊娠:输卵管妊娠流产或破裂,胚胎随血液排出至腹腔内或阔韧带内,多数死亡。偶有存活胚胎的绒毛组织可重新种植而获得营养,继续生长发育形成继发性腹腔妊娠。

2. 子宫的变化 输卵管妊娠时,合体滋养细胞产生的 hCG 维持黄体生长,使甾体激素分泌增加,子宫受激素影响增大、变软,月经停止来潮,子宫内膜出现蜕膜反应。若胚胎死亡后,激素水平急剧下降,蜕膜自宫壁剥离而发生少量阴道流血。有时蜕膜可完整剥离,随阴道流血排出三角形蜕膜管型,或呈碎片排出。排出的组织见不到绒毛,组织学检查无滋养细胞。

【护理评估】

(一) 临床表现

输卵管妊娠的临床表现与受精卵着床部位、有无流产或破裂以及出血量多少、发病时间长短有关,典型的症状为腹痛和阴道流血。

1. 症状

(1) 停经:多数病人都有 6~8 周的停经史,输卵管间质部妊娠的停经时间较长。但有 20%~30% 的病人因月经仅过期几日,或将不规则阴道流血视为月经而无停经史。

(2) 腹痛:是输卵管妊娠病人就诊的主要症状。输卵管妊娠发生流产或破裂前,由于胚胎逐渐增大致输卵管膨胀而常表现为一侧下腹部隐痛或酸胀感。当输卵管妊娠流产或破裂时,病人突感一侧下腹部撕裂样疼痛,常伴有恶心、呕吐。若血液局限于病变区,主要表现为下腹部疼痛;当血液积聚于子宫直肠陷凹时,有肛门坠胀感;随着血液由下腹部流向全腹,疼痛可由下腹向全腹扩散;血液刺激膈肌时,疼痛可放射至肩胛部及胸部。

(3) 阴道流血:胚胎死亡后,常有不规则阴道流血。病人阴道流血不多,色暗红或呈深褐色,一般不超过月经量。也有少数病人阴道流血较多,似月经量。阴道流血可伴有蜕膜管型或碎片的排出。在病灶清除后,阴道流血方能完全停止。

(4) 晕厥与休克:由于腹腔内急性出血和剧烈腹痛,可导致病人出现晕厥,重者出现休克,其程度与腹腔内出血速度和量成正比,与阴道流血量不成正比。

2. 体征

(1) 一般情况:腹腔内出血不多时,血压可代偿性轻度升高。大量出血时,病人可出现面色苍白、脉搏快而细弱、四肢湿冷、血压下降等休克症状。一般体温正常,休克时可略低,腹腔内血液吸收时可略高,但不超过 38℃。

(2) 腹部检查:下腹部压痛、反跳痛明显,尤以患侧为甚,但腹肌紧张较轻。出血多时,叩诊有移动性浊音。有些病人下腹部可触及包块,如反复出血并积聚,包块可不断增大变硬。

(3) 盆腔检查:阴道内常有来自宫腔内的少许血液。阴道后穹窿饱满,有触痛。将宫颈轻轻上抬或向左右摆动时引起剧烈疼痛,称为宫颈抬举痛或摇摆痛,此为输卵管妊娠的主要体征之一。子宫稍大而软,内出血多时,检查子宫有漂浮感。子宫一侧或后方可触及包块,边界多不清楚,触痛明显。

(二) 辅助检查

1. hCG 测定 β-hCG 测定目前已成为早期诊断异位妊娠的重要方法。由于异位妊娠时病人体内 hCG 水平较正常妊娠为低,需采用灵敏度高的放射免疫法进行测定。

2. 阴道后穹窿穿刺 是一种简单可靠的诊断方法。抽出暗红色不凝血,说明腹腔内有出血,应当给予处理。

问题与思考

阴道后穹窿穿刺术是指在无菌条件下,以长穿刺针通过子宫颈后方的阴道壁刺入盆腔取得标本的方法。经阴道后穹窿穿刺也可以用于某些疾病的治疗。

思考:为什么阴道后穹窿穿刺可以用于诊断异位妊娠?

3. 超声检查 输卵管妊娠病人进行超声检查时的声像特点:宫腔内空虚,宫旁有一低回声区,若其内有胚芽及心管搏动,可确诊为异位妊娠。

4. 腹腔镜检查 该项检查不仅作为异位妊娠诊断的金标准,在确诊的情况下可起到治疗的作用。

(三)与疾病相关的健康史

仔细询问月经史,准确推算停经时间。注意辨别不规则阴道流血,重视盆腔炎、不孕症、放置宫内节育器、绝育术后再通等高危因素。

(四)心理 - 社会状况

输卵管妊娠流产或破裂后,病情发展迅速,腹腔内急性大量出血及剧烈腹痛使病人及家属有面对死亡威胁的恐惧和焦虑,或因妊娠终止而产生自责、失落、抑郁、无助和恐惧等情绪反应。

(五)治疗原则

治疗包括手术治疗和药物治疗。

1. 手术治疗 对于有内出血,生命体征不稳定,病情持续加重者,在积极纠正休克的同时,进行手术治疗。手术方式有两种:切除患侧输卵管的根治手术和保留患侧输卵管的保守手术,根据病人情况选择适当术式。

2. 药物治疗 主要适用于异位妊娠早期未发生破裂,无明显内出血要求保留生育功能的年轻病人。常用药物为甲氨蝶呤(MTX),治疗过程中必须密切观察病情变化,做好抢救和手术的准备。

【护理诊断 / 问题】

1. **潜在并发症** 出血性休克。
2. **疼痛** 与输卵管妊娠破裂所致的腹腔内出血刺激腹膜有关。
3. **有感染的危险** 与机体抵抗力低下、手术创伤有关。
4. **恐惧** 与生命受到威胁及不确定异位妊娠对未来生育的影响有关。

【预期目标】

1. 病人生命体征平稳,休克症状得以及时发现并缓解。
2. 经手术或用药后疼痛及出血得到控制。
3. 经治疗和护理病人无感染发生。
4. 病人能理解病情变化,维持稳定的心态并积极配合治疗和护理。

【护理措施】

(一) 手术治疗病人的护理

1. 纠正休克,维持体液平衡 给予病人平卧位,注意保暖、吸氧。密切监测生命体征及腹痛的变化,迅速建立静脉输液通路,交叉配血,按医嘱输液、输血,补充血容量。

2. 做好术前准备及术后护理(参照腹部手术妇女的护理)

理论与实践
_____

根据案例 8-2:病人有停经、腹痛、阴道流血及休克的临床表现,腹部有压痛、反跳痛,宫颈有举痛,可考虑为异位妊娠;后穹窿穿刺抽出不凝血,说明腹腔内有内出血,为进一步明确诊断可做超声检查。该病人护理诊断:①潜在并发症:出血性休克;②疼痛;③有感染的危险。护理措施:①本病例病人存在休克表现,应做好急救护理,迅速建立静脉输液通路,备血,按医嘱输液、输血,补充血容量,纠正休克;②密切监测生命体征及腹痛的变化;③让病人平卧位,注意保暖、吸氧;④保持外阴清洁,预防感染;⑤做好急诊手术准备;⑥做好病人的心理护理,减轻其恐惧,使其配合治疗及护理。

(二) 药物治疗病人的护理

1. 卧床休息,护士需提供相应的生活护理。密切观察病人的生命体征及腹痛的变化,留取血标本以监测治疗效果。教会病人识别病情发展的指征,如腹痛加剧、肛门坠胀感等。

2. 嘱病人避免突然变换体位及增加腹压的动作,禁止灌肠,减少异位妊娠破裂的机会。

3. 鼓励病人摄入高蛋白质饮食,维持足够的热量,补充铁剂,以促进血红蛋白的合成,增强机体抵抗力。

4. 保持外阴清洁,勤换会阴垫,防止逆行感染。

5. 做好应用化疗药物治疗病人的护理(参照妊娠滋养细胞疾病妇女的护理)。

(三) 心理护理

配合医生向病人本人及家属讲清病情及处理方案,做好思想工作,解除其紧张和焦虑情绪。护士应与病人讨论其发生异位妊娠的原因,讲明手术的必要性、预后及对未来妊娠的影响。鼓励病人及家属表达内心的感受,并提供心理支持,帮助其度过沮丧期。术后帮助病人以正常的心态接受此次妊娠失败的现实,减少因害怕异位妊娠而抵触再次妊娠的不良情绪,充满信心地迎接新生活。

(四) 健康教育

输卵管妊娠的病人有 10% 的再发率和 50%~60% 的不孕率,要告诫病人下次妊娠时应及时就医,不宜轻易终止妊娠。护士应做好妇女的健康保健工作,指导病人养成良好的卫生习惯,勤沐浴、勤换内衣裤、性伴侣固定,防止发生盆腔感染。发生盆腔炎后须立即彻底治疗,以免延误病情。

【结果评价】

1. 病人的休克症状得以及时发现并纠正。

2. 病人住院期间无感染发生。

3. 病人情绪稳定,能接受此次妊娠失败的现实。

第三节　早　产

案例 8-3

　　方女士,24 岁,因孕 32 周,下腹阵发性疼痛伴少许阴道流血 1 小时入院。病人平素月经规律,1 小时前无明显诱因出现下腹阵发性疼痛,伴少量阴道流血,急入院。病人一般情况好,腹部检查:子宫软,宫高 29cm,胎位 LOA,胎心率 140 次 / 分。宫缩 20 秒 /10~15 分钟。

　　问题:1. 该病人目前最可能的诊断是什么?
　　　　　2. 应该如何护理该病人?

【概述】

(一)定义

　　早产(preterm birth)是指妊娠满 28 周至不足 37 周之间分娩者。此时娩出的新生儿称早产儿(preterm neonates),出生体重在 1000~2499g。由于早产儿各器官尚未发育成熟,死亡率较高,预防早产是降低围产儿死亡率的重要措施。

(二)病因

　　依据其发生原因,早产可分为自发性早产、未足月胎膜早破早产以及治疗性早产。

　　1. **自发性早产**　最常见,约占 45%。其高危因素包括早产史、宫内感染、细菌性阴道病、孕期高强度劳动、前置胎盘、胎盘早剥、子宫过度膨胀(羊水过多、多胎)、吸烟、酗酒等。

　　2. **未足月胎膜早破早产**　包括胎膜早破、宫内感染、宫颈功能不全、子宫畸形、营养不良、细菌性阴道病等。

　　3. **治疗性早产**　母体或胎儿的健康原因使妊娠不能继续,在未足 37 周时采取引产或剖宫产终止妊娠而造成治疗性早产。

【护理评估】

(一)临床表现

　　早产的主要临床表现是子宫收缩,可分为先兆早产和早产临产两个阶段。

　　1. **先兆早产**　子宫收缩开始不规律,约 10 分钟 1 次,继而频率逐渐缩短,发展为规律宫缩,常伴有阴道少量出血或阴道血性分泌物排出。

　　2. **早产临产**　若出现规律宫缩(20 分钟≥4 次,或 60 分钟≥8 次),伴有宫颈管进行性改变;宫颈扩张 1cm 以上;宫颈展平≥80%,则早产诊断成立。早产的分娩过程与足月产相似。

(二)辅助检查

　　1. **B 型超声检查**　可检测胎盘功能、羊水量,亦可检测胎儿双顶径、股骨长度等,评估胎儿体重。

　　2. **早产的预测**　阴道超声检查宫颈长度、宫颈内口情况,阴道后穹窿分泌物胎儿纤连蛋白(fetal fibronectin,fFN)的检测等对早产预测有一定参考价值。

　　3. **胎心监护仪**　可连续监护胎心和宫缩的变化,动态观察胎儿在宫腔内的状况。

(三)与疾病相关的健康史

　　评估与早产相关的病因,如病人既往有无晚期流产、早产、胎膜早破等;详细询问本次妊娠经过;胎动是否正常,是否出现阴道流水等。注意产妇生命体征,尤其注意是否存在体温升高、脉搏加快及发热等感染征象。检查产妇胎心、胎动情况,评估是否有子宫收缩及宫缩是否规律;查看有无阴道流液,液体颜色、量、是否有特殊臭味等。

(四) 心理 - 社会状况

病人在得知病情后,往往担心早产儿会出现各种健康问题,故容易产生失望、悲观、焦虑、恐惧、猜疑等情绪反应。

(五) 治疗原则

早产的治疗原则是:若胎膜完整,在母亲和胎儿情况允许时尽量保胎至 34 周。若胎膜已破,早产已不可避免时,则应尽可能地提高早产儿的存活率。

1. **卧床休息** 宫颈已有改变的先兆早产及早产临产需卧床休息。

2. **抑制宫缩** 可选用 β- 肾上腺素受体激动剂利托君、钙离子拮抗剂硫酸镁、前列腺素合成酶抑制剂吲哚美辛、催产素受体竞争剂阿托西班等。

3. **控制感染** 适当选择抗生素,预防和治疗感染。

4. **促胎肺成熟** 对妊娠 34 周前的早产,可应用肾上腺糖皮质激素促使胎儿肺成熟,并注意检测胎儿成熟度。

5. **分娩期** 早产临产后慎用吗啡、哌替啶等抑制新生儿呼吸中枢的药物,产程中给病人吸氧;做好早产儿的抢救准备工作;第二产程可行会阴切开,预防早产儿颅内出血。

【护理诊断 / 问题】

1. **疼痛** 与子宫收缩有关。
2. **焦虑** 与担心早产儿安危有关。
3. **有新生儿受伤的危险** 与早产儿发育不成熟有关。

【预期目标】

1. 病人及其家属焦虑情绪减轻。
2. 围产儿受伤的危险降至最低,母儿安全出院。

【护理措施】

(一) 积极预防早产

1. **加强孕期保健** 定期产前检查,尽早发现可能引起早产的因素,进行及时处理。

2. 注意劳逸结合,保持情绪稳定,避免各种不良刺激,避免诱发宫缩的活动,如抬举重物、性生活;高危病人在妊娠后期多卧床休息(左侧卧位为宜)以改善子宫、胎盘循环;指导病人加强营养。

3. 宫颈功能不全者应于妊娠 14~18 周行宫颈环扎术。

(二) 先兆早产的护理

1. **一般护理** 嘱病人卧床休息,采取左侧卧位,给予吸氧。严密观察病人全身情况,如腹痛、阴道流血、流液及胎心变化;减少刺激,尽量避免肛查及阴道检查。

2. **用药护理** 遵医嘱给予抑制宫缩、控制感染、促胎肺成熟的药物治疗。应明确各种药物的作用、用法以及毒副作用。常用抑制宫缩的药物有:①β- 肾上腺素受体激动剂:如沙丁胺醇和利托君等。可抑制子宫平滑肌收缩,延长妊娠周数。但易发生心率增快、血压下降、恶心、出汗及血糖增高等副反应。②硫酸镁:镁离子直接作用于子宫肌细胞,拮抗钙离子对子宫收缩的活性,从而抑制子宫收缩。其用法及注意事项同妊娠期高血压疾病。③钙拮抗剂:常用硝苯地平 10mg 舌下含服,每日 3~4 次,可抑制缩宫素及前列腺素的释放,用药时注意观察病人的心率及血压变化。分娩前给予地塞米松 5mg 肌内注射,3 次 / 日,连用三日;必要时,可经羊膜腔内注入地塞米松 10mg,并注意胎儿成熟度检测。

(三)早产临产的护理

1. **预防早产儿呼吸窘迫综合征,提高早产儿存活率**　对妊娠 34 周前的早产,应用肾上腺糖皮质激素后 24 小时至 7 日内,能促胎儿肺成熟,明显降低早产儿呼吸窘迫综合征发病率。可在分娩前 7 日内地塞米松 6mg 肌内注射,每 12 小时一次,共 4 次;或倍他米松 12mg 静脉滴注,每 12 小时一次,共 2 次。妊娠 28 周后多选用单程治疗。紧急时,可经静脉或羊膜腔内注入地塞米松 10mg。

2. **分娩期处理**　大部分早产儿可经阴道分娩,临产后慎用吗啡、哌替啶等抑制新生儿呼吸中枢的药物;产程中应给病人吸氧,严密观察宫缩及胎心音;对于早产胎位异常者,可以考虑剖宫产。

3. **预防新生儿颅内出血**　产前给予病人肌注维生素 K$_1$10mg,每日一次,连用 3 日。第二产程可行会阴后 - 侧切开,预防早产儿颅内出血。

4. **加强对早产儿的护理**

理论与实践

根据病例 8-3 :病人孕 32 周,下腹阵发性疼痛伴少许阴道流血,宫缩 20 秒 /10~15 分钟。子宫收缩不规律,约 10 分钟 1 次可诊断为先兆早产。护理措施为嘱病人卧床休息,采取左侧卧位,给予吸氧。严密观察病人全身情况,如腹痛、阴道流血、流液及胎心变化;减少刺激,尽量避免肛查及阴道检查。遵医嘱给予抑制宫缩、控制感染、促胎肺成熟的药物治疗。

【结果评价】

1. 产妇及家属能配合医护措施。
2. 母婴平安出院。

第四节　妊娠期高血压疾病

案例 8-4

朱女士,36 岁,妊娠 36 周,近两日来自觉头痛、头晕、胸闷、视物不清来院就诊。入院后查体:体温 36.5℃,脉搏 94 次 / 分,血压 160/110mmHg,子宫大小与孕周相符,胎心 150 次 / 分,枕左前位,水肿(++),无宫缩,未见红,未破膜,24 小时尿蛋白定量为 6 克。病人及其家属比较担心母儿的安危。

问题: 1. 该病人的临床诊断及治疗原则是什么?
　　　　2. 针对该病人的护理诊断和护理措施有哪些?

【概述】

妊娠期高血压疾病(hypertensive disorders complicating pregnancy)是妊娠与血压升高并存的一组疾病,发生率约 5%~12%。该组疾病严重影响母婴健康,是孕产妇及围生儿死亡的主要原因。

(一) 病因

妊娠期高血压疾病的病因至今不清,其高危因素包括:初产妇、年龄小于 18 岁或大于 40 岁、妊娠期高血压病史及家族史、慢性高血压、慢性肾炎、多胎妊娠、糖尿病、营养不良、经济条件差、体型矮胖、寒冷季节或气温变化大、气压高、精神过度紧张等。

(二) 病理

本病的基本病理生理变化为全身小血管痉挛,内皮细胞损伤和局部缺血。小血管痉挛,造成管腔狭窄,周围阻力增加,内皮细胞损伤,血管通透性增加,体液和蛋白质渗漏,临床表现为血压升高、水肿、蛋白尿等。因缺血、缺氧导致全身各组织器官受到不同程度的损害,严重者可导致抽搐、昏迷、脑出血、脑水肿,心、肾功能衰竭,肝功能异常,胎盘早剥及凝血功能障碍等,病情危重者可导致母儿死亡。

相关链接

HELLP 综合征

HELLP 综合征以溶血(hemolysis,H)、肝酶升高(elevated liver enzymes,EL)及血小板减少(low platelets,LP)为特点,其主要病理改变与妊娠期高血压疾病相同,但发展成为 HELLP 综合征的启动机制尚不清楚,研究表明其发生可能与自身免疫机制有关。

【护理评估】

(一) 临床表现

妊娠期高血压疾病的分类及临床表现见表 8-1。

表 8-1　妊娠期高血压疾病的分类及临床表现

分类		临床表现
妊娠期高血压		妊娠期出现收缩压≥140mmHg 和(或)舒张压≥90mmHg,尿蛋白(−);于产后 12 周内恢复正常,产后方可确诊。少数病人可伴有上腹部不适或血小板减少。
子痫前期	轻度	收缩压≥140mmHg 和(或)舒张压≥90mmHg 伴蛋白尿≥0.3g/24h,或随机尿蛋白(+)。
子痫前期	重度	收缩压≥160mmHg 和(或)舒张压≥110mmHg 尿蛋白≥5.0g/24h 或(+++);血肌酐 >106μmol/L;血小板 <100×10^9/L;持续性头痛或其他脑神经症状;持续性上腹部不适,肝酶 ALT 或 AST 升高;心衰、肺水肿;胎儿生长受限或羊水过少。
子痫		子痫前期病人抽搐不能用其他原因解释
慢性高血压并发子痫前期		高血压病人妊娠 20 周以前无尿蛋白,若出现尿蛋白≥300mg/24h,血压进一步升高或血小板 <100×10^9/L
妊娠合并慢性高血压		BP≥140/90mmHg,孕前或孕后首次诊断为高血压并持续到产后 12 周以后。

子痫抽搐进展迅速,前驱症状短暂,表现为抽搐、面部充血、口吐白沫、深昏迷;随之深部肌肉僵硬,很快发展成为典型的全身高张阵挛性惊厥、有节律的肌肉收缩和紧张,持续约 1~1.5 分钟,其间无呼吸动作;此后抽搐停止,呼吸恢复,但深昏迷;最后意识恢复,但困惑、易激惹、烦躁。

(二) 辅助检查

1. **血液检查**　了解血液浓缩情况及有无凝血功能障碍。

2. **肝、肾功能测定**　测定谷丙转氨酶、血尿素氮、肌酐、尿酸等。

3. **眼底检查**　可见视网膜水肿、剥离、棉絮状渗出物、出血,严重者可见视网膜剥离。

4. **尿常规检查**　根据随机尿蛋白及 24 小时尿蛋白定量来确定病情严重程度;根据镜检出现管型判断肾功能受损情况。

5. **其他**　超声心动图、心电图、胎盘功能及胎儿成熟度检查等。

（三）与疾病相关的健康史

详细询问病人的基础血压以及孕前和妊娠 20 周以前有无高血压史、尿蛋白、水肿的情况,有无抽搐发生等;既往病史中有无原发性高血压、慢性肾炎、糖尿病、心脏病等;同时,还应评估致病的高危因素,如低龄或高龄初产、矮胖体型、营养不良、家族史等;此次妊娠经过,出现异常现象的时间及治疗经过等。

（四）心理 - 社会状况

病人的心理状态与病情的严重程度、病程的长短、病人对疾病的认识、自身的性格特点及社会支持系统的情况有关,轻度病人因无明显不适常误认为是高血压或肾病而没有给予足够的重视;随着病情加重,病人常对自身及胎儿预后过分担忧和恐惧而终日心神不宁;也有些病人则产生否认、愤怒、自责、悲观、失望等情绪。病人及家属均需要程度不同的心理疏导。

（五）治疗原则

1. **妊娠期高血压**　加强孕期检查,密切观察病情变化,注意休息、饮食调节、采取左侧卧位,必要时可予镇静药物,以防发展为重症。

2. **子痫前期**　需住院治疗,治疗原则为休息、镇静、解痉、有指征的降压、利尿,密切监测母儿情况,适时终止妊娠。

3. **子痫**　控制抽搐,纠正缺氧和酸中毒,在控制血压、抽搐的基础上终止妊娠。

常用的治疗药物主要有:①解痉药物:硫酸镁,子痫治疗的一线药物,也是重度子痫前期预防子痫发作的预防用药;②降压药物:拉贝洛尔、硝苯地平、肼屈嗪等;③镇静药物:冬眠药物、苯巴比妥钠;④利尿药物:呋塞米、甘露醇。

理论与实践

案例 8-4 中的病人妊娠 36 周,血压≥160/110mmHg;24 小时尿蛋白量定量超过 5g,自觉头痛、头晕、胸闷、视物不清,可诊断为子痫前期重度。治疗原则:应住院治疗,为防止子痫发生,应给予硫酸镁解除血管痉挛,应用卡托普利等药物降压。如胎儿已成熟应及时终止妊娠。

【护理诊断 / 问题】

1. **有母儿受伤的危险**　与发生抽搐、昏迷及胎盘供血不足有关。
2. **潜在并发症:**胎盘早期剥离、急性肾功能衰竭、DIC 等。

【预期目标】

1. 病人病情得到控制,母儿受伤的危险性降低。
2. 病人病情缓解,未发生并发症,或并发症及时发现并处理。

【护理措施】

(一) 妊娠期高血压疾病的预防

1. 加强健康教育 使病人及其家属了解妊娠期高血压疾病的知识及其危害,自觉进行产前检查。

2. 指导病人合理饮食 减少脂肪摄入,不过分限制盐和液体摄入,增加蛋白质、维生素、铁、钙、镁、锌、硒等微量元素的摄入,多食新鲜蔬菜和水果。

3. 保证休息 病人应保证足够的休息和心情愉快,采取左侧卧位以增加胎盘血液供应。

(二) 妊娠期高血压病人的护理

1. 保证休息 轻度病人可在家休息,适当减轻工作,保证充足的睡眠(8~10 小时/日)。休息和睡眠时左侧卧位以改善子宫胎盘的血液循环。

2. 保持心情愉快 可阅读优美的文学作品、听轻音乐,从事一些力所能及的手工艺等活动,使病人既不紧张劳累,又不单调郁闷。

3. 调整饮食 与病人一起设计适宜的食谱,保证足够的蛋白质、水分、纤维素和适量盐的摄入;水肿不明显者不必限制盐的摄入。

4. 加强产前保健 根据病情适当增加产前检查的次数,加强母儿监测,防止病情发展。督促病人每日记数胎动,监测体重,及时发现病情变化。

(三) 子痫前期病人的护理

1. 一般护理

(1) 做好心理护理,为病人提供与病情有关的信息,解释治疗及护理计划,可减轻病人及家属因不了解病情而产生的焦虑,并能在异常情况发生时及时得到处理。

(2) 住院治疗,卧床休息,左侧卧位。保持病室安静,集中处置,避免各种刺激。同时应备好抢救物品及药品。

(3) 密切注意病情变化,需每日监测尿蛋白、血压、水肿状况,异常时及时与医师联系、尽快处理;注意病人的主诉,如出现头晕、头痛、目眩等自觉症状,则应提高警惕,防止子痫的发生。

(4) 监测胎心、胎动变化,及时发现胎儿异常。

(5) 重度病人适当限制盐的摄入,每日少于 3 克。监测体重,每日记录液体出入量,监测 24 小时尿蛋白定量及肝、肾功能变化。

2. 硫酸镁治疗的护理 硫酸镁为目前治疗子痫前期和子痫的首选解痉药物,护士应明确硫酸镁的用药方法、毒性反应及注意事项。

(1) 用药方法:硫酸镁的给药途径有两种:①静脉给药为首次负荷剂量 25% 硫酸镁 20ml 加于 10% 葡萄糖液 20ml 中,缓慢静脉注入,15~20 分钟推完。然后将 25% 硫酸镁 60ml 加于 10% 葡萄糖液 1000ml 静脉滴注,滴速以 1~2g/h。②夜间睡前停用静脉给药,改为肌内注射。用法为 25% 硫酸镁 20ml 加 2% 利多卡因 2ml,臀肌深部注射。

(2) 毒性反应:硫酸镁的治疗浓度和中毒浓度相近,故在进行硫酸镁治疗时应严密观察其毒性反应,认真控制硫酸镁的入量。硫酸镁中毒首先表现为膝腱反射减弱或消失,随浓度的增加可发展为全身肌张力减退和呼吸抑制,严重时心跳停止。

(3) 注意事项:每次用药前和用药期间,均应检测:①膝腱反射必须存在;②呼吸每分钟不少于 16 次;③尿量每小时不少 17ml,24 小时不少于 400ml;④备有 10% 葡萄糖酸钙。中毒时停用硫酸镁,静脉缓慢推注(5~10 分钟)10% 葡萄糖酸钙 10ml。

(四) 子痫病人的护理

1. 控制抽搐 遵医嘱采取药物控制抽搐,首选药物为硫酸镁,必要时加用镇静剂、降压药等。

2. **专人护理,防止受伤**　子痫发生时,首先应保持呼吸道通畅,并立即给氧。使病人取头低、左侧卧位,以防黏液吸入呼吸道,必要时,用吸引器吸出喉部黏液或呕吐物,以免窒息。用开口器或病人上、下臼齿之间放置缠好纱布的压舌板,防止唇舌咬伤,用舌钳固定舌头以防舌后坠。拉起床档,以免病人坠地外伤;在病人昏迷或未完全清醒时,禁止饮食和口服药,防止误入呼吸道而致吸入性肺炎。

3. **严密监护**　监测生命体征变化,密切观察尿量,可留置尿管,记录出入量,及时进行必要的检查,及早发现脑出血、肺水肿、急性肾衰等并发症。

4. **减少刺激,以免诱发抽搐**　将病人安排于单人暗室,避免声、光刺激;限制探视以防干扰其休息;医护动作轻柔,避免因外部刺激而诱发抽搐。

5. **做好终止妊娠的准备**　子痫控制后2小时可考虑终止妊娠。

（五）分娩期的护理

如决定经阴道分娩,应加强监护及护理。

1. **第一产程**　应密切监测病人的血压、脉搏、尿量、胎心及子宫收缩情况,及时了解病人有无头痛、恶心、视力模糊等自觉症状,如有异常及时通知医生并做好抢救准备;按医嘱给药,维持病人安静。

2. **第二产程**　尽量缩短第二产程,避免产妇用力。初产妇可行会阴侧切、低位产钳或胎头吸引助产。

3. **第三产程**　注意胎盘及胎膜及时娩出,在胎儿前肩娩出后立即静脉或肌注缩宫素(禁用麦角新碱),按摩宫底,预防产后出血。

（六）心理护理

鼓励病人说出心理感受,并对其表示理解,说明本病是可逆的,在产后多能恢复正常,解释治疗方法及护理措施,增强信心,使其积极配合治疗和护理。

理论与实践

案例8-4中病人护理诊断为:①体液过多;②有受伤的危险;③潜在并发症:胎盘早期剥离。

护理措施:该患为子痫前期重度,应卧床休息,每日监测尿蛋白、血压、水肿的变化,重视病人的主诉,防止子痫的发生;监测胎心、胎动变化,及时发现胎儿异常;给予病人低盐饮食,每日盐的摄入量应少于3g;遵医嘱给予解痉、降压、镇静等药物,应用硫酸镁者应监测膝健反射、呼吸、尿量,备好10%的葡萄糖酸钙注射液,并严格控制硫酸镁的滴注速度;做好病人的心理护理,为其提供与病情有关的信息,解释治疗及护理计划以减轻其焦虑水平。

【结果评价】

1. 病人病情得到控制,血压恢复正常,母儿无受伤。
2. 无并发症发生。

第五节　前置胎盘

案例 8-5

　　钱女士,28 岁,妊娠 32 周,无痛性、无诱因、反复少量阴道流血 3 日入院。入院后查体:体温 36.8℃、脉搏 90 次/分、呼吸 18 次/分、血压 95/60mmHg,胎心率 140 次/分,耻骨联合上方可闻及胎盘杂音,胎头高浮,阴道有活动性出血。病人曾人工流产 2 次。

　　问题: 1. 该病人的诊断及治疗原则是什么?

　　　　　　2. 针对该病人的护理诊断和护理措施有哪些?

【概述】

(一) 定义

　　正常的胎盘附着于子宫体部,孕 28 周后若胎盘附着于子宫下段,下缘达到或覆盖子宫颈内口,位置低于胎儿的先露部,称为前置胎盘(placenta previa)。前置胎盘是妊娠晚期的严重并发症,也是妊娠晚期出血最常见的原因,多见于经产妇或多产妇。

(二) 病因

　　目前尚不明确,高龄产妇、经产妇、多产妇、吸烟或吸毒妇女为高危人群。其病因可能与下列因素有关:①子宫体部内膜病变或损伤,如产褥感染、多产、剖宫产或多次刮宫等因素引起的子宫内膜炎或子宫内膜损伤;②胎盘面积过大,如多胎妊娠;③胎盘异常,如有副胎盘延伸至子宫下段近宫颈内口处;④受精卵滋养层发育迟缓,到达子宫下段方具备植入能力,在该处着床发育形成前置胎盘。

(三) 分类

　　根据前置胎盘的边缘与宫颈内口的关系可分为 3 种类型(图 8-4)。

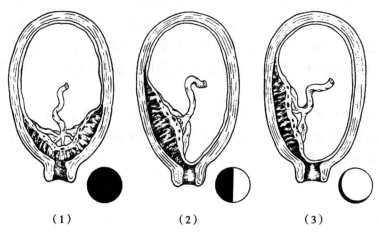

(1)　　　　　　(2)　　　　　　(3)

图 8-4　前置胎盘类型

1. **完全性前置胎盘**　胎盘组织完全覆盖宫颈内口,也称中央性前置胎盘。
2. **部分性前置胎盘**　胎盘组织部分覆盖宫颈内口。
3. **边缘性前置胎盘**　胎盘边缘达到宫颈内口,但未超过宫颈内口。

【护理评估】

（一）临床表现

1. **症状**　前置胎盘的典型症状是妊娠晚期或临产时，发生无诱因、无痛性、反复阴道流血。在子宫下段逐渐伸展及宫颈管短缩，宫口扩张时，附着于子宫下段或宫颈内口的胎盘不能相应地伸展，导致前置部分的胎盘与附着处剥离，使血窦破裂而出血。

完全性前置胎盘初次出血时间早，约在妊娠28周左右，次数频繁，量较大，有时一次大量出血即可使病人陷入休克状态。边缘性前置胎盘初次出血多发生在妊娠晚期或临产后，量也较少。部分性前置胎盘的出血情况介于二者之间。

2. **体征**　子宫软、无压痛，大小与停经月份一致，胎方位清楚。因子宫下段有胎盘占据，常合并胎位异常、胎先露高浮。胎心多正常，也可因病人失血过多致胎儿宫内缺氧，严重者胎死宫内；前置胎盘位于子宫下段前壁时，可于耻骨联合上方听到胎盘血管杂音。

（二）辅助检查

1. **B型超声检查**　可根据胎盘下缘与宫颈内口的关系确定前置胎盘的类型，是安全可靠的检查方法。

2. **产后检查胎盘及胎膜**　胎盘的前置部分可见陈旧性血块附着呈黑紫色，如这些改变位于胎盘的边缘，而且胎膜破口处距胎盘边缘小于7cm，则为部分性前置胎盘。

（三）与疾病相关的健康史

除个人健康史外，应详细询问病人的年龄、产次，有无前置胎盘、子宫内膜炎病史，有无剖宫产术、人工流产术等前置胎盘的易发因素；此次妊娠期间，特别是妊娠28周后，是否出现无痛性、无诱因、反复阴道流血症状，详细记录并估计出血量。

（四）心理-社会状况

突然阴道流血会使病人及其家属既担心病人的健康，更担心胎儿的安危，可表现为焦虑、恐惧、束手无策等。

（五）治疗原则

前置胎盘的治疗原则是抑制宫缩、止血、纠正贫血和预防感染。根据病人一般情况、阴道流血量、有无休克、胎儿是否存活、胎儿成熟度、产道条件、是否临产等情况综合分析，制定具体方案。

1. **期待疗法**　适用于妊娠小于34周或估计胎儿体重小于2000g，阴道流血不多，病人一般情况好，胎儿存活者。其目的是在保证病人安全的前提下，使胎儿能达到或更接近足月，从而提高围生儿存活率。

2. **终止妊娠**　病人发生大量出血甚至休克者，无论胎儿是否成熟，为了母亲安全应终止妊娠。其中剖宫产术是处理前置胎盘的主要手段。对于边缘性前置胎盘，胎先露为头位、阴道出血不多，估计能在短时间内结束分娩者可试行阴道分娩。

理论与实践

根据案例8-5：该病人为高龄病人，有过刮宫史，使子宫内膜损伤，在妊娠晚期发生无诱因、无痛性的阴道流血，考虑可能是前置胎盘，胎头高浮，耻骨联合上方闻及胎盘杂音，有助于前置胎盘的诊断，可进一步做彩超确诊。

治疗原则：该病人妊娠不足34周，胎儿存活，应采用期待疗法：在严密观察和护理下给予药物抑制宫缩、止血、补血、补液、促进胎儿成熟等治疗，使胎儿能够达到或接近足月，从而提高胎儿的存活率。

【护理诊断／问题】

1. 潜在并发症：出血性休克。
2. 有感染的危险　与出血多、机体抵抗力下降及胎盘剥离面大且距宫颈口近有关。
3. 恐惧　与担心本人及胎儿的预后有关。

【预期目标】

1. 病人休克症状被及时发现并纠正，血流动力学指标维持在正常水平。
2. 住院期间，病人无感染发生。
3. 病人情绪稳定，积极配合治疗和护理。

【护理措施】

(一) 监测生命体征，及时发现病情变化
严密监测病人的生命体征，阴道流血的时间、量、色，及时发现其休克表现。监测胎儿宫内情况以便及时发现异常。按医嘱完成各项实验室检查，做好输液、输血的准备工作。

(二) 保证休息，减少刺激
病人应住院治疗，绝对卧床休息，取左侧卧位，止血后方可轻微活动。定时给予间断吸氧，每日 3 次，每次 1 小时，增加胎儿血氧供应。避免各种刺激，医护人员进行腹部检查时动作要轻柔，禁做阴道检查及肛查以减少出血机会。

(三) 纠正贫血
除口服硫酸亚铁、输血等措施外，还应建议病人多食高蛋白及含铁丰富的食物，如动物肝、绿叶蔬菜及豆类等，有利于纠正贫血、增强机体抵抗力、促进胎儿生长发育。

(四) 术前准备
有些前置胎盘的病人发病急，病情控制的效果难以预料，需通过急诊手术迅速控制出血，因此护士在病人入院时就应按腹部手术病人护理要求为病人做好术前准备。术前除监测病人的生命体征外，还应严密监测胎儿宫内状况，并做好新生儿抢救准备。

(五) 预防产后出血及感染
1. 胎儿娩出后早使用宫缩剂，预防产后大出血。
2. 产妇回病房后应严密监测生命体征及阴道流血、子宫收缩情况，如有异常及时报告医生给予处理。
3. 严密观察与感染有关的体征，如体温、脉搏、呼吸等；及时收集血尿标本，监测白细胞计数和分类，发现异常及时和医师联系。
4. 认真观察子宫收缩情况和恶露的量，性状及气味等。指导病人保持会阴部清洁，每日外阴擦洗两次，以预防逆行感染。
5. 严格执行无菌操作规程，按医嘱给予抗生素治疗，杜绝医源性感染的发生。

(六) 心理护理
护士应重视病人的心理评估，根据病人的具体情况向其解释有关疾病的知识，如：治疗措施、护理计划及预后情况等。为病人提供倾诉的环境和机会，鼓励其说出心中的疑虑，给予她们提问的机会；与病人一起听胎心音，指导她们数胎动等措施均有助于减轻顾虑，稳定病人情绪。允许家属陪伴，可以消除病人的孤独感。护士应使病人明白其心理状态会影响胎儿发育及预后，应尽量保持乐观、稳定的情绪，增强信心，

积极配合治疗及护理。

案例 8-5 中病人护理诊断为：①潜在并发症：出血性休克；②有感染的危险。

护理措施：监测生命体征，及时发现病情变化；左侧卧位，绝对卧床休息，减少刺激；保持外阴清洁，预防感染；监测胎儿情况，做好术前及抢救新生儿的准备；做好心理护理，使病人明白其心理状态会影响胎儿发育及预后，应尽量保持乐观、稳定的情绪，增强信心，积极配合治疗及护理。

【结果评价】

1. 病人生命体征平稳，血流动力学指标趋于正常。
2. 病人未出现产后出血和感染。
3. 病人情绪稳定，配合治疗。

第六节　胎盘早期剥离

案例 8-6

　　杨女士，33 岁，妊娠 35 周，受到撞击后腹部剧烈腹痛 1 小时。查体：体温 36.0℃，脉搏 110 次 / 分，血压 70/40mmHg，阴道无流血，宫口未开，未破膜，子宫足月妊娠大小，板状硬，有压痛，胎心 90 次 / 分，胎位不清。病人面色苍白，恐惧。

　　问题：1. 该病人可能的诊断和治疗原则是什么？
　　　　　2. 针对该病人的护理诊断和护理措施有哪些？

【概述】

（一）定义

妊娠 20 周后或分娩期，正常位置的胎盘在胎儿娩出前部分或全部从子宫壁剥离，称为胎盘早期剥离，简称胎盘早剥（placental abruption）。胎盘早剥是妊娠晚期的严重并发症，其特点为起病急、进展快，若处理不及时，可危及母儿生命。

（二）病因

胎盘早剥的确切病因及发病机制尚不完全清楚，可能与以下因素有关。

1. **血管病变**　慢性高血压、妊娠期高血压疾病、肾脏疾病或全身血管病变，由于胎盘底蜕膜螺旋小动脉痉挛或硬化，引起远端毛细血管变性坏死甚至破裂出血，血液在底蜕膜与胎盘之间形成胎盘后血肿，使胎盘与宫壁分离。

2. **机械性因素**　腹部突然受到撞击，脐带过短，胎儿下降牵拉脐带等导致胎盘早剥。

3. **宫腔内压力骤减**　双胎分娩时的第一胎娩出过快，羊水过多人工破膜后羊水流出过快等均可使宫腔内压力突然降低，子宫突然收缩，导致胎盘早剥。

4. 子宫静脉压突然升高 由于病人长时间取仰卧位,巨大的妊娠子宫压迫下腔静脉,使回心血量减少,子宫静脉压升高,引起蜕膜后血肿,可致部分或全部胎盘剥离。

此外,近年发现一些高危因素,如吸烟、吸毒、病人代谢异常、有血栓形成倾向、胎盘附着部位的子宫肌瘤等;有胎盘早剥病史的病人再次发生胎盘早剥的危险性增高。

(三) 病理

胎盘早剥的主要病理改变是底蜕膜出血形成血肿,使胎盘自附着处剥离。依病理情况可分为显性、隐性及混合性三种类型(图8-5)。若剥离面积小,底蜕膜出血量少,出血很快停止,临床多无症状。当胎盘剥离面扩大后,出血不断增多,形成胎盘后血肿,血液冲开胎盘边缘,沿胎膜和子宫壁之间向子宫颈口外流出,称显性剥离或外出血。若胎盘边缘仍附着于子宫壁上,或胎膜与子宫壁未分离,出血积聚于胎盘和子宫壁之间,不能外流,称隐性剥离或内出血。当内出血过多时,血液可冲开胎盘边缘与胎膜,经宫颈管外流,形成混合性出血。

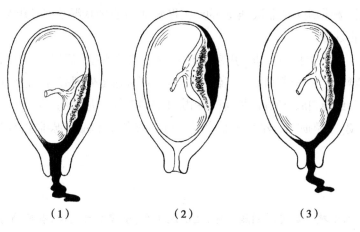

（1）　　　　　　（2）　　　　　　（3）

图 8-5　胎盘早期剥离的类型

严重内出血时,血液积聚于胎盘与子宫壁之间,局部压力增大,血液侵入子宫肌层,引起肌纤维分离、断裂、变性,收缩力减弱,血液浸润至子宫浆膜层下,子宫表面出现紫色瘀斑,称子宫胎盘卒中。

【护理评估】

(一) 临床表现

胎盘早剥的临床表现是妊娠晚期或临产时,突然发生持续性腹痛,伴有或不伴有阴道流血。根据病情严重程度将胎盘早剥分为3度:

Ⅰ度:以外出血为主,多见于分娩期,胎盘剥离面积小,病人常无腹痛或有轻微腹痛。腹部检查见子宫软、大小与妊娠周数相符,胎心正常。产后检查见胎盘母体面有凝血压迹即可诊断。

Ⅱ度:胎盘剥离面积1/3左右,主要症状为突然发生的持续性腹痛,疼痛程度与胎盘后积血量成正比。无或有少量阴道流血,贫血程度与阴道流血量不相符。腹部检查见子宫大于妊娠周数,宫底升高,胎盘附着处压痛明显,宫缩有间歇,胎位可扪及,胎儿存活。

Ⅲ度:胎盘剥离面积超过胎盘面积的1/2,临床表现较Ⅱ度重,可伴有休克症状。腹部检查见子宫硬如板状,即使宫缩间歇期也不放松,胎位触不清,胎心消失。

(二) 辅助检查

1. B型超声检查 用于确定有无胎盘早剥及估计剥离面大小。典型的超声图像可显示胎盘和子宫壁间出现边缘不清楚的液性暗区,胎盘增厚,同时可了解胎儿在宫内的情况。

2. 实验室检查 主要了解病人贫血程度及有无凝血功能障碍。检查血、尿常规及与凝血功能有关的项目，如血小板计数、凝血酶原时间、纤维蛋白原等，必要时作血尿素氮、尿酸及二氧化碳结合力等检查。

（三）与疾病相关的健康史

病人在妊娠晚期或临产时突然发生腹部剧痛，有急性贫血或休克现象，应引起护士重视，详细询问健康史及孕产史、与胎盘早剥相关的诱发因素等，并记录发病时间、阴道出血、腹痛等情况。

（四）心理 - 社会状况

胎盘早剥的病人病情变化迅速，需积极进行抢救，常使病人及家属有措手不及和无法接受现实的困惑。此外，病人期待自己及胎儿能通过医务人员的抢救和自身的配合得到良好的结局。

（五）治疗原则

以纠正休克、及时终止妊娠、防止产后出血、及时处理凝血功能障碍及预防肾功能衰竭为处理原则。

1. 纠正休克 开放静脉通路，迅速补充血容量，尽量输新鲜血，尽快改善病人血液循环。

2. 及时终止妊娠 根据病人的胎次、早剥的严重程度、胎儿宫内状况及宫口开大等情况决定采取阴道分娩或剖宫产方式终止妊娠。

3. 防止产后出血 胎儿娩出后立即应用宫缩剂，按摩子宫以控制产后出血，必要行子宫切除。

4. 处理凝血功能障碍 补充凝血因子，及时足量输入新鲜血是处理凝血功能障碍的有效措施。根据具体情况还可用输注纤维蛋白原、新鲜血浆、肝素和抗纤溶剂等方法进行治疗。

5. 预防肾功能衰竭 监测尿量，及时补充血容量，给予呋塞米 20~40mg 静脉推注，预防肾功能衰竭的发生。

理论与实践

根据案例 8-6：病人受撞击后突感剧烈腹痛，无阴道流血，子宫增大变硬，有压痛，胎心减慢，胎位不清，可能的诊断为胎盘早剥。

治疗原则：抢救休克，平卧，保暖，吸氧，迅速建立静脉通路，输新鲜血，补充血容量及凝血因子。行剖宫产终止妊娠。

【护理诊断／问题】

1. 潜在并发症：出血性休克、弥漫性血管内凝血、急性肾功能衰竭、产后出血。
2. 恐惧 与胎盘早剥起病急、进展快、危及母儿生命有关。
3. 预感性悲哀 与胎儿死亡、切除子宫有关。

【预期目标】

1. 病人出血性休克得到有效控制，病人不发生产后出血。
2. 病人情绪稳定，配合治疗与护理。
3. 出院时，母儿健康状态良好。

【护理措施】

（一）纠正休克

1. 迅速开放静脉，补充血容量，及时输入新鲜血，平卧，保暖，吸氧。

2. **严密监测病情变化** 监测生命体征,注意宫缩及胎心音变化,及时发现并发症。了解各种实验室检查的结果,密切观察是否有凝血功能障碍,如牙龈出血、皮下点状出血及注射部位瘀血、尿血、呕血等。一旦发现异常,及时报告医生并配合处理。

(二) 协助医生终止妊娠

一旦确诊,应及时终止妊娠,依具体情况决定分娩方式,协助医生进行相应护理。

1. **阴道分娩** 适用于Ⅰ度病人,一般情况好、宫口已扩张、且估计能在短时间内结束分娩者。先人工破膜,使羊水缓慢流出,缩小子宫容积;用腹带包裹腹部,压迫胎盘使其不再继续剥离,必要时按医嘱滴注催产素,缩短第二产程。产程中应密切监测血压、脉搏、宫底高度、阴道流血量和胎心音等变化,一旦病情加重或出现胎儿窘迫,应立即剖宫产结束分娩。

2. **剖宫产** 适用于Ⅱ、Ⅲ度胎盘早剥,估计不能在短时间内结束分娩者;破膜后产程无进展者;有胎儿宫内窘迫者。

(三) 预防产后出血

胎盘早剥的病人易发生产后出血,因此分娩后应立即给予宫缩剂并按摩子宫。若子宫收缩乏力或血液不凝,出血难以控制时,应在输入新鲜血的同时做好子宫切除术的准备。

(四) 产褥期护理

加强营养,纠正贫血。保持会阴清洁,勤换会阴垫,预防感染。胎儿存活者给予母乳喂养指导,死产者及时给予退乳指导。

(五) 心理护理

由于胎盘早剥的病人病情变化迅速,病情严重者甚至威胁母子的生命安全,病人及家属常表现为焦虑、恐惧、手足无措等。护理人员应鼓励他们表达内心感受。并对其提出的问题予以耐心解答,让其了解病程进展及治疗和护理计划。对于失去孩子,甚至遭受子宫切除的病人,护理人员尽量安排她们在周围没有婴儿的房间,让家人尽量陪伴,以免触景生情;或联系心理医生,共同解除她们的心理障碍,使其尽快走出阴影,接受现实,恢复正常的心态。

理论与实践

案例 8-6 中病人护理诊断为:①潜在并发症:出血性休克;②恐惧。

护理措施:①平卧位,吸氧,迅速开放静脉,积极补充血容量,及时输入新鲜血;②监测生命体征,注意宫缩及胎心音变化;③做好剖宫产及抢救新生儿的准备;④分娩后应立即给予宫缩剂并按摩子宫以预防产后出血;⑤做好心理护理,减轻病人的恐惧,使其配合治疗。

【结果评价】

1. 出院时母儿健康状态良好。

2. 病人住院期间没有发生并发症,或并发症得到有效的处理。

3. 胎儿死亡的产妇能面对现实,情绪稳定,能恢复正常的生活。

第七节 胎膜早破

案例 8-7

刘女士,29 岁,G_2P_0,平素月经规律,现孕 34 周,2 小时前腹部受到撞击后突感有较多液体自阴道流出。孕妇及家人异常慌张,入院求治。查体:体温 36.5℃,脉搏 80 次 / 分,血压 130/80mmHg。腹部检查:子宫质软,宫底剑突下 2 横指,枕左前位,胎头浮,胎心 140 次 / 分。

问题:1. 该病人可能的临床诊断是什么?

2. 该如何制定护理措施呢?

【概述】

(一) 定义

胎膜早破(premature rupture of membranes, PROM)是指在临产前发生胎膜破裂。其发生率国内报道约占分娩总数的 2.7%~7%。胎膜早破可引起早产(发生在早产者的约为足月产的 2.5~3 倍)、胎盘早剥、羊水过少、脐带脱垂、胎儿窘迫、新生儿呼吸窘迫综合征等,孕产妇及胎儿感染率和围产儿死亡率显著增加。

(二) 病因

导致胎膜早破发生的原因较多,一般认为是多种因素相互作用的结果。

1. **生殖道感染** 可由细菌、病毒或弓形体引起。上行性细菌感染可产生蛋白溶解酶、过氧化物酶、溶菌酶等物质,使胎膜组织局部抗张能力下降而导致破裂。

2. **羊膜腔内压力升高** 常见于多胎妊娠、羊水过多、巨大胎儿等。

3. **胎膜受力不均** 头盆不称、胎位异常、宫颈内口松弛等因素,易导致前羊膜囊受力不均而发生胎膜早破。

4. **营养因素** 缺乏维生素 C、锌及铜,可使胎膜抗张能力下降,引起胎膜早破。

5. **其他** 人工剥膜、羊膜腔穿刺不当、妊娠晚期性生活频繁、外伤、咳嗽、负重、过度疲劳等均有可能导致胎膜早破。

【护理评估】

(一) 临床表现

1. **症状** 病人突然感有较多液体自阴道流出,量时多时少,一般为持续流出。当咳嗽、打喷嚏、负重等腹压增加时,羊水即流出。

2. **体征** 肛诊时查不到羊膜囊,将胎先露上推,可见阴道流液增多。阴道流液应与尿失禁、阴道炎溢液鉴别。

(二) 辅助检查

1. **阴道液 pH 值测定** 正常阴道液呈酸性 pH 为 4.5~5.5;羊水的 pH 为 7.0~7.5;尿液的 pH 为 5.5~6.5。用 pH 试纸检查,若流出液 pH≥6.5 时,视为阳性,胎膜早破的可能性极大。用试纸测定,羊水可使试纸变蓝。试纸测定可受血液、精液、尿液、宫颈黏液的污染而出现假阳性。

2. **阴道液涂片检查** 阴道液干燥片检查有羊齿植物叶状结晶出现为羊水,经不同染色后镜检可见毳毛、脂肪滴和胎儿皮肤的脱落细胞。

　　3. 羊膜镜检查　看不到前羊膜囊而直接观察到胎先露部,即可确诊为胎膜早破。

　　(三) 与疾病相关的健康史

　　详细询问病史,了解妊娠期有无诱发胎膜早破的原因,如是否有创伤史、妊娠后期性交史、妊娠期羊水过多等病史。确定胎膜破裂的时间。

　　(四) 心理 - 社会状况

　　突发胎膜早破,病人和家属可能紧张,担心胎儿及自身的健康,病人可能开始考虑胎膜早破带来的种种后果,甚至会产生恐惧心理。

　　(五) 治疗原则

　　妊娠 28~35 周,无感染征象、无胎儿窘迫,羊水池深度 ≥3cm 可进行期待疗法。妊娠 <24 周、胎肺成熟、明显感染、胎儿窘迫、妊娠 >36 周等均需终止妊娠。

【护理诊断 / 问题】

　　1. 有感染的危险　与胎膜破裂后,病原体上行感染有关。

　　2. 有胎儿受伤的危险　与脐带脱垂、胎儿宫内窘迫和早产等有关。

【预期目标】

　　1. 病人无感染发生。

　　2. 胎儿能顺利生产,无并发症发生。

　　3. 焦虑情绪能控制,心理和生理舒适感增加。

【护理措施】

　　(一) 严密观察母儿情况

　　观察病人的体温、脉搏、白细胞计数,了解感染的征象;监测胎儿的宫内情况,密切观察胎心率变化,嘱病人进行胎动计数,必要时可使用胎儿监护仪;观察羊水性状、颜色、气味等,预防早产、脐带脱垂、感染、胎儿窘迫等并发症的发生。

　　(二) 积极预防感染

　　1. 保持外阴清洁,每日用 1‰ 苯扎溴铵(新洁尔灭)棉球擦洗会阴部两次。尽量减少阴道检查的次数,以降低早产和感染的发生。

　　2. 放置吸水性好的消毒会阴垫于外阴,勤更换,保持清洁干燥。

　　3. 遵医嘱给予抗生素。一般于胎膜破裂后 12 小时即给抗生素预防感染发生。

　　(三) 脐带脱垂的预防及护理

　　嘱胎膜早破但先露未衔接的病人绝对卧床休息,采取左侧卧位,抬高臀部,以防脐带脱垂造成胎儿缺氧或宫内窘迫;监测胎心 NST,阴道检查确定有无隐性脐带脱垂,如有脐带先露或脐带脱垂,应在数分钟内结束分娩。

　　(四) 心理护理

　　向病人讲解胎膜早破的危害性,分析病人目前的状况,让其了解到早产新生儿的健康可能受到威胁甚至死亡,做好心理准备,使病人积极参与护理。

(五) 健康教育

使病人重视妊娠期卫生保健,加强产前检查;注意休息营养,避免过度劳累;妊娠后期禁止性交;避免负重及腹部受碰撞;宫颈内口松弛者,应卧床休息,并于妊娠14~18周左右行宫颈环扎术;骨盆狭窄、胎位不正、头盆不称、先露不入盆者,应提前住院待产。

理论与实践

根据案例8-7所述,2小时前腹部受到撞击后突感有较多液体自阴道流出。腹部检查:子宫质软,宫底剑突下2横指,胎心140次/分,胎位枕左前位。可能的诊断为胎膜早破。

护理措施为绝对卧床休息,采取左侧卧位,抬高臀部;保持外阴清洁,每日擦洗2次;观察病人的体温、脉搏、白细胞计数,了解感染的征象;遵医嘱给予抗生素;监测胎儿的宫内情况,密切观察胎心率变化,嘱病人进行胎动计数,必要时可使用胎儿监护仪;观察羊水性状、颜色、气味等,预防早产、脐带脱垂、感染、胎儿窘迫等并发症的发生。

【结果评价】

1. 母儿生命安全。
2. 未发生宫腔感染、胎儿窘迫与脐带脱垂等并发症。

(李　丽)

学习小结

本章节主要讲述流产、异位妊娠、前置胎盘、胎盘早剥、妊娠期高血压疾病、早产、胎膜早破病人的护理。通过学习掌握流产、异位妊娠、前置胎盘、胎盘早剥的定义、分型及临床表现、护理诊断及护理措施;熟悉流产、异位妊娠、妊娠期高血压疾病、前置胎盘、胎盘早剥的病因、病理、辅助检查方法及治疗要点,并运用所学知识对妊娠期并发症病人提供整体护理。

妊娠期并发症对母儿健康有不利影响,因此应进行孕前咨询,加强整个孕期的检查与监测,及时发现问题并进行相应的治疗及护理。

复习参考题

1. 流产有哪几种类型,如何区分各种类型的流产?

2. 异位妊娠的临床表现是什么?哪些辅助检查可帮助确诊?

3. 硫酸镁的毒副反应有哪些?如何避免硫酸镁中毒?

第九章   妊娠期合并症妇女的护理

9

学习目标	
掌握	妊娠合并心脏病、糖尿病、病毒性肝炎妇女的护理评估及其护理措施。
熟悉	妊娠合并心脏病、糖尿病、病毒性肝炎与妊娠的相互影响。
了解	妊娠合并心脏病、糖尿病、病毒性肝炎、缺铁性贫血的处理原则。

妇女在妊娠期的常见合并症包括妊娠合并心脏病、糖尿病、病毒性肝炎和贫血。妊娠与其合并的疾病之间可相互影响,对妇女妊娠结局和和母儿健康将产生不良后果。

第一节　妊娠期合并心脏病妇女的护理

案例 9-1

　　王女士,初产妇,24岁,宫内妊娠33^{+4}周,因心慌、胸闷半月余入院。5岁时被诊断为房间隔缺损,未治疗。近半月走路及上二楼时感心慌、胸闷,休息后缓解。体格检查:口唇发绀,颈静脉稍充盈,心率112次/分,律齐,胸骨左缘第二肋间闻及Ⅱ级收缩期杂音,肝脾未及,双下肢无水肿;胎心135次/分。超声心动图提示:先天性心脏病房间隔缺损;腹部B超提示:单活胎,孕32周。

　　问题:1. 该孕妇的临床诊断及治疗原则是什么?
　　　　　2. 针对该孕妇的护理诊断和护理措施有哪些?

【概述】

　　妊娠合并心脏病是产科的严重合并症。在我国孕产妇死因顺位中高居第二位,为非直接产科死因的第一位。其发病率约为1%,死亡率为0.73%。先天性心脏病为妊娠合并心脏病的首位,约占35%~50%,其次为风湿性心脏病、妊娠高血压疾病性心脏病、围生期心肌病和病毒性心肌炎等。妊娠、分娩和产褥期均可使心脏负担加重而诱发心力衰竭,心脏病对胎儿亦有较大影响。孕产期应加强监护与保健,以期获得良好的妊娠结局。

　　(一)妊娠、分娩对心脏病的影响

　　1. 妊娠期　孕妇的血容量于妊娠6周时开始增加,32~34周达高峰,较妊娠前增加30%~45%。血容量增加引起心排出量增加、心率加快;随子宫增大,横膈上升,心脏左移,大血管扭曲,心脏射血阻力增加。以上因素均增加了心脏负担,容易诱发孕妇心力衰竭。

　　2. 分娩期

　　(1) 第一产程:每次宫缩约有250~500ml的血液被挤入体循环致回心血量增加,心排出量增加约24%,子宫收缩使右心房压力增高,平均动脉压增大约10%,更加重心脏负担。

　　(2) 第二产程:由于腹肌和骨骼肌均参加活动,周围阻力增加;产妇屏气用力使肺循环压力增大,腹压增加,回心血量进一步增加,此期心脏负担最重,可诱发心力衰竭。

　　(3) 第三产程:胎儿娩出后,腹压骤降,大量血液涌向内脏,回心血量锐减;胎盘娩出后,胎盘循环停止,子宫内约有500ml血液随子宫收缩突然进入体循环,又使回心血量急剧增加,这两种血流动力学的急剧变化,使心脏负担增加,患心脏病的产妇极易发生心力衰竭。

　　3. 产褥期　产后3日内,由于子宫缩复使大量血液进入体循环,同时妊娠期潴留于组织间的大量液体回流到体循环,使回心血量再度增加;加之产妇伤口和宫缩疼痛、哺乳、休息不佳均增加心脏负担,也易引起心力衰竭。

　　综上所述,妊娠32~34周、分娩期及产后3日内,是患有心脏病孕妇最危险时期,护理时应严密监护,确保母婴安全。

　　(二)心脏病对妊娠、分娩的影响

　　1. 心脏病一般不影响受孕。心功能Ⅰ~Ⅱ级,既往无心衰史,亦无其他并发症者,妊娠后经严密监护,适当治疗可耐受妊娠、分娩;心功能Ⅲ级及以上者易发生心衰,不宜妊娠。如已妊娠应在早期终止。

2. 心脏病孕妇心功能良好者,母儿相对安全,多以剖宫产终止妊娠。但若有心功能不全,则可因缺氧引起子宫收缩,发生流产、早产,或引起胎儿发育迟缓和胎儿窘迫,甚至胎死宫内。

【护理评估】

(一) 临床表现

1. 心脏功能分级 美国纽约心脏病协会(NYHA)根据病人所能耐受的日常体力活动将心功能分为4级:

Ⅰ级:一般体力活动不受限。

Ⅱ级:一般体力活动稍受限制,休息时无自觉症状。

Ⅲ级:心脏病病人体力活动明显受限,休息时无不适,轻微日常活动即感不适、心悸、呼吸困难或既往有心力衰竭病史。

Ⅳ级:不能进行任何体力活动,休息状态下即出现心衰症状,体力活动后加重。

此种分级心功能分级方案简便易行,但主要依据为主观症状,缺少客观检查指征。1994年美国心脏病协会(AHA)对NYHA的心功能分级方案进行修订后,采用并行两种分级方案。第一种是上述的四级心功能分级方案,第二种是客观检查手段的评估(心电图、负荷试验、X线、超声心动图等)评估心脏病变程度,分为4级:

A级:无心血管病的客观依据。

B级:客观检查表明属于轻度心血管病病人。

C级:客观检查表明属于中度心血管病病人。

D级:客观检查表明属于重度心血管病病人。

其中轻、中、重的标准未做明确规定,由医师根据检查结果进行判定。分级方案将病人的两种分级并行,如病人无主观症状,但客观检查主动脉瓣中度反流,心脏扩大,则判定为Ⅰ级C。

2. 早期心力衰竭的临床表现

(1) 妊娠期:妊娠合并心脏病者,若出现下列症状和体征,应考虑为早期心力衰竭:①轻微活动后即出现胸闷、心悸、气短;②休息时心率超过110次/分,呼吸超过20次/分;③夜间常因胸闷而坐起呼吸,或到窗口呼吸新鲜空气;④肺底部出现少量持续性湿啰音,咳嗽后不消失。

(2) 分娩期:由于宫缩频繁,孕妇需半卧位或端坐呼吸,咳嗽或痰中带血,脉搏加快,肺底部出现持续性啰音。

(3) 产褥期:患有心脏病的产妇还有可能出现心衰症状,生活不能自理和无法照顾新生儿。心功能好的产妇,分娩顺利,经过休息后一般状态良好。

(二) 辅助检查

1. B型超声检查 ①通过心脏超声检查可反映各心腔大小的变化、心瓣膜结构及功能情况;②产科超声检查可了解胎儿情况。

2. 心电图检查 可提示各种严重的心律失常及心肌损害等情况。

3. 胎儿电子监护仪 预测胎儿宫内储备能力,评估胎儿健康。

4. 超声心动图(UCG) 精确反映各心腔大小的变化,心瓣膜结构与功能情况。

5. 实验室检查 血尿常规分析;胎盘功能检查等。

(三) 与疾病相关的健康史

1. 健康史

(1) 了解孕妇既往妊娠史、此次妊娠后的自觉症状,如心慌、气短、疲倦、胸闷、呼吸困难等。

(2) 所患心脏病的时间、类型(包括先天性心脏病、风湿性心脏病、妊娠高血压性心脏病、围生期心肌病和心肌炎),既往治疗经过与心功能状态,是否出现过心衰等。

(3) 判定心功能状态:根据纽约心脏病协会(NYHA)分级方案和美国心脏病协会(AHA)的客观指标评估方法,确定孕、产妇的心功能。

(4) 是否存在增加心脏负荷的诱因:如感染、贫血、便秘、日常工作状况、心理感受,是否缺乏支持系统等。

2. 评估与心脏病有关的症状和体征

(1) 一般状况:应重视孕产妇的主诉,注意评估孕产妇一般情况、生命体征,了解是否出现心悸、气短、容易疲劳、水肿、甚至呼吸困难、不能平卧等心功能不全或心衰的表现。

(2) 产科检查:根据病情增加产前检查的次数;评估胎儿宫内健康状况,如胎心、胎动计数;测量孕妇宫高、腹围是否符合妊娠月份;评估孕产妇休息睡眠、活动、饮食及排便情况等。

(四) 心理 - 社会状况

1. 妊娠期　随着妊娠进展,心脏负担逐渐加重,孕妇及家属的心理负担较重,甚至产生恐惧心理而不能合作,多数孕妇无法自理日常家务。

2. 分娩期　处于恐惧状态,渴望有医护人员或家属陪伴,家属及亲友也十分担心要求守护产妇。

3. 产褥期　如分娩顺利,母子平安,产妇逐渐表现出情感性和动作性护理婴儿的能力;如分娩经过不顺利或婴儿发生意外,产妇容易抑郁。因此应重点评估孕产妇及家属的相关知识掌握情况、产妇的母亲角色获得情况及其心理状况。

(五) 治疗原则

心脏病孕妇的主要死亡原因是心衰和感染。其治疗原则为:

1. 非妊娠期　根据病人所患心脏病类型、病情严重程度及心功能状态,确定是否可以妊娠。对不宜妊娠者,应指导其采取正确的避孕措施。

2. 妊娠期

(1) 终止妊娠:凡不宜妊娠者,应在妊娠 12 周前行治疗性人工流产术;中期妊娠以后必须终止者,其风险性极大,应在心内科医生严密监护下剖宫取胎。

(2) 严密监护:应由心内科医生和产科医生密切合作。定期产前检查,正确评估母体和胎儿情况,积极预防和治疗各种引起心衰的诱因,动态观察心脏功能,减轻心脏负荷,适时终止妊娠。

3. 分娩期　心功能 Ⅰ~Ⅱ 级,胎儿不大,胎位正常,宫颈条件良好者,在严密监护下考虑经阴道分娩。心功能Ⅲ~Ⅳ级或宫颈条件不佳或有产科手术指征者应择期剖宫产。

4. 产褥期　预防心衰及感染,心功能Ⅲ~Ⅳ级者行绝育术。

【护理诊断 / 问题】

1. 活动无耐力　与妊娠合并心脏病心功能差有关。
2. 自理能力缺陷　与心脏病活动受限及卧床休息有关。
3. 潜在并发症:心力衰竭、感染。

【预期目标】

1. 孕产妇能够叙述妊娠、分娩、产褥与心脏病的相互影响。
2. 孕产妇能够调整日常生活以适应妊娠。焦虑程度减轻,舒适感增加。

3. 孕产妇心衰、感染等并发症能被及时发现与处理。

【护理措施】

(一) 非孕期

根据病人所患心脏病的类型、病情严重程度及心功能状态,是否手术矫治史等具体情况决定是否可以妊娠。对不宜妊娠者,应指导其采取有效的避孕措施。

(二) 妊娠期

1. 加强孕期保健 定期产前检查或家庭访视,早期发现诱发心衰的各种潜在危险因素。妊娠 20 周前每 2 周产期检查 1 次,妊娠 20 周后,尤其在 32 周后,每周检查一次。了解心脏代偿功能的情况,有无心力衰竭的早期表现,如发现异常均应立即入院治疗。孕期经过顺利者应在 36~38 周提前住院待产。

2. 预防心力衰竭

(1) 充分休息:提供良好的家庭支持系统,保持情绪稳定,避免过度劳累;保证充足睡眠,每天至少 10 小时睡眠且中午休息 2 小时,多数医生建议心脏病孕妇妊娠 30 周以后应绝对卧床休息,防止心衰与早产。休息时应采取左侧卧位或半卧位。

(2) 合理饮食:心脏病孕妇比一般孕妇更应注意营养。指导孕妇摄入高热量、高维生素、低盐低脂饮食,宜少量多餐。多吃水果蔬菜,防治便秘加重心脏负担。整个孕期孕妇体重增加不超过 10kg。妊娠 16 周后,食盐量不超过 4~5g/ 日。

(3) 预防诱发心力衰竭的各种因素:如感染(尤其是上呼吸道感染)、贫血、心律失常、发热、妊娠期高血压疾病等。保持外阴清洁,预防泌尿系感染。如有感染征象,应给予有效的抗感染治疗,使用输液泵严格控制输液速度。风心病致心衰者,协助病人变换体位,活动双下肢,以防血栓形成。临产后加用抗生素以防感染。

问题与思考

妊娠合并心脏病妇女妊娠期与一般循环系统疾病病人预防心衰和感染有何异同?

(4) 健康教育与心理支持:①指导孕妇及其家属了解妊娠合并心脏病的相关知识,包括如何自我照顾、限制活动程度、诱发心衰的危险因素及其预防、识别早期心力衰竭的常见症状和体征,尤其是遵医嘱服药的重要性,掌握抢救和应对措施。②做好心理疏导,鼓励病人说出心理感受和关心的问题;鼓励家属陪伴,消除紧张情绪,协助并提高孕妇自我照顾能力。③告知孕妇及其家属妊娠的进展情况,胎儿的监测方法,产时、产后的治疗和护理方法,以减轻焦虑心理,安全度过妊娠期。

理论与实践

根据案例 9-1 所述:该孕妇 5 岁时即诊断先天性心脏病。现妊娠 33⁺⁴ 周,心慌胸闷半月余入院。体检:口唇青紫、颈静脉稍充盈、心率 112 次 / 分、胸骨左缘第二肋间闻及Ⅱ级收缩期杂音,胎心 135 次 / 分。
临床诊断:①妊娠晚期 33⁺⁴ 周、妊娠合并心脏病;②心功能Ⅱ级、早期心率衰竭。
治疗原则:控制心力衰竭、预防感染、严密监护胎儿宫内情况、适时终止妊娠。

(三) 分娩期

1. 经阴道分娩及处理 严密观察产程进展,防止心力衰竭发生。

（1）第一产程：①心理支持：专人守护，安慰鼓励产妇多休息。宜采取左侧卧位，两次宫缩间尽量完全放松，运用呼吸及放松技巧缓解不适。②严密观察产妇心功能变化。产程开始即应持续吸氧，或根据医嘱给以强心药物，同时观察用药后的反应。③严密观察产程及胎心变化。使用胎儿监护仪持续监护，每15分钟测血压、呼吸、脉搏和心率各1次，每30分钟测胎心率1次，凡产程进展不顺利或心功能不全加重，应及时做好剖宫产准备。产程开始后遵医嘱应用抗生素预防感染。

（2）第二产程：①避免产妇用力屏气加腹压，应行会阴后 - 侧切开，胎头吸引或产钳助产，尽量缩短第二产程。②分娩时采取半卧位，臀部抬高，下肢放低，下肢尽量低于心脏水平，以免回心血量过多加重心脏负担，同时做好新生儿的抢救准备。③继续观察心功能变化，按医嘱用药。

（3）第三产程：①胎儿娩出后立即在产妇腹部放置沙袋，持续24小时，以防腹压骤降诱发心衰。②严密观察产妇生命体征、出血量及子宫收缩情况。为防止产后出血过多，可静脉或肌内注射缩宫素 10~20U，禁用麦角新碱，以防静脉压升高。③产后出血过多时，按医嘱输血、输液，但需注意输注速度。

2. 剖宫产　近年主张对心脏病产妇放宽剖宫产指征，减少产妇因长时间宫缩所引起的血流动力学变化，减轻心脏负担。取硬膜外麻醉，麻醉时不加肾上腺素；术中、术后应严格限制输液量，注意输液速度。对不宜再妊娠者可同时行输卵管结扎术。

（四）产褥期

1. 预防心力衰竭发生

（1）产后72小时严密监测生命体征，及早识别早期心力衰竭的症状，嘱产妇继续卧床休息，取半卧位或左侧卧位，保证充足睡眠。在心脏功能允许的情况下，鼓励产妇早期下床适度活动，以防血栓形成。

（2）指导母乳喂养：心功能 I ~ II 级产妇可以哺乳，指导其正确母乳喂养，但应避免劳累。心功能III级或以上者不宜哺乳，指导家属协助人工喂养，及时回乳但不宜用雌激素。

（3）一般护理和用药护理：指导少量多餐，清淡饮食，防止便秘，必要时给予缓泻剂，保持外阴清洁。按医嘱预防性应用抗生素及心血管活性药物，严密观察不良反应，无感染征象时停药。制定自我照顾计划，逐渐恢复自理能力。

2. 促进母子互动，建立亲子关系　
心脏病产妇既担心新生儿是否存在心脏缺陷，又不能亲自照顾，会产生愧疚、烦躁心理。因此，护理人员应详细评估其身心状况，如心功能状态尚可，增加母子互动，鼓励产妇适度地参与照顾新生儿。如果新生儿有缺陷或死亡，允许产妇表达其情感，给予理解和安慰，减少产后抑郁症的发生。

3. 做好出院指导，采取适宜的避孕措施　
病情稳定而需绝育者，应于产后1周行绝育术。未做绝育者要严格避孕。根据病情及时复诊，并加强随访。

理论与实践

案例 9-1 中孕妇入院时护理措施：①加强心理护理，消除紧张情绪；②绝对卧床休息，左侧卧位或半卧位；③预防感染；④加强胎儿监测。

该孕妇经上述处理后病情稳定，心衰好转，胎儿宫内情况良好，两周后出院。37⁺⁴ 周因"胎儿宫内窘迫"急诊剖宫产娩出一活男婴，胎儿体重 2580g，Apgar 评分 7 分。

相关链接

2011 欧洲心脏病学会（ESC）《妊娠期心血管病管理指南》

该指南是 ESC/AHA 第一个为妊娠合并心血管病病人的处理提供分级建议的指南，将妊娠期心血管病

分为先心病、主动脉疾病、瓣膜病、冠心病、心肌病、心律失常、血压紊乱与静脉栓塞等八章详解;并单设心血管药物一章,评价常用药的妊娠期安全性。指南的总体建议:

将下列情况均列为Ⅰ类推荐(均为C级):①对所有确诊或疑似先天性或获得性心血管病的妇女,应行孕前风险评估及咨询;②所有合并心血管病的育龄期和孕后妇女均应接受风险评估;③高危病人应在专科中心接受多学科联合治疗;④对合并先心病、心肌病、主动脉疾病或与心血管病相关的遗传畸形的妇女,应提供遗传学咨询;⑤对所有出现无法解释或新发心血管症状或体征的妊娠病人,均应行超声心动图检查;⑥在任何可能的时候,对心脏术前病人行全套皮质类固醇检测;⑦对妊娠病人采取与非妊娠病人相同的措施,以预防感染性心内膜炎;⑧绝大部分病人首选经阴道分娩方式。指南不推荐心脏病病人在分娩过程中预防性应用抗生素。

【结果评价】

1. 孕产妇理解妊娠、分娩、产褥与心脏病的相互影响,安全度过心衰危险期。
2. 孕产妇能够调整日常生活,妊娠过程适应好。孕产妇舒适感增加。
3. 孕产妇未发生感染等并发症或被及时发现与处理。

第二节 妊娠期合并糖尿病妇女的护理

案例 9-2

初产妇,30 岁,因停经 32^{+6} 周,发现血糖高 1 日入院。既往无糖尿病史,妊娠 24 周产前检查发现尿糖(+),未觉不适也未加处理。昨日产前检查:血压正常,胎心 140 次 / 分,尿糖(+++),空腹血糖 8.6mmol/L,餐后 1 小时血糖 14.2mmol/L,餐后 2 小时血糖 12.1mmol/L。B 超提示:单活胎,羊水过多。

问题:1. 该孕妇的临床诊断及诊断依据?
　　　2. 对该孕妇的护理措施有哪些?

【概述】

妊娠合并糖尿病包括两种情况,一种是妊娠前已有糖尿病的病人,称为糖尿病合并妊娠;另一种是妊娠前糖代谢正常或有潜在的糖耐量减退,妊娠期才出现或首次发现糖尿病,又称为妊娠期糖尿病(gestational diabetes mullitus,GDM)。妊娠合并糖尿病孕妇 90% 以上为 GDM,且近年发病率有明显增高趋势。GDM 病人糖代谢异常多数于产后恢复正常,但将来患 2 型糖尿病的机会增加。妊娠合并糖尿病孕妇的临床过程比较复杂,对母儿均有很大危害,属高危妊娠。

(一)妊娠、分娩对糖尿病的影响

妊娠可以使隐性糖尿病显性化,使无糖尿病病人发生 GDM,还会使原有糖尿病的病情加重。

1. **妊娠期** 早孕期间血糖常较低,孕妇易发生低血糖;妊娠中期抗胰岛素物质增多,易使孕妇原有糖尿病加重或出现 GDM;妊娠晚期随代谢调节的变化,孕妇易发生酮症酸中毒。

2. **分娩期** 因产妇进食减少,而子宫收缩导致体内大量消耗糖原,更易发生酮症酸中毒。

3. **产褥期** 随胎盘娩出等因素使胰岛素需要量相应减少,不及时调整极易发生低血糖。

(二)糖尿病对母儿的影响

1. 糖尿病对孕产妇的影响

(1)流产:高血糖使胚胎发育异常,自然流产发生率达15%~30%,多发生在早孕期,主要见于病情严重、血糖未能控制者。

(2)妊娠期高血压疾病:发病率为正常孕妇的3~5倍以上。

(3)羊水过多:发生率为非糖尿病孕妇的10倍,羊水过多可使胎膜早破和早产的发生率增加。

(4)损伤与感染:糖尿病孕妇巨大儿发生率高,难产、手术产、产道损伤概率增加;此外,糖尿病孕妇抵抗力下降易合并感染,最常见泌尿系感染。

2. 糖尿病对胎儿及新生儿的影响

(1)巨大儿:发生率高达25%~40%,因胰岛素不能通过胎盘转运,胎儿长期处于高血糖状态,后者又刺激胎儿胰岛产生大量胰岛素,促进胎儿在宫内的生长。

(2)胎儿畸形:妊娠合并显性糖尿病时胎儿畸形率明显升高,以心血管畸形最常见,其次为神经系统畸形。

(3)早产:糖尿病孕妇因合并羊水过多易导致早产,发生率约为10%~25%。此外,合并妊娠期高血压疾病、胎儿宫内窘迫及其他严重并发症时也常需提前终止妊娠而致早产。

(4)新生儿:新生儿出生后仍存在高胰岛素血症,如不及时补充糖,易发生新生儿低血糖;糖尿病影响胎儿肺成熟,故新生儿呼吸窘迫综合征(NRDS)发生率增高。

【护理评估】

(一)临床表现

1. 症状和体征

(1)妊娠期重点评估此次妊娠孕妇是否存在糖代谢紊乱综合征的表现,即多饮、多食、多尿"三多"症状,孕妇是否常发生皮肤瘙痒尤其是外阴瘙痒,是否出现视力模糊等;评估孕妇有无产科并发症,如低血糖、高血糖、妊娠期高血压疾病、酮症酸中毒和感染等;是否存在巨大儿或胎儿生长受限。

(2)分娩期重点评估孕妇有无低血糖及酮症酸中毒症状,如心悸、出汗、面色苍白,或恶心、呕吐、视力模糊、呼吸加快且带有烂苹果味酮症酸中毒症状。监测产程进展、子宫收缩、胎心率和母体的生命体征等。

(3)产褥期主要评估有无低血糖或高血糖症状,产后出血及感染征兆,评估新生儿状况。

2. 糖尿病合并妊娠的诊断标准

(1)妊娠前已经确诊为糖尿病。

(2)妊娠前未进行过血糖检查但存在糖尿病高危因素,如肥胖、一级亲属患2型糖尿病、GDM史或大于胎龄儿分娩史、多囊卵巢综合征病人及妊娠早期空腹尿糖反复阳性,首次产前检查时应明确是否存在妊娠前糖尿病,达到以下任何一项标准者诊断为糖尿病合并妊娠。①空腹血糖≥7.0mmol/L(126mg/dl);②糖化血红蛋白(HbA1c)≥6.5%;③伴有典型的高血糖或高血糖危险症状,同时任意血糖≥11.1mmol/L(200mg/dl)。

如果没有明确的高血糖症状,任意血糖≥11.1mmol/L(200mg/dl)需要次日复测空腹血糖或者糖化血红蛋白确诊。不建议孕早期常规葡萄糖耐量试验(OGTT)检查。

3. 妊娠期糖尿病的诊断 根据2011年我国公布的"中华人民共和国卫生部行业标准-GDM诊断标准",采用75g糖耐量试验。标准如下:

(1)有条件的医疗机构,在妊娠24~28周及以后,应对所有尚未被诊断为糖尿病的孕妇进行75gOGTT。

OGTT 的方法:OGTT 前 1 日晚餐后禁食至少 8 小时至次日晨(最迟不超过上午 9 时),OGTT 试验前连续 3 日正常体力活动、正常饮食,即每日进食碳水化合物不少于 150g,检查期间静坐、禁烟。检查时,5 分钟内口服含 75g 葡萄糖的液体 300ml,分别抽取服糖前、后 1 小时、2 小时的静脉血(从开始饮用葡萄糖水计算时间)。空腹及服糖后 1 小时、2 小时的血糖值分别为 5.1mmol/L、10.0mmol/L、8.5mmol/L。任何一点血糖值达到或超过上述标准即诊断为 GDM。

(2) 医疗资源缺乏地区,建议妊娠 24~28 周首先检查空腹血糖。空腹血糖≥5.1mmol/L,可以直接诊断为 GDM,不必再做 75gOGTT;而 4.4mmol/L≤FPG≤5.1mmol/L 者,应尽早做 75g OGTT;空腹血糖 <4.4mmol/L,可暂不行 75g OGTT。

4. 糖尿病严重程度与预后评估   妊娠合并糖尿病的分期根据 White 分类法,分类依据病人发生糖尿病的年龄、病程以及是否存在血管并发症等(表 9-1)。

表 9-1　妊娠合并糖尿病的分期

分类	发病年龄(岁)、病程(年)、血管合并症或其他
A 级	妊娠期间诊断的糖尿病
A1 级	经控制饮食,空腹血糖 <5.3mmol/L,餐后 2 小时血糖 <6.7mmol/L
A2 级	经控制饮食,空腹血糖≥5.3mmol/L,餐后 2 小时血糖≥6.7mmol/L
B 级	显性糖尿病,20 岁以后发病,病程 <10 年
C 级	发病年龄 10~19 岁,或病程达 10~19 年
D 级	10 岁前发病,或病程≥20 年,或合并单纯性视网膜病
F 级	糖尿病性肾病
R 级	眼底有增生性视网膜病变或玻璃体积血
H 级	冠状动脉粥样硬化性心脏病
T 级	有肾移植史

(二) 辅助检查

1. 空腹血糖测定   血糖是诊断糖尿病和监测糖尿病病情的重要指标。空腹血糖(Fasting plasma glucose,FPG)≥7.0mmol/L 者,可诊断为糖尿病合并妊娠。

2. 口服葡萄糖耐量试验   在妊娠 24~28 周及以后,应对所有尚未被诊断为糖尿病的孕妇进行 75gOGTT。方法:禁食 12 小时后,口服葡萄糖 75g,其正常上限为:空腹为 5.1mmol/L、1 小时为 10.0mmol/L、2 小时为 8.5mmol/L、任何一点血糖值达到或超过上述标准即诊断为 GDM。

3. 其他检查   包括糖化血红蛋白(HbA1c)、眼底检查、24 小时尿蛋白定量、肝肾功能检查等。另外,通过 B 超检查、胎儿成熟度与胎儿电子监护仪了解胎儿发育情况、胎儿成熟度等。血糖控制不满意或孕周小于 38 周终止妊娠者,进行羊膜腔穿刺进行羊水泡沫试验了解胎儿肺成熟度。

(三) 与疾病相关的健康史

了解孕妇有无糖尿病的家族史,特别是孕妇母系家族史,既往病史与治疗经过。有无异常分娩史,如原因不明的多次流产、死胎、死产、早产、畸形或巨大儿史。

评估 GDM 的高危因素:①孕妇因素:年龄≥35 岁、孕妇体重 >90kg、糖耐量异常史、多囊卵巢综合征;②家族史:糖尿病家族史;③妊娠分娩史:不明原因的流产史、死胎、死产、巨大儿分娩史,足月新生儿呼吸窘迫综合征儿分娩史,胎儿畸形史;④本次妊娠因素:妊娠期胎儿大于孕周,羊水过多,外阴阴道假丝酵母菌感染反复发作史。

(四) 心理 - 社会状况

重点评估孕妇及其家属对妊娠合并糖尿病相关知识掌握的程度,孕妇是否担心饮食控制和用药会影响胎儿发育等紧张、焦虑心理,评估社会支持系统是否完善等。

(五) 治疗原则

1. **饮食治疗** 至关重要,部分孕妇仅靠饮食控制就能维持血糖在正常范围。

2. **胰岛素治疗** 是妊娠合并糖尿病孕妇的主要治疗药物,根据孕妇病情、孕周及血糖值调整剂量,妊娠期血糖控制满意的标准:孕妇无明显饥饿感,空腹血糖控制在 3.3~5.6mmol/L;餐前半小时 3.3~5.3 mmol/L;餐后 2 小时在 4.4~6.7mmol/L;夜间 4.4~6.7mmol/L。孕妇不宜口服降糖药物。

3. **产科处理** 妊娠后加强母儿监护,若血糖控制良好,无胎儿窘迫或合并症时,可于妊娠 38~39 周终止妊娠。

理论与实践

根据案例 9-1 所述:该孕妇无糖尿病史,妊娠 24 周后多次查血糖明显升高,现妊娠 32^{+6} 周,B 超提示羊水过多,其余检查均正常。目前可诊断为晚期妊娠 32^{+6} 周、GDM、羊水过多。

护理措施:首先采取饮食控制,注意监测用餐前后血糖和睡前血糖,如无效,则考虑应用胰岛素治疗;加强对母儿的监护。

【护理诊断 / 问题】

1. **知识缺乏** 缺乏饮食控制及胰岛素治疗的知识。
2. **有感染的危险** 与糖尿病抵抗力下降有关。
3. **有受伤的危险(胎儿)** 与巨大儿、畸形儿、胎肺成熟延迟有关。
4. **潜在并发症:低血糖、酮症酸中毒**

【预期目标】

1. 懂得饮食控制的重要性并能执行,学会尿糖和血糖的测定及胰岛素使用方法。
2. 体温正常,无感染病灶出现。
3. 孕产妇焦虑程度减轻或消失。

【护理措施】

(一) 非孕期

妊娠前应寻求孕前咨询和详细评估糖尿病的严重程度,确定是否适宜妊娠。

1. 依据 White 分类法,病情达到 D、F、R 级,妊娠后易造成胎儿畸形、智力障碍、死胎等,并使原有的病情加重,不宜妊娠。严格避孕,若已妊娠尽早终止。

2. 对器质性病变较轻,血糖控制良好者,可在积极治疗和密切监护下继续妊娠。

3. 从孕期开始,由内分泌科医师和产科医师严格控制血糖值,确保孕期、妊娠期和分娩期血糖控制在正常水平。

(二) 妊娠期

1. **加强产前检查** 根据病人情况确定产前检查时间,定期做 B 超、NST 及相关实验室检查,指导孕妇进行胎动计数,发现异常及时到医院就诊。

2. 饮食护理

(1) 饮食控制:指导孕妇及家属认识饮食控制的重要性,饮食控制要使妊娠期血糖控制达到满意的标准水平而孕妇又无饥饿感。

(2) 制定膳食计划:帮助孕妇制定合理的膳食计划,每日碳水化合物 40%,蛋白质 20%,脂肪 40%。多食蔬菜和豆制品,注意补充维生素、钙、铁等,忌糖。

(3) 进食方法:帮助孕妇将每日总热量分配于三餐及三次点心,即早餐摄入 10% 的热量,午餐及晚餐各 30%,点心(3 次)占 30%。

3. 运动指导 适当的运动可降低血糖,提高对胰岛素的敏感性,有利于糖尿病的控制和正常分娩。指导孕妇一般于餐后 1 小时、每日一次定时散步或中速步行,每次 20~30 分钟。

4. 用药护理

(1) 用药常识:胰岛素治疗是妊娠期控制血糖的最好办法,应严格在内科医生指导下用药。孕妇及家属应了解胰岛素的类型、剂量、药物作用的高峰时间,配合饮食控制,以维持血糖在正常范围内。

(2) 用药方法:饭前半小时皮下注射,每日 3~4 次,注射部位多选择在皮肤疏松的部位,同时应经常更换注射部位,以免硬结形成。合理保存药物,以防药物失效。注意无菌操作,防止发生局部皮肤感染。

(3) 不良反应及处理:常见不良反应包括低血糖反应、过敏反应等。告知孕妇常见的不良反应症状,如心悸、出汗、饥饿感、软弱无力、紧张、焦虑等。一旦确定发生低血糖,应尽快补充糖分,如给予含糖饮料或饼干等,严重者及时就医。

(4) 监测血糖:用药期间应指导孕妇监测血糖,并判断结果,有异常及时就医。

5. 预防感染 糖尿病孕妇容易发生上呼吸道、泌尿生殖系统和皮肤感染。因此,应指导孕妇注意个人卫生,避免皮肤、黏膜破损。尤其要加强口腔、皮肤、会阴部的清洁。

6. 心理护理

(1) 建立良好的护患关系,告知孕妇保持良好的情绪有利于胎儿的正常发育。

(2) 与孕妇讨论面临的问题,鼓励其说出感受与担心。

(3) 给予耐心细致的解释,消除各种顾虑,使其具有安全感,积极配合治疗及护理。

(三) 分娩期

1. 分娩时间的选择 糖尿病孕妇应于妊娠 35 周住院,根据母儿情况等综合考虑终止妊娠时间及方式,尽量在妊娠 38 周后分娩。

2. 分娩方式的选择 妊娠合并糖尿病本身不是剖宫产的指征。有巨大胎儿、胎盘功能不良、糖尿病病情较重或有其他产科指征者,应行剖宫产结束分娩,术中选择硬膜外麻醉,术前 3 小时应停用胰岛素,以防新生儿低血糖。

3. 阴道分娩的监测和处理

(1) 为产妇提供清洁、舒适的环境,加强心理疏导。

(2) 鼓励产妇进食以保证热量和防止低血糖。产时应每 2 小时测血糖或尿糖,以及时调整胰岛素用量。

(3) 密切观察产程进展和胎心变化,为避免酮症酸中毒,阴道分娩应在 12 小时内结束。分娩中要警惕肩难产;胎儿娩出后注意预防产后出血及感染。需要阴道助产者应严格执行无菌操作并做好新生儿抢救准备。如产程中出现异常,应及时做好剖宫产准备。

(四) 产褥期

1. 产妇护理

(1) 监测血糖和尿糖的变化:根据医嘱准确、及时使用胰岛素,同时注意观察有无低血糖表现。

(2) 产后观察:注意观察子宫收缩情况、恶露量等,保持会阴清洁,预防感染。

（3）协助建立亲子关系：如果新生儿需要留在监护室观察时，护理人员需提供支持及有关新生儿的信息，并尽可能提供亲子互动机会，应鼓励产妇母乳喂养。

2. 新生儿护理

（1）观察：新生儿出生时无论其体重大小，均应按早产儿护理，注意观察有无低血糖、低血钙、高胆红素血症和新生儿呼吸窘迫综合征等症状。

（2）检测：新生儿出生时应留脐带血检测血糖，如果血糖 <2.22mmol/L，可诊断为新生儿低血糖。

（3）喂养：新生儿极易发生反应性低血糖，应在出生 30 分钟后开始喂服 25% 葡萄糖水，注意保温、吸氧、协助产妇尽早哺乳。

3. 出院指导

（1）继续坚持合理膳食，保证足够营养，适当活动和休息，做好自我护理和新生儿护理，保持良好的心境。

（2）定时监测血糖，及时调整胰岛素的用量，按时复诊。

（3）GDM 病人再次妊娠，GDM 的复发率为 60%~70%；应指导病人最好采取安全套避孕，避免使用药物和宫内节育器避孕。

（五）健康教育

1. 重视饮食控制、适当运动。

2. 掌握监测血糖的方法和控制目标，提高病人对治疗的依从性并积极配合治疗与护理。

3. 提高自我护理以及应对常见并发症的处理能力。

4. 定期复诊，监测病情变化。

理论与实践

对案例 9-2 中孕妇入院后先通过饮食来控制血糖，饮食控制后餐前血糖为 7.0mmol/L，餐后血糖达 10.0mmol/L，给予胰岛素治疗，4 天后血糖控制基本正常，无低血糖反应，NST 有反应，胎动正常，出院。

孕妇于 35 周发现餐后 2 小时血糖升高再次入院，经调整胰岛素用量和应用地塞米松促进胎肺成熟，37 周时行剖宫产分娩一活女婴，体重 4100g，Apgar 评分 10 分。病人术后餐前血糖维持在 5.9mmol/L 以下，术后伤口愈合良好出院，门诊随诊。

【结果评价】

1. 孕妇掌握有关糖尿病的知识、饮食控制及胰岛素的使用方法。

2. 孕妇体温正常，会阴切口或腹部切口无感染。

3. 孕妇能掌握正确应对焦虑的方法。

第三节　妊娠合并急性病毒性肝炎妇女的护理

案例 9-3

　　初产妇,28 岁,因停经 34^{+2} 周,反复乏力、食欲缺乏半月入院。体检:皮肤巩膜无黄染,无皮下出血点,无肝掌、蜘蛛痣,肝、脾未触及,肝区无叩击痛,全腹无压痛及反跳痛,腹水征阴性。实验室检查:HBsAg(+),HBeAg(+),AST80U/L,ALT100U/L,胎儿情况良好。

　　问题:1. 该孕妇的临床诊断及依据?

　　　　　2. 该孕妇可能的护理诊断有哪些? 如何护理?

【概述】

　　病毒性肝炎是妊娠期妇女肝病和黄疸最常见的原因。国内外报道发病率为 0.8%~17.8%。病原体主要包括甲型(HAV)、乙型(HBV)、丙型(HCV)、丁型(HDV)及戊型(HEV)5 种肝炎病毒,以乙型肝炎最常见。由于妊娠妇女特殊的生理变化,肝炎对母儿健康危害较大,且重症肝炎仍是我国孕产妇死亡的主要原因之一。

　　(一)妊娠、分娩对病毒性肝炎的影响

　　1. 妊娠本身并不增加肝炎病毒的易感性,但妊娠期由于早孕反应,往往营养物质摄入不足,可使肝脏负担加重;而妊娠期某些并发症、分娩时的体力消耗、产后出血等可进一步加重肝损害,故孕妇易感染肝炎病毒,约为非孕妇女的 6 倍。

　　2. 妊娠期肝炎易转为慢性,或易使原有病情加重;合并妊娠期高血压疾病时易发展成为重症肝炎。

　　(二)病毒性肝炎对妊娠、分娩的影响

　　1. 对孕妇的影响

　　(1) 早孕反应加重,妊娠期高血压疾病发生率增高。

　　(2) 分娩期因肝功能受损致凝血因子合成功能减退,易发生产后出血。

　　(3) 若为重症肝炎,常并发 DIC,威胁母儿生命。

　　2. 对胎儿及新生儿的影响

　　(1) 孕妇在妊娠早期患肝炎,胎儿畸形发生率增高 2 倍。

　　(2) 肝功能异常的孕产妇流产、早产、死胎、死产和新生儿死亡率明显增加,围生儿死亡率高达 46‰。

　　(3) 妊娠期内,胎儿由于垂直传播而被肝炎病毒感染,以乙型肝炎病毒多见。

　　(4) 围生期感染的婴儿,有相当一部分将转为慢性病毒携带状态,以后容易发展成为肝硬化或原发性肝癌。

　　3. 母婴传播

　　(1) 甲型病毒性肝炎(viral hepatitis A):由甲型肝炎病毒(HAV)引起,经粪 - 口传播,一般不通过胎盘传给胎儿。孕期感染 HAV 不必人工流产或引产,但分娩过程中如果接触母体血液或吸入羊水及粪便污染可导致新生儿感染。

　　(2) 乙型病毒性肝炎(viral hepatitis B):由乙型肝炎病毒(HBV)引起,孕妇患有乙肝极易使婴儿成为慢性乙肝病毒携带者。母婴传播导致的 HBV 感染约占我国婴幼儿感染的 1/3,特别是 HBeAg 阳性及 HBsAg 滴度高者母儿传染可能性更大。母婴传播方式有:①垂直传播,HBV 通过胎盘引起宫内传播;②产时传播,是HBV 母婴传播的主要途径;通过接触母血、阴道分泌物或羊水感染胎儿;③产后传播,与接触母亲乳汁和唾液有关。

(3) 丙型病毒性肝炎(viral hepatitis C):存在母婴传播,约 1/3 受感染者将来发展为慢性肝病。

(4) 丁型病毒性肝炎(viral hepatitis D):因丁型肝炎病毒(HDV)是一种缺陷性 RNA 病毒,必须依赖 HBV 重叠感染引起肝炎,因此母婴传播较少见。

(5) 戊型病毒性肝炎(viral hepatitis E):目前已有母婴间传播的报道。传播途径及临床表现与甲肝相似,易急性发作,且多为重症。妊娠晚期感染母亲死亡率高达 15%~25%。

【护理评估】

(一)临床表现

1. **症状** HAV 的潜伏期2~7周(平均30天),起病急、病程短、恢复快。HBV 潜伏期 1.5~5 个月(平均 60 天),病程长、恢复慢、易发展为慢性。①临床上孕妇常出现不明原因的食欲缺乏、恶心、呕吐、腹胀、厌油腻食物、乏力和肝区叩击痛等消化系统症状。②重症肝炎多见于妊娠晚期,起病急、病情重,常表现为畏寒发热、食欲极度减退、呕吐频繁、腹胀、腹水、肝臭气味,表现急性肾功能衰竭及不同程度的肝性脑病症状,如嗜睡、烦躁、神志不清、甚至昏迷。

2. **体征** 皮肤、巩膜黄染,肝脏肿大、有触痛,肝区有叩击痛,部分病人脾脏肿大并可触及。重症病人可有肝脏进行性缩小,腹水及不同程度的肝性脑病。

(二)辅助检查

1. **肝功能检查** 血清中丙氨酸氨基转移酶(ALT)增高,数值常大于正常 10 倍以上,持续时间较长;血清胆红素 >171μmol/L(1mg/dl);尿胆红素阳性对病毒性肝炎有诊断意义。

2. **血清病原学检查及意义**

(1) 甲型病毒性肝炎:急性期病人血清中抗 HAV-IgM 阳性有诊断意义。

(2) 乙型病毒性肝炎:见表 9-2。

表 9-2 乙型肝炎病毒血清病原学检测及其意义

项目	血清学标志物及意义
HBsAg	HBV 感染的特异性标志,见于慢性肝炎、无症状病毒携带者
抗 -HBs 抗体	机体曾经感染过 HBV,但已具有免疫力,也是评价接种疫苗效果的指标之一
HBeAg	肝细胞内有 HBV 活动性复制,具有转染性
抗 -HBe 抗体	血清中病毒颗粒减少或消失,传染性减低
抗 HBc-IgM	抗 HBc-IgM 阳性可确诊为急性乙肝
抗 HBc-IgG	肝炎恢复期或慢性感染

(三)与疾病相关的健康史

评估有无与肝炎病人密切接触史或半年内曾输血、注射血制品史;有无肝炎病家族史等;同时评估孕妇治疗经过和治疗效果以及家属对肝炎相关知识的掌握程度。

甲型病毒性肝炎的潜伏期2~7周(平均 30 天),起病急,病程短,恢复快。乙型病毒性肝炎潜伏期 1.5~5个月(平均 60 天),病程长,恢复慢,易发展为慢性。

(四)心理 - 社会状况

1. 评估孕妇及家人对疾病的认知程度以及对消毒隔离的理解。

2. 部分孕妇因担心感染胎儿,会产生焦虑、矛盾及自卑心理;个别家属因顾虑传染,不愿多接触孕妇,对孕妇缺乏关心和鼓励;应重点评估家庭和社会支持系统是否完善。

3. 产后如有新生儿畸形、生命危险,甚至死亡,应注意关心产妇及家属的心理状况。

（五）治疗原则

1. 妊娠期轻型肝炎 处理原则与非孕期肝炎相同。增加休息,加强营养,应用中西药进行保肝治疗,避免使用可能损害肝脏的药物。有黄疸者立即住院,按重症肝炎处理。

2. 妊娠期重症肝炎 保护肝脏,预防及治疗肝性脑病;酌情使用肝素预防 DIC;妊娠末期重症肝炎者,经积极治疗 24 小时后,以剖宫产结束妊娠。

3. 分娩期及产褥期 备新鲜血;宫口开全行阴道助产以缩短第二产程;注意防止母婴传播、产后出血及感染。

【护理诊断／问题】

1. **知识缺乏** 缺乏有关病毒性肝炎感染途径、传播方式、母儿危害和预防保健等的知识。
2. **营养失调:低于机体需要量** 与饮食、恶心、呕吐和营养摄入不足有关。
3. **预感性悲哀** 与肝炎病毒感染造成的后果有关。
4. **潜在并发症:肝性脑病、产后出血**

【预期目标】

1. 孕产妇及家人能描述病毒性肝炎的病程、感染途径及疾病自我保健措施等。
2. 建立良好的家庭支持系统,减轻孕妇负面情绪,促进母亲角色的获得。
3. 孕妇摄入的营养能满足机体和胎儿发育需要。
4. 母儿在妊娠期、分娩期及产褥期维持良好的健康状态,无并发症发生。

【护理措施】

一、一般护理

（一）加强围婚期生殖健康保健和孕前咨询

孕前重视围婚期生殖健康保健,做好婚前医学检查,夫妇一方患有肝炎者应使用避孕套以免交叉感染。已患肝炎的育龄妇女做好避孕;急性肝炎者应在痊愈后半年在医师指导下妊娠。

（二）妊娠期

1. 妊娠早期患急性肝炎者,若为轻症应积极配合治疗,可继续妊娠,慢性活动性肝炎病人,妊娠后对母儿危害较大,积极治疗后应终止妊娠。

2. **妊娠期轻症肝炎** 护理措施同非孕期肝炎病人,更需注意以下几方面:

(1) 一般护理:卧床休息,避免过量活动。加强营养,增加优质蛋白、高维生素、足量糖类、低脂肪食物摄入;保持大便通畅。按医嘱给予保肝药物,避免应用可能损害肝脏的药物,如镇静剂、麻醉药等。

(2) 定期产前检查,防止交叉感染:对肝炎孕妇应有专门隔离诊室,所有用物使用 2000mg/L 含氯制剂浸泡,定期消毒。定期对病人进行肝功能、肝炎病毒血清病原学检查。积极治疗各种妊娠并发症,按医嘱给予广谱抗生素,预防各种感染以防加重肝损害。加强母儿监护,适时终止妊娠。

(三) 分娩期

1. 分娩方式的选择　经阴分娩可增加胎儿感染病毒概率,虽非剖宫产的绝对指征,但主张剖宫产,以免过度体力消耗加重肝脏负担。密切观察产程进展,为产妇及其家人提供安全、舒适的待产分娩环境,注意语言表达,避免各种不良刺激,防止并发症发生。对重症肝炎,积极控制 24 小时后迅速终止妊娠。

2. 经阴道分娩者尽量避免软产道损伤和擦伤,正确处理产程,防止滞产,缩短第二产程,宫口开全后给予阴道助产,注意消毒隔离,胎肩娩出后立即静脉注射缩宫素,防止母婴传播及产后出血。胎儿娩出后,抽脐血做血清病原学和肝功能检查。

3. 预防感染并严格执行消毒隔离制度　产时严格消毒并应用广谱抗生素。凡病毒性肝炎产妇用过的医疗物品均需用 2000mg/L 含氯消毒液浸泡后再按有关规定处理。

(四) 产褥期

1. 预防产后出血和感染　注意休息和营养,观察子宫收缩及阴道流血情况,加强基础护理,并继续按照医嘱给予对肝脏损害较小的广谱抗生素预防感染。同时开始评价母亲角色的获得,协助建立良好的亲子互动。

2. 指导母乳喂养　母血 HBsAg、HBeAg、抗 -HBc 三项阳性及后二项阳性的产妇均不宜哺乳;乳汁中 HBV-DNA 阳性者不宜哺乳;目前主张新生儿接受免疫注射,母亲仅 HBsAg 阳性者分娩的新生儿经主动免疫、被动联合免疫后可母乳喂养。对不宜哺乳者,口服生麦芽冲剂或乳房外敷芒硝回乳,不宜用雌激素等对肝脏有损害的药物;并指导产妇及其家属人工喂养的知识和技能。

理论与实践

案例 9-3 临床诊断:晚期妊娠 34^{+2} 周、妊娠合并乙型病毒性肝炎。

诊断依据:反复乏力、食欲缺乏半月;实验室检查:HBsAg 及 HBeAg 阳性,肝功能异常。

可能的护理诊断:①知识缺乏:缺乏乙肝相关知识;②营养失调:低于机体需要,与食欲缺乏有关。

护理措施:①注意休息,加强营养;②遵医嘱护肝治疗,避免使用损害肝脏的药物;③定期产前检查,防止交叉感染;④监测肝功、病毒血清病原学检查;⑤适时终止妊娠。

二、心理护理

建立良好的护患关系,鼓励病人倾诉,给予心理支持。详细讲解病毒性肝炎的相关知识以及相应的隔离措施,取得孕妇及其家属的理解和配合。评估孕妇在妊娠期母亲角色的获得情况,并及时给予支持和帮助。

三、健康教育

1. 重视高危人群,加强卫生宣教,普及防病知识。

2. 重视围孕期保健,夫妇一方患有肝炎者应使用避孕套以免交叉感染;患急性肝炎应于痊愈后半年,最好 2 年后在医师指导下妊娠。

理论与实践

病例 9-3 中孕妇经上述处理病情平稳,胎儿宫内情况良好。

孕妇于 39^{+2} 周因"胎膜早破"急诊入院并于当晚临产,产程经过顺利,10 小时后顺娩一女婴,体重 3.1kg,Apgar 评分 10 分。出生后 24 小时内分别给予新生儿乙肝免疫球蛋白 1ml、乙肝疫苗 30μg 肌内注射,人工喂养。

第四节　妊娠合并缺铁性贫血妇女的护理

案例 9-4

初产妇,25 岁,因妊娠 30^{+6} 周,头晕、乏力一周就诊。既往月经量多,月经周期和经期正常,平时饮食清淡。停经 50 天首次产检血红蛋白 110g/L,未引起注意。今日产前检查:精神欠佳,眼睑苍白,血压正常,胎心 140 次 / 分,实验室检查:血红蛋白 88g/L、红细胞计数 3.0×10^{12}/L 余正常。

　　问题:1. 该孕妇的临床诊断及诊断依据?
　　　　　2. 如何对该孕妇进行护理?

【概述】

妊娠期由于血容量增加,其中血浆增加多于红细胞增加,血液呈稀释状态,因此,妊娠期贫血的诊断标准不同于非孕期。世界卫生组织的标准为:孕妇外周血血红蛋白 <110g/L 及血细胞比容 <0.33 为妊娠期贫血。我国多年一直沿用的标准为:血红蛋白 <100g/L、红细胞数 <3.5×10^{12}/L,或血细胞比容 <0.30。贫血包括缺铁性贫血、巨幼红细胞性贫血(又称营养性巨幼红细胞性贫血)、再生障碍性贫血(简称再障),本节主要介绍缺铁性贫血。妊娠可使原有贫血病情加重,而贫血则使妊娠风险增加。

妊娠期贫血的程度可分为 4 度:轻度:RBC (3.0~3.5)×10^{12}/L,Hb81~100g/L;中度:RBC (2.0~3.0)×10^{12}/L,Hb61~80g/L;重度:(1.0~2.0)×10^{12}/L,Hb31~60g/L;极重度:RBC<1.0×10^{12}/L,Hb≤30g/L。

(一)贫血对母体的影响

1. 贫血孕妇的抵抗力下降,对分娩、手术和麻醉的耐受力降低,易发生产后出血和产褥感染。

2. 重度贫血可导致孕妇患贫血性心脏病、失血性休克等,危及孕产妇生命。

(二)贫血对胎儿的影响

母体重度贫血时,可导致胎儿生长受限、胎儿宫内窘迫、早产、死产或死胎。

【护理评估】

(一)临床表现

1. **症状**　轻度贫血病人多无明显症状;严重贫血可表现为:面色苍白、头晕、乏力、耳鸣、水肿、心悸、气短、食欲缺乏、腹胀、腹泻等症状。甚至出现贫血性心脏病、妊娠高血压疾病性心肌病、胎儿生长受限、胎儿窘迫、早产、死胎和死产等并发症相应的症状。贫血可使孕产妇抵抗力低下导致各种感染性疾病。

2. **体征**　皮肤黏膜苍白、毛发干燥无光泽易脱落、指(趾)甲扁干、脆薄易裂、反甲(指甲呈钩状),可伴发口腔炎、舌炎等。临产后,部分孕妇出现脾脏轻度肿大。

3. **评估贫血的程度**　WHO 妊娠期贫血的诊断标准为外周血血红蛋白值 <110g/L,血细胞比容 <33% 为妊娠期贫血。血红蛋白 >60g/L 为轻度贫血,血红蛋白≤60g/L 为重度贫血。

（二）辅助检查

1. 实验室检查

（1）血常规：血红蛋白 <100g/L、红细胞数 $<3.5×10^{12}$/L 或血细胞比容 <0.30 时，可诊断为妊娠期贫血。

（2）血清铁测定：孕妇血清铁 <6.5μmol/L（35μg/dl）为缺铁性贫血。

2. B 型超声　监测胎头双顶径、股骨长度等，了解胎儿宫内生长发育情况。

（三）与疾病相关的健康史

评估既往有无月经过多、消化道疾病引起的慢性失血性病史，有无不良饮食习惯或胃肠功能紊乱导致的营养不良病史。

（四）心理 - 社会状况

孕妇及家属因担心病情对母体、胎儿造成不良影响而焦虑和紧张。应评估孕妇及家人对缺铁性贫血的认知情况，以及家庭、社会支持系统是否完善等。

（五）治疗原则

补充铁剂、必要时少量多次输血；分娩期防止产程延长、避免软产道损伤；预防产后出血和感染。

理论与实践

根据案例 9-4 所述：该孕妇既往月经过多、偏食；自觉乏力、头晕；体检精神不佳、眼睑苍白；血红蛋白 88g/L，可考虑为：妊娠 30^{+6} 周，中度贫血。

护理措施：首先改变其饮食习惯、加强营养；注意休息；口服硫酸亚铁；监测胎儿发育情况；必要时输新鲜血。

【护理诊断 / 问题】

1. **知识缺乏**　缺乏妊娠合并贫血的保健知识及服用铁剂重要性的相关知识。
2. **活动无耐力**　与贫血引起的疲倦有关。
3. **有胎儿受伤的危险**　与母亲贫血、早产等有关。

【预期目标】

1. 孕妇活动耐力增加。
2. 孕妇及家属了解合理饮食的重要性并积极配合。
3. 母儿顺利度过妊娠期、分娩期，无并发症发生。

【护理措施】

一、一般护理

（一）妊娠期

1. **饮食护理**　①纠正偏食、挑食等不良饮食习惯；②制定合理的膳食计划，鼓励孕妇摄取高蛋白及含铁丰富食物，如黑木耳、海带、紫菜、猪（牛）动物肝脏、蛋类等。

2. **加强母儿监护**　产前检查时注意观察孕妇的自觉症状、皮肤黏膜颜色有无改变、水肿情况等；定期给予血常规检测,尤其妊娠晚期应重点复查。注意胎儿宫内生长发育状况的评估,积极预防各种感染,避免加重心脏负担诱发急性左心衰竭。

(二) 分娩期

中、重度贫血产妇临产前遵医嘱给予维生素 K_1、卡巴克洛(安络血)和维生素 C 等药物,并配血备用。严密观察产程进展,鼓励产妇进食并做好生活护理和心理支持;加强胎心监护,给予低流量吸氧;必要时阴道助产以减少产妇体力消耗和缩短第二产程。产妇因贫血对出血的耐受性差,少量出血易引起休克,应积极预防产后出血。胎儿前肩娩出时,遵医嘱肌注或静脉注射 10~20U 缩宫素或麦角新碱 0.2mg;产程中严格无菌操作,产时及产后遵医嘱使用广谱抗生素预防感染。

(三) 产褥期

产妇应保证足够的休息及营养,避免疲劳。密切观察子宫收缩、阴道流血和伤口愈合情况,按医嘱补充铁剂,纠正贫血并继续应用抗生素预防和控制感染;定期复查红细胞计数及血红蛋白。

二、心理护理

告知孕妇及其家属贫血对母儿的影响,鼓励孕妇说出内心的感受,提供良好的情感和心理支持。

三、健康教育

1. 孕前应积极治疗慢性失血性疾病,改变长期偏食等不良饮食习惯,适度增加营养。必要时补充铁剂,以增加铁的储备。

2. 饮食护理

(1) 纠正偏食、挑食等不良饮食习惯。

(2) 制定合理的膳食计划:鼓励孕妇进高蛋白及含铁丰富食物。如:黑木耳、海带、紫菜、猪(牛)动物肝脏、蛋类、绿叶蔬菜、红枣、豆制品、芝麻酱等。

3. 正确服用铁剂 首选口服补铁,建议妊娠 4 个月后所有孕妇常规补铁,如硫酸亚铁 0.3g,一日 3 次口服,同时服维生素 C300mg 及 10% 稀盐酸 0.5~2ml;深部肌内注射适用于口服胃肠道反应较大及妊娠末期重度缺铁性贫血。

理论与实践

对案例 9-4 中孕妇在门诊先通过加强营养、口服硫酸亚铁(同时给予维生素 C 及稀盐酸口服)、注意休息等处理,两周后复查血红蛋白为 69g/L,遂收住院。在上述治疗基础上,输新鲜血两次,血红蛋白升至 101g/L,出院。

该孕妇于 39^{+5} 周临产,产程经过顺利,12 小时后分娩一女婴,体重 2950g,Apgar 评分 9 分,产后 3 天出院。

【结果评价】

1. 孕妇活动耐受力提高,可以完成日常活动。

2. 孕产妇能够积极应对缺铁性贫血对身心的影响,掌握自我保健措施。

3. 妊娠分娩经过顺利,母婴健康。

(柳韦华)

本章节主要讲述妊娠合并心脏病、糖尿病、病毒性肝炎和缺铁性贫血妇女的护理。通过学习掌握妊娠与合并症之间的相互影响，及其疾病对母儿的影响、护理评估要点、常见护理诊断／问题、护理措施等；熟悉妊娠合并症妇女的处理原则，并运用所学知识对妊娠合并症妇女提供整体护理。

妊娠合并症妇女，妊娠与合并症之间可相互影响，疾病对母儿也有影响；因此应加强孕前咨询，孕期严密监测病情变化，密切监护胎儿宫内发育情况，掌握早期心力衰竭临床表现，注意分娩时机和分娩方式的选择。指导新生儿喂养、免疫和产妇定期随访。

1. 妊娠合并症心脏病妇女在哪个时期最易发生心力衰竭？为什么？

2. 试述妊娠合并糖尿病孕妇病人按照护理程序实施整体护理？

3. 阐述妊娠合并乙肝的母婴传播途径、母乳喂养和新生儿免疫内容。

第十章 异常分娩妇女的护理

10

分娩是一个特殊的生理过程,影响分娩的四大因素是产力、产道、胎儿和精神心理因素。任何一个或一个以上因素出现异常及四个因素间相互不能适应,而使分娩进程受到阻碍,称异常分娩(abnormal labor),又称难产(dystocia)。异常分娩包括产力异常、产道异常、胎儿异常。

第一节　产力异常病人的护理

案例 10-1

初孕妇,29岁,G₁P₀,足月妊娠 38⁺⁶ 周,阵发性腹痛 19 小时入院。病人近 2 日来一直未能很好休息,食欲不佳,进食很少。查体:血压 120/80mmHg,心率 86 次 / 分,心肺正常。产科检查:宫缩 20~30 秒 /5~6 分,胎心 144 次 / 分,宫口开大 1cm,先露头 S⁻¹,胎位 LOA,胎膜未破。产妇疲劳十分焦虑。

问题:1. 该病人的临床诊断及诊断依据?
　　　2. 该病人目前主要的护理诊断及相应护理措施有哪些?

产力是分娩的动力,包括子宫收缩力、腹肌和膈肌收缩力以及肛提肌收缩力,其中以子宫收缩力为主,贯穿于分娩的全过程。分娩过程中,子宫收缩力的节律性、对称性及极性不正常或强度、频率有改变,称为子宫收缩力异常(abnormaluterine action),简称产力异常。子宫收缩力异常分类见图 10-1。

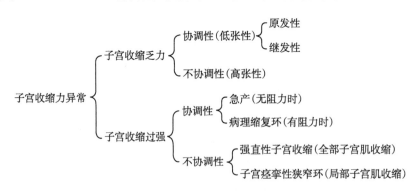

图 10-1　子宫收缩力异常的分类

一、子宫收缩乏力

【概述】

子宫收缩乏力分为协调性和不协调性两类。协调性宫缩乏力(低张性宫缩乏力)其特点是子宫收缩虽有节律性、对称性和极性,但收缩力弱,持续时间短而间歇时间长;不协调性宫缩乏力(高张性宫缩乏力)是子宫收缩的极性倒置,宫缩的兴奋点不是起自两侧宫角部,而是来自子宫下段的一处或多处,子宫收缩波由下而上扩散,节律不协调。

（一）病因

子宫收缩乏力多由几个因素综合作用引起,常见的有:

1. **头盆不称或胎位异常**　胎先露下降受阻,不能紧贴子宫下段及宫颈内口,影响子宫收缩,是导致继发性子宫收缩乏力最主要的原因。

2. **子宫局部因素** 子宫畸形,子宫肌纤维过度伸展,经产妇子宫肌纤维变性以及子宫肌瘤等,均可影响子宫收缩的对称性和极性,引起子宫收缩乏力。

3. **精神因素** 产妇对分娩存在恐惧心理,精神过度紧张,使大脑皮层功能紊乱,待产时间长、睡眠少、过度疲劳、进食少、体力消耗过多、膀胱充盈等均可导致子宫收缩乏力。

4. **内分泌失调** 临产后产妇体内缩宫素与前列腺素合成与释放减少,雌激素不足使缩宫素受体量少,均可导致宫缩乏力。

5. **药物影响** 产程早期使用大量解痉、镇静、镇痛剂以及宫缩抑制剂等,可抑制宫缩。

(二) 对母儿的影响

1. **对产妇的影响** 由于产程延长,产妇休息不好,进食少,精神与体力消耗,可出现疲乏无力、肠胀气、排尿困难等,严重时可引起脱水、酸中毒、低钾血症,影响子宫收缩,手术产率升高。第二产程延长,膀胱被压迫于胎先露部(特别是胎头)与耻骨联合之间,可导致组织缺血、水肿、坏死,严重者可形成膀胱阴道瘘或尿道阴道瘘。产后宫缩乏力容易引起产后出血,胎膜早破以及频繁的阴道检查可增加感染机会,使产褥感染率增加。

2. **对胎儿的影响** 协调性宫缩乏力容易造成胎头在盆腔内旋转异常,使产程延长,增加手术助产和新生儿产伤、窒息、颅内出血及吸入性肺炎的发生率;不协调性宫缩乏力,不能使子宫壁完全放松,对胎盘—胎儿循环影响大,易发生胎儿宫内窘迫。

【护理评估】

(一) 临床表现

1. **协调性子宫收缩乏力(低张性子宫收缩乏力)** 主要表现为子宫收缩力弱,持续时间短,间歇期长而不规则,宫缩小于 2 次 /10 分钟,在子宫收缩高峰期时,用手指压宫底部肌壁仍有凹陷,使产程延长或停滞。如产程开始即出现子宫收缩乏力,为原发性子宫收缩乏力;而产程开始子宫收缩正常,只是在产程活跃期后期或第二产程出现子宫收缩减弱、产程进展缓慢、甚至停滞,则为继发性子宫收缩乏力。

2. **不协调性子宫收缩乏力(高张性子宫收缩乏力)** 主要表现为子宫收缩不协调,这种宫缩不能使宫口扩张、先露下降,属无效宫缩。

3. **产程曲线异常** 可以单独存在,也可以并存。产程曲线异常包括:

(1) 潜伏期延长:为潜伏期超过 16 小时。

(2) 活跃期延长:为活跃期超过 8 小时。

(3) 活跃期停滞:为活跃期宫口扩张停止 >4 小时。

(4) 第二产程延长:初产妇第二产程 >2 小时(硬膜外麻醉无痛分娩时以超过 3 小时为标准),经产妇第二产程 >1 小时,称为第二产程延长。

(5) 胎头下降延缓:活跃期晚期及第二产程,胎头下降速度初产妇 <1.0cm/h,经产妇 <2.0cm/h,称为胎头下降延缓。

(6) 胎头下降停滞:活跃期晚期胎头下降停止 >1 小时,称为胎头下降停滞。

(7) 滞产:总产程超过 24 小时。

(二) 辅助检查

1. **胎儿电子监护仪** 连续监测宫缩的节律性、强度和频率的改变,也可连续观察胎心变化。

2. **多普勒胎心监测仪** 听诊胎心音。

3. **血液、尿液生化检查** 尿常规检测尿酮体,如阳性提示存在热量供应不足,产妇体力过度消耗;血液生化检查可发现有无出现电解质改变及二氧化碳结合力改变等。

4. 阴道检查 了解宫颈软硬度、宫颈扩张情况,确定胎方位及胎头下降程度。

(三) 与疾病相关的健康史

1. 病因 详细阅读产前检查记录,如产妇身高、骨盆测量值、胎儿大小、有无妊娠合并症、有无感染史、有无用药史等;经产妇须了解前次分娩史。

2. 诱因 检测产妇血压、脉搏、呼吸和心率;注意评估临产后产妇的精神状态、休息、进食及排泄情况等,能否自主更换体位、有无脱水及电解质紊乱、有无肠胀气、尿潴留现象等。

3. 了解对疼痛耐受情况 评估产妇疼痛程度与耐受能力。随着产程延长、分娩时间的不确定性,产妇及家属容易对阴道分娩失去信心而要求剖宫产分娩。不协调性宫缩乏力时产妇常因疼痛和宫缩无效而恐惧,拒绝配合治疗和护理,甚至大喊大叫要求立即剖宫产分娩。

4. 重点评估宫缩情况,从而了解产程的进展。

(四) 心理 - 社会状况

产程延长时,产妇不知是否能够顺利分娩,担心胎儿安危,常表现为焦虑、紧张,由于疼痛引起睡眠不安、食欲缺乏,导致精力、体力下降。评估产妇及家属的精神状况,是否能够理解自身产程进展及所给予的护理措施。

理论与实践

根据案例 10-1 所述,该病人近两日饮食睡眠差,临产已 19 小时,宫缩力量弱,宫口开大仅 1cm,可诊断为协调性原发性子宫收缩乏力,潜伏期延长。

应进一步检查是否存在头盆不称、产道狭窄等导致子宫收缩乏力的各种因素,以祛除病因,促进产程正常进展。

(五) 治疗原则

1. 协调性子宫收缩乏力 无论是原发性还是继发性宫缩乏力,首先要寻找原因,针对原因采取相应措施。

(1) 如发现有头盆不称或胎位异常,估计不能经阴道分娩者,应及时行剖宫产手术。

(2) 如判断无头盆不称和胎位异常,估计能经阴道分娩者,首先要改善产妇全身状况,消除紧张恐惧心理,指导其休息、饮食与大小便,注意补充营养与水分,然后根据产程进展情况采取加强宫缩的措施。

2. 不协调性子宫收缩乏力 调节子宫收缩,恢复正常节律性和极性。给予镇静剂如哌替啶、吗啡、地西泮等,使产妇充分休息,醒后不协调性宫缩多能纠正。如经上述处理,不协调性宫缩未能得到纠正、或出现胎儿窘迫征象、或伴有头盆不称和胎位异常,均应行剖宫产术。宫缩恢复协调性前严禁使用缩宫素。

【护理诊断 / 问题】

1. **疲乏** 与产妇产程延长和体力消耗有关。
2. **焦虑** 与产程进展缓慢,担心自身与胎儿安危有关。
3. **有体液不足的危险** 与产程延长和过度疲乏有关。
4. **有胎儿受伤的危险** 与产程延长、胎儿宫内缺氧、手术产有关。
5. **潜在并发症** 产后出血。

【预期目标】

1. 产妇在产程中保持良好的体力。
2. 产妇能描述自己的焦虑和应对方法。
3. 产妇体液问题得到纠正,水、电解质达到平衡。
4. 新生儿健康,无产伤、无窒息。
5. 产妇产后出血等并发症能被及时发现与处理。

【护理措施】

(一) 一般护理

1. 提供减轻疼痛的支持性措施,如呼吸法指导,背部按摩、腹部画线式按摩等。
2. 指导产妇休息,合理进食,保持体力,及时排空膀胱,排尿困难时应给予导尿。
3. 遵照医嘱给予静脉输液和镇静药物。
4. 加强产时监护,观察宫缩、胎心率及母体的生命体征变化,持续评估宫颈扩张和胎先露下降的情况,了解产程进展。及早发现异常情况,减少母体衰竭及胎儿窘迫的发生,尤其对使用缩宫素或前列腺素制剂的产妇,应严密观察用药效果。

(二) 协调性子宫收缩乏力妇女的护理

1. 对无头盆不称、胎头已衔接、宫口开大 3cm 以上的产妇,可以行人工破膜,加速产程进展。同时要观察羊水量、性状和胎心变化。
2. 缩宫素应用
(1) 方法:将 2.5U 的缩宫素加于 0.9% 生理盐水 500ml 内,从 4~5 滴 / 分钟开始静脉滴注,根据宫缩的强弱调节缩宫素滴数与浓度,每分钟不超过 60 滴。
(2) 观察:缩宫素静脉滴注过程中,必须专人守护,密切观察胎心音、血压、宫缩、宫口扩张及先露下降情况,宫缩最好保持 40~60 秒 /2~3 分。如出现过频或胎心率有变化,应立即停止滴注。
3. 第二产程若头盆相称出现子宫收缩乏力,可静脉滴注缩宫素加强产力,同时指导产妇配合宫缩屏气用力,争取经阴道自然分娩,必要时可行产钳或胎头吸引术助产。
4. 第三产程胎肩娩出后静脉推注缩宫素 10U,并同时给予缩宫素 10~20U 静脉滴注,预防产后出血。对产程长、胎膜早破及手术产者应给予抗生素预防感染。
5. 对于剖宫产及手术助产的产妇,应积极做好术前准备;对胎儿窘迫者,做好新生儿抢救准备。

理论与实践

案例 10-1 中病人护理诊断为:①疲乏,与产妇产程延长和体力消耗有关;②焦虑,与产程进展缓慢,担心自身与胎儿安危有关。

主要处理方法:①改善全身状况,鼓励进食,协助产妇排尿,静脉滴注葡萄糖液,补充电解质;②加强子宫收缩,静脉滴注 0.5% 缩宫素,使宫缩保持在 40~60 秒 /2~3 分,同时专人守护,密切观察胎心音、血压、宫缩、宫口扩张及先露下降情况。

(三) 不协调性子宫收缩乏力妇女的护理

1. 对于不协调性子宫收缩乏力者,首先应加强对产妇的心理护理,缓解其紧张情绪,遵医嘱给予镇静剂,产妇充分休息后多能恢复为协调性子宫收缩。

2. 不协调性子宫收缩乏力伴有胎儿窘迫及头盆不称者,应尽早行剖宫产手术。

3. 子宫收缩恢复为协调性之前,严禁应用缩宫素。

（四）心理护理

鼓励产妇及家属表达出内心感受。护理人员应保持亲切、关怀及理解的态度,解释有关异常分娩的原因和对胎儿及母亲的影响,让产妇了解目前产程进展及其治疗护理程序,以减轻焦虑,促进难产转为顺产。

（五）健康教育

加强孕妇临产期健康教育,孕晚期重点进行先兆临产、临产等相关知识的健康教育,使孕妇能基本掌握住院待产的时机,避免过长院内等待时间;进入产程后,重视解除产妇不必要的思想顾虑和恐惧心理,倡导陪伴分娩;向其讲解产程中休息、营养、及时排空直肠和膀胱的重要性,鼓励无并发症的产妇自由活动,使其了解分娩是生理过程,增加自然分娩的信心。

【结果评价】

1. 产妇在待产和分娩过程中是否获得充分的心理、生理支持且舒适感是否增加。

2. 产妇是否保持水、电解质平衡。

3. 母儿是否安全度过分娩期,无产后出血等并发症发生。

二、子宫收缩过强

子宫收缩过强分为协调性和不协调性子宫收缩过强两种类型,主要由外界因素所致,如产程中应用缩宫素不适当、胎盘早剥时血液浸润肌层刺激等。

子宫收缩过强可导致急产造成软产道裂伤,或形成子宫痉挛性狭窄环使产程停滞、胎盘嵌顿,增加产后出血、产褥感染和手术产的机会;易发生胎儿窘迫和新生儿窒息,严重者可导致死胎或死产。

【护理评估】

（一）临床表现

1. 协调性子宫收缩过强　子宫收缩的节律性、对称性和极性均正常,仅子宫收缩力过强、过频,10分钟内宫缩≥5次。若产道无阻力,宫颈口可迅速开全,分娩在短时间内即结束,总产程不足3小时,称急产,多见于经产妇。若存在产道梗阻或瘢痕子宫,可发生病理性缩复环或子宫破裂。

2. 不协调性子宫收缩过强　表现为强直性子宫收缩,宫缩间歇不明显,失去节律性;产妇烦躁不安,持续性腹痛,腹部拒按;胎位触不清,胎心听不清。同时在子宫上下段交界处,也可在胎颈、胎腰处子宫壁肌肉呈痉挛性不协调收缩,形成环状狭窄,称子宫痉挛性狭窄环(图10-2)。

（二）辅助检查

1. 胎儿电子监护仪　观察胎心有无异常。

2. 化验检查　检查出凝血时间,交叉配血等。

（三）与疾病相关的健康史

1. 病因　了解骨盆是否正常,评估宫缩频率、

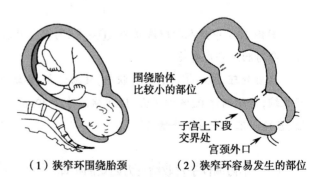

（1）狭窄环围绕胎颈　（2）狭窄环容易发生的部位

图10-2　子宫痉挛性狭窄环

强度,胎儿体重、胎位情况,评估有无头盆不称。

2. **诱因** 了解既往有无急产史、是否应用缩宫素等药物。

3. 观察产妇生命体征,评估有无血压降低、脉搏加快、血尿、内出血及子宫破裂征象;严密观察胎心音,评估有无胎儿窘迫征象。

(四)心理 - 社会状况

因子宫收缩过强、过频,产妇突感腹部阵痛难忍,无喘息之机,因产程进展很快,产妇及家属无思想准备,常表现出恐惧和极度的无助感,担心胎儿与自身安危。

(五)治疗原则

1. **协调性子宫收缩过强** 预防急产,提前做好接产及抢救新生儿的准备;有胎儿窘迫或产道有阻碍不能经阴道分娩者尽早准备剖宫产分娩。

2. **不协调性子宫收缩过强** 立即停止一切刺激,抑制宫缩;若产道有梗阻或出现胎儿窘迫立即行剖宫产术。

【护理诊断 / 问题】

1. **疼痛** 与子宫收缩过频、过强的有关。
2. **焦虑** 与担心自身及胎儿安危有关。
3. **有母儿受伤的危险** 与急产、手术产有关。

【预期目标】

1. 产妇疼痛减轻。
2. 产妇能描述自己的焦虑和应对方法。
3. 产妇能陈述子宫收缩过强对母儿的危害并能配合处理。

【护理措施】

(一)协调性子宫收缩过强的护理

1. 有急产史的孕妇,应在预产期前 1~2 周住院待产。一旦出现产兆,应卧床休息,并做好接产和抢救新生儿的准备。

2. 分娩过程中嘱产妇勿向下屏气用力,要张口呼气,以减缓分娩速度,防止会阴撕裂。

3. 产后应仔细检查软产道,有裂伤者及时缝合;新生儿遵医嘱给予肌内注射维生素 K_1 10mg 预防颅内出血,必要时注射精致破伤风抗毒素 1500U 和抗生素,预防感染。

(二)不协调性子宫收缩过强的护理

1. 认真寻找导致子宫痉挛性狭窄环的原因,及时纠正。

2. 若无胎儿窘迫征象,遵医嘱给予镇静剂如哌替啶 100mg 或吗啡 10mg 肌内注射,也可给予宫缩抑制剂等待异常宫缩自然消失。宫缩恢复正常后,可行阴道助产或等待自然分娩。

3. 经上述处理子宫痉挛性狭窄环不能缓解,宫口未开全,胎先露部高,或伴有胎儿窘迫征象者,均应尽早行剖宫产术。

4. 若胎死宫内,应先缓解宫缩,随后阴道助产处理死胎,以不损害母体为原则。

【结果评价】

1. 产妇疼痛是否减轻,舒适感是否增加。
2. 母儿是否平安,是否顺利度过分娩期。

第二节　产道异常病人的护理

案例 10-2

初孕妇,27 岁,身高 1.51m,G_1P_0,足月妊娠 39^{+6} 周,不规律宫缩 4 小时入院。查体:血压 128/70mmHg,心率 80 次 / 分钟,心肺正常,双下肢无水肿。产科检查:宫高 30cm,腹围 94cm,胎位 LOA,宫缩 30 秒 /3~4 分,胎心 144 次 / 分。肛查:宫口开大 2cm,先露头 S^{-1},胎膜未破。骨盆外测量见骶耻外径 17cm,其余未见异常。

问题:1. 该病人可能的临床诊断及确诊方法?
　　　2. 针对该病人的护理措施有哪些?

产道异常包括骨产道异常及软产道异常,临床上以骨产道异常为多见。因产妇骨盆径线过短或形态异常,致使骨盆腔容积小于胎先露能够通过的限度,阻碍胎先露下降,影响产程顺利进展,称为骨产道异常,又称狭窄骨盆(contracted pelvis)。

软产道包括阴道、宫颈、子宫及骨盆底软组织。软产道异常所致的异常分娩相对少见,可由先天发育异常或后天疾病引起,易被忽视。

【分类】

(一) 骨产道异常

1. **骨盆入口平面狭窄**　骨盆入口呈横扁圆形,骶耻外径 <18cm,称扁平骨盆,常见单纯扁平骨盆和佝偻病性扁平骨盆。

2. **中骨盆及骨盆出口平面狭窄**　坐骨棘间径 <10cm,两侧骨盆壁向内倾斜,形状似漏斗,称漏斗骨盆。

3. **骨盆三个平面均狭窄**　每个平面径线均小于正常值 2cm 或更多,称为均小骨盆。多见于身材矮小、体形匀称的妇女。

4. **畸形骨盆**　骨盆失去正常形态称为畸形骨盆,常见的有骨软化症骨盆、偏斜骨盆。

(二) 软产道异常

1. **阴道异常**　阴道横膈、纵隔,阴道瘢痕、阴道囊肿、阴道肿瘤和尖锐湿疣等。

2. **宫颈异常**　宫颈粘连和瘢痕、宫颈水肿、宫颈坚韧、宫颈癌等。

3. **子宫异常**　子宫畸形(如中隔子宫、双角子宫、双子宫),瘢痕子宫等。

4. **盆腔肿瘤**　子宫肌瘤、卵巢肿瘤等。

【对母儿的影响】

(一) 对产妇的影响

1. 骨盆入口平面狭窄,影响先露部衔接而导致胎位异常,出现臀先露或肩先露,常引起继发性子宫收缩乏力,导致产程延长或停滞。

2. 中骨盆狭窄影响已经入盆的胎头完成内旋转,导致持续性枕后位、枕横位。胎头长时间嵌顿于产道内,压迫软组织引起局部缺血、水肿、坏死可形成生殖道瘘。

3. 严重的梗阻性难产若不及时处理,可导致先兆子宫破裂,甚至子宫破裂危及产妇生命。因胎膜早破、手术助产增加以及产程异常行阴道检查次数过多,产褥感染机会亦增加。

(二) 对胎儿及新生儿的影响

1. 头盆不称容易发生胎膜早破、脐带脱垂、胎儿窘迫,甚至胎儿死亡。

2. 产程延长,胎头受压,胎儿缺血缺氧容易发生颅内出血。

3. 由于产道狭窄,手术助产机会增多,易发生新生儿产伤及感染。

【护理评估】

(一) 临床表现

1. **骨盆入口平面狭窄** 骨盆入口狭窄时,可出现已临产胎头仍未入盆的现象。腹型常为尖腹或悬垂腹,腹部检查胎头跨耻征呈阳性。胎儿臀先露、肩先露、面先露发生率为正常骨盆者3倍。

2. **中骨盆平面狭窄** 胎头能正常衔接,但胎头下降达中骨盆时,内旋转受阻,常形成持续性枕后位或枕横位。同时表现为产程延长出现继发性宫缩乏力,活跃期晚期及第二产程延长甚至停滞。若中骨盆严重狭窄,宫缩过强时,可发生先兆子宫破裂或子宫破裂。

3. **骨盆出口平面狭窄** 骨盆出口狭窄与中骨盆狭窄多并存。单纯骨盆出口狭窄多表现为第一产程进展顺利,胎头到达盆底后受阻,引起继发性子宫收缩乏力和第二产程停滞。

(二) 辅助检查

1. **腹部检查** 测量子宫底高度及腹围,估计胎儿大小。腹部触诊判断胎位是否正常,胎头是否入盆,有无胎头跨耻征阳性。

具体方法:孕妇排空膀胱,仰卧,两腿伸直。检查者将手放在耻骨联合上方,将浮动的胎头向骨盆腔方向推压。如胎头低于耻骨联合平面,表示胎头可以入盆,头盆相称,称为跨耻征阴性;若胎头与耻骨联合在同一平面,表示可疑头盆不称,称为跨耻征可疑阳性;若胎头高于耻骨联合平面,表示头盆明显不称,称为跨耻征阳性(图10-3)。

2. **骨盆测量** 通过骨盆测量了解其有无狭窄。

3. **软产道检查** 检查有无阴道异常和宫颈异常。

4. **B超检查** 判断胎先露、胎方位、胎先露与骨盆的关系,还可通过测量胎儿身体径线评估胎儿体重,判断是否能阴道试产。

(三) 与疾病相关的健康史

1. **病因** 评估孕妇的身高、体型、步态,有无跛足、有无脊柱及髋关节畸形、米氏菱形窝是否对称,以及腹形等。

2. **诱因** 询问产妇有无佝偻病史、脊髓灰质炎、脊柱和髋关节结核以及外伤史,若为经产妇,重点了解既往有无难产史及其原因,新生儿有无产伤等。

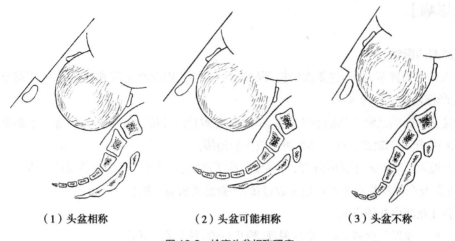

|（1）头盆相称|（2）头盆可能相称|（3）头盆不称|

图 10-3　检查头盆相称程度

（四）心理 - 社会状况

产妇及家属担心母儿安危，高度紧张、焦虑，对手术存在恐惧、担忧等。

（五）治疗原则

1. **骨产道异常**　明确骨盆异常的类别和程度，了解胎儿大小、胎方位、胎心率等情况，综合判断决定分娩方式。

2. **软产道异常**　如宫颈坚韧、水肿者可静脉推注地西泮或宫颈两侧注射利多卡因；如阴道纵隔、横隔者需局部切开手术解决；如不能解除梗阻或无法局部手术切除者，需行剖宫产手术结束分娩。

【护理诊断／问题】

1. **有新生儿窒息的危险**　与产道异常、产程延长有关。
2. **有感染的危险**　与胎膜早破、产程延长、手术操作有关。
3. **潜在并发症**　子宫破裂、胎儿窘迫。

【预期目标】

1. 新生儿出生状况良好，Apgar 评分 >7 分。
2. 产妇无感染发生。
3. 母儿平安度过分娩期，无并发症发生。

【护理措施】

（一）严密观察产程进展，配合医师积极处理

1. 对于可以阴道试产者，应密切观察子宫收缩、胎心音、宫颈口扩张及胎先露下降情况。指导其休息，保证营养及水分的摄入，必要时遵医嘱给予静脉补液等治疗。

2. 不宜从阴道分娩者，应做好剖宫产术前准备工作。

（二）预防产后出血和感染

胎儿娩出后，及时注射宫缩剂；按医嘱积极使用抗生素，以预防产后出血和感染。

（三）新生儿护理

胎头在产道压迫时间过长或经手术助产的新生儿，应按产伤处理，严密观察颅内出血或其他损伤的症状。

（四）心理护理

提供心理支持，认真解答家属及产妇提出的疑问；鼓励、安慰产妇，消除焦虑、恐惧心理，增强其对分娩的信心，尽可能以最佳的身心状态度过分娩期。

（五）健康教育

向产妇与家属讲解异常骨盆的类型及选择分娩方式的原因和依据。告知产后保持会阴部清洁的重要性，指导其自护方法。

理论与实践

根据案例 10-2 所述病人身高偏矮，骨盆外测量骶耻外径 17cm，考虑可能存在骨盆入口平面相对性狭窄。应进一步做骨盆内测量评估头盆关系，如中骨盆及出口正常，可以考虑阴道试产。主要的护理措施：①在严密监护下试产，专人守护，注意产程进展及胎心变化，及时给予处理；②指导产妇休息，保证营养及水分的摄入，必要时遵医嘱给予补液等治疗；③提供心理支持，增强产妇信心。

【结果评价】

1. 新生儿是否有窒息，是否被及时发现并处理。
2. 产妇是否有感染征象并及时被诊治。
3. 产妇是否配合处理方案，母儿平安度过分娩过程。

相关链接

骨盆狭窄程度分级

骨盆狭窄可分为 3 级：Ⅰ级为临界性狭窄；Ⅱ级为相对性狭窄；Ⅲ级为绝对性狭窄。其中临界性狭窄的标准为：入口平面，对角径 11.5cm，入口前后径 10cm，多数可阴道分娩；中骨盆平面，坐骨棘间径 10cm，坐骨棘间径加后矢状径 13.5cm；出口平面，坐骨结节间径 7.5cm，坐骨结节间径加出口后矢状径 15cm。相对性狭窄的标准为：入口平面，对角径 10~11cm，入口前后径 8.5~9.5cm，试产后可决定是否经阴道分娩；中骨盆平面，坐骨棘间径 8.5~9.5cm，坐骨棘间径加后矢状径 12~13cm；出口平面，坐骨结节间径 6~7cm，坐骨结节间径加出口后矢状径 12~14cm。绝对性狭窄的标准为：入口平面，对角径≤9.5cm，入口前后径≤8cm，难以经阴道分娩；中骨盆平面，坐骨棘间径≤8cm，坐骨棘间径加后矢状径≤11.5cm；出口平面，坐骨结节间径≤5.5cm，坐骨结节间径加出口后矢状径≤11cm。

第三节 胎儿异常病人的护理

案例 10-3

　　某孕妇,26 岁,足月妊娠 39^{+6} 周,不规律腹痛 4 小时。全身检查正常。产科检查:有宫缩,胎心率 148 次/分,跨耻征(−)。宫颈半消,宫口开大 0.5cm,先露头 S^{-2},未破膜。B 超检查:脐带绕颈 1 周。该孕妇规律宫缩 8 小时后宫口开大 5cm,10 小时后,宫口开大 6cm,先露头 S$^{=0}$。B 超检查:正枕后位,胎儿脊柱偏向母体右侧。徒手试顺时针转为枕前位,胎心变慢,114 次/分,此时见羊水 II 度混浊,将胎头恢复至枕后位,胎心恢复正常。

　　问题:1. 该孕妇临产前需要做哪些处理?

　　　　　2. 该病人临产后应做何种诊断及处理?

　　胎儿异常(abnormal fetal position)包括胎位异常和胎儿发育异常。胎位异常包括胎头位置异常、臀先露和肩先露等。胎位异常可导致头盆不称,产程进展受阻,是造成难产的常见因素之一。

【分类】

(一)胎位异常

1. **持续性枕后位、枕横位**　在分娩过程中,胎头以枕后位或枕横位衔接。下降时绝大多数能向前转 135° 或 90°,转成枕前位而自然分娩。如胎头枕骨直至分娩后期仍然位于母体骨盆的后方或侧方,致使分娩发生困难者,称为持续性枕后位或持续性枕横位。

2. **臀先露**　是最常见的异常胎位,因胎头比胎臀大,分娩时后出胎头,胎头无明显变形,往往娩出困难,加之脐带脱垂较多见,使围产儿死亡率增加。分为单臀先露或腿直臀先露,即胎儿双髋关节屈曲,双膝关节直伸,以臀部为先露,最为多见;完全臀先露或混合臀先露,即胎儿双髋关节及双膝关节均屈曲,有如盘膝坐,以臀部和双足为先露;不完全臀先露,以单足或双足、单膝或双膝,或单足加单膝为先露。

3. **肩先露(横位)**　为横产式,胎儿纵轴与母亲纵轴垂直,以胎肩(手)为先露,称为横位,是对母儿最危险的胎位。横位时足月活胎不能经阴道分娩,需要及时剖宫产手术。

4. **其他**　包括面先露、额先露、复合先露等。

(二)胎儿发育异常

1. **巨大儿**　胎儿出生体重达到或超过 4000g 者为巨大儿,常引起头盆不称、肩难产、软产道裂伤及新生儿产伤等。

2. **脑积水**　表现为头颅体积增大,头周径大于 50cm,颅缝明显增宽,囟门增大,颅压增高。易引起分娩困难。

3. **其他**　如联体双胎,胎儿颈部、胸部、腹部等发育异常或形成肿瘤等。

【对母儿影响】

(一)对产妇的影响

　　胎头长时间压迫软产道,可发生缺血坏死脱落,形成生殖道瘘。胎位异常可导致继发性宫缩乏力,使产程延长,增加手术助产、产后出血及感染的机会。

（二）对胎儿的影响

因第二产程延长和手术助产机会增多,常出现胎儿窘迫和新生儿窒息,围产儿死亡率增加。

【护理评估】

（一）临床表现

1. 胎位异常

（1）持续性枕后位、枕横位:表现为产程延长。枕后位时胎儿枕骨持续位于母体骨盆后方,直接压迫直肠,孕妇自觉肛门坠胀及排便感,在宫颈口尚未开全时,过早屏气用力使用腹压,导致孕妇疲劳及宫颈水肿,影响产程进展。常致第二产程延长,甚至滞产。如阴道口虽已见到胎头,但历经多次宫缩屏气却不见胎头继续下降时应考虑持续性枕后位。

（2）臀先露:妊娠晚期,胎动时孕妇常感肋下或上腹部有顶胀感及痛感。临产后,因胎臀不能紧贴子宫下段及子宫颈部,常导致子宫收缩乏力,产程延长。

（3）肩先露(横位):肩先露时,因先露部不能紧贴子宫下段及子宫颈部,常出现宫缩乏力和胎膜早破,破膜后可发生脐带脱垂和上肢脱垂等情况。

2. 胎儿发育异常

（1）巨大儿:妊娠期子宫增大较快,妊娠后期孕妇可出现呼吸困难,自觉腹部及肋两侧胀痛等症状。

（2）脑积水:表现为明显的头盆不称,跨耻征阳性,如处理不及时可致子宫破裂。

（二）辅助检查

1. 腹部检查

（1）持续性枕后位:在联合上方可触及胎头,在腹部前方扪及胎儿肢体,胎背在腹部一侧,位置较靠后,胎心音在腹部侧外方听诊最清楚,感觉略遥远。

（2）臀先露:可在宫底部触及圆而硬的胎头,而耻骨联合上则为较软的胎臀或肢体,胎心在脐上侧方听诊最清楚。

（3）肩先露(横位):可在腹部侧方触及胎头。

2. 阴道检查

当宫口部分扩张或开全时,行阴道检查如果感到盆腔后部空虚,胎头的矢状缝和母亲骨盆的斜径相一致,前囟在骨盆的右(左)前方,后囟在骨盆的右(左)后方,提示持续性枕后位。臀先露可触及胎足;胎儿横位时可触及胎肩或胎手,根据同名手相握原理可判断脱出是左手还是右手。如胎头较大、颅缝很宽、软,应怀疑有脑积水;触及怀疑为面部时需要与胎臀相区别。

3. B超检查

可探及胎先露、胎方位,检查是否存在胎儿畸形,估计胎儿体重,进行羊水量测量等。

4. 实验室检查

胎儿发育过大或过快等,应行妊娠糖尿病筛查。疑为脑积水合并脊柱裂者,可检测孕妇血清或羊水甲胎蛋白水平。

（三）与疾病相关的健康史

1. 病因

评估孕妇身高、骨盆测量值,评估胎儿体重等。

2. 诱因

评估孕妇既往妊娠分娩史,有无巨大儿、畸形儿、难产史;评估本次妊娠有无合并症、并发症等。

3. 评估本次产程进展情况,了解临产时间、宫口开大、胎先露下降及胎心情况。

（四）心理 - 社会状况

胎位异常试产过程中,孕妇往往会担心试产的成败及胎儿是否安全;因产程延长,过度疲劳,胎心不规则等,容易丧失分娩信心,产生急躁情绪。

(五）治疗原则

1. **胎位异常** 定期孕期检查,及时发现胎位异常。

(1) 臀先露:一般在妊娠 30 周后给予相应矫正;如矫正失败,提前 1 周入院待产,以决定分娩方式。初孕妇臀先露胎儿偏大时多选择剖宫产结束分娩,经孕妇或初孕妇胎儿较小时可行臀助产结束分娩。

(2) 持续性枕后位、枕横位:应在临产后视情况处理,可试产;试产失败给予剖宫产。面先露、额先露、肩先露者不能经阴道分娩,需要剖宫产结束分娩。

2. **胎儿异常** 如发现有巨大儿可能,应及时查明原因,如母亲合并糖尿病,要积极治疗,控制血糖,并适时终止妊娠。如为胎儿畸形,应及时引产结束妊娠。

【护理诊断/问题】

1. **有新生儿窒息的危险** 与分娩因素异常有关。
2. **恐惧** 与担心难产及胎儿发育异常有关。

【预期目标】

1. 产妇能理解自身分娩障碍,接受并配合分娩处理方案。
2. 顺利度过分娩期,母儿健康,无并发症。

【护理措施】

(一) 加强孕期保健

通过产前检查及时发现并处理异常情况。妊娠 30 周以前臀先露多能自行转成头先露。若 30 周以后仍为臀先露应设法纠正,可采用胸膝卧位。方法:指导孕妇排空膀胱,松解腰带,姿势如图(图 10-4)所示,每日 2~3 次,每次 15 分钟,连做一周后复查。此姿势,可利用重力作用使胎先露移出盆腔而发生转位。

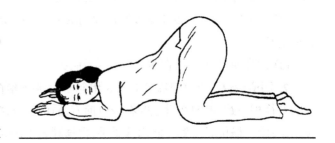

图 10-4 胸膝卧位

(二) 治疗配合

因胎位或胎儿异常,不能经阴道分娩者,遵医嘱做好剖宫术前准备工作。

(三) 阴道试产者的护理

1. **一般护理** 鼓励产妇进食,增加营养,保持体力,必要时遵医嘱静脉补液,维持水、电解质平衡;指导产妇合理用力,避免体力消耗;枕后位者,嘱其不要过早屏气用力,以防宫颈水肿与疲劳。

2. **产程观察** 密切观察宫缩、宫口扩张和胎先露下降情况,注意胎位和胎心音变化。

3. **预防胎膜早破** 指导胎位异常的产妇在待产过程中尽量少活动,勿下蹲;尽量少做阴道检查,以预防胎膜早破。一旦破膜,应立即听取胎心,如胎心有变化,立即报告医师,防止脐带脱垂。

4. **防治母儿并发症** 协助医师做好阴道助产及新生儿抢救准备,为缩短第二产程必要时可行阴道助产,新生儿出生后应仔细检查有无产伤。产后仔细检查胎盘、胎膜的完整性及母体软产道损伤情况。遵医嘱及时应用宫缩剂与抗生素,预防产后出血与感染。

（四）心理护理

针对产妇及家属的疑问、焦虑与恐惧，护士应及时解答提问，耐心解释，减轻其焦虑情绪。待产过程中指导产妇呼吸与放松技巧，增加舒适度。鼓励产妇更好地与医护配合，增强其对分娩的信心，安全度过分娩。

（五）健康教育

指导孕妇定期进行产前检查，及时发现胎位及胎儿异常，以便及时处理；对妊娠合并糖尿病者，应控制好血糖，预防巨大儿。

理论与实践

案例 10-3 中孕妇临产前，根据检查情况，无头盆不称，胎心、胎位正常，无需处理，可以阴道试产。当规律宫缩 8 小时后宫口开大 5cm，产程进展正常；10 小时后，宫口开大 6cm，2 小时仅进展 1cm，并发现胎位为枕后位，胎儿脊柱偏向母体右侧，诊断为：活跃期延长、枕后位。此时尝试徒手试顺时针转为枕前位，但转胎头过程中听诊胎心减慢并发现羊水混浊，已经出现胎儿窘迫征象。因短时间内不能通过阴道分娩，最好考虑立即行剖宫产手术。

【结果评价】

1. 产妇是否能与医护人员合作，是否顺利度过分娩期。
2. 母儿是否健康，是否发生并发症。

相关链接

肩 难 产

胎头娩出后，胎儿前肩被嵌顿在耻骨联合上方，用常规助产方法不能娩出胎儿双肩，称为肩难产，其发生率为 0.15%~0.6%。巨大儿、既往有肩难产病史、妊娠期糖尿病、过期妊娠、孕妇骨盆结构异常等因素均与肩难产发生有关。肩难产一旦发生，切勿惊慌，应立即召集有经验的产科医师、麻醉师、助产士和儿科医师到场援助。立即进行会阴切开或加大切口，然后采取屈大腿法，同时在产妇耻骨联合上下压胎儿前肩，一般成功率较高；若无效，可试用旋肩法、牵后臂娩后肩法、四肢着地法等；以上方法均无效时，最后的方法是胎头复位法、耻骨联合切开和断锁骨法。

第四节 产科常用护理与诊疗技术

一、会阴擦洗／冲洗

会阴擦洗／冲洗是利用消毒液对会阴部进行擦洗／冲洗的技术，利于保持会阴及肛门局部清洁，促进会阴伤口愈合，防止生殖道、泌尿道逆行感染，增加病人舒适度。

【适应证】

1. 妇产科术后留置导尿管者。
2. 会阴部手术后。
3. 产后会阴有伤口者。

4. 长期卧床生活不能自理者。

【物品准备】

1. 会阴擦洗包 1 个，内有无菌弯盘 2 个、无菌镊子 2 把、无菌干纱布、无菌干棉球若干。一次性手套 1 副、一次性中单 1 块、便盆 1 个、屏风 1 个。会阴冲洗时备冲洗壶。

2. 冲洗或擦洗消毒液，0.5% 的碘伏溶液、1 : 5000 的高锰酸钾溶液等。

【操作方法】

1. 备齐用物，携物品至床旁。核对病人的床号、姓名，评估其会阴情况，解释目的、取得配合。请室内探视人员回避，关闭门窗，拉上窗帘，屏风遮挡，注意保护病人隐私。

2. 嘱病人排空膀胱，脱去对侧裤腿盖在近侧腿上，对侧腿用盖被遮盖，注意保暖。取屈膝仰卧位，双腿略外展，暴露会阴部，铺一次性中单于臀下。

3. 操作者戴一次性手套，将会阴擦洗包打开后置于两腿间，双镊操作擦洗会阴部，一般擦洗 3 遍。第 1 遍：自上而下，由外向内，首先初步擦去外阴的血迹、分泌物或其他污渍，先擦洗阴阜后顺大腿方向至大腿内上 1/3，然后纵向擦洗大、小阴唇再擦洗会阴，最后由外向肛门擦洗肛周，最后擦洗肛门。第 2 遍：以会阴切口或尿道口为中心，由内向外，先擦洗会阴伤口或尿道口，然后依次擦洗小阴唇、大阴唇、阴阜、大腿内上 1/3、会阴、肛周、肛门。第 3 遍擦洗顺序同第 2 遍，根据病人具体情况，必要时可增加擦洗次数直至擦净为止，每擦洗一个部位更换一个棉球，擦洗时均应注意最后擦洗肛门。最后再用无菌干纱布擦干。

4. 撤去一次性中单，协助病人穿好衣裤。

5. 整理床单位及用物，告知注意事项。

如为会阴部冲洗，应将便器放于一次性中单上，一手持冲洗壶，另一手用镊子夹住消毒棉球，边冲边擦洗，顺序同会阴擦洗。

【护理要点】

1. 擦洗时，要观察会阴部及会阴伤口周围组织有无红肿、分泌物性质及伤口愈合情况，发现异常要及时通知医师并给予相应处理。

2. 对留置尿管者，注意观察尿管是否通畅，有无受压、扭曲、脱落等。

3. 产后及会阴部手术的病人，每次排便后应行会阴擦洗，以预防感染。

4. 最后擦洗有伤口感染的病人，以防交叉感染。

5. 操作过程中应注意无菌原则，动作应轻柔，注意保暖及保护病人隐私。

二、会阴切开术

会阴切开术是产科常见手术，其目的是减少自然分娩或手术助产时会阴阻力，缩短第二产程及避免严重会阴裂伤。常用的手术方式有会阴左后 - 侧切（图 10-5）与会阴正中切开两种（图 10-6）。

【适应证】

1. 会阴条件不良、估计会阴裂伤不可避免者，如会阴体较长、会阴坚韧、瘢痕等。

2. 缩短第二产程、第二产程延长、宫缩乏力者。

3. 阴道助产，如产钳术、臀位牵引术等。

【物品准备】

1. 无菌会阴切开包 1 个，内有弯盘 1 个、会阴侧切剪 1 把、线剪刀 1 把、止血钳 2 把、组织镊 1 把、持针器 1 把、巾钳 4 把、长穿刺针头 1 个。缝合针（三角针、圆针各一枚），缝合线（丝线及肠线或可吸收缝线），纱布，20ml 注射器 1 个，无菌手套等。

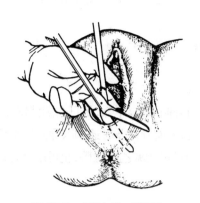

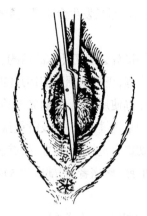

图 10-5　会阴左后 - 侧切开　　　　　　　　图 10-6　会阴正中切开

2. 0.5% 普鲁卡因或 1% 利多卡因、0.5% 的碘伏棉球等。

【操作方法】

1. 会阴侧斜切开缝合术　临床上一般采取会阴左后 - 侧切开。

(1) 消毒液冲洗外阴、0.5% 的碘伏棉球消毒会阴皮肤后铺巾。

(2) 用 0.5% 普鲁卡因或 1% 利多卡因在左侧的坐骨结节与肛门之间皮内注射形成皮丘,一手指在阴道内触及坐骨棘作为指示点,另一手持注射器将针头水平向坐骨棘处穿刺至针尖达坐骨棘内下 1cm 处,回抽无血后,注入药液 10~15ml 以阻滞阴部神经(图 10-7),长针头退回至皮下,在切开侧的大小阴唇做扇形封闭(图 10-8),注入药液约 5ml。

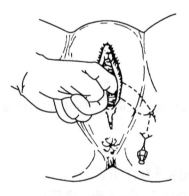

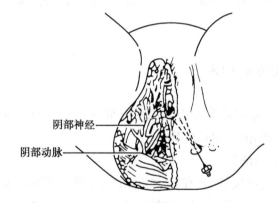

图 10-7　阴部神经阻滞　　　　　　　　　　图 10-8　会阴部皮下浸润麻醉

(3) 术者左手食指、中指伸入胎先露与阴道侧后壁之间,撑开左侧阴道壁,这样既可保护胎儿又可指示切口位置。右手将会阴切开剪放在会阴后联合中线偏左侧 45° 位置,待子宫收缩时做会阴全层切开,切口长约 3~4cm,注意阴道黏膜与皮肤切口长度应一致。用纱布局部压迫止血,结扎小动脉。

(4) 会阴缝合:胎儿、胎盘娩出后,检查宫颈及阴道无撕裂后,阴道内塞一带尾纱布块,以阻挡宫腔内血液流出影响视野。以左手食指、中指撑开阴道壁,暴露阴道黏膜切口,用肠线从切口顶端上 0.5~1cm 处开始连续或间断缝合直到处女膜环处。同样方法缝合会阴部肌层、皮下组织,常规丝线缝合会阴皮肤(或皮内缝合)。缝合时注意皮肤对合整齐、松紧适宜,不留死腔。

(5) 缝毕取出阴道内纱布,行肛门指检了解有无肠线穿透直肠黏膜及有无阴道后壁血肿。

2. 会阴正中切开术　冲洗消毒后铺无菌巾。在会阴后联合处进针,注射麻醉药液于局部皮下。当胎头着冠时,沿会阴后联合中线向下切开,根据产妇会阴联合长短而定,通常剪开不超过 2~3cm。此法出血少,易缝合,但应避免切口延长发生会阴Ⅲ度裂伤。缝合方法同上,术毕也应常规肛门指检。

【护理要点】

1. 术前向产妇讲解会阴切开术的目的及配合方法。

2. 严密观察产程,正确掌握会阴切开的时机。

3. 指导产妇正确使用腹压,顺利完成胎儿经阴道分娩。

4. 术后嘱产妇采用健侧卧位,及时更换会阴垫,保持外阴清洁、干燥,每日会阴消毒 2 次。

5. 观察会阴切口有无红肿、渗血、硬结及脓性分泌物,若有异常及时通知医师并给予相应处置。

6. 会阴切口肿胀、疼痛者,局部应用 50% 硫酸镁湿热敷或 95% 乙醇湿敷,也可配合切口局部理疗,促进切口愈合。

7. 会阴部正常切口 3~5 日拆线。

相关链接

会阴切口缝合方法及优缺点

1. 间断缝合　用 1/0 肠线间断缝合阴道黏膜、肌肉及皮下脂肪,然后 4/0 丝线缝合皮肤,此种缝合方法历时长,伤口暴露时间长,组织内结扎线头多,肠线吸收不完全,易形成切口部硬结,拆线后病人仍感觉会阴部疼痛不适。

2. 连续缝合　用 2/0 肠线连续缝合阴道黏膜、肌肉及皮下脂肪,然后 4/0 丝线缝合皮肤。此法缝合快,切口暴露时间短,组织内结头少,缝线吸收完全。

3. 皮内缝合　2/0 肠线连续缝合阴道黏膜层、肌肉及皮下组织,最后用 4/0 可吸收手术缝线连续皮内缝合。此法切口皮肤层不留针眼,对合良好,外表美观,避免丝线暴露在外引起感染,无需拆线,可缩短住院时间。

三、胎头吸引术

胎头吸引术是利用负压吸引的原理,将胎头吸引器置于胎头,形成一定负压后吸住胎头,通过牵引协助胎儿娩出的一种助产手术。

【适应证】

1. 需缩短第二产程者,如妊娠合并心脏病、妊娠高血压疾病、瘢痕子宫、胎儿窘迫等。

2. 因宫缩乏力、持续枕横位、枕后位、轻度头盆不称导致第二产程延长者,或胎头拨露达半小时胎儿仍不能娩出者。

【禁忌证】

1. 胎儿不能或不宜经阴道分娩,除头先露以外的其他各种异常胎位。

2. 宫口未开全或胎膜未破,胎头先露部未达阴道口。

3. 严重胎儿窘迫。

【物品准备】

1. 负压吸引机 1 台,胎头吸引器 1 个,50ml 注射器 1 个,止血钳 2 把,无菌导尿管 1 根。治疗巾 2 块,无菌纱布 4 块,无菌手套 1 副。吸氧面罩 1 个,供氧设备,新生儿抢救药品等。

2. 0.5% 的碘伏棉球。

【操作方法】

1. 产妇取膀胱截石位,导尿排空膀胱,冲洗消毒会阴并铺巾。

2. 行阴道检查了解宫口开大情况,确定胎头为枕先露,胎头骨质部已达坐骨棘水平及以下(S^{+3}以下),排除禁忌证,胎膜未破者予以破膜。

3. 初产妇会阴体较长或会阴部坚韧者,应先行会阴切开术。

4. 放置吸引器术者左手分开两侧大小阴唇,并以食、中两指撑开阴道后壁,右手持涂有润滑剂的吸引器头端,沿阴道后壁缓慢滑入,食、中两指掌面向外拨开阴道右侧壁,使吸引器头端侧缘滑入阴道内,继而手指向上撑起阴道前壁,使吸引器头端上缘滑入阴道,最后右手食、中两指撑开阴道左侧壁,使吸引器头端完全滑入阴道内并与胎头顶端紧贴。用右食指沿吸引器头端周边检查一周,确认宫颈和阴道壁未被夹于胎头吸引器头端内后,调整吸引器横柄与胎头矢状缝相一致,作为旋转胎头方向的标记。

5. 术者左手持吸引器,右手将连接管交助手与负压吸引机相连,打开吸引机,负压控制在300mmHg以内(或采用50ml注射器抽吸150~200ml空气),用血管钳夹住橡皮连接管。

6. 根据胎位,在向外牵引过程中,旋转胎头至正枕前位。助手注意保护会阴。胎头即将娩出时,松开连接管血管钳,恢复吸引器内正压,取下吸引器。以后娩出及处理同正常分娩助产。

【护理要点】

1. **术前护理**　向产妇及家属讲解胎头吸引的目的以取得配合。

2. **术中护理**　吸引器负压调节适当,压力过大容易使胎儿头皮受损,压力不足容易滑脱。吸引器滑脱可重新放置,但不应超过2次。吸引时间最长不超过20分钟,指导产妇配合操作,当胎头双顶径越过骨盆出口时,避免用力增加腹压。

3. **术后护理**　密切观察新生儿产瘤的部位、大小,有无头皮血肿、颅内出血及头皮受损。按医嘱新生儿肌内注射维生素$K_1$10mg,预防出血。术后仔细检查软产道,有撕裂伤应立即缝合。

四、产钳术

产钳术(forceps operation)是使用产钳牵拉胎头协助胎儿娩出的手术。根据手术时胎头位置的高低可将产钳术分为:①高位产钳,指胎头双顶径未达骨盆入口,即胎头尚未衔接;②中位产钳,指胎头双顶径已过骨盆入口,但未达到骨盆底;③低位产钳,指胎头双顶径已达坐骨棘水平以下,矢状缝在骨盆出口前后径上。目前临床常用的是低位产钳助产术。

产钳分为左、右两叶,每叶由钳匙(钳叶)、钳胫、钳锁、钳柄四部分组成(图10-9)。钳匙有2个弯度,一是头弯,内凹外凸以环抱胎头;另一向上弯曲为盆弯,以适应骨产道弯度。

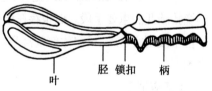

图10-9　产钳

【适应证】

1. 同胎头吸引术。

2. 胎头吸引术因阻力较大失败者。

3. 臀位分娩后出头困难者。

【禁忌证】

1. 同胎头吸引术。

2. 死胎、畸形胎儿者,应行穿颅术。

3. 胎头颅骨最低点在坐骨棘水平以上,有明显头盆不称者。

【物品准备】

除与会阴切开缝合术相同外,另备导尿管1根,无菌产钳1副,宫颈钳4把,阴道拉钩1对。

【操作方法】

1. 产妇取膀胱截石位,常规消毒外阴,铺无菌巾。为产妇导尿,排空膀胱。

2. 协助医师行阴道检查,了解先露下降(以骨质进展为准)及胎方位、骨盆情况,排除禁忌证。

3. 麻醉大多数采取双侧阴部神经阻滞麻醉。行会阴切开术。

4. 放置产钳　以枕前位为例。术者左手握左钳使钳叶垂直向下,凹面朝前,术者右手掌面朝前,四指伸入胎头与后阴道壁之间。将左钳叶沿右手掌伸入掌与胎头之间,右手指徐徐向胎头左侧及向内移行,左钳叶随手掌向左向前移,左钳柄向下向逆时针方向旋转,左钳叶达胎头左侧顶颞部,钳叶与钳柄同一水平,协助医师扶持固定。然后,术者右手垂直握右钳柄如前,左手四指伸入胎头与阴道后壁之间,诱导右钳叶滑向胎头右侧与左钳叶相对称位置。产钳放置好后,检查钳叶与胎头之间无软组织及脐带夹入,胎头矢状缝在两钳叶正中。

5. 合拢钳柄　产钳右叶在上、左叶在下,两钳叶柄平行交叉,扣合锁住,钳柄对合。如果两钳叶放置恰当,则钳锁很容易扣合,钳柄对合自然;如果不能扣合则表示产钳放置不当,应重新放置。

6. 牵拉产钳　术者左手握合拢的钳柄,宫缩时向外向下缓慢牵拉产钳,然后再平行牵拉。当胎头着冠后将钳柄上提,使胎头仰伸娩出。用力适当、均匀,注意保护会阴。

7. 取出产钳　当胎头双顶径越过骨盆出口时,松开产钳,先取右产钳,钳叶应顺胎头慢慢滑出,再同法取左产钳。以后娩出及处理同正常分娩助产。

8. 术后常规检查宫颈、阴道壁及会阴切口,并及时予以缝合。

【护理要点】

1. **术前护理**　备好所需器械及新生儿抢救用品。严密观察胎心及宫缩情况,及时给产妇补充能量,必要时吸氧。

2. **术中护理**　放置及取出产钳时,指导产妇全身放松,张口呼气。为下肢麻木和肌痉挛的产妇做局部按摩。

3. **术后护理**　产后常规检查产妇软产道,观察子宫收缩、阴道流血及排尿情况。检查新生儿有无产伤,并及时处理。新生儿其他护理同胎头吸引术。

五、剖宫产术

剖宫产术(cesarean section)是经腹壁切开子宫取出胎儿及其附属物以完成分娩的手术,是解决异常分娩和挽救胎儿的重要手段。但也存在出血、感染和脏器损伤的危险,故决定行剖宫产术应慎重。主要术式有子宫下段剖宫产术、子宫体部剖宫产术和腹膜外剖宫产术 3 种,目前临床常用的手术方式是子宫下段剖宫产术。

【适应证】

1. **产妇方面**

(1) 产道异常:如骨盆狭窄或畸形;软产道阻塞(如肿瘤、畸形)等。

(2) 产力异常:宫缩乏力、伴有产程延长或停滞者;先兆子宫破裂;引产失败而需在短时间结束分娩者。

(3) 严重妊娠合并症和并发症:如妊娠合并心脏病、子痫、前置胎盘、胎盘早期剥离等。

(4) 高危初产妇:孕妇多年不育、瘢痕子宫、生殖道修补术后者。

2. **胎儿方面**

(1) 胎儿窘迫,而短时间内不能阴道分娩者。

(2) 脐带脱垂,胎心音尚好,估计短时间内不能自阴道分娩者。

(3) 巨大儿不能经阴道分娩者。

(4) 胎位异常如臀位、横位、颏后位等。

(5) 多胎妊娠、联体双胎。

【禁忌证】

死胎及胎儿畸形,不应行剖宫产终止妊娠。

【物品准备】

1. 剖宫产手术包1个,内有25cm不锈钢盆1个、弯盘1个、卵圆钳6把、刀柄4、7号各1把、解剖镊2把、小无齿镊2把、大无齿镊2把、18cm弯血管钳6把、10、12、14、16cm直血管钳各4把、艾力斯钳4把、巾钳4把、持针器3把、吸引器头1个、阑尾拉钩2个、腹腔双头拉钩2个、刀片3个、双层剖腹单1块、手术衣6件、治疗巾10块、纱布垫6块、纱布20块。手套10副,1、4、7、号丝线团各1个,铬制肠线2管或可吸收缝合线两根。

2. 术前注射药物、缩宫素、0.5%的碘伏消毒液等。

【操作方法】

1. 手术开始前,摆好孕妇体位,一般取仰卧位,必要时(如出现仰卧位低血压综合征)协助倾斜手术台或改侧卧位。

2. 巡回护士测量生命体征及胎心音。打开消毒包、消毒器械,准备好新生儿抢救台,协助术者消毒手术野皮肤。

3. 器械护士将无菌巾、无菌单递给消毒者,并协助铺无菌单。

4. 器械护士在手术开始前应与巡回护士核实手术台上的物品,并根据手术进展的层次和步骤递上相应的器械,术中协助暴露手术视野,吸羊水和血液,帮助断脐。

5. 胎儿娩出后,巡回护士立即静脉滴注缩宫素,协助抢救新生儿并做好记录。

6. 关腹前器械护士与巡回护士再次清点纱布、器械,对数后允许术者关腹。

7. 手术完毕测量产妇生命体征,平稳后护送入母婴病房。

【护理要点】

1. **术前护理** 告知产妇剖宫产的目的,耐心解答相关疑问,消除其紧张恐惧心理;腹部和外阴部按一般妇科手术备皮范围准备;做好备血及药物过敏试验;术前禁食水,给予留置导尿;产妇送手术前测量血压、听诊胎心音并记录。

2. **术中护理** 手术过程中要密切观察产妇的生命体征;尿管是否通畅、尿量及尿液颜色;遵医嘱用药与输血,配合医师顺利完成手术。胎儿娩出后协助医师做好新生儿护理。

3. **术后护理** 按腹部手术常规进行护理。术后24小时取半卧位,鼓励产妇早下床活动;术后24小时拔除尿管,观察产妇自行排尿情况;术后6小时可以进少量流食并逐渐过渡到半流食、普食;观察子宫收缩及阴道流血情况;遵医嘱补液及使用抗生素2~3日。

4. **健康教育** 指导产妇保持外阴清洁,坚持做产后保健操,鼓励母乳喂养,产后禁止性生活及盆浴6周,剖宫产术后避孕2年。

六、人工剥离胎盘术

人工剥离胎盘术是指胎儿娩出后,接生者用手剥离并取出滞留于子宫腔内胎盘组织的手术。

【适应证】

1. 胎儿娩出后,胎盘部分剥离引起子宫大量出血者。

2. 胎儿娩出已达30分钟胎盘仍未娩出者。

【禁忌证】

植入性胎盘。

【物品准备】

1. 无菌手套1副、导尿管1根。

2. 0.5% 的碘伏棉球,必要时备止痛药物如哌替啶等。

【操作方法】

1. 产妇取膀胱截石位,导尿后重新消毒外阴,术者更换手术衣及手套,换消毒巾。

2. 术者一手按住宫底,另一手五指并拢呈圆锥形沿脐带进入宫腔。顺胎盘面向下找到胎盘边缘与胎膜交界处,用四指并拢作锯状剥离,若胎盘已部分剥离则以手掌的尺侧从已剥离处开始寻找粘连部位,轻轻将胎盘与宫壁分离,切勿强行挖取。

3. 待整个胎盘剥离后,将胎盘握在手掌中取出。

4. 取残留胎盘困难时,可用大号刮匙清除。

【护理要点】

1. **术前护理** 监测生命体征,观察产妇阴道流血情况。建立静脉通道,及时应用缩宫素。配血且做好输血准备。

2. **术中护理** 严格执行无菌操作,动作应轻柔,切忌粗暴,尽量一次进入宫腔,不可多次进出。若剥离困难,应考虑可能为胎盘植入,切不可强行剥离。

3. **术后护理** 协助术者检查取出胎盘、胎膜是否完整,确认宫内无胎盘组织残留,必要时 B 超检查确认。

(吴筱婷)

学习小结

1. 异常分娩是指产力、产道及胎儿中因任何一个或数个因素不正常,且不能得到纠正时,导致分娩不能如期完成,形成难产。产力异常包括子宫收缩乏力和子宫收缩过强两类,每类又分为协调性和不协调性两种。

(1) 协调性子宫收缩乏力:如产程开始即出现子宫收缩乏力,为原发性子宫收缩乏力;而只是在产程活跃期后期或第二产程出现子宫收缩减弱、产程进展异常则为继发性子宫收缩乏力。观察产程是否出现异常,可以通过产程曲线评估。

(2) 不协调性子宫收缩乏力(高张性子宫收缩乏力):主要表现为子宫收缩不协调,这种宫缩不能使宫口扩张、先露下降,属无效宫缩。

2. 如果骨盆异常和(或)胎儿相对过大、胎位异常可影响胎头正常入盆下降,宫口不能顺利扩张,称为头盆不称。胎儿异常分胎位异常和胎儿发育异常,常见的胎位异常包括持续性枕后位、臀位、横位等。

3. 难产护理工作的重点是对于产力异常的预防,相对性头盆不称试产期间的观察与护理。产程中应关注孕妇精神、睡眠、饮食及鼓励孕妇活动;提供非药物镇痛方法,增进舒适;观察产程进展及胎心情况;并及时向孕妇及家属提供正确的产程进展信息;发现异常及时报告医师,预防难产发生,促进难产转变为正常分娩。

复习参考题

1. 简述协调性宫缩乏力护理措施中,如何进行缩宫素点滴?

2. 简述不协调性子宫收缩乏力的处理原则?

3. 简述产程曲线异常的 7 个概念?

第十一章　分娩期并发症妇女的护理

11

学习目标	
掌握	产后出血、子宫破裂、羊水栓塞的概念、护理评估及护理措施。
熟悉	产后出血、子宫破裂、羊水栓塞的病因和处理原则。
了解	产后出血、子宫破裂、羊水栓塞的健康教育。

分娩过程中可出现一些严重威胁母婴生命安全的并发症,包括产后出血、子宫破裂及羊水栓塞等情况,是导致产妇死亡的主要原因。通过本章内容的学习,为临床上发生分娩期并发症的产妇及家属提供科学、合理的护理做准备。

第一节　产后出血病人的护理

案例 11-1

产妇李女士,28 岁,足月分娩,G_1P_1,分娩中出现第二产程延长,行会阴侧切娩出一男婴,体重 3900g,胎盘于胎儿娩出后 40 分钟自然娩出;随后产妇阴道流出暗红色血,时多时少,伴有血块;触摸子宫大而软,宫底升高;产妇出现眩晕、打哈欠、口渴、烦躁不安;继之出现四肢湿冷、面色苍白,脉搏 110 次／分,血压 80/50mmHg,呼吸急促。

问题:1. 请说出该产妇产后出血的原因?

　　　2. 其主要的护理诊断有哪些? 请根据护理诊断制定相应的护理措施?

【概述】

(一) 定义

产后出血(postpartum hemorrhage)是指胎儿娩出后 24 小时内阴道出血量超过 500ml 者,剖宫产时超过 1000ml 者。其发病率约占分娩总数的 2%~3%,80% 发生于产后 2 小时内,是分娩期严重的并发症,在我国居产妇死亡原因首位。产后出血的预后与失血量的多少、失血速度及产妇体质密切相关。短时间内大量失血可迅速发生失血性休克、死亡,存活者可因休克时间过长引起垂体缺血坏死,继发严重的腺垂体功能减退——希恩综合征(Sheehan syndrome)。重视产后出血的预防、治疗和护理,是降低产后出血的发生率及产妇死亡率的关键。

(二) 病因

临床上引起产后出血的主要原因有子宫收缩乏力、胎盘因素、软产道损伤及凝血功能障碍。这些因素可以单一存在,也可以相互作用,互为因果并存。

1. 子宫收缩乏力　是产后出血的主要原因,约占产后出血总数的 70%~80%。胎儿娩出后,子宫平滑肌的收缩和缩复作用使胎盘剥离面迅速缩小;同时,其周围的螺旋动脉得到生理性结扎,血窦关闭,出血控制。所以,可由产妇的全身因素及子宫局部因素而影响子宫收缩和缩复功能,导致子宫收缩乏力性产后出血。

(1) 全身因素:产妇精神过度紧张,对分娩的恐惧;产程延长和难产致产妇体力衰竭;产妇体质虚弱或合并有急慢性全身性疾病;临产后过多的使用镇静剂、麻醉剂或子宫收缩抑制剂等。

(2) 局部因素:前置胎盘、胎盘早剥、妊娠期高血压疾病、严重贫血等引起子宫肌水肿或渗血;多胎妊娠、巨大胎儿、羊水过多使子宫肌纤维过度伸展失去弹性;剖宫产史、肌瘤剔除手术后、产次过多、过频造成子宫肌纤维损伤;子宫肌纤维发育不良或病变如子宫畸形、子宫肌瘤等。

2. 胎盘因素　根据胎盘剥离的状况,胎盘因素所致产后出血的类型有:

(1) 胎盘滞留:胎儿娩出后,胎盘应在 15 分钟内娩出,若 30 分钟仍未娩出者,胎盘剥离面血窦不能正常关闭而导致产后出血。由于膀胱充盈阻碍剥离胎盘下降使胎盘滞留宫腔影响子宫收缩而出血;子宫收缩药物使用不当,宫颈内口出现痉挛性狭窄环,使已剥离的胎盘滞留于宫腔;第三产程过早牵拉脐带或按压子宫影响胎盘的正常剥离,导致胎盘剥离不全使剥离面血窦开放出血。

(2) 胎盘粘连或植入:可分为部分性及完全性两种类型。胎盘绒毛全部或部分仅穿入子宫壁表层不能自行剥离者称为胎盘粘连;胎盘绒毛穿透子宫壁表层而植入子宫肌层者称为胎盘植入。部分胎盘粘连或植入者,因胎盘部分剥离导致子宫收缩不良,已剥离面血窦开放发生致命性出血;而完全性胎盘粘连或植入者,因胎盘未剥离而无出血。

(3) 胎盘部分残留:胎盘小叶、副胎盘或部分胎膜残留于宫腔,影响子宫收缩引起出血。

3. 软产道损伤 常发生于阴道手术助产(如产钳助产、臀牵引术等)操作不当;分娩时保护会阴不当;巨大儿分娩、急产;软产道组织弹性差,而子宫收缩过强、产程进展过快、软产道未能充分扩张;会阴切开缝合时止血不彻底,宫颈和阴道穹窿的裂伤未能及时发现等。软产道裂伤常见于会阴、阴道、宫颈裂伤,严重者裂伤可达阴道穹窿、子宫下段甚至盆壁,形成腹膜后血肿、阔韧带内血肿而致大量出血。

4. 凝血功能障碍 任何原因的凝血功能异常均可引起产后出血。产妇如发生胎盘早剥、死胎、羊水栓塞、严重的先兆子痫等产科并发症,均可引起弥散性血管内凝血(DIC),从而导致出血;产妇合并有全身出血倾向疾病,如原发性血小板减少、再生障碍性贫血、白血病、重症肝炎等,因凝血功能异常引起产后出血。

理论与实践

案例 11-1 所述的产妇在分娩中出现第二产程延长,胎盘娩出延迟;阴道流血,时多时少,伴有血块;触摸子宫大而软,宫底升高。所以该产妇发生产后出血的原因应考虑为产程延长、产妇体力过度消耗导致子宫收缩乏力。

【护理评估】

(一) 临床表现

产后出血主要的临床表现为胎儿娩出后阴道流血及出现失血性休克、严重贫血等。

1. **全身表现** 出血开始阶段产妇有代偿功能,失血体征表现不明显,随失血量增多,出现失代偿则很快进入休克状态,表现为眩晕、口渴、打哈欠、懒言或表情淡漠、呼吸急促甚至烦躁不安等,随之有面色苍白、冷汗、脉搏快而弱、血压下降、尿量减少等表现。

2. 根据出血发生的时间、量、色、性状,以及与胎儿、胎盘娩出的关系可判断产后出血的原因。原因不同,临床表现亦有差异。

(1) 子宫收缩乏力:常发生于胎盘娩出后,阴道流血多为阵发性,色暗红伴有血块。正常情况下胎盘娩出后,宫底平脐或脐下一指,子宫收缩呈球形、质硬。子宫收缩乏力时,宫底升高,子宫体软,袋状,按压宫底有较多血液和血块流出,按摩子宫及使用宫缩剂后子宫变硬,阴道流血停止或减少。

(2) 胎盘因素:胎儿娩出后 10 分钟内胎盘未娩出,阴道出血不止,子宫轮廓清楚,可能是由于胎盘部分粘连或植入、胎盘嵌顿所引起;如出血发生在胎盘娩出后,多为胎盘、胎膜残留。胎盘娩出后应常规检查胎盘及胎膜是否完整,确定有无残留。注意胎盘胎儿面是否有断裂的血管,以发现副胎盘残留。徒手剥离胎盘时如发现胎盘与宫壁关系紧密,难以剥离,牵拉脐带时子宫壁与胎盘一起内陷,可能为胎盘植入,应立即停止剥离。

(3) 软产道损伤:胎儿娩出后,立即发生阴道流血,新鲜且很快自凝,子宫收缩良好,应考虑软产道损伤出血。应立即仔细检查软产道,注意有无宫颈、阴道、会阴撕裂伤。宫颈裂伤常发生在宫颈 3 点与 9 点处,有时可延裂至子宫下段、阴道穹窿。阴道裂伤多发生在阴道侧壁、后壁和会阴部,呈不规则裂伤。软产道

损伤造成阴道壁血肿的产妇会有肛门坠胀感,且有排尿疼痛。软产道损伤按撕裂程度分为4度:

1)Ⅰ度裂伤:会阴部皮肤及阴道入口黏膜撕裂,出血不多。

2)Ⅱ度裂伤:撕伤已达会阴体筋膜及肌层,累及阴道后壁黏膜,可沿后壁两侧沟延伸并向上撕裂,解剖结构不易辨清,出血较多。

3)Ⅲ度裂伤:撕伤向会阴深部扩展,肛门括约肌已撕裂,直肠黏膜尚完整。

4)Ⅳ度裂伤:撕伤累及直肠阴道隔、直肠壁及黏膜,直肠肠腔暴露,肛门、直肠和阴道完全贯通,属于最严重的撕伤,但出血量不一定很多。

(4)凝血功能障碍:持续阴道流血,血液不凝,全身多部位出血、身体瘀斑。根据血小板计数、纤维蛋白原、凝血酶原时间等凝血功能检测可帮助诊断。

3. 失血量的测定及估计　正确评估产后出血量至关重要,但需要注意的是估测的出血量往往低于实际出血量。目前临床常用的方法有容积法、称重法、面积法、休克指数法。

(1)容积法:使用有刻度的器皿收集阴道出血,是比较可靠、准确的方法。

(2)称重法:失血量(ml)=[胎儿娩出后接血敷料湿重(g)−接血前敷料干重(g)]/1.05(血液比重 g/ml)。

(3)面积法:按照接血敷料的面积来粗略估计出血量,按 10cm×10cm 为 10ml 计算,因敷料吸水度不同,只能作为大概估计。

(4)休克指数法(shock index,SI):休克指数 = 脉率 / 收缩压(mmHg),可以帮助判定有无休克及其程度,正常值为 0.5,一般表示无休克。休克指数为 1.0 时则为轻度休克;1.0~1.5,表示失血量约为全身血容量的20%~30%,表现为轻度血压下降,心率增快;1.5~2.0 时,表示失血量约为全身血容量的 30%~50%;若休克指数 >2.0 时则为重度休克,表示失血量约为全身血容量的 50% 以上。

问题与思考

由于精确的测量和收集分娩时失血量有一定的困难,主观因素较大,造成估计的失血量往往低于实际出血量。因此,要特别重视产后出血量的测定与评估,同时做好预防与护理,以降低产后出血发生率。

思考: 针对产后出血量的多少,分别使用何种方法可以进行正确评估,以减少误差?

(二)辅助检查

1. 检查血型、交叉配血试验,做好输血准备。

2. 检查血常规,了解贫血程度及有无感染。

3. 测定血小板计数、出凝血时间、凝血酶原时间及纤维蛋白原等,了解有无凝血功能障碍。

(三)与疾病相关的健康史

1. **病因**　护士在孕妇就诊时,应详细了解产科病史和既往病史,包括产妇年龄、孕次、产次、胎儿大小,是否有流产、早产、难产、死产等不良孕产史等。

2. **诱因**　了解孕妇本次妊娠是否合并有出血性疾病、先兆子痫、胎盘早剥、多胎妊娠、羊水过多等;分娩时产妇有无精神过度紧张,过多使用镇静剂、麻醉剂;有无产程延长、急产、助产操作不当、软产道损伤等情况。

(四)心理 - 社会状况

发生产后出血时,产妇表现出情绪高度紧张、焦虑、恐惧、有濒死感,担心自己的生命安全,家属会有异常惊慌、手足无措等反应,把全部希望寄托于医护人员。

(五)治疗原则

针对出血原因,迅速止血,补充血容量,纠正失血性休克,预防感染。

【护理诊断 / 问题】

1. 组织灌注量改变　与阴道大量流血,血容量减少有关。
2. 有感染的危险　与失血过多,抵抗力下降有关。
3. 恐惧　与阴道大出血担忧生命安危有关。
4. 失血性休克　与大量失血有关。
5. 潜在并发症:失血性休克。

【预期目标】

1. 产妇阴道流血明显减少,口渴、头晕、烦躁不安等症状明显减轻及消失。
2. 产妇血容量及时得到补充,血压、脉搏、尿量正常。
3. 产妇无感染征象,体温保持正常。
4. 产妇情绪稳定,心理舒适感增加,积极配合治疗与护理。

【护理措施】

(一) 急救护理

1. 提供安静的环境,产妇平卧,给予吸氧,注意保暖。
2. 立即建立 2 条及以上有效的静脉通道,及时输血、输液补充血容量,遵医嘱应用宫缩剂、升压药物等,给予抗生素防治感染。
3. 严密观察并详细记录病人的意识变化、血压、脉搏、呼吸、体温、皮肤颜色、四肢温度、尿量等,准确测定阴道出血量,发现病情变化及时报告医师。
4. 观察子宫收缩情况,按摩子宫时注意有无阴道大量流血。及时排空膀胱,必要时给予导尿。

(二) 针对出血原因迅速止血

1. **子宫收缩乏力**　导尿排空膀胱后,加强子宫收缩。可以通过使用宫缩剂、按摩子宫加强子宫收缩,必要时用手术等方法进行迅速有效止血。止血方法有:

(1) 按摩子宫:有以下两种手法。

1) 腹壁按摩宫底:术者一手的拇指在前、其余四指在后,在下腹部按摩并压迫宫底,挤出宫腔内积血,按摩子宫应均匀而有节律(图 11-1)。若效果不佳,可选用腹部 - 阴道双手压迫子宫法。

2) 腹部 - 阴道双手压迫子宫法:术者一手在子宫体部按压子宫体后壁,使宫体前倾,另一手戴无菌手套握拳置于阴道前穹窿顶住子宫前壁,两手相对紧压并均匀有节律的按摩子宫,可压迫子宫腔内血窦减少出血及刺激子宫收缩(图 11-2)。按摩时间以子宫恢复正常收缩并能保持收缩状态为止,按摩时配合使用宫缩剂。

(2) 应用子宫收缩药物:根据产妇情况,可采用肌内注射、静脉滴注、阴道上药、舌下含服等方式给药,达到促进子宫收缩而止血的目的。

1) 缩宫素:缩宫素 10U 加入 0.9% 氯化钠注射液 500ml 中静脉滴注。必要时缩宫素 10U 直接注射宫体。

2) 麦角新碱:遵医嘱 0.2~0.4mg 肌内注射或直接注射于宫体,或经静脉快速滴注,但心脏病、高血压、妊高征者慎用。

3) 前列腺素类药物:遵医嘱予米素前列醇 200μg 舌下含化,或卡前列甲酯栓 1mg 置于阴道后穹窿,或地诺前列酮 0.5~1mg 子宫体注射等,致子宫强烈收缩而止血。

(3) 子宫腔内填塞纱条:经按摩、缩宫剂等处理无效或情况紧急者,采用特制无菌纱布条填塞宫腔。助

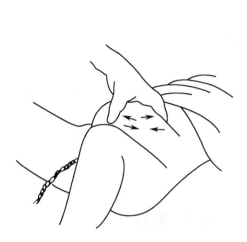

图 11-1　腹部子宫按摩法

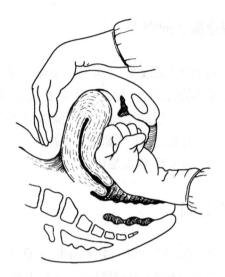

图 11-2　腹部 - 阴道子宫按摩法

手在腹部固定子宫,术者用卵圆钳持纱布条由宫底自内向外将纱布条紧填于宫腔,压迫止血。如果留有空隙或填塞不紧将造成隐性出血。宫腔填塞纱条后应密切观察生命体征及宫底高度和大小,警惕宫腔内继续出血、积血而阴道不出血的假象。24 小时后取出纱条,取出前应使用宫缩剂,并给予抗生素预防感染(图 11-3)。也可采用宫腔放置球囊代替宫腔填塞纱条压迫止血。

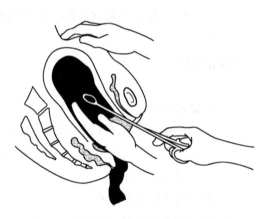

图 11-3　宫腔纱布填塞法

(4) 结扎盆腔血管或切除子宫:经上述处理止血无效,出血不止者,可经阴道结扎子宫动脉上行支,若无效可经腹结扎子宫动脉或髂内动脉。抢救无效病情危急者,为挽救产妇生命,可考虑子宫次全切除术或子宫全切除,配合医师做好术前准备工作。

(5) 子宫动脉或髂内动脉栓塞:行股动脉穿刺插入导管至子宫动脉或髂内动脉,注入明胶海绵颗粒栓塞动脉。栓塞剂可于 2~3 周后吸收,血管复通。适用于产妇生命体征稳定时进行。

相关链接

产后出血的介入治疗

产后出血为产妇重要死亡原因之一,在我国仍居首位。传统治疗主要是针对病因的处理,对于经保守治疗无效的难治性产后出血,采用子宫动脉或髂内动脉结扎术甚至子宫切除术。自从 1979 年放射介入治疗成功地应用于产后出血的治疗后,这种情况得到彻底改善。

产后出血的放射介入治疗有两种术式可供选择,一为经皮双髂内动脉栓塞术(Ⅱ AE),一为双子宫动脉栓塞术(UAE),两者均属经导管动脉栓塞术(TAE)的范畴。因目前在我国实施放射介入治疗的产后出血病人多数为病情危重,因此,为争取时间首选 Ⅱ AE,对于部分情况较好的产后出血病人,可选用 UAE 以减少并发症的发生。

Ⅱ AE 或 UAE 有选择性地栓塞出血动脉,栓塞剂不但可闭塞出血动脉,而且可导致子宫内的动脉压明显降低,血流减慢,有利于血栓形成;同时由于子宫血供减少,子宫平滑肌纤维缺血缺氧而导致收缩加强,也加强了对出血的控制。

案例 11-1 中产妇护理诊断有:组织灌注量改变、失血性休克、恐惧、有感染的危险。对该产妇应采取如下护理措施:①立即进行急救护理,让产妇平卧,给予吸氧,注意保暖;建立静脉通道,尽快输血、输液补充血容量,遵医嘱应用宫缩剂、前列腺素类药物、升压药物等;②严密观察病人的意识、生命体征、观察子宫收缩情况,按摩子宫并注意有无阴道大量流血,及时排空膀胱,必要时给予导尿;③遵医嘱给予抗生素防治感染;④向产妇及家属解释病情和抢救情况,消除紧张情绪,使其能够积极配合医护人员。如上述措施失败,可考虑宫腔填塞等。

2. 胎盘因素 应立即行阴道或宫腔检查,明确胎盘剥离情况。

(1) 胎盘已剥离滞留宫腔者,应立即取出胎盘。协助产妇排空膀胱后,术者一手牵拉脐带,一手轻压宫底使胎盘娩出。

(2) 胎盘剥离不全或粘连者,在无菌条件下可试行徒手剥离胎盘后取出。

(3) 胎盘或胎膜部分残留者,可行钳刮术或大号刮匙清除残留组织。

(4) 子宫狭窄环所致胎盘嵌顿,应在全身静脉麻醉下,子宫狭窄环松解后徒手协助胎盘娩出。

(5) 胎盘剥离困难疑有胎盘植入,根据产妇出血情况及胎盘剥离面积行保守治疗或子宫切除术,并及时做好术前准备。

3. 软产道损伤 及时彻底止血,按解剖层次逐层缝合伤口。宫颈裂伤 <1cm 且无活动性出血不需缝合;若裂伤 >1cm 且有活动性出血应缝合。有软产道血肿者,首先切开血肿,清除血块,彻底止血后缝合止血。必要时可放置引流条,同时注意补充血容量。

4. 凝血功能障碍 首先应排除子宫收缩乏力、胎盘因素、软产道损伤等原因引起的出血。明确诊断后,遵医嘱尽快输新鲜全血,补充血小板、纤维蛋白原或凝血酶原复合物、凝血因子等。若并发 DIC,应进行抗凝血及抗纤溶治疗。

(三) 预防措施

1. 产前预防 加强孕前及孕期保健,有凝血功能障碍和相关疾病者,应在孕前治愈,必要时在早孕时终止妊娠。做好计划生育宣传工作,尽量减少人工流产。定期进行产前检查,及早发现妊娠合并症和并发症。重视高危孕妇的监护,必要时提前住院待产。

2. 产时预防

(1) 第一产程:指导产妇合理饮食、保证休息,防止过度疲劳引发产程延长,必要时使用镇静剂。

(2) 第二产程:严格执行无菌操作技术;指导产妇正确使用腹压;适时适度的行会阴侧切术;胎儿娩出速度不宜过快;阴道助产手术应轻柔规范;有可能发生产后出血者,当胎儿前肩娩出后立即肌内注射或静脉滴注缩宫素 10U,以加强子宫收缩,减少出血。

(3) 第三产程:正确处理胎盘娩出及测量出血量。胎盘剥离前不应按摩、挤压子宫及过早牵拉脐带,胎盘娩出后仔细检查胎盘、胎膜是否完整,避免残留。检查软产道是否裂伤,若有裂伤及时缝合。

3. 产后预防 80% 的产后出血发生于产后 2 小时之内,此期间应间隔 15~30 分钟观察产妇的脉搏、血压、子宫收缩、阴道流血及膀胱充盈情况,倾听产妇有无头晕、心慌、会阴部疼痛等不良主诉,及早发现出血与休克;协助产妇及时排空膀胱;与新生儿早接触、早吸吮以反射性引起子宫收缩,减少阴道流血量。对于可能发生产后出血的高危产妇,要保持静脉通路通畅,充分做好大量补液、输血和急救的准备,并为产妇做好保暖。

(四) 心理护理

1. 医护人员应陪伴产妇,增加其安全感,以熟练的抢救技术和高度的责任心赢得产妇及家属的信任。

2. 给予产妇安慰与关爱,向产妇及家属耐心解释病情和抢救情况,使其能够与医护人员主动配合。

3. 指导产妇放松，鼓励其说出内心感受，消除紧张情绪。

（五）健康教育

1. 指导产妇合理的休息与活动，注意劳逸结合。加强营养，指导进食营养丰富、易消化的饮食，多食富含铁、蛋白质、维生素的食物如瘦肉、动物内脏、牛奶、鸡蛋、绿叶蔬菜、水果等，促进身体早日康复。

2. 指导产妇保持会阴清洁，产褥期禁止盆浴，禁止性生活，并根据产妇情况指导避孕方法。

3. 告知继续观察子宫复旧和恶露的变化情况，发现异常，及时就诊。

4. 做好产后复查指导，告知产后复查的时间、目的和意义，使产妇能按时进行检查。

【结果评价】

1. 产妇组织灌注量是否恢复，血压、血红蛋白是否正常，全身状况是否得到改善。

2. 产妇体温、白细胞计数是否正常，恶露、伤口是否异常。

3. 产妇情绪是否稳定，生理、心理上的舒适感是否增加，是否主动配合各种治疗与护理，亲子互动增加。

相关链接

晚期产后出血

产褥期，尤其在产后 1~2 周出现子宫大量出血，也有迟至产后 2 个月左右发病者，称为晚期产后出血。主要原因为胎盘、胎膜残留，子宫胎盘附着部位复旧不全，剖宫产术后感染导致子宫切口裂开等。产妇表现为恶露不净，颜色由暗红色变鲜红，伴有臭味；或者有反复阴道流血，或突然阴道大量流血，多有腹痛和发热。检查可见子宫增大、软，宫口松弛。可通过宫腔分泌物培养了解感染情况；B 型超声检查了解子宫大小、宫腔内有无残留物、剖宫产切口愈合情况等。

第二节　子宫破裂病人的护理

案例 11-2

某产妇，36 岁，G_2P_1，既往 8 年前自然分娩一男婴，体重 4000g。现妊娠 40 周，身高 148cm，孕期未做产前检查。10 小时前出现规律宫缩，到私人诊所分娩，4 小时前宫口开全并见胎头毛发，1 小时后胎儿仍未娩出，接产人员将 10U 缩宫素加入 5% 葡萄糖液 500ml 内静脉滴注，30 分钟后产妇下腹部疼痛难忍，并出现一凹陷，胎心 108 次 / 分。接产人员用力按压产妇腹部，试图帮助胎儿娩出，但产妇突感腹痛剧烈，大呼一声，随即腹痛感减轻，继之出现持续性腹痛，全身冷汗。急测血压 80/40mmHg，脉搏 120 次 / 分，呼吸 22 次 / 分。产妇面色苍白，表情淡漠，全腹压痛明显，腹壁下可触及胎儿肢体，未闻及胎心音，阴道少量鲜血流出，紧急转院行剖宫取胎术，产妇经抢救存活，取出死胎 4300g。

　　问题：1. 引起该产妇子宫破裂的原因是什么？

　　　　　2. 目前应该采取何种护理措施？

【概述】

(一) 定义

子宫破裂 (rupture of uterus) 是指子宫体部或子宫下段于妊娠晚期或分娩期自发破裂。是产科极严重的并发症,若未及时诊治可导致胎儿及产妇死亡。子宫破裂的发生率随着剖宫产率的增加有上升趋势,国内报道子宫破裂的发生率为 0.14%~0.55%。此病多发生于经产妇,特别是多产妇。

(二) 病因

1. 瘢痕子宫 是近年来导致子宫破裂的常见原因。临产后子宫壁原有瘢痕因子宫收缩牵拉及宫腔内压力升高而发生断裂。如剖宫产术、子宫肌瘤剔除术、宫角切除术、子宫形成术,前次手术后伴有感染、切口愈合不良、剖宫产后间隔时间过短再次妊娠者,临产后发生子宫破裂的危险性更大。

2. 梗阻性难产 主要见于高龄孕妇、骨盆狭窄、头盆不称、软产道阻塞、宫颈瘢痕、胎位异常、巨大儿或胎儿畸形等均可因胎头下降受阻,为了克服阻力子宫强烈收缩,使子宫下段过分伸展变薄发生子宫破裂。

3. 损伤性子宫破裂 多见于阴道助产施术不当或过于粗暴所致,如宫口未开全时施行产钳助产或臀位牵引术;中 - 高位产钳牵引等可造成宫颈裂伤延及子宫下段;植入性胎盘或胎盘粘连强行剥离等。

4. 宫缩剂使用不当 如胎儿娩出前缩宫素、前列腺素栓剂及其他子宫收缩药物使用不当,可导致子宫强烈收缩,加之瘢痕子宫或产道梗阻可造成子宫破裂。

5. 其他 子宫发育异常或多次宫腔操作,局部肌层菲薄也可导致子宫破裂。

(三) 分类

1. 子宫破裂分为先兆子宫破裂和子宫破裂两个阶段,按破裂部位分为子宫体部破裂和子宫下段破裂,按引起原因分为自然破裂和损伤性破裂。

2. 子宫破裂有完全性和不完全性破裂两种类型,子宫肌层仅部分或全层破裂,但浆膜层完整,为不完全性破裂,此时子宫腔与腹腔不相通,胎儿及附属物仍在子宫腔内;如子宫肌层、浆膜和黏膜完全裂开,称为完全性子宫破裂,胎儿及其附属物可进入腹腔,病情更加凶险。

【护理评估】

(一) 临床表现

子宫破裂多发生于分娩期,部分发生于妊娠晚期。子宫破裂的发生通常是渐进的,多数由先兆子宫破裂进展为子宫破裂。

1. 全身表现

(1) 先兆子宫破裂:常见于产程长,有梗阻性难产等情况;产妇表现为下腹部疼痛难忍,拒按,烦躁不安和呼吸急促,脉搏加快,并出现排尿困难和血尿。

(2) 子宫破裂:继先兆子宫破裂症状后,产妇突发下腹撕裂样剧痛,继之腹痛稍缓解后,但很快全腹持续性疼痛,产妇出现面色苍白、出冷汗、脉搏细数、呼吸急促、血压下降等休克征象。

2. 局部表现

(1) 病理性缩复环形成:产妇子宫呈强直性或痉挛性收缩,体部肌肉增厚变短,下段肌肉变薄拉长,在两者之间形成环形凹陷,称病理性缩复环(图 11-4)。

(2) 先兆子宫破裂:子宫病理缩复环形成,下腹压痛、胎心率改变及血尿出现是先兆子宫破裂的四大主要临床表现。

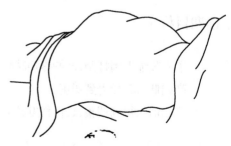

图 11-4 病理性缩复环

(3) 完全性子宫破裂：产妇出现全腹压痛、反跳痛等腹膜刺激征，腹壁下可清楚扪及胎体,胎心、胎动消失。阴道检查有鲜血流出,下降中的胎先露部升高甚至消失,扩张的宫口回缩。

（二）辅助检查

1. 血常规检查　血红蛋白值下降,白细胞计数增多。

2. 尿常规检查　可见红细胞或肉眼血尿。

3. B型超声检查　可协助确定破口部位及胎儿与子宫关系。

（三）与疾病相关的健康史

1. 病因　在孕妇就诊时及时收集与子宫破裂相关的既往史和现病史。详细询问产次、有无剖宫产史、子宫手术史等。

2. 诱因　了解孕妇此次妊娠有无胎位异常、头盆不称;产程中是否使用缩宫素及是否有阴道助产、手术操作史等。

（四）心理 - 社会状况

主要评估产妇及家属的情绪状态。产妇出现子宫先兆破裂时,感到胎儿的生命受到严重威胁,产妇出现情绪紧张、恐惧。发生子宫破裂,产妇知道胎儿已死亡,而自己又不能再怀孕时会感到悲伤、愤怒。家属得知详情后常表现为震惊、悲哀、否认等。

（五）治疗原则

1. 先兆子宫破裂　应迅速抑制子宫收缩,可肌内注射哌替啶100mg或静脉全身麻醉等,立即行剖宫产术迅速结束分娩。

2. 子宫破裂　一旦发生子宫破裂,无论胎儿是否存活,均应一边抢救休克一边尽快手术。手术方式应根据产妇全身状况、子宫破裂的部位、时间与程度,酌情行修补术或子宫切除术。术中、术后给大量抗生素控制感染。

理论与实践

案例11-2中引起子宫破裂的主要原因：①该产妇身高148cm,胎儿体重4300g,存在头盆不称导致分娩梗阻的因素;②在胎儿尚未娩出前,错误静脉滴注高浓度缩宫素(2%),引起子宫强直性收缩;③接产人员粗暴施加腹压。

【护理诊断／问题】

1. **疼痛**　与剧烈子宫收缩,或子宫破裂后血液刺激腹膜有关。

2. **组织灌注量改变**　与子宫破裂后大量失血有关。

3. **预感性悲哀**　与胎儿死亡及切除子宫有关。

【预期目标】

1. 子宫收缩得到抑制,产妇疼痛减轻。

2. 产妇低血容量得到纠正。

3. 产妇情绪得到调整,哀伤程度减低。

【护理措施】

（一）预防措施

1. 加强孕期保健　建立三级保健网,宣传孕期保健知识,加强产期检查,孕期发现胎位异常适时进行矫正。

2. 提前住院待产　有胎位异常、头盆不称、剖宫产史或子宫手术史者,预产期前 2 周提前住院待产。有异常情况及时采取措施。

3. 正确处理产程　应用子宫收缩剂时严格掌握指征和使用方法,避免滥用。严密观察产程进展,警惕并尽早发现先兆子宫破裂的征象并及时处理。

（二）急救护理

1. 在待产时出现宫缩过强,下腹部压痛,或腹部出现病理缩复环时,应立即报告医师,应用缩宫素者立即停止使用,同时监测产妇生命体征,遵医嘱给予抑制宫缩的处理。

2. 对先兆子宫破裂或子宫破裂者要做好剖宫产术前准备工作。

3. 迅速建立静脉输液通道,输血、输液,短时间内补充足够的血容量;同时补充电解质及碱性物质,纠正酸中毒;保暖、给予氧气吸入,指导产妇取头低足高位或中凹位;积极进行抗休克处理。

4. 严密观察产程进展,并记录宫缩、胎心音、产妇生命体征、液体出入量。发现失血表现时,急查血红蛋白,评估失血量。

（三）心理护理

1. 对产妇及其家属因子宫破裂造成的心理反应和需求表示理解,并及时解释治疗计划及对未来妊娠的影响。

2. 对胎儿已死亡的孕妇,应主动听其诉说内心感受,真心表示理解和同情,要帮助其度过悲伤阶段,尽快稳定产妇及家属的情绪。

3. 为产妇及家属提供舒适的环境,通过谈心和生活上的关怀,帮助产妇调整情绪,面对现实,适应新生活。

（四）健康教育

1. 避孕指导　行子宫修补术的产妇,应指导避孕 2 年后再怀孕,避孕方法可选用口服避孕药或避孕套。再次妊娠时应及时到产科门诊检查。

2. 康复指导　为产妇提供产褥期康复计划,以促进身体尽快恢复。对胎儿已经死亡的产妇,指导采取有效的退乳方法。

理论与实践

对案例 11-2 中该产妇应采取的护理措施是:①迅速建立静脉通道,抢救休克并准备剖宫取胎术以尽快止血;②严密观察产妇生命体征、液体出入量,急查血常规,评估失血量等;③术后给予大剂量抗生素控制感染;④加强心理护理,及时了解产妇及其家属的心理反应,尽快稳定产妇及家属的情绪,耐心解释护理治疗计划,术后指导产妇退乳。

【结果评价】

1. 产妇疼痛是否减轻、缓解。

2. 产妇血容量是否及时得到补充,是否有休克症状和体征。

3. 产妇情绪是否稳定,饮食、睡眠是否基本恢复正常。

相关链接

子 宫 内 翻

子宫内翻(inversion of the uterus)是指子宫底向宫腔内凹陷,甚至子宫内膜包括整个宫壁从宫颈翻出。是一种罕见的分娩期严重并发症,多数发生第三产程。

子宫内翻的病因:①子宫肌肉部分薄弱,张力低,如多产、子宫肌发育不良、畸形;子宫过度膨大,如双胎、巨大儿、羊水过多;②在受外力牵拉或加压时子宫向子宫腔内陷,如第三产程处理不当,盲目牵拉脐带企图使胎盘剥离或用力挤压宫底;胎盘粘连、植入时,胎盘未剥离或仅部分剥离时牵拉脐带,使胎盘植入部位的宫体与胎盘一起向宫腔内陷;腹压异常,如急产、站立分娩;合并黏膜下肌瘤,重力使部分宫体内陷。

临床表现及处理:产妇突感下腹剧痛,随即产妇陷入严重休克,有时休克与出血量不成正比。应先给于哌替啶或吗啡,同时静脉输液、输血,在良好麻醉下经阴道徒手还纳,将翻出的子宫复位,徒手复位失败后须经腹手术复位。如复位困难,脱出的子宫已感染或子宫呈坏死状应考虑子宫次全切除,术后给予大量抗生素预防感染。

第三节 羊水栓塞病人的护理

案例 11-3

初产妇,28 岁,G_1P_0,足月妊娠 41^{+3} 周,规律腹痛 5 小时。胎心率 146 次 / 分,宫缩 30 秒 /8 分,宫口开大 2cm。因宫缩较弱,给予静脉滴注缩宫素,维持宫缩 40~50 秒 /2~4 分,6 小时后宫口开大 6cm,胎膜自然破裂,羊水Ⅲ度浑浊。破膜后产妇突然出现烦躁不安,呛咳,呼吸困难,面色苍白,口唇发绀,吐泡沫样痰,意识不清,血压检测不到,听诊两肺底闻及湿啰音。

问题:1. 根据描述如何确定疾病诊断?

2. 主要的护理诊断是什么?

【概述】

(一) 定义

羊水栓塞(amniotic fluid embolism,AFE)是指在分娩过程中羊水突然进入母体血循环,引起急性肺栓塞、过敏性休克、弥散性血管内凝血(DIC)、肾功能衰竭或突发死亡的分娩严重并发症。其发病急、病情凶险,是造成孕产妇死亡的重要原因之一。发生于足月妊娠时产妇死亡率高达 70%~80%;妊娠早、中期的流产、引产或钳刮术中亦可发生,但病情较轻。

(二) 病因

羊水栓塞由羊水中的有形物质(胎儿毳毛、角化上皮、胎脂、胎粪)进入母体血循环引起的。与以下因素有关:

1. 羊膜腔内压力增高 子宫收缩过强或强直性收缩迫使羊水进入破损的微血管,进而进入母体血液循环。

2. 胎膜破裂　大部分羊水栓塞发生在胎膜破裂以后,羊水可从子宫蜕膜或宫颈管破损的小血管进入母体血液循环中。剖宫产或羊膜腔穿刺时,羊水可从手术切口或穿刺处进入母体血液循环。

3. 血窦开放　宫颈损伤或子宫破裂、前置胎盘、胎盘早剥等,羊水经开放的子宫血窦进入母体血液循环。

综上所述,子宫收缩过强、急产、前置胎盘、子宫破裂、剖宫产和钳刮术、滞产、过期妊娠、多产妇、巨大儿、胎膜早破等均是羊水栓塞的诱发因素。

(三) 病理生理

羊水栓塞的核心问题是过敏性变态反应。羊水进入母体血循环后,羊水中的有形成分通过阻塞肺小血管,引起过敏反应和凝血机制异常而导致机体发生一系列病理生理变化。

1. 肺动脉高压　羊水内有形物质如胎儿毳毛、胎脂、胎粪、角化上皮细胞等形成栓子,经肺动脉进入肺循环,阻塞小血管引起肺动脉高压;羊水内含有大量激活凝血系统的物质,启动凝血过程,在肺毛细血管内形成广泛性血栓进一步阻塞肺小血管,反射性引起迷走神经兴奋,引起小支气管痉挛和支气管分泌物增多,使肺通气、换气减少;肺小血管阻塞引起的肺动脉高压直接使右心负荷加重,导致急性右心衰竭,继而呼吸循环功能衰竭、休克,甚至死亡。

2. 过敏性休克　羊水中胎儿有形成分为致敏原作用于母体,引起Ⅰ型变态反应,导致过敏性休克,多在羊水栓塞后立即出现,表现为血压骤降甚至消失。

3. 弥散性血管内凝血(DIC)　妊娠时母体血液呈高凝状态,羊水中含有多量促凝物质可激活凝血系统,在血管内产生大量的微血栓,同时羊水中还含有纤溶激活酶,激活纤溶系统。由于大量凝血物质的消耗和纤溶系统的激活导致凝血功能障碍,产妇发生严重大出血及失血性休克。

4. 急性肾功能衰竭　由于休克和DIC的发生,肾急性缺血进一步导致肾功能障碍和衰竭。

【护理评估】

(一) 临床表现

羊水栓塞起病急骤、来势凶猛,多发生于分娩过程中,尤其是胎儿娩出前后短时间内,但也有极少数发生于羊膜腔穿刺术中、外伤时或羊膜腔灌注等情况下。典型临床经过可分为三个阶段:

1. 心肺功能衰竭和休克　在分娩过程中,尤其是刚破膜不久,产妇突然寒战,出现烦躁不安、恶心、呕吐、呛咳、气急等前驱症状;继而出现呼吸困难、发绀、抽搐、昏迷,面色苍白、四肢厥冷、心率加快、血压下降,肺底部出现湿啰音等。病情严重者发病急骤,产妇仅尖叫一声或打一个哈欠或抽搐一下后,血压迅速下降,呼吸心搏骤停,于数分钟内死亡。

2. 出血　病人度过第一阶段后,进入凝血功能障碍阶段,表现为全身广泛性出血,如难以控制的大量阴道出血、切口渗血、全身皮肤黏膜出血、针眼渗血、血尿甚至发生消化道大出血等。

3. 急性肾功能衰竭　羊水栓塞后期出现少尿或无尿和尿毒症的表现。主要由于循环功能衰竭引起的肾缺血及DIC前期形成的血栓堵塞肾内小血管,引起缺血、缺氧,导致肾脏器质性损害。

以上三个阶段通常按顺序出现,有时也可不完全出现或出现不典型。

理论与实践

案例11-3中该产妇超过预产期10日(41^{+3}周),产程中使用缩宫素,致使羊膜腔内压力增高。破膜后产妇突然出现烦躁不安,呛咳,呼吸困难,面色苍白,口唇发绀,吐泡沫样痰,意识不清,血压检测不到,听诊两肺底闻及湿啰音,可能为羊水由宫颈内口开放血管或血窦进入母体血循环导致了羊水栓塞。如在显微镜下发现下腔静脉血中有羊水成分,可以确诊为羊水栓塞。

(二) 辅助检查

1. **血涂片查找羊水有形物质** 取下腔静脉血镜检,有羊水成分可作为羊水栓塞确诊的依据。

2. **床旁胸部 X 线摄片** 可见双肺有弥散性点片状浸润影,沿肺门分布,伴有右心扩大。

3. **床旁心电图或心脏彩色多普勒超声检查** 提示右心房、右心室扩大,ST 段下降。

4. **与 DIC 有关的实验室检查** 纤溶活性增高及凝血功能障碍检查。

(三) 与疾病相关的健康史

1. **病因** 护士在孕妇就诊时,应详细了解产科病史和既往病史。

2. **诱因** 评估发生羊水栓塞的各种诱因,如有无前置胎盘、胎盘早剥、胎膜早破或人工破膜;有无宫缩过强或强直性宫缩;有无中期引产或钳刮术,羊膜腔穿刺术;急产、宫颈裂伤、子宫破裂及手术产史等。

(四) 心理 - 社会状况

羊水栓塞发病急骤,病情凶险,产妇会感到痛苦和恐惧。家属毫无精神准备,因产妇和胎儿的生命受到威胁而感到惊恐,在情绪上会比较激动,一旦抢救无效会对医务人员产生抱怨和不满,甚至愤怒、否认。

(五) 治疗原则

一旦怀疑羊水栓塞应立即抢救。主要原则是抗过敏、解除肺动脉高压、纠正呼吸循环功能衰竭和改善低氧血症;抗休克;防止 DIC;预防肾衰和感染。

【护理诊断 / 问题】

1. **气体交换受损** 与肺血管阻力增加导致肺动脉高压及肺水肿有关。
2. **组织灌注量不足** 与失血及弥散性血管内凝血有关。
3. **有胎儿窘迫的危险** 与羊水栓塞、母体呼吸循环功能衰竭有关。
4. **潜在并发症:休克、肾功能衰竭、DIC。**

【预期目标】

1. 产妇胸闷,呼吸困难症状经及时处理后有所改善。
2. 产妇能维持体液平衡,生命体征平稳。
3. 胎儿、新生儿安全。
4. 休克、肾功能衰竭情况缓解。

【护理措施】

(一) 羊水栓塞病人的急救与配合

一旦出现羊水栓塞的临床表现,应及时识别并立即配合医师给予紧急处理。严密监测病情变化,做好各项记录。

1. 纠正缺氧,解除肺动脉高压,抗过敏,抗休克,防止心衰。

(1) 吸氧:取半卧位,面罩给氧,必要时行气管插管或气管切开,保证供氧。

(2) 抗过敏:遵医嘱地塞米松或氢化可的松静脉推注或滴注。

(3) 解除肺动脉高压:遵医嘱使用阿托品、氨茶碱、盐酸罂粟碱以解除平滑肌张力。

(4) 抗休克纠正酸中毒:①尽快输注新鲜血和血浆补充血容量,补足血容量后血压仍不回升,可用多巴胺加于葡萄糖液静脉滴注;②5% 碳酸氢钠 250ml 静脉滴注,并及时纠正电解质紊乱。

（5）纠正心衰消除肺水肿:遵医嘱毛花苷 C 静脉推注,必要时 1~2 小时后可重复使用,一般于 6 小时后重复 1 次以达到饱和量。

2. DIC 阶段　早期应抗凝,补充凝血因子,应用肝素;晚期抗纤溶同时也补充凝血因子,防止大出血。

3. 少尿或无尿阶段　要及时应用利尿剂,预防与治疗肾功能衰竭。

（二）产科护理

严密监测产妇的产程进展及胎儿情况。待病情好转后迅速结束分娩,如在第一产程发病者应立即配合医师做好术前准备,行剖宫产术结束分娩;在第二产程发病者可根据情况做好阴道助产的准备;若发生产后子宫大量出血,经积极处理后仍出血不止者,应做好子宫切除术的术前准备。

（三）羊水栓塞的预防

加强产前检查,注意诱发因素,及时发现前置胎盘、胎盘早剥等并发症并及时处理;严格掌握破膜时机,人工破膜宜在宫缩间歇期进行,破口要小并控制羊水流出的速度;正确处理产程,严格掌握缩宫素使用指征,专人守候,随时调整缩宫素滴数与浓度,避免宫缩过强;中期妊娠引产者,羊膜腔穿刺次数不应超过 3 次,钳刮术时应先刺破胎膜,待羊水流出后再钳夹胎块。

（四）心理护理

对于神志清醒的病人,应给予鼓励,使其增强信心,相信病情会得到控制。接受家属激动、否认、甚至愤怒的情绪反应,尽量表示理解与安慰,适当的时候允许家属陪伴病人。待病情稳定后共同制订康复计划,提供个体化的健康教育与出院指导。

（五）健康教育

1. 孕期加强产前检查,有羊水栓塞诱发因素者更应注意。

2. 指导产褥期保健知识,胎儿存活者,进行新生儿护理相关指导。

3. 出院前告知产后复查时间、目的及其重要性。

理论与实践

案例 11-3 中该病人的主要护理诊断:①气体交换受损;②组织灌注量改变;③休克。主要原因:①破膜后由于混浊的羊水进入肺循环,引起小支气管痉挛、肺水肿,导致该产妇呛咳,呼吸困难,吐泡沫样痰,两肺底出现湿啰音;②由于小血管痉挛,导致微循环障碍,组织供血、供氧不足,使产妇出现面色苍白,意识不清,血压下降等。如进一步发展,则可能发生 DIC 等一系列严重并发症。

【结果评价】

1. 病人胸闷、呼吸困难症状是否得到改善。

2. 病人血压及尿量是否正常,阴道出血是否减少,全身皮肤、黏膜出血是否停止。

3. 胎儿及新生儿是否有生命危险,病人出院时是否有并发症。

4. 病人情绪是否稳定。

（吴筱婷）

1. 产后出血是指胎儿娩出后 24 小时内阴道出血量超过 500ml,剖宫产时超过 1000ml 者。是分娩期严重的并发症,居我国产妇死亡原因首位。导致产后出血的主要病因有:子宫收缩乏力、胎盘因素、软产道损伤、凝血功能障碍。

产后出血的护理措施关键是预防产后出血,应严密观察及正确处理产程,防止失血性休克及发生 DIC。一旦发生产后出血,应针对病因及时采用各种止血方法,尤其因子宫收缩乏力而导致的产后出血处理时,应采取按摩子宫、应用子宫收缩药物、子宫腔内填塞纱条等方法迅速止血,必要时结扎盆腔血管或切除子宫以挽救产妇生命。

2. 子宫破裂是指子宫体部或子宫下段于妊娠晚期或分娩期自发破裂。子宫破裂是产科极严重的并发症,若未及时诊治可导致胎儿及产妇死亡。先兆子宫破裂的四大表现有:子宫病理缩复环形成,下腹压痛、胎心率改变及血尿。加强孕期保健,注意分娩过程中的观察和处理,是预防子宫破裂的关键。

3. 羊水栓塞是指在分娩过程中羊水进入母体血液循环,引起急性肺栓塞、休克、弥散性血管内凝血(DIC)、肾衰竭或突发死亡的分娩期严重并发症。一经发现应立即予以紧急处理。

复习参考题

1. 简述先兆子宫破裂的四大主要表现。

2. 简述羊水栓塞的病理生理变化。

3. 简述引起产后出血的主要原因及相应的护理措施。

第十二章 产褥期疾病妇女的护理

12

学习目标	
掌握	产褥感染、泌尿系感染、产褥期抑郁症妇女的护理评估和护理措施。
熟悉	产褥感染、产褥期抑郁症的预防。
了解	产褥感染、产褥期抑郁症、泌尿系感染的治疗原则。

产褥期是产妇身体与心理恢复的关键时期,由于此期产妇身体抵抗力较弱,容易发生生理或心理方面的疾病。

第一节　产褥感染妇女的护理

案例 12-1

初产妇,30 岁,足月妊娠,破膜 20 小时临产,因持续性枕横位,行会阴侧切术,胎头吸引助产分娩。产后第 3 日有发冷、发热、寒战。体格检查:体温 39℃,脉搏 110 次 / 分钟,血压 110/70mmHg。宫底脐平,宫体压痛;会阴切口红肿,脓性分泌物渗出,恶露有臭味。辅助检查:血常规 WBC13.8×10⁹/L,中性杆状粒细胞 75%。B 超检查:子宫 24cm×19cm×16cm,宫腔内未见残留组织,双附件区未见包块。

问题:1. 该产妇最可能的临床诊断是什么?
　　　2. 简述该产妇针对性的护理措施。

【概述】

(一) 定义

产褥感染(puerperal infection)是指产前、产时及产褥期生殖道受病原体感染,引起局部或全身的炎性改变。产褥感染的发病率约为 6%,是产妇死亡的四大原因之一。

产褥病率(puerperal morbidity)指分娩后 24 小时以后的 10 日内,用口表每日测量体温 4 次,间隔时间 4 小时,有 2 次≥38℃。产褥病率常由产褥感染引起,但也可由生殖道以外的感染如急性乳腺炎、上呼吸道感染、泌尿系感染、血栓静脉炎等原因所致。产褥感染与产科出血、妊娠合并心脏病及严重的妊娠期高血压疾病,是导致孕产妇死亡的四大原因。

(二) 病因

1. 诱因　分娩降低或破坏女性生殖道的防御功能和自净作用,机体抵抗力下降,均可诱发产褥感染,如产妇体质虚弱、营养不良、孕期卫生不良、胎膜早破、羊膜腔感染、产科手术、产程延长、产后出血、产前产后出血过多,多次宫颈检查等。

2. 病原体种类　产妇生殖道内有大量的病原体,以厌氧菌占优势。产褥感染常见的病原体有:需氧性链球菌属、大肠杆菌、厌氧性链球菌属、支原体、衣原体、白色念珠菌等,其中以大肠杆菌、厌氧性链球菌为最常见,而溶血性链球菌及金黄色葡萄球菌感染较为严重,常发生几种细菌的混合感染。

3. 感染途径

(1) 内源性感染:多因分娩后产道创面被生殖道或其他部位寄生的病原体感染致病。近年研究表明,内源性感染更重要。

(2) 外源性感染:外界病原菌进入产道所致的感染。可通过被污染的衣物、用具、各种手术器械、物品等所引起。

【护理评估】

（一）临床表现

发热、疼痛、异常恶露为三大主要症状。由于感染部位、程度、扩散范围不同,其临床表现也不同。

1. 外阴伤口感染 会阴裂伤或会阴切开部位感染,以葡萄球菌和大肠杆菌感染为主,表现为会阴部疼痛,坐位困难。局部伤口有红肿、硬结、脓性分泌物流出,压痛明显,甚至发生伤口裂开,较重时可伴有低热。

2. 急性阴道、宫颈炎 阴道有感染,表现为黏膜充血、水肿、溃疡、脓性分泌物增多。感染部位较深时,可引起阴道旁结缔组织炎。宫颈裂伤感染向深部蔓延,引起盆腔结缔组织炎。产妇可有轻度发热、畏寒、脉速等全身症状。

3. 急性子宫内膜炎、子宫肌炎 病原体经胎盘剥离面侵入,扩散到子宫蜕膜层称子宫内膜炎;侵入子宫肌层称子宫肌炎,同时阴道内有大量脓性分泌物且有臭味,两者常伴发。子宫复旧不良,腹部有压痛,尤其是宫底部,表现为高热、头痛、白细胞增多等感染症状。

4. 急性盆腔结缔组织炎、急性输卵管炎 病原体沿宫旁淋巴和血行达宫旁组织,出现急性炎性反应而形成炎性包块,同时波及输卵管,形成急性输卵管炎。表现为下腹痛伴肛门坠胀,可伴有寒战、高热、脉速、头痛等全身症状。体征为下腹明显压痛、反跳痛、肌紧张,宫旁一侧或双侧结缔组织增厚,触及炎性包块,严重者侵及整个盆腔形成"冰冻骨盆"。

5. 急性盆腔腹膜炎及弥漫性腹膜炎 炎症继续发展,扩散至子宫浆膜,形成盆腔腹膜炎,继而发展为弥漫性腹膜炎。全身中毒症状明显,如高热、恶心、呕吐、腹胀,下腹部有明显压痛、反跳痛,也可引起肠粘连及在直肠子宫陷凹形成局限性脓肿。

6. 血栓性静脉炎 盆腔血栓性静脉炎常于产后 1~2 周发生,继子宫内膜炎后出现寒战、高热,可持续数周或反复发作,局部检查与盆腔结缔组织炎相似。下肢血栓性静脉炎因栓塞的部位不同而表现不同,当髂总静脉或股静脉栓塞时影响下肢静脉回流,出现下肢持续疼痛,水肿,皮肤发白,习称"股白肿"。

7. 脓毒血症及败血症 当感染性栓子脱落进入血液循环时,可引起脓毒血症,并发肺、脑、肾脓肿或肺栓塞。如病原体大量进入血液循环并繁殖形成败血症,则可以导致产妇发生感染性休克,表现为高热、寒战、全身明显中毒症状,可危及生命。

（二）辅助检查

1. 血液检查 外周血白细胞计数增高,尤其中性粒细胞增高明显,血沉加快。检测血清 C- 反应蛋白,有助于早期诊断感染。

2. 病原体检测 病原体培养,分泌物涂片检查,病原体抗原和特异抗体检查。

3. 影像学检查 B 超下可以显示盆腔内炎性包块、脓肿、积液等;对怀疑有血栓性静脉炎的病人,可以通过 CT 检查对血栓做出定位及定性诊断。

（三）与疾病相关的健康史

了解产褥感染的诱发因素;了解产妇是否有贫血、营养不良或生殖道感染的病史;产妇平素的个人卫生习惯;本次分娩是否有胎膜早破、产程延长、手术助产、软产道损伤、产后出血等病史。

（四）心理 - 社会状况

1. 产妇因高热、疼痛,不能给新生儿哺乳及照顾新生儿,从而表现为焦虑、沮丧。

2. 家属因担心产妇能否尽快恢复而不安,其情绪变化会对产妇心理产生很大影响。

（五）治疗原则

1. 支持疗法 纠正贫血和水、电解质紊乱,增加蛋白质、维生素的摄入。

2. 局部病灶处理 清除宫腔残留物,控制切口感染或脓肿切开引流。

3. 抗生素应用 未确定病原体时,应根据临床表现及临床经验,选用广谱高效抗生素。然后依据细菌培养和药敏试验结果调整抗生素种类和剂量。

　　4. 血栓性静脉炎的治疗　在应用抗生素的同时,可加用肝素、尿激酶,也可用活血化瘀中药治疗。

【护理诊断/问题】

　　1. 疼痛　与伤口感染,子宫收缩有关。

　　2. 体温过高　与机体的炎性反应有关。

　　3. 焦虑　与感染影响母乳喂养有关。

【预期目标】

　　1. 产妇疼痛减轻或消失。

　　2. 产妇感染得到控制,体温正常。

　　3. 产妇情绪改善,恢复母乳喂养。

【护理措施】

　　(一)一般护理

　　1. 环境、休息体位　保持病室安静、整洁、空气新鲜,保证充足的睡眠;产妇采取半卧位,利于恶露排出,防止感染扩散。

　　2. 营养供给　给予高蛋白、高热量、高维生素饮食,摄入足够的液体。

　　3. 会阴伤口感染的护理　每次大、小便后用 1:5000 高锰酸钾或 1:1000 苯扎溴铵清洁外阴部;红外线照射会阴 15 分钟/次,每日 2 次;感染伤口应拆除缝线,有脓肿时要切开引流。

　　4. 抗感染、对症处理　遵医嘱正确使用抗生素,建立静脉通路,对高热、恶心、呕吐的产妇给予对症处理。

　　(二)病情观察与记录

　　1. 监测生命体征,注意体温、脉搏变化,是否有发热、寒战、乏力、腹痛等症状。

　　2. 观察恶露颜色、性状、气味,子宫复旧情况及腹部、会阴伤口情况。

　　(三)治疗配合

　　根据医嘱进行支持治疗。做好术前准备及护理。

　　(四)心理护理

　　1. 鼓励产妇倾诉,缓解焦虑情绪;向产妇及家属解释病情和治疗、护理情况,消除其疑虑。

　　2. 提供母婴接触机会,协助家属照顾好新生儿,为产妇提供良好的社会支持,有利于产妇减轻对疾病的恐惧。

　　(五)健康教育

　　1. 加强产褥期宣教,向产妇及家属介绍相关知识,指导产妇自我观察、识别产褥感染复发征象,如发热、腹痛、恶露等,有异常要及时就诊。

　　2. 注意产后休息、营养和适当运动,建立良好的个人卫生习惯,保持外阴部清洁。每次便后清洁外阴,及时更换会阴垫;做好全身皮肤清洁,保持床单衣物清洁。清洗会阴的用物要消毒。

　　3. 指导正确的母乳喂养,正确进行乳房护理。

病例 12-1 中的产妇,因胎膜早破、枕横位行会阴侧切分娩。产后 3 日出现体温升高;检查宫体有压痛,恶露有臭味;会阴部疼痛,侧切口红肿,化验血液白细胞增多,应当考虑为产褥感染,感染的类型应为:①急性外阴炎;②急性子宫内膜炎。护理措施:①鼓励产妇说出内心不安,向产妇及家属解释病情和治疗护理情况,协助家属照顾好新生儿。②一般护理:产妇采取半卧位休息,鼓励多饮水,必要时物理降温;红外线照射会阴 15 分钟 / 次,每日 2 次;伤口拆除缝线,每次大、小便后用 1∶1000 苯扎溴铵清洁外阴;遵医嘱静脉使用抗生素。③注意体温、脉搏变化,观察恶露变化,子宫复旧情况。

【结果评价】

1. 产妇体温是否正常,疼痛是否消失,情绪是否稳定。
2. 产妇是否了解预防产褥感染的措施,是否能进行自我护理。
3. 产妇是否能很好实施母乳喂养。

第二节　泌尿系统感染妇女的护理

案例 12-2

　　产妇,30 岁,自然分娩,第二产程延长,新生儿体重 4100g,产后 2 日,出现尿急,尿痛,排尿不畅,尿常规检查结果白细胞升高。

问题:1. 该产妇诊断是什么?
　　　　2. 该产妇的护理措施?

【概述】

产后大约有 2%~4% 的产妇会发生泌尿系统感染。引起感染的病原体绝大部分为革兰氏阴性杆菌,以大肠杆菌为多见,其他有变形杆菌、产气杆菌和葡萄球菌等。感染途径主要为上行性感染,即细菌从尿道外口侵入,首先感染膀胱,随后再沿输尿管上行感染肾盂、肾盏。

【病因】

1. 女性尿道短、直,尿道口与肛门靠近,产后机体抵抗力低,容易造成上行感染引起膀胱炎、肾盂肾炎。
2. 分娩过程中,膀胱受压引起膀胱黏膜充血、水肿、挫伤,容易发生膀胱炎。
3. 分娩过程中导尿或过多的阴道检查、无菌技术执行不严格,可引起细菌侵入造成感染。
4. 分娩时膀胱受压迫导致膀胱肌失去收缩力,不能将膀胱内的尿液按时完全排出,或产后会阴伤口疼痛使产妇不敢排尿,造成尿潴留而引起细菌感染。

【护理评估】

(一) 临床表现

1. 膀胱炎 症状多在产后 2~3 日出现,表现有尿频、尿急、尿痛,排尿时有烧灼感或排尿困难,也有表现为尿潴留或膀胱部位压痛或下腹胀痛不适;也可伴有低热,但一般没有全身症状。

2. 肾盂肾炎 感染多由下泌尿道上行所致,较常发生在右侧,也可能两侧均受累,病人症状通常发生在产后第 2~3 日,也可发生在产后 3 周,表现为一侧或双侧腰部疼痛、高热、寒战、恶心、呕吐等,同时伴有尿频、尿急、尿痛。若不及时治疗,肾脏皮质可能受损,可能出现肾功能障碍。

(二) 辅助检查

尿常规检查可见脓细胞、白细胞、红细胞;可有蛋白尿、管型尿;中段尿培养细菌数 >10⁵/ml。做血尿素氮及肌酐检查,以确定肾功能有无受损。

(三) 与疾病相关的健康史

评估病人是否有过泌尿系感染的病史,本次分娩情况,如是否有产程延长、排尿困难、手术助产、导尿的经历;并了解产后第一次自解小便的时间、尿量、膀胱功能恢复情况。

(四) 治疗原则

用广谱抗生素抗感染,并保证液体入量以便冲洗膀胱。

【护理诊断 / 问题】

1. **排尿障碍** 与泌尿系统感染有关。
2. **知识缺乏** 缺乏预防泌尿系感染的知识。

【预期目标】

1. 病人泌尿系感染得到控制,症状消失,排尿功能恢复正常。
2. 病人能讲述预防泌尿系感染的相关知识。

【护理措施】

1. 一般护理

(1) 评估产妇产后子宫收缩情况,产后 4 小时督促产妇自行排小便,识别尿潴留的临床表现。

(2) 指导产妇保持会阴部清洁,防止逆行感染。

(3) 急性感染期病人应卧床休息,遵医嘱用药,摄取营养丰富、易消化、少刺激的食物,同时鼓励多饮水,达到冲洗膀胱的作用。

2. 健康教育 指导产妇养成定时排尿的习惯,保证摄入充足的液体量。

理论与实践

案例 12-2 中产妇为泌尿系统感染。护理要点:注意休息,保持外阴清洁,遵医嘱用药,摄取营养丰富、易消化、少刺激的食物,同时鼓励多饮水,达到冲洗膀胱的作用。

【结果评价】

1. 出院时,病人尿液检查和细菌培养是否为阴性,且是否已恢复正常排尿功能。
2. 病人出院后是否能进行自我护理,能定期复查。

第三节　产后抑郁症妇女的护理

案例 12-3

　　初产妇,33 岁,因精神过度紧张、恐惧而滞产,行剖宫产助娩一女婴。产后 10 日,出现情绪低落、失眠、懒言少动,拒绝给婴儿哺乳,觉得生活没有意义。该病人平时性格内向、敏感,与他人交往甚少。体格检查均正常。

　　问题:1. 该产妇能否诊断为产褥期抑郁症? 其诊断依据有哪些?
　　　　　2. 应采取哪些针对性护理措施?

【概述】

　　产褥期抑郁症(postpartum depression,PPD)是指产妇在产褥期间出现抑郁症状,是产褥期精神综合征最常见的一种类型。主要表现为持续和严重的情绪低落以及一系列症候。如动力减低、失眠、悲观等,甚至影响对新生儿的照料能力。其发病率国外报道约为 30%,通常在产后 2 周内出现症状。

【病因】

　　病因尚不明确,可能与下列因素有关:

　　1. **妊娠、分娩因素**　妊娠期发生并发症或有合并症,对胎儿生长发育的担忧及对分娩的恐惧;由于分娩的疼痛与不适使产妇感到紧张、恐惧,产时、产后并发症,难产、滞产、手术产等,使产妇担心胎儿和自身的生命安全,是产褥期抑郁症不可忽视的诱因。

　　2. **心理因素**　敏感、好强、求全、情绪不稳定、社交能力不良、性格内向等个性特点的人群,应对生活难题能力较差;以及对妊娠、分娩、产后哺育婴儿知识的不了解,往往使产妇缺乏完成分娩、承担母亲角色的信心,增加产妇的心理压力,易导致情绪紊乱。

　　3. **神经内分泌因素**　机体内激素水平的急剧变化可能是产褥期抑郁症发生的生物学基础,产后 β-hCG 和黄体酮的急剧下降可能与本病的发生有关。也有人认为此病与皮质醇的波动和泌乳素的变化有关。

　　4. **社会因素**　社会支持系统被认为是一个重要因素,包括丈夫、家人支持及其本人对婚姻的满意度等。孕期及产后发生不良生活事件,如失业、夫妻分离、亲人病丧、家庭的不和睦、生活窘迫等,且缺乏家庭和社会的支持,特别是缺乏来自丈夫与亲人的帮助,都是产后精神抑郁发生的危险因素。

　　5. **遗传因素**　是发生产后心理障碍的潜在因素,有精神病家族史,尤其是抑郁症家族史的产妇,产褥期抑郁症的发病率高。

【护理评估】

（一）临床表现

主要表现有：①情绪改变：心情压抑、沮丧、情绪淡漠，甚至焦虑、恐惧、易怒，夜间加重；有时表现为孤独、不愿见人或伤心、流泪；②自我评价降低：自暴自弃、自罪感，对身边的人充满敌意，与家人、丈夫关系不协调；③创造性思维受损，主动性降低；④对生活缺乏信心，觉得生活无意义，出现厌食、睡眠障碍、易疲倦、性欲减退。严重者甚至绝望，出现自杀或杀婴的倾向，有时陷于精神错乱或嗜睡状态。

（二）诊断标准

产褥期抑郁症至今尚无统一的诊断标准。美国精神学会（American Psychiatric Association，APA，1994）在《精神疾病的诊断与统计手册（DSM-Ⅳ）》一书中，制定了产褥期抑郁症的诊断标准（表 12-1）。

表 12-1　产褥期抑郁症诊断标准

1. 在产后 2 周内出现下列 5 条或 5 条以上的症状，且必须具备(1)(2)两条。
(1) 情绪抑郁
(2) 对全部或多数活动明显缺乏兴趣或愉悦
(3) 体重明显下降或增加
(4) 失眠或睡眠过度
(5) 精神运动性兴奋或阻滞
(6) 疲劳或乏力
(7) 遇事皆感毫无意义或自责感
(8) 思维力减退或注意力涣散
(9) 反复出现死亡想法
2. 在产后 4 周内发病

（三）与疾病相关的健康史

了解妊娠期有无并发症或合并症；分娩经过是否顺利，有无难产、手术产及产时产后并发症；妊娠期及产后家庭中有无不良事件发生；有无抑郁症、精神病的个人史或家族史；婚姻家庭情况及社会支持系统是否良好。

（四）心理 - 社会状况

1. 产褥期妇女情感处于脆弱阶段，特别是产后 1 周内情绪变化更为明显，心理处于严重不稳定状态；产妇对即将承担母亲角色的不适应，造成心理压力，常感到心情压抑、沮丧、情绪淡漠，甚至焦虑、恐惧、易怒，自我评价降低，自暴自弃、自责、自罪，或表现对身边的人充满敌意、戒心；对生活缺乏信心，觉得生活无意义。

2. 与家人、丈夫关系不协调，缺乏家庭和社会的支持与帮助，可造成产妇心理不平衡，导致情绪紊乱。

（五）治疗原则

包括心理治疗和药物治疗。

1. **心理治疗**　为重要的治疗手段。包括心理支持、咨询与社会干预等。通过心理咨询，解除致病的心理因素。为产妇提供更多的情感支持及社会支持，指导产妇对情绪和生活进行自我调节。对产褥期妇女多加关心和无微不至地照顾，尽量调整好家庭关系，指导其养成良好的睡眠习惯。

2. **药物治疗**　适用于中重度抑郁症及心理治疗无效的病人。应在专科医师的指导下用药为宜。可根据以往疗效及个性化选择药物。应尽量选用不进入乳汁的抗抑郁药物。首选 5- 羟色胺再吸收抑制剂。

【护理诊断/问题】

1. **个人应对无效** 与情绪抑郁,心情沮丧有关。
2. **有暴力行为的危险** 与自我评价降低,丧失生活信心有关。

【预期目标】

1. 产妇抑郁症状消除,生理、心理舒适感增加。
2. 产妇进入母亲角色,主动关心及照顾婴儿。

【护理措施】

(一)一般护理

提供温暖、舒适的环境,保证产妇的营养摄入,使产妇有良好的哺乳能力。让产妇多休息,保证产妇足够的睡眠。护理人员应鼓励或陪伴产妇在白天从事多次短暂的活动,入睡前喝热牛奶、洗热水澡等协助入睡。

(二)协助并促进产妇适应母亲角色

帮助产妇适应角色转换,指导产妇与婴儿进行接触与交流。家庭成员在生活上关心、体贴产妇,倾听其诉说,帮助其解决实际问题,从而树立信心,消除苦闷心理。

(三)注意安全保护

对于重症病人,要警惕产妇的伤害性行为,安排好陪护,并且请心理医师或精神科医师治疗。

(四)心理护理

倾听产妇的想法和感受,具有同情心,主动关心、照顾产妇。对于有不良个性的产妇,应给予心理疏导,避免精神刺激,减轻心理负担和生活中的应激性压力。同时,家人给予更多的关心和爱护,减少或避免精神刺激或压力。

(五)健康教育

产褥期抑郁症的发生受社会因素、心理因素及妊娠因素的影响,故应加强对孕产妇的精神关怀,利用孕妇学校等多渠道普及有关妊娠、分娩常识,减轻孕产妇对妊娠、分娩的紧张、恐惧心情,完善自我保健。在分娩过程中多加关心和爱护,减少产妇心理压力。

本病预后良好,约70%病人1年内治愈,极少数病人持续1年以上。再次妊娠复发率约为20%。其下一代认知能力可能受到一定影响。

理论与实践

根据病例12-3所述:产妇平时内向性格,因为对分娩感到紧张恐惧,滞产,剖宫产分娩。在产后10日出现情绪低落,拒绝喂养新生儿,觉得生活毫无意义。具备产褥期抑郁症诊断标准中的1、2项。针对该病人的情况,应采取的护理措施:①主动关心产妇,了解家庭情况,给予心理疏导;②休息房间应安静、阳光充足,保证充分的睡眠;③教会产妇护理婴儿的技能,鼓励产妇关心、触摸婴儿,指导母乳喂养,通过哺乳增进母子间的感情;④提醒丈夫在生活上关心、体贴产妇,与产妇多交谈,使其能感受到自己在家庭中的重要地位;⑤安排好陪护,防止产妇的伤害性行为。

【结果评价】

1. 产妇情绪是否稳定,生活信心是否增强,是否主动配合医护人员的治疗与护理。
2. 产妇是否能正确进行母乳喂养,是否掌握护理婴儿的技巧。

相关链接

产褥期抑郁症不仅影响产妇的健康,危害婴儿,而且影响到婚姻、家庭和社会,因此应充分重视其预防。产褥期抑郁症的发生,受社会因素、心理因素及妊娠因素的影响。因此,加强对孕妇围产期保健,孕妇的精神关怀,利用孕妇学校等多种渠道普及有关妊娠、分娩常识,完善自我保健。对存在高危因素的孕产妇,医务人员和家庭都要提供更多的帮助,减轻孕妇对妊娠、分娩的紧张与恐惧心理。运用医学心理学、社会学知识,在孕妇分娩过程中,多给予关心和爱护。同时,发挥社会支持系统的作用,尤其是对丈夫进行教育和指导,改善夫妻、婆媳关系、改善家庭生活环境,对于预防产褥期抑郁症有积极意义。

(郑桂香)

学习小结

1. 产褥感染是指在分娩期及产褥期,因生殖道受病原体侵袭,引起产妇的局部或全身感染;而分娩24小时后至10日内,每日给产妇用口腔温度表测温4次,有2次达到或超过38℃时,则为产褥病率。根据感染的部位及程度不同,产褥感染分为急性外阴、阴道、宫颈炎,急性子宫内膜炎、子宫肌炎,急性盆腔结缔组织炎、急性输卵管炎,急性盆腔腹膜炎及弥漫性腹膜炎,血栓性静脉炎,脓毒血症及败血症。治疗原则是积极的抗感染治疗和对症支持治疗。护理的重点是预防产褥感染的发生:指导产妇建立良好的卫生习惯,床单衣物整洁,擦洗外阴2次/日,每次便后清洁外阴,及时更换会阴垫;尽量避免滞产、产道损伤与产后出血等诱发因素发生;待产室、分娩室要定期消毒,减少不必要的阴道操作,接产要严格遵守无菌操作规程,防止医源性感染。同时要注意观察产妇生命体征变化,注意恶露、伤口的观察,出现异常及时治疗。

2. 产后大约有2%~4%的产妇会发生泌尿系统感染。感染途径主要为上行性感染,即细菌从尿道外口侵入,首先感染膀胱,随后再沿输尿管上行感染肾盂、肾盏。临床表现:膀胱炎,肾盂肾炎。治疗原则:用广谱抗生素抗感染,并保证液体入量以便冲洗膀胱。

3. 产褥期抑郁症是产妇在产褥期出现的情感持续低落为特征的精神综合征,伴有思维和行为异常;可能与生物、心理、社会因素有关;及时预防、心理咨询和心理护理是治疗和护理本病的重点。

复习参考题

1. 何谓产褥感染?何谓产褥病率?
2. 简述泌尿系统感染的临床表现。
3. 简述对产褥期抑郁症妇女的护理。

第十三章　女性生殖系统炎症病人的护理

13

女性生殖系统炎症是女性常见病之一，可发生于任何年龄，包括外阴和阴道炎症、子宫颈炎症、盆腔炎性疾病及性传播疾病等。病变可累及一个或多个部位，病情可轻可重，严重时可引起败血症甚至感染性休克，危及生命。

第一节　概　述

【女性生殖系统自然防御功能】

女性生殖系统的解剖、生理生化及免疫学特点具有较完善的自然防御功能，包括以下几方面：

1. **外阴**　两侧大阴唇自然合拢，可遮盖阴道口和尿道口，防止外界病原体的污染。

2. **阴道**　由于盆底肌的作用，使阴道口闭合，阴道前后壁紧贴，可以防止外界的污染。生理情况下，阴道上皮在卵巢分泌的雌激素作用下增生变厚，增强对病原体侵入的抵抗力，同时上皮细胞内含有丰富的糖原，在乳酸杆菌作用下糖原转化为乳酸，使阴道维持正常的酸性环境（pH 在 3.8~4.4），抑制其他适应弱碱性环境中繁殖的病原体生长，称为阴道的自净作用。

3. **子宫颈**　宫颈阴道部为复层鳞状上皮，抵御感染能力强。宫颈内口紧闭，子宫颈管高柱状上皮分泌的黏液形成胶冻状黏液栓，可防止上生殖道感染。此外黏液栓内含溶菌酶、乳铁蛋白等，可抑制病原体侵入子宫内膜。

4. **子宫内膜**　育龄期妇女子宫内膜周期性的剥脱，有利于清除宫腔内感染。

5. **输卵管**　输卵管黏膜的上皮细胞纤毛向宫腔方向摆动再加上输卵管的蠕动，均有利于阻止病原体的侵入。

6. **生殖道的免疫系统**　生殖道黏膜聚集有不同数量的淋巴组织和 T、B 淋巴细胞以及中性粒细胞、巨噬细胞、补体以及一些细胞因子均在局部具有重要的免疫功能，发挥抗感染作用。

虽然女性生殖系统有较完善的自然防御功能，但由于外阴、阴道与尿道、肛门毗邻，育龄期女性性生活较频繁，且外阴、阴道又是分娩、性交及宫腔操作的通道，较易受到损伤及外界病原体的感染。当自然防御功能受到破坏，或机体免疫功能下降、外源性致病菌入侵或内源性菌群发生变化，均可导致炎症发生。

【病原体】

正常女性生殖道中寄居的微生物有葡萄球菌、链球菌、大肠埃希菌、厌氧菌、假丝酵母菌等。临床上常见的引起生殖系统炎症发生的主要病原体是阴道毛滴虫、假丝酵母菌、疱疹病毒、人乳头瘤病毒、淋病奈瑟菌、苍白密螺旋体、衣原体与支原体等。

【传染途径】

1. **沿生殖器黏膜上行蔓延**　病原体经外阴、阴道侵入机体，沿阴道黏膜上行，经过子宫颈、子宫内膜、输卵管黏膜到达卵巢和腹腔。多见于淋病奈瑟菌、葡萄球菌、沙眼衣原体等（图 13-1）。

2. **经淋巴系统蔓延**　病原体通过外阴、阴道、宫颈及宫体创伤处的淋巴管侵入内生殖器及盆腔结缔组织，此方式是产褥感染、流产后感染及放置宫内节育器后感染的主要途径。多见于链球菌、大肠埃希菌、厌氧菌感染（图 13-2）。

3. **经血液循环传播感染**　病原体首先入侵机体的其他系统，再经血液循环感染生殖系统，是结核杆菌

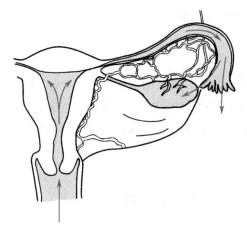

图 13-1　炎症沿生殖器黏膜上行蔓延

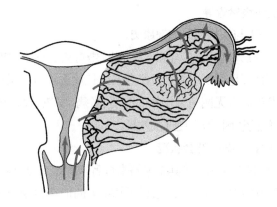

图 13-2　炎症经淋巴系统蔓延

感染的主要途径(图 13-3)。

4. **直接蔓延**　腹腔其他脏器感染后直接蔓延到相邻的内生殖器。如阑尾炎引起右侧输卵管炎。

【炎症的发展与转归】

1. **痊愈**　当机体抵抗力较强、病原体致病力较弱、治疗及时或有效时,炎症被控制,病原体被完全消灭为痊愈。

2. **转为慢性炎症**　若炎症未得到彻底、及时地治疗或病原体对抗生素不敏感,机体抵抗力与致病菌的毒力处于相持状态,炎症则长期存在。一旦机体抵抗力下降,慢性炎症可以重新急性发作。

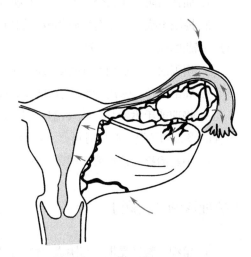

图 13-3　炎症经血液循环传播感染

3. **扩散与蔓延**　当机体抵抗力低下和(或)病原体致病作用较强时,感染难以控制并向局部蔓延或通过淋巴、血液途径扩散。严重时还可形成菌血症或脓毒症而危及生命。

【护理评估】

(一) 临床表现

1. **阴道分泌物增多**　分泌物是由阴道黏膜的渗出物、宫颈管及子宫内膜的腺体分泌物混合而成。正常女性阴道分泌物呈白色糊状或蛋清样,无味,量少,不引起外阴刺激症状。阴道炎、子宫颈炎等疾病可导致阴道分泌物增多,颜色、气味和性状也有变化。

2. **外阴不适**　外阴受阴道分泌物的刺激,可引起瘙痒、疼痛及烧灼感等不适症状。

3. **炎症扩散症状**　当炎症扩散至盆腔时,可出现下腹部坠胀或腰骶部酸痛,于活动、性交后或月经前后加重。若出现腹膜炎则有恶心、呕吐、腹胀、腹泻等症状,若形成脓肿时,可有下腹部包块及局部压迫症状。

4. **不孕**　阴道及宫颈管黏稠的分泌物不利于精子通过,或输卵管炎症导致粘连阻塞等,可造成不孕。

(二) 辅助检查

1. **实验室检查**　取阴道分泌物作 pH 测定和病原体检查。如采用 0.9% 氯化钠溶液湿片法检查滴虫、白细胞等,采用 10% 氢氧化钾溶液湿片法检查假丝酵母菌,必要时可作培养。

2. **其他**　可以采用宫颈刮片或分段诊刮术与子宫恶性肿瘤相鉴别,局部组织活检可确诊。聚合酶链反应(PCR)可检测人乳头瘤病毒、淋病奈瑟菌感染。B 型超声可了解子宫、附件情况,必要时可采用腹腔镜、阴道镜检查等。

(三)与疾病相关的健康史

详细询问病人的年龄、月经史、婚育史、性生活史、生殖系统手术史、结核及糖尿病史;了解有无吸毒及输血史,是否使用大剂量雌激素或长期服用抗生素;有无宫腔操作史,采用的避孕节育措施;个人卫生情况;发病后有无阴道分泌物的改变、腹痛、发热,大、小便是否正常,外阴有无瘙痒、疼痛、灼热感等,此次发病可能的诱因、治疗经过及效果。

(四)心理 - 社会状况

妇科女性病人尤其是未婚未育者常有害羞、恐惧、担心被他人耻笑等心理特点,护士应关心尊重病人,通过交谈观察其行为变化,以了解病人的情绪、心理变化。

(五)治疗原则

1. **加强预防** 注意个人卫生、提高机体抵抗力、定期进行妇科检查。

2. **控制炎症** 选用对病原体敏感的抗生素进行治疗,使用时要求及时、足量、规范、彻底、有效,必要时可加用辅助药物以提高疗效。

3. **病因治疗** 积极寻找病因,并针对病因进行治疗。

4. **局部治疗** 采用局部热敷、理疗、冲洗、坐浴等缓解症状,或用抗生素软膏局部涂抹,每日 1~2 次。

5. **物理或手术治疗** 物理治疗包括激光、冷冻、微波、离子透入等方法,可促进局部血液循环,以利于炎症的吸收和消退。必要时可行手术治疗,以彻底治愈,避免遗留病灶而复发。

6. **中药治疗** 选择清热解毒、清热利湿、活血化瘀的中药。

【护理诊断 / 问题】

1. **组织完整性受损** 与阴道炎性分泌物刺激引起局部瘙痒有关。

2. **焦虑** 与治疗效果欠佳、可能发生不孕等有关。

3. **知识缺乏** 缺乏外阴清洁知识和预防生殖系统炎症的知识。

【预期目标】

1. 病人接受治疗后瘙痒和疼痛症状减轻或消失,舒适感增加。

2. 病人接受医护人员指导,积极配合治疗。

3. 病人改变了以往不良卫生习惯。

【护理措施】

1. **一般护理** 嘱病人多休息,避免劳累,炎症急性期时应卧床休息;指导病人加强营养,进食高热量、高蛋白、高维生素饮食。发热时多饮水。

2. **缓解症状,促进舒适** 指导病人保持会阴部清洁,定时更换消毒会阴垫,教会病人会阴擦洗时应按照从前向后、从尿道到阴道、最后到肛门的顺序进行。炎症急性期,病人宜采取半卧位,以利于炎症局限。为发热病人做好物理降温,疼痛症状明显者,遵医嘱给予镇痛剂。局部奇痒难忍时,嘱病人避免搔抓,酌情使用止痒药膏。

3. **病情观察** 认真对待病人的主诉,观察生命体征、分泌物的量及性状、用药反应等,做好记录,有异常时及时与医师联系。

4. **心理护理** 由于炎症发生在病人的隐私部位，病人往往因害羞而延误就医。护理人员应向病人耐心解释及时就医的重要性，以及坚持治疗和随访的必要性。及时了解慢性炎症病人的心理问题，耐心倾听与沟通，主动向病人讲解各种诊疗的目的、方法、不良反应及注意事项，与病人及其家属共同讨论治疗、护理方案，争取家人的理解和配合，以减轻病人的恐惧和焦虑。

5. **健康教育**

(1) 卫生宣教：穿棉制内衣，注意个人局部卫生，治疗期间勿去泳池、公共浴池及温泉，卫生洁具、毛巾等用具应消毒，治疗期间禁止性生活。

(2) 普查普治：指导病人定期进行妇科检查，早期发现异常，早期治疗。

(3) 指导用药：耐心教会病人坐浴、局部用药、阴道冲洗的正确方法及注意点，并请病人反示教至确定其已正确掌握操作为止。如采用阴道给药，用药前应洗手，置药位置深，且置药后平躺30分钟；讲解药物作用及不良反应，提高病人用药的依从性。

【结果评价】

1. 病人自觉外阴瘙痒或疼痛症状减轻。

2. 病人描述自己焦虑的表现，并能接受医护人员指导，焦虑症状缓解或消失。

3. 病人了解疾病的预防知识，并能主动实施促进健康行为，保持外阴清洁，养成良好的卫生习惯。

第二节　外阴部炎症

一、非特异性外阴炎

非特异性外阴炎（non-specific vulvitis）主要指外阴皮肤或黏膜的炎症，由经血、阴道分泌物等非病原体因素引起。由于外阴直接暴露在外，又邻近尿道、肛门，因此易发生炎症，尤以大、小阴唇最为多见。

【病因】

若不注意皮肤清洁，经血、阴道分泌物、尿液、粪便、产后恶露等刺激均易引起外阴炎；其次，糖尿病病人糖尿、尿瘘病人的尿液浸渍、粪瘘病人的粪便长期刺激等；此外，穿紧身化纤内裤、使用卫生巾或护垫通透性差导致局部潮湿，均可引起外阴部炎症。

【临床表现】

外阴部皮肤瘙痒、疼痛、红肿、烧灼感，于活动、性交、排尿、排便后加重。检查可见局部充血、肿胀、糜烂，常有抓痕，严重时形成外阴部溃疡或湿疹。慢性炎症刺激可使外阴局部皮肤粗糙、增厚、皲裂甚至苔藓样变。

【治疗原则】

保持局部清洁、干燥，采用坐浴、局部应用抗生素等；消除病因，如治疗糖尿病、若有尿瘘和粪瘘应及时行修补术。

【护理措施】

1. **治疗指导** 教会病人坐浴的方法。可用1∶5000高锰酸钾液或0.1%聚维酮碘液坐浴，水温约40℃，每日2次，每次15~30分钟。坐浴后涂抗生素软膏或紫草油。急性期病人还可选用微波或红外线理疗。提醒病人注意正确配制溶液，避免浓度过高灼伤皮肤，月经期、阴道流血时应停止坐浴。

2. **健康教育** 指导病人注意个人卫生，保持外阴部清洁、干燥；穿棉质内裤并经常更换，使用无菌、通透性好的会阴垫,经期、孕期、分娩期及产褥期应更加注意;勿用肥皂或刺激性药物擦洗外阴;治疗期间尽量勿搔抓外阴,以免局部破溃继发感染。

二、前庭大腺炎

病原体侵入前庭大腺引起的炎症称前庭大腺炎(bartholinitis),多见于育龄妇女。前庭大腺位于两侧大阴唇后 1/3 深部,腺管开口于处女膜与小阴唇之间,性交、分娩等情况污染外阴时易发生炎症。

【病因】

前庭大腺炎主要病原体为葡萄球菌、大肠埃希菌、链球菌、肠球菌,随着性传播疾病发病率的增加,淋病奈瑟菌及沙眼衣原体已成为常见病原体。急性炎症发作时,病原体首先侵犯腺管,导致前庭大腺导管炎,腺管开口往往因肿胀而阻塞,脓液不能外流形成脓肿,称为前庭大腺脓肿(abscess of bartholin gland)。

【临床表现】

炎症多为一侧,初起时局部肿胀、疼痛、有灼热感、病人行走不便,有时会致大小便困难。部分病人出现发热等全身症状。检查见局部皮肤红肿、发热、压痛明显,患侧前庭大腺开口处有时可见白色小点。腹股沟淋巴结可呈不同程度增大。当脓肿形成时,疼痛加剧,直径可达 3~6cm,有波动感。当脓肿内压力增大时,表面皮肤变薄,可自行破溃,若破孔大,可自行引流,炎症可消退而痊愈;若破孔小,引流不畅,则炎症持续不退并可反复急性发作。

【治疗原则】

根据前庭大腺开口处分泌物细菌培养结果选用敏感抗生素,也可选用清热、解毒的中药,如蒲公英、金银花等局部热敷或坐浴;脓肿形成后需行切开引流及造口术。

【护理措施】

1. 急性炎症发作时,病人需卧床休息,保持局部清洁、干燥。遵医嘱给予抗生素及止痛剂。教会病人局部热敷或坐浴的方法。

2. 脓肿切开术后,局部放置引流条引流,外阴常规擦洗,引流条需每日更换。

第三节 阴道炎症

阴道炎是妇科常见病,各年龄段女性均可发病。主要包括滴虫阴道炎、外阴阴道假丝酵母菌病、萎缩性阴道炎等。

一、滴虫阴道炎

案例 13-1

陶女士,28岁,已婚。因"外阴瘙痒、白带增多1周"前来就诊,1周前曾去公共游泳池游泳1次。妇科检查:外阴潮红,阴道黏膜充血,有散在出血点,阴道后穹窿有大量黄绿色泡沫样白带,子宫颈充血。实验室检查:阴道分泌物涂片查到滴虫。

问题:1. 该病人的临床诊断及治疗原则是什么?

2. 针对该病人的护理措施有哪些?

滴虫阴道炎(trichomonal vaginitis)是由阴道毛滴虫引起的常见的阴道炎症,也是常见的性传播疾病。

【病因】

滴虫外观呈梨形,其顶端有 4 根鞭毛,后端有轴柱突出,体部有波动膜,无色透明如水滴(图 13-4)。滴虫适宜生存在温度 25~40℃、pH5.2~6.6 的潮湿环境中,在普通肥皂水中可生存 45~120 分钟。滴虫不仅寄生于阴道,还可寄生于尿道、尿道旁腺,甚至膀胱、肾盂及男性包皮皱褶、尿道、前列腺等处。月经前后、妊娠期、产后等因阴道环境改变,导致滴虫得以繁殖而易引发炎症。

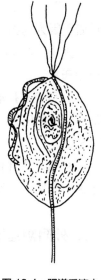

图 13-4 阴道毛滴虫

【传播方式】

1. **直接传播** 经性交途径传播,男性感染滴虫后常无症状,易成为感染源。

2. **间接传播** 经游泳池、公共浴池、浴盆、浴巾、坐便器、衣物等传播,还可经污染的器械及敷料传播。

【临床表现】

滴虫阴道炎潜伏期为 4~28 日。

典型症状是稀薄泡沫状的阴道分泌物增多伴外阴瘙痒。分泌物可呈脓性、黄绿色、有臭味,间或有疼痛、灼热及性交痛。分泌物呈黄绿色是因合并其他感染,呈泡沫状、有臭味是因滴虫无氧酵解糖类产生腐臭气体。阴道毛滴虫能吞噬精子,并可阻碍乳酸形成,影响精子在阴道内存活,可导致不孕。妇科检查可见病人阴道黏膜充血,严重者有散在出血点,甚至宫颈有出血点,形成"草莓样"宫颈,后穹窿白带较多,呈灰黄色、黄白色泡沫状或黄绿色稀薄脓性分泌物。少数病人阴道内有滴虫而无炎症反应,称为带虫者。

【辅助检查】

采用生理盐水悬滴法在阴道分泌物中找到滴虫,对于临床可疑而悬滴法结果阴性者,可使用培养法。

理论与实践

根据病例 13-1 所述:该病人 1 周前有公共游泳池游泳史,且在游泳后出现外阴瘙痒和白带增多。妇科检查发现阴道黏膜和宫颈充血及大量典型的泡沫样白带,阴道分泌物查到滴虫,其诊断应为滴虫阴道炎。由于该病主要经性交途径传播,性伴侣应同时治疗。嘱病人注意个人卫生,保持外阴清洁;指导病人正确用药、做好检查配合;强调坚持治疗及随访的重要性。

【治疗原则】

切断传播途径,杀灭阴道毛滴虫,恢复阴道正常酸碱度,保持阴道自净功能。

1. **全身用药** 初次治疗可选择甲硝唑 2g 或替硝唑 2g,单次口服;或甲硝唑 400mg,每日 2 次,连续 7 日。口服吸收好,治愈率为 90%~95%,性伴侣应同时治疗。孕早期及哺乳期妇女慎用。

2. **局部用药** 对于不能耐受口服药或不适宜全身用药者,可选择阴道局部用药,甲硝唑阴道泡腾片 200mg 每晚阴道塞入 1 次,连用 7 日。联合全身用药效果更佳。1% 乳酸或 0.5% 醋酸液冲洗可减轻症状。

【护理措施】

1. **指导病人自我护理** 注意个人卫生,保持外阴清洁、干燥,治疗期间禁止性生活。勿与他人共用浴盆、毛巾等,内裤及洗涤用的毛巾应煮沸消毒 5~10 分钟以杀灭病原体,避免重复和交叉感染。

2. **做好检查配合** 告知病人取分泌物前 24~48 小时避免性交、阴道灌洗或局部用药。取分泌物时阴道窥器不涂润滑剂,分泌物取出后应及时送检并注意保暖,否则滴虫活动力减弱,造成辨认困难。

3. 指导病人正确用药 服药后偶见胃肠道反应,如食欲缺乏、恶心、呕吐;此外,偶见头痛、皮疹、白细胞减少等,一旦发现应报告医生并停药。甲硝唑服药24小时内或替硝唑服药72小时内,应禁酒和避免哺乳。前者是因为药物抑制乙醇在体内代谢,后者是因为甲硝唑、替硝唑可通过胎盘屏障到达胎儿体内,也可经乳汁排泄。告知病人阴道用药方法,酸性药液冲洗阴道后再用药的原则。月经期暂停坐浴、阴道冲洗及阴道用药。

4. 强调坚持治疗及随访 滴虫阴道炎常于月经后复发,治疗时应遵医嘱坚持按疗程用药,治疗后检查滴虫阴性后巩固一疗程。每月月经后复查白带,连续3次检查均阴性,方为治愈。治愈后无临床症状者不需随访。

5. 要求性伴侣同时治疗 性行为传播是滴虫阴道炎主要的传播方式,性伴侣应同时治疗,并告知病人治愈前应禁止无保护性交。

二、外阴阴道假丝酵母菌病

案例 13-2

王女士,40岁,已婚。因"外阴瘙痒伴豆腐渣样白带2日"就诊。既往有糖尿病史。妇科检查见外阴红肿,有抓痕,小阴唇及阴道黏膜处附着白色膜状物,擦去后可见黏膜面红肿及浅表溃疡,阴道内有大量凝乳样白带。实验室检查:阴道分泌物找到大量菌丝并见孢子。

问题:1. 该病人的临床诊断及治疗原则是什么?

2. 针对该病人的护理措施有哪些?

外阴阴道假丝酵母菌病(vulvovaginal candidiasis,VVC)曾称外阴阴道念珠菌病,是由假丝酵母菌引起的常见外阴阴道炎症。

【病因】

80%~90%病原体为白假丝酵母菌。酸性环境中适宜假丝酵母菌生长,有假丝酵母菌感染的阴道pH多在4.0~4.7,通常<4.5。假丝酵母菌耐热性不强,加热至60℃1小时即可死亡,但对干燥、日光、紫外线及化学制剂等抵抗力较强。

白假丝酵母菌为条件致病菌,为双相菌,有酵母相和菌丝相。酵母相并不引起症状,当全身或局部免疫能力下降,假丝酵母菌大量繁殖并转化为菌丝相致病。妊娠期妇女、糖尿病病人以及接受大量雌激素治疗的病人,机体免疫力下降,阴道组织内糖原增加,使阴道内酸度增高,利于假丝酵母菌生长。另外,长期应用广谱抗生素,抑制乳酸杆菌生长以及大量应用免疫抑制剂,机体抵抗力降低,均易引起假丝酵母菌感染。其他诱因有胃肠道假丝酵母菌、穿紧身化纤内裤及肥胖,后者可使会阴局部温度、湿度增加,假丝酵母菌易于繁殖引起感染。

【传播方式】

1. 内源性传染 是主要的传播方式,假丝酵母菌作为条件致病菌寄生于阴道、口腔及肠道内,这三个部位的假丝酵母菌可相互传染,一旦条件适宜可引起感染。

2. 性交传染 少部分病人可通过性交直接传染。

3. 间接传染 极少数病人通过接触感染的衣物间接传染。

【临床表现】

主要表现为外阴瘙痒难忍,严重时坐卧不安,还可出现灼痛、尿痛及性交痛。部分病人阴道分泌物增多,分泌物由脱落的上皮细胞和菌丝体、酵母菌和假菌丝组成,其特征为白色稠厚呈豆渣或凝乳样。妇科检查可见外阴水肿、红斑,常伴有抓痕,严重者皮肤皲裂。阴道黏膜红肿、小阴唇内侧及阴道黏膜附有白色膜状或块状物,擦除后露出红肿黏膜面,急性期可见糜烂及浅表溃疡。

【辅助检查】

用 10% 氢氧化钾溶液湿片法,在阴道分泌物中找到假丝酵母菌的芽生孢子或假菌丝即可确诊;若有症状而涂片检查为阴性者,可采用培养法。

理论与实践

根据病例 13-2 所述:该病人有糖尿病史,此次出现外阴瘙痒难忍和豆腐渣样白带。妇科检查见外阴潮红有抓痕,小阴唇附有白色膜状物,阴道内有大量凝乳样白带,白带检查见大量孢子及菌丝,应诊断为外阴阴道假丝酵母菌病。应以局部短疗程抗真菌药物为主。护士向病人进行健康教育时,应指导病人消除诱因,养成健康的卫生习惯,教会病人用药的方法。

【治疗原则】

消除诱因,根据病人具体情况选择局部或全身用药。

1. **消除诱因** 若有糖尿病应积极给予治疗,及时停用广谱抗生素、皮质类固醇激素及雌激素。

2. **局部用药** 以局部短疗程抗真菌药物为主,唑类药物的疗效好于制霉菌素。可采用以下阴道栓剂:①咪康唑栓剂,每晚 1 粒(200mg),连用 7 日;或每晚 1 粒(400mg),连用 3 日;或 1 粒(1200mg),单次用药;②克霉唑栓剂,每晚 1 粒(150mg),连用 7 日;或每日早、晚各 1 粒(150mg),连用 3 日;或 1 粒(500mg),单次用药;③制霉菌素栓剂,每晚 1 粒(10 万 U),连用 10~14 日。

3. **全身用药** 不愿或不能耐受局部用药者或未婚女性可选择口服抗真菌药物,常可采用氟康唑 150mg,顿服,或口服伊曲康唑、酮康唑等。肝功能异常或孕妇禁用。对于复杂性 VVC,无论局部还是全身用药,均应延长治疗时间。

4. **妊娠合并外阴阴道假丝酵母菌病的治疗** 以局部治疗为主,7 日疗法效果为佳,禁用口服唑类药物。

【护理措施】

基本同滴虫阴道炎病人。

1. **用药护理** 向病人说明用药的目的,教会病人用药的方法,以提高病人用药的依从性。需阴道用药的病人,指导其在晚上睡前洗手戴手套后,用食指将药置入阴道深处(详见第十七章第六节)。为提高用药效果,可用 2%~4% 碳酸氢钠液冲洗阴道后用药。

2. **性伴侣治疗** 无需对性伴侣进行常规治疗,但有症状的性伴侣应进行假丝酵母菌病的检查和治疗,以预防女性重复感染。治疗期间应尽量减少性生活或同房时正确使用避孕套。

3. **健康教育** 向病人讲明发病的原因及治疗原则,鼓励其积极配合治疗。指导病人养成健康的卫生习惯,保持外阴清洁,勤换内裤,用过的内裤、毛巾及盆等均应用开水烫洗。

三、萎缩性阴道炎

萎缩性阴道炎(atrophic vaginitis)常见于自然绝经或人工绝经后妇女,也可见于产后闭经或药物假绝经治疗的妇女。

　　郭女士,70 岁,已婚。因"外阴干涩、瘙痒 1 月余"就诊。既往体健,绝经 22 年。妇科检查阴道黏膜薄,可见散在充血点,白带少,黄色。白带检查:滴虫(−),假丝酵母菌(−)、WBC(+)。
　　问题: 1. 该病人的临床诊断及治疗原则是什么?
　　　　　2. 针对该病人的护理措施有哪些?

【病因】

　　绝经后妇女因卵巢功能衰退,雌激素水平下降,阴道黏膜萎缩,上皮细胞内糖原减少,阴道内 pH 值增高,多为 5.0~7.0,局部抵抗力下降,乳酸杆菌不再是优势菌,其他致病菌过度繁殖或容易入侵引起炎症。

【临床表现】

　　主要症状为阴道分泌物增多,外阴瘙痒、灼热,可伴性交痛。阴道分泌物为稀薄淡黄色,感染严重者呈脓血性白带。妇科检查可见阴道呈萎缩性改变,阴道上皮皱襞消失、菲薄。阴道黏膜充血,有散在小出血点或点状出血斑,有时可见浅表溃疡。

【辅助检查】

　　取阴道分泌物镜检,可见大量基底层细胞及白细胞,无滴虫及假丝酵母菌。

理论与实践

　　根据病例 13-3 所述:该病人已绝经 22 年,此次出现外阴干涩、瘙痒。妇科检查见阴道黏膜薄,可见散在充血点,阴道内有黄色白带,白带检查有白细胞,未见滴虫及假丝酵母菌,应诊断为萎缩性阴道炎。该病例主要是雌激素水平降低、局部抵抗力下降,细菌感染引起的阴道炎症,要以补充雌激素,抑制细菌生长的治疗为主。护士应嘱病人主动配合治疗,阴道局部用药前可用酸性液冲洗阴道。

【治疗原则】

补充雌激素增强阴道抵抗力,抑制细菌生长。

　　1. **增强阴道抵抗力**　针对病因补充雌激素是主要的治疗方法,乳腺癌或子宫内膜癌病人应慎用。雌激素制剂可局部或全身给药。局部用药可采用 0.5% 己烯雌酚或雌三醇软膏局部涂抹,每日 1~2 次,14 日为一疗程。全身用药可口服尼尔雌醇,首次 4mg,以后每 2~4 周 1 次,每晚 2mg,维持 2~3 个月。

　　2. **抑制细菌生长**　阴道局部应用抗生素如诺氟沙星 100mg,每晚睡前放于阴道深部,7~10 日为 1 疗程。

【护理措施】

　　1. **用药指导**　向病人讲明用药目的、方法与注意事项,使病人主动配合治疗。阴道局部用药前可用 1% 乳酸或 0.5% 醋酸液冲洗阴道,以增加阴道酸度,抑制其他致病菌生长繁殖。对阴道局部干涩明显者,可使用润滑剂。

　　2. **健康教育**　指导病人注意勤换内裤,保持会阴清洁。用药过程中,如出现异常的阴道出血等症状时,应及时就诊。

第四节　子宫颈炎症

案例 13-4

　　罗女士,33 岁,已婚。因"阴道分泌物增多半年,性交后出血 1 日"就诊。妇科检查见宫颈糜烂样改变,有少许黄色分泌物覆盖,宫颈管黏膜质脆,触之有少许出血,阴道内有大量黄色脓性分泌物。镜检发现子宫颈管及阴道分泌物中有大量白细胞。

　　问题:1. 该病人的临床诊断及治疗原则是什么?

　　　　　2. 针对该病人的护理措施有哪些?

　　宫颈炎(cervicitis)是妇科常见疾病之一,包括子宫颈阴道部炎症及子宫颈管黏膜炎症,临床上以宫颈管黏膜炎多见。

【病因】

　　宫颈虽是阻止病原体进入上生殖道的重要防线,但宫颈管黏膜为单层柱状上皮,抗感染能力差,可在雌激素的影响下发生外移,且宫颈又容易受到分娩、性交及流产等宫腔操作的损伤,故容易发生感染。常见的病原体有:

　　1. **性传播疾病病原体**　如淋病奈瑟双球菌和沙眼衣原体,主要见于性传播疾病的高危人群。

　　2. **内源性病原体**　主要与细菌性阴道病、生殖道支原体感染等有关。

【临床表现】

　　宫颈炎常无特异性症状,某些女性可能会表现为阴道分泌物增多,为脓性或黏液脓性,由于分泌物刺激可引起外阴瘙痒、灼热感等不适。此外,还可出现月经间期出血、性交后出血等症状。若合并泌尿系统感染,可出现尿频、尿急、尿痛。妇科检查可见宫颈充血、水肿明显、颈管黏膜外翻,宫颈管流出黏液脓性分泌物,宫颈管黏膜质脆,触之易出血。病人子宫颈外口处的宫颈阴道部外观呈细颗粒状的红色区,为柱状上皮覆盖,由于柱状上皮菲薄,其下间质透出而成红色,柱状上皮相互融合呈颗粒状,称为宫颈柱状上皮异位(columnar ectopy)。曾将此种情况称为"宫颈糜烂",并认为是宫颈炎最常见的病理类型之一。但目前已明确柱状上皮异位导致的宫颈糜烂样改变只是一个临床征象,可为生理性,也可为病理性改变。生理性柱状上皮异位是由于雌激素的作用,宫颈原始鳞柱交界部外移导致的,常见于青春期、育龄期、妊娠期或口服避孕药的妇女。此外,子宫颈上皮内瘤变及早期子宫颈癌也可出现宫颈糜烂样改变。若为淋病奈瑟氏双球菌感染,还可累及尿道旁腺及前庭大腺等,可见尿道口、阴道口黏膜充血、水肿明显,有大量脓性分泌物。

理论与实践

　　根据病例 13-4 所述:该病人因阴道黄色脓性分泌物增多和性交后出血就诊。妇科检查见宫颈糜烂样改变,宫颈管黏膜质脆,触之易出血。说明出现了宫颈柱状上皮异位。宫颈有少许黄色分泌物覆盖,镜检发现宫颈及阴道分泌物有大量白细胞。其诊断应为子宫颈炎。应做衣原体、淋病奈瑟菌、滴虫等检测以进一步明确诊断。该病人出现了有炎症表现的宫颈糜烂样改变,且有接触性出血,应采用局部治疗为主。治疗前应筛查排除早期宫颈癌。应加强病人会阴的护理,向病人讲明物理治疗的注意事项,指导病人按医嘱及时、足量、规范使用抗生素,定期随诊。

相关链接

2015 美国疾病控制与预防中心(CDC)宫颈炎诊断与治疗指南

该指南认为宫颈炎的两个主要症状:

1. 宫颈管流出或宫颈棉拭子可见脓性或黏液脓性分泌物。

2. 轻柔宫颈棉拭子操作即可引起持续性宫颈出血。

两种症状可单一或同时存在。宫颈炎常无特异性症状,某些女性可能会有异常阴道分泌物,经间期出血(如性交后出血)。阴道分泌物镜检每高倍镜视野下 WBC>10 个,宫颈炎常与衣原体、淋球菌感染相关。

【治疗原则】

进行治疗前需进行子宫颈细胞学检查和(或)HPV 检测,必要时行阴道镜及活组织检查,以排除早期宫颈癌。对表现为宫颈糜烂样改变者,若为无症状的生理性柱状上皮异位无需处理;若伴有分泌物增多或接触性出血,目前临床最常用的有效治疗方法是局部物理治疗,包括电熨、激光、冷冻、微波等方法。其原理是以物理方法破坏宫颈阴道部的糜烂样上皮,使柱状上皮坏死脱落后由新生的复层鳞状上皮覆盖创面,使宫颈转为光滑,为期 3~4 周,病变深者 6~8 周。也可给予中药保妇康栓辅助治疗,还可采用宫颈锥切或子宫颈电热圈环切术(LEEP 术)等手术治疗。若有感染则针对病原体给予足量抗生素治疗。

【护理措施】

1. 一般护理　指导病人加强会阴部护理,保持外阴部清洁、干燥;按医嘱给予针对病原体的有效抗生素。

2. 物理治疗注意事项　指导接受物理治疗的病人掌握以下注意事项:①治疗前应常规行宫颈刮片或 TCT(薄层液基细胞培养)行子宫颈癌筛查;②有急性生殖道炎症列为禁忌;③治疗时间选在月经干净后 3~7 日进行;④术后保持会阴清洁,每日清洗外阴 2 次;在创面尚未完全愈合期间(4~8 周)禁盆浴、性交和阴道冲洗;⑤物理治疗后有阴道分泌物增多,甚至有大量水样排液,术后 1~2 周脱痂时可有少许出血;若出现出血量多等异常随诊;⑥一般于两次月经干净后 3~7 日复查,了解创面愈合情况,同时注意有无子宫颈管狭窄。

3. 健康教育　避免损伤宫颈,指导女性定期接受妇科体检,早期发现有症状的子宫颈炎病人,并积极治疗。

4. 随访　治疗后症状持续存在者应告知病人随访,需对其进行全面评估,包括了解有无再次感染性传播疾病的可能,阴道菌群失调是否持续存在,性伴侣是否已同时进行治疗。

问题与思考

目前已摒弃"宫颈糜烂"的概念,明确柱状上皮异位导致的宫颈糜烂样改变只是一个临床征象,临床最常用的有效治疗方法是局部物理治疗,包括电熨、激光、冷冻、微波等。也可行 LEEP 术等手术治疗。

思考: 宫颈柱状上皮外移需要治疗吗?应从哪些方面对病人进行护理指导?

第五节 盆腔炎性疾病

案例 13-5

祝女士,26 岁,因"人流术后 3 日,下腹痛伴发热 1 日"入院,呈急性病容,下腹部有压痛、反跳痛伴腹肌紧张。妇科检查可见:阴道有大量脓性分泌物,有臭味;宫颈举痛、宫体及双侧附件区压痛明显,未触及包块。

问题:1. 该病人的临床诊断及治疗原则是什么?

2. 针对该病人的护理措施有哪些?

盆腔炎性疾病(pelvic inflammatory disease,PID)是女性上生殖道的一组感染性疾病,包括子宫内膜炎、输卵管炎、输卵管卵巢脓肿和盆腔腹膜炎,以输卵管炎、输卵管卵巢炎最常见。盆腔炎性疾病多发生于性活跃期、有月经的女性,初潮前、无性生活及绝经后女性很少发生盆腔炎性疾病,即便发生也往往是由邻近器官炎症扩散而来。盆腔炎性疾病若未能得到及时、彻底治疗,可导致不孕、输卵管妊娠、慢性盆腔痛,炎症反复发生,严重影响女性生殖健康。

【病因】

当女性自然防御功能遭到破坏,或机体免疫功能下降、内分泌发生变化或外源性病原体侵入,均可导致炎症的发生。

1. 病原体 引起盆腔炎性疾病的常见的病原体有:

(1) 外源性病原体:主要为性传播疾病的病原体,如淋病奈瑟菌、沙眼衣原体,其他病原体还有支原体。

(2) 内源性病原体:来自寄居于阴道内的正常菌群,包括需氧菌(如金黄色葡萄球菌、溶血性链球菌等)和厌氧菌(如脆弱类杆菌、消化球菌等),以需氧菌及厌氧菌混合感染多见。

2. 高危因素

(1) 年龄:年轻女性容易发生盆腔炎性疾病可能与性生活频繁、生理性宫颈柱状上皮异位、宫颈黏液机械防御功能较差有关。

(2) 不良性行为:盆腔炎性疾病好发于性活跃期妇女,尤其是初次性交年龄小、有多个性伴侣、性交过频及性伴侣有性传播疾病者。

(3) 下生殖道感染:下生殖道感染如淋病奈瑟菌性子宫颈炎、细菌性阴道病等都与盆腔炎性疾病关系密切。

(4) 宫腔操作后感染:如刮宫术、输卵管通液术、子宫输卵管造影术、宫腔镜检查等,因手术损伤生殖道黏膜,导致下生殖道内源性致病菌逆行感染。

(5) 经期卫生不良:经期性交、使用不洁的月经垫等都易于使病原菌侵入而引起炎症。

(6) 邻近器官炎症直接蔓延:如阑尾炎、腹膜炎等蔓延至盆腔引起炎症,主要病原体为大肠埃希菌。

(7) 盆腔炎性疾病再次急性发作:盆腔炎性疾病所引起的输卵管损伤、盆腔广泛粘连等容易造成盆腔再次感染,导致炎症急性发作。

【病理】

1. 急性子宫内膜炎及子宫肌炎 子宫内膜充血、水肿,有炎性渗出物,严重者内膜坏死、脱落后形成溃疡。镜下可见大量白细胞浸润,向深部侵入形成子宫肌炎。

2. 急性输卵管炎、输卵管积脓、输卵管卵巢脓肿 急性输卵管炎症因病原体传播途径的不同而表现为不同的病变特点。

（1）炎症经子宫内膜向上蔓延：首先引起输卵管黏膜炎，引起输卵管黏膜粘连，导致输卵管管腔及伞端闭锁，如有脓肿积聚于管腔内则形成输卵管积脓。

（2）病原体经宫颈的淋巴蔓延：通过宫旁结缔组织，首先侵入浆膜层引起输卵管周围炎，然后累及肌层。病变主要是输卵管间质炎，常使输卵管管腔变窄，但仍能保持通畅。卵巢很少单独出现炎症，常与发炎的输卵管伞端粘连而发生卵巢周围炎，称为输卵管卵巢炎，习称附件炎。炎症还可通过卵巢排卵的破孔而侵入卵巢实质内形成卵巢脓肿，脓肿壁与输卵管积脓粘连并穿通，形成输卵管卵巢脓肿。

3. 急性盆腔腹膜炎　盆腔脏器发生严重感染时，往往可波及盆腔腹膜，引起腹膜炎症从而形成盆腔脏器粘连。当有大量脓性渗出物积聚可形成脓肿，最常见的是直肠子宫陷凹处形成的盆腔脓肿，脓肿可破入直肠使症状突然减轻，也可破入腹腔引起弥漫性腹膜炎。

4. 急性盆腔结缔组织炎　病原体经淋巴管侵入盆腔结缔组织，使其充血、水肿及中性粒细胞浸润，以宫旁结缔组织炎最常见。

5. 败血症及脓毒症　当病原体数量多、毒力强、病人抵抗力下降时，常发生败血症。发生盆腔炎性疾病后，若身体其他部位发现多处炎症病灶或脓肿者，应考虑有脓毒症存在，但需经血培养证实。

6. 肝周围炎（Fitz-Hugh-Curtis 综合征）　是指肝包膜炎症而无肝实质损害的肝周围炎，常由淋病奈瑟菌及衣原体感染引起。5%~10% 输卵管炎病人可出现肝周围炎，由于肝包膜水肿，病人可出现吸气时右上腹疼痛。

【临床表现】

可因炎症的轻重及范围的大小而有不同的临床表现。

1. 症状轻者可无症状或症状轻微。常见症状为下腹痛、阴道分泌物增多。腹痛为持续性、活动或性交后加重。若病情严重时可出现高热、寒战、头痛、食欲缺乏。若有腹膜炎，出现恶心、呕吐、腹胀等消化系统症状。若有脓肿形成，可有下腹包块及局部压迫刺激症状，如排尿困难、尿频、排便困难及里急后重等症状。病人若有输卵管炎症状并同时有上腹部疼痛，应怀疑有肝周围炎。

2. 体征轻者无明显体征，严重者出现急性病容、体温升高、心率加快，下腹部有压痛、反跳痛及肌紧张，肠鸣音减弱或消失。妇科检查可见：阴道有大量脓性分泌物，有臭味；宫颈充血、水肿；阴道穹窿触痛明显、宫颈举痛；宫体有压痛；附件区压痛明显。

相关链接

2015 美国疾病控制与预防中心（CDC）盆腔炎性疾病诊治指南

该指南认为盆腔炎性疾病的诊断标准为：

1. 最低标准：宫颈举痛或子宫压痛或附件区压痛。

2. 附加标准：体温超过 38.3℃（口表）；宫颈异常黏液脓性分泌物或宫颈脆性增加；阴道分泌物湿片见大量白细胞；红细胞沉降率升高；血 C-反应蛋白升高；实验室证实宫颈淋病奈瑟菌或衣原体阳性。

3. 特异标准：子宫内膜活检组织学证实子宫内膜炎；阴道超声或磁共振检查显示输卵管增粗，输卵管积液，伴或不伴有盆腔积液、输卵管卵巢肿块；或超声检查提示盆腔炎性疾病（如输卵管充血）。

理论与实践

　　案例 13-5 中病人有宫腔手术操作史，术后 3 日出现发热、腹痛。妇科检查发现阴道有脓性分泌物，宫颈举痛、宫体压痛和附件区压痛，其诊断应为盆腔炎性疾病。应选择恰当的抗生素积极治疗。做好支持对症护理：卧床休息，半卧位，进食高热量、高维生素、高蛋白、易消化的饮食，物理降温；并及时观察用药后的效果。向病人讲明病情,使其配合治疗,防止盆腔炎性疾病后遗症的发生。

【治疗原则】

主要用抗生素治疗,必要时手术治疗。根据经验选择广谱抗生素积极治疗后,绝大多数盆腔炎性疾病能彻底治愈。可选用头孢菌素与多西环素、甲硝唑合用或喹诺酮类与甲硝唑合用等方案治疗。还可选用活血化瘀、清热解毒的中药治疗。

【盆腔炎性疾病后遗症】

若盆腔炎性疾病未得到及时正确的治疗,可能会发生一系列后遗症,即盆腔炎性疾病后遗症(sequelae of PID),既往称慢性盆腔炎。主要病理改变为组织破坏、广泛粘连、增生及瘢痕形成而致输卵管阻塞、增粗、输卵管积水、输卵管卵巢脓肿、盆腔结缔组织炎。

1. 临床表现

(1) 慢性盆腔痛:炎症形成的粘连以及盆腔充血常引起下腹部坠胀痛、腰骶部酸痛,尤其在劳累、性交后及经期前后加重。

(2) 不孕:输卵管炎症导致的粘连阻塞可致不孕,盆腔炎性疾病病人不孕症发病率为20%~30%。

(3) 异位妊娠:发生率是正常女性的8~10倍。

(4) 盆腔炎性疾病反复发作:盆腔炎性疾病破坏输卵管组织结构,使其局部防御功能减退,极易再次感染导致盆腔炎性疾病反复发作,发生率为25%。

(5) 妇科检查:若为输卵管炎,在子宫一侧或两侧可触及条索状增粗的输卵管,并有轻度压痛;若为输卵管积水或输卵管卵巢脓肿,可触及囊性肿物且压痛明显,不活动;若为宫旁结缔组织病变,可扪及宫旁一侧或两侧片状增厚、压痛或两侧宫底韧带增粗、变硬,有触痛,如果纤维组织增生、子宫被固定可形成"冰冻骨盆"。

2. 治疗原则 根据病人的不同情况给予相应治疗。多采用综合方案治疗,包括中、西医结合治疗、理疗、手术治疗,以控制炎症、缓解症状,同时应嘱病人增强机体抵抗力。不孕症者可采用辅助生育技术协助受孕。

【护理措施】

1. 支持对症护理 对病情较重的病人应住院治疗,卧床休息,提倡半卧位,以利于盆腔脓液积聚于直肠子宫陷凹而使炎症局限;给予高热量、高蛋白、高维生素流质或半流质饮食;高热时给予物理降温;尽量避免不必要的妇科检查,以免引起炎症扩散。

2. 用药护理 遵医嘱给予住院病人抗生素治疗。使病人了解若及时、足量使用抗生素,绝大多数病人能彻底治愈,使其树立信心、积极配合。护士应经常巡视病人,观察病人的用药反应。对于药物治疗无效、脓肿持续存在或脓肿破裂需要手术治疗的病人,应为其提供经腹手术或腹腔镜手术相应的护理措施。

3. 指导随访 对于抗生素治疗的病人,应在72小时内随访,以评估临床症状有无改善,若症状无改善,需进一步检测,重新评估,必要时可行腹腔镜或手术探查。对沙眼衣原体及淋病奈瑟菌感染的病人,可在治疗后4~6周复查病原体。

4. 性伴侣治疗 性伴侣应同时进行检查和治疗,并告知病人在治疗期间避免无保护性交。

5. 心理护理 关心病人,给病人提供表达不适的机会,解除思想顾虑、增强治疗疾病的信心。取得病人家属的理解和支持,尽量减轻病人的心理压力。

6. 防治后遗症 做好经期、孕期、产褥期卫生宣教工作;注意性生活卫生,减少性传播疾病,经期禁止性交;积极治疗下生殖道感染;严格掌握妇科手术指征,做好术前准备,严格遵循无菌操作规程。

第六节 性传播疾病

性传播疾病(sexually transmitted diseases, STD)指以性行为为主要传播途径及可通过性行为传播的一组传染性疾病,其病原体主要包括细菌、病毒、螺旋体、衣原体、支原体等。我国主要的性传播疾病有淋病、梅毒、艾滋病及尖锐湿疣等。其传播方式主要有性行为传播、间接接触传播、医源性传播、母儿传播、昆虫等其他媒介传播。

一、淋病

【病因】

淋病(gonorrhea)是由淋病奈瑟氏菌(简称淋菌)引起的以泌尿生殖系统化脓性感染为主要表现的性传播疾病,居我国 STD 发病率首位。淋菌为革兰氏阴性双球菌,离开人体后不易生存,一般消毒剂容易将其杀灭。淋菌对柱状上皮及移行上皮的黏膜有亲和力,常隐匿于泌尿生殖道引起感染。

【传播方式】

成人淋病主要通过性接触直接传播,接触含菌衣物及消毒不彻底的检查器械等间接传播比例较小。新生儿可在分娩时通过感染的软产道而被感染。

【临床表现】

潜伏期 1~10 日,平均 3~5 日。感染淋菌后 1~14 日病人出现尿频、尿急、尿痛等急性尿道炎症状,阴道脓性分泌物增多,外阴灼热,继而出现子宫颈炎表现,上行感染可引起子宫内膜炎、输卵管炎、盆腔脓肿、弥漫性腹膜炎等,导致异位妊娠和不孕。急性淋病如未治疗或治疗不彻底,可迁延转为慢性淋病,淋菌可长期潜伏在病人尿道旁腺、前庭大腺等处,可引起反复急性发作。

【对母儿的影响】

妊娠早期淋菌性子宫颈管炎可导致感染性流产及人工流产后感染;妊娠晚期感染可使胎膜脆性增加,易发生胎膜早破;胎儿可发生宫内感染,胎儿生长受限、胎儿窘迫和死胎。分娩后产妇抵抗力低下,易引起子宫内膜炎、输卵管炎,严重时可致播散性淋病。

约 1/3 胎儿通过未治疗产妇的软产道时感染淋菌,发生新生儿淋菌结膜炎、肺炎,严重时出现淋菌败血症,使围产儿死亡率明显增加。

【治疗原则】

遵循及时、足量、规范用药的原则。目前首选药物为第三代头孢菌素为主。可选用头孢曲松 250mg 单次肌内注射;或头孢克肟 400mg 单次口服;对不能耐受头孢菌素类药物者,可选用阿奇霉素。合并衣原体感染的孕妇应同时使用阿奇霉素或阿莫西林进行治疗。淋菌产妇分娩的新生儿,应尽快使用 0.5% 红霉素眼膏或 1% 硝酸银液滴眼,预防淋菌性眼炎,并预防用头孢曲松 25~50mg/kg(最大剂量不超过 125mg)单次肌内注射或静脉注射。应注意新生儿播散性淋病的发生,治疗不及时可致新生儿死亡。

【护理措施】

1. **急性淋病病人的护理** 嘱病人卧床休息,做好床旁隔离,病人接触过的物品应进行消毒灭菌,污染的手应用消毒液浸泡,避免交叉感染。

2. **孕妇和新生儿护理** 在淋病高发区,孕妇应于产前常规筛查淋菌,最好在妊娠早、中、晚期各作一次宫颈分泌物涂片检查淋菌,进行淋菌培养,以便尽早确诊并及时彻底治疗。淋菌产妇分娩的新生儿应预防性使用 0.5% 红霉素眼膏或 1% 硝酸银液滴眼。

3. **指导随访** 指导病人随访,判定疗效。病人治疗结束后 2 周内在无性接触史前提下符合以下标准为治愈:①临床症状和体征完全消失;②治疗结束后 4~7 日取宫颈管分泌物作涂片及培养,连续 3 次均为阴性。

4. **心理护理** 尊重病人,消除病人的思想顾虑,强调急性期及时、彻底治疗的重要性,帮助病人树立治愈疾病的信心。

5. **健康教育** 指导病人正确使用避孕套,可预防多种性传播疾病的发生;治疗期间禁止性交;教会病人消毒隔离的方法,病人的内裤、毛巾等应煮沸消毒 5~10 分钟,其他接触过的物品可用 1% 石炭酸溶液浸泡。

二、尖锐湿疣

【病因】

尖锐湿疣(condyloma acuminate,CA)是由人乳头瘤病毒(human papilloma virus,HPV)感染引起的生殖器官及临近表皮鳞状上皮疣状增生性病变,发病率仅次于淋病,居第二位。生殖道尖锐湿疣主要与低危型 HPV 感染有关。早年性交、多个性伴侣、免疫力低下、吸烟及高性激素水平等是发病的高危因素。

【传播方式】

HPV 主要经性交直接传播,不排除间接传播可能。孕妇感染 HPV 可传染给新生儿,一般认为因胎儿通过软产道时吞咽含 HPV 羊水、血或分泌物而感染。

【临床表现】

潜伏期为 3 周~8 个月,平均 3 个月。临床症状不明显,部分可有外阴瘙痒,灼痛感或性交后疼痛不适。病灶初起为散在或呈簇状的粉色或白色小乳头状疣;病灶逐渐增大、增多后融合呈鸡冠状、菜花状或桑葚状。女性好发于性交容易损伤部位,如大阴唇后联合、小阴唇内侧、尿道口、阴道前庭等处。

【对孕妇、胎儿及新生儿的影响】

妊娠期易患尖锐湿疣且生长迅速,巨大尖锐湿疣可阻塞产道,且尖锐湿疣组织脆弱,阴道分娩时易导致大出血。有母儿垂直传播的危险,但胎儿宫内感染尖锐湿疣罕见,多数系分娩经软产道时感染,婴幼儿期有可能发生呼吸道乳头状瘤。

【治疗原则】

目前尚无方法根除 HPV 感染,治疗以去除外生疣体为目的。

1. **妊娠 36 周前** 若病灶小、位于外阴时,可选用局部药物治疗,80%~90% 三氯醋酸涂擦病灶,每周 1 次。若病灶大且有蒂时,可行物理及手术治疗,如激光、微波、冷冻等。巨大病灶可直接行手术切除湿疣主体,待痊愈后再采用药物局部药物治疗。配偶或性伴侣同时治疗。

2. **妊娠近足月或足月** 如病灶局限于外阴,仍可行冷冻或手术切除病灶,仍可经阴道分娩;如病灶广泛,易发生软产道阻塞和产后出血应行剖宫产术。

【护理措施】

1. **患病孕妇护理** 妊娠期做好外阴护理,病灶大、软产道有阻塞的病人做好剖宫产术前准备。

2. **新生儿护理** 出生后需彻底洗澡,若无窒息则无需吸管清理呼吸道,以免损伤喉黏膜,婴幼儿期出现呼吸道乳头状瘤。

3. **随访指导** 指导病人治疗后要遵医嘱定期复查,特别是治疗后 3 个月内。

4. **心理护理** 尊重病人,消除病人的思想顾虑,并保护病人的隐私,使病人能在患病后及早到医院接受正规诊断和治疗。

5. **健康教育** 预防为主,保持外阴清洁,注意性生活卫生,尽量避免不洁的性生活,正确使用安全套可以降低尖锐湿疣感染的危险性;应做好消毒隔离,避免交叉感染;性伴侣应同时治疗。

三、梅毒

【病因】

梅毒(syphilis)是由苍白密螺旋体感染引起的慢性全身性性传播疾病。苍白密螺旋体在体外干燥环境中不易存活,一般消毒剂及肥皂水均可杀灭,但其耐寒力强。

【传播方式】

性接触直接传播是最主要的传播方式,占95%。未经治疗者在感染后1年内最具传染性,随着病期延长,传染性渐减弱,4年后基本无传染性。梅毒孕妇螺旋体可通过胎盘感染胎儿,引起先天梅毒,新生儿可在分娩通过软产道时被感染。

【临床表现】

梅毒潜伏期约为2~4周。根据其病程分为早期梅毒和晚期梅毒。早期梅毒病程为两年内,一期梅毒主要表现为硬下疳;二期梅毒,主要表现为全身皮肤黏膜损害,如梅毒疹等;晚期梅毒表现为永久性皮肤黏膜损害,并可侵犯心血管、神经系统等重要脏器而危及生命。

【对胎儿及婴幼儿的影响】

梅毒螺旋体能通过胎盘传染给胎儿,引起流产、早产、死胎或先天梅毒。先天梅毒儿病情较重,早期表现为皮肤大疱、皮疹、鼻炎及鼻塞、肝脾肿大、淋巴结肿大;晚期先天梅毒多出现在2岁以后,表现为楔状齿、鞍鼻、间质性角膜炎、神经性耳聋等,病死率及致残率均明显增高。

【治疗原则】

治疗原则是早期明确诊断、及时治疗、用药足量、疗程规范。首选青霉素治疗,青霉素过敏者,首选脱敏和脱敏后青霉素治疗。四环素和多西环素孕妇禁用。

【护理措施】

1. **孕妇护理**　建议孕妇在首次产检时进行梅毒血清学筛查,高发地区或高危孕妇妊娠晚期和分娩期应再次筛查,以免延误治疗。对于患梅毒的孕妇应给予正规治疗及提供相应的护理,使其了解治疗方案、用药目的、注意事项,取得配合,遵医嘱及时、足量、规范完成治疗方案。

2. **随访指导**　指导病人充分治疗后随访2~3年,第1年每3个月随访1次,以后每半年随访1次,包括临床表现和非梅毒螺旋体试验。多数一期梅毒在1年内,二期梅毒在2年内血清学试验转阴。少数晚期梅毒血清非螺旋体抗体滴度低水平持续3年以上,可诊断为血清学固定。

3. **健康教育**　治疗期间应禁止性生活,作好隔离消毒,避免交叉感染。性伴侣应同时进行检查和治疗。治愈标准为临床治愈和血清学治愈。临床治愈指各种损害消退及症状消失。血清学治愈指抗梅毒治疗2年内,梅毒血清学试验由阳性转为阴性,脑脊液检查为阴性。治疗后2年内避孕。

(张媛媛)

1. 外阴及阴道炎症是妇科最常见疾病。女性生殖系统有较完善的自然防御功能，但由于外阴阴道与尿道、肛门邻近，且外阴阴道又是分娩、性交及宫腔操作的通道，较易受到损伤及外界病原体的感染，常见的病原体有阴道毛滴虫、白假丝酵母菌等。传播途径有沿生殖器黏膜上行蔓延、经淋巴系统蔓延、经血液循环传播感染、直接蔓延。常见的阴道炎其临床表现有：阴道分泌物增多、外阴瘙痒、下腹部坠胀或腰骶部酸痛及不孕等。嘱病人多休息、加强营养，指导病人缓解症状，促进舒适的方法，做好病情观察及心理护理，进行卫生宣教、指导用药等健康教育。

2. 阴道炎症主要包括滴虫阴道炎、外阴阴道假丝酵母菌病、萎缩性阴道炎等。三者的共同点为阴道分泌物增多，外阴瘙痒，不同点为：滴虫阴道炎病原体为阴道毛滴虫，阴道分泌物为稀薄、泡沫状、脓性，妇科检查可见"草莓样"宫颈；外阴阴道假丝酵母菌病病原体为假丝酵母菌，阴道分泌物为白色稠厚呈豆渣或凝乳样；萎缩性阴道炎主要因为雌激素水平降低、局部抵抗下降所致，阴道黏膜萎缩。前两种阴道炎主要针对病原体治疗，性伴侣应同时进行治疗，萎缩性阴道炎应补充雌激素及抗生素治疗。

3. 子宫颈炎症病原体可为性传播疾病病原体或内源性病原体。临床表现为阴道分泌物增多，月经间期出血、性交后出血。妇科检查可见：宫颈柱状上皮异位，有黏液脓性分泌物附着。治疗原则是在排除早期宫颈癌后，有症状者可采用局部物理治疗、宫颈锥切及抗生素治疗等。

4. 盆腔炎性疾病是常见的女性上生殖道感染性疾病，以输卵管炎、输卵管卵巢炎常见。轻者无症状或仅有下腹痛、阴道分泌物增多；重者有发热或伴消化和泌尿系统症状，妇科检查发现宫颈举痛、宫体压痛或附件区压痛。治疗原则主要为抗生素治疗，必要时可手术治疗。盆腔炎性疾病若未能得到及时、彻底治疗，可导致不孕、输卵管妊娠、慢性盆腔痛等盆腔炎性疾病后遗症。多采用综合方案治疗，同时应嘱病人增强机体抵抗力。

5. 主要的性传播疾病有淋病、尖锐湿疣及梅毒等。绝大部分病原体可通过胎盘、产道等垂直传播给新生儿，严重危害母儿健康。淋病及梅毒治疗原则是早期诊断、及时、足量、规范用药。淋病治疗首选第三代头孢菌素，梅毒首选青霉素；尖锐湿疣主要采用局部治疗和手术切除。对高危人群进行教育、筛查、预防和治疗是妊娠期STD产前监护的重要组成部分。

1. 女性生殖系统炎症常见的传播途径及代表性病原体。

2. 滴虫阴道炎、外阴假丝酵母菌病和萎缩性阴道炎的异同点。

3. 盆腔炎性疾病的高危因素有哪些？

第十四章　月经失调妇女的护理

14

14章

学习目标	
掌握	经前期综合征、功能失调性子宫出血、闭经、痛经、围绝经期综合征的概念、护理评估及主要护理措施。
熟悉	功能失调性子宫出血、闭经、围绝经期综合征病人的治疗原则。
了解	闭经的检查方法。

女性生殖内分泌疾病为妇科的常见病,通常由下丘脑-垂体-卵巢轴功能异常或靶细胞效应异常所致,部分涉及遗传因素、女性生殖器官发育异常等。临床主要表现为月经周期或经期长短、流血量的异常或伴发某些异常的症状,可由器质性病变或月经调节机制异常引起。

第一节　经前期综合征

【**概述**】

经前期综合征(premenstrual syndrome)是指妇女反复在黄体期出现周期性以情感、行为和躯体障碍为特征的综合征。月经来潮后,症状可自然消失。发生率约为 30%~40%。

【**病因和发病机制**】

1. 激素关系　最早认为本病的症状是由于雌激素过高和孕激素不足所致,病人孕激素不足或组织对孕激素敏感性失常,雌激素水平相对过高,引起水钠潴留,致使妇女体重增加。近年来研究发现,这种病人的促性腺激素、雌激素与孕激素都未见异常,故认为经前期紧张综合征常存在于有排卵型的月经周期中,可能是组织对孕激素、雄激素敏感性失常所致。临床上通过补充雌、孕激素合剂,减少性激素周期性生理性变动,能有效缓解症状。

2. 水分潴留　在许多这种病人中出现体重增加,钠盐增加。在正常月经周期中,黄体期醛固酮的分泌增高,有经前期紧张综合征的妇女,醛固酮排泄增多,血浆中血管紧张素Ⅱ的浓度也增高,因此认为,这种经前期症状可能是一种一过性高醛固酮的表现。醛固酮的增多可能是受到雌激素直接作用于肾脏或间接作用于血管紧张素-醛固酮系统,然后使水、钠潴留。继发醛固酮增多,使机体毛细血管水分漏出也增加,导致全身性的水潴留。

3. 催乳素浓度增高　催乳素有一定的调节渗透作用。自从人的催乳素被成功分离以后,它与生殖功能的关系被人们所关注。1974 年,有学者提出催乳素的升高可能是致成该病的原因,不少学者支持这个意见,并证明具有一系列经前期症状的妇女,在整个月经周期中血浆催乳素水平高于对照组,乳房胀感、体液潴留使局部皮下水肿,用溴隐亭治疗有效。近来又有相反意见,因为高催乳血症病人都没有类似经前期紧张综合征症状,而有症状的妇女血浆催乳素浓度与对照组相比,亦无明显差异。

4. 维生素 B_6 不足　有学者曾考虑维生素 B_6 缺乏是本病发病的一个因素,虽然至今仍没有被确定,但有研究表明,应用维生素 B_6 治疗可以促进过多雌激素的廓清,增强脑的单胺基生物合成,调节行为与情绪。

5. **β内啡肽（β-endorphen）学说**　现在认为内源鸦片系肽也有月经周期性变化,因此考虑是经前期紧张综合征的病理生理变化。因为内啡肽可抑制中枢胺系统,导致去甲肾上腺素或多巴胺的释放减少,并产生情绪改变,内啡肽也能抑制垂体促性腺激素的分泌。当内啡肽抑制剂作用于内啡肽受体时可改变 LH 的分泌。在早期卵泡期可不引起 LH 水平上升,因为此时内啡肽所起的抑制作用最小;相反的在晚期卵泡期,促性腺素水平正常偏低,可增加血中 LH 浓度,此时内啡肽抑制促性腺素释放的作用最大。以上发现可能是孕激素单独或与雌激素合并时能增强中枢内啡肽的活性。内啡肽作用的变化可影响精神、神经因素,表现为经前期综合征。内啡肽抑制生物胺系统,减少去甲肾上腺素与多巴胺释放结果产生疲劳,抑郁感。如突然把内啡肽的抑制抽去,月经的来潮即伴有神经过度敏感,烦躁,易怒,对一切产生厌恶情绪。内啡肽在黄体期能抑制 PGE_1,使水分潴留,肌肉活动力降低。当内啡肽的抑制作用突然消失或减退时,就增加前列腺素活性,表现为大便频稀。

【护理评估】

（一）临床表现

经前期综合征病人症状周期性发作,与经期密切相关。多见于 25~45 岁的妇女,症状出现于月经前 1~2 周,经前 2~3 日加重,月经来潮后迅速减轻或消失。

1. **躯体症状**　表现为头痛、乳房胀痛,小腹胀感,便秘、运动协调功能减退。有人在经前 2~3 日体重增加并有浮肿。

2. **精神症状**　表现为不同程度的乏力,烦躁,忧郁可最早出现在经前 10~14 日,嗜睡,不愿做家务,甚至无原因的哭泣或大怒。严重者不愿理睬家属与朋友,孤僻地卧床不起。

3. **行为改变**　在经前注意力不能集中,健忘,判断有困难,行动不协调,因而为影响工作而感到烦恼,易有犯罪行为或自杀意图。

（二）辅助检查

全身检查有浮肿体征,但妇科检查常无异常。通过全面检查以排除心、肝、肾等疾病引起的浮肿。

（三）与疾病相关的健康史

评估病人生理、心理方面的疾病史,既往妇科、产科等病史;排除精神病及心、肝、肾等疾病引起的浮肿。不在经前期发生但在经前期加重如偏头痛、子宫内膜异位症等都不属于经前期综合征。

（四）心理 - 社会状况

经前期综合征病人的心理方面的症状包括紧张、焦虑、沮丧、不安、情绪起伏不定等,更严重者自杀、出现叛逆性或虐待儿童的行为。

（五）治疗原则

1. **心理治疗**　应给予心理安慰与疏导,使其精神松弛,消除思想顾虑,重新控制生活。

2. **调整生活状态**　合理的饮食与营养,适当的身体锻炼,戒烟、限制盐和咖啡的摄入等。

3. **药物治疗**

(1) 镇静剂:能阻断下丘脑及大脑皮层间冲动的传导。如苯巴比妥、甲丙氨酯,对解除忧虑、减轻精神紧张性头痛有一定的作用;谷维素每次 10~20mg,每日口服 3 次也能控制神经、精神症状。

(2) 利尿剂:为了解除经前期水、钠潴留,在月经前 10 日开始进低盐饮食,症状明显者,可加服利尿剂,口服氢氯噻嗪每次 25mg,每日 3 次,为了避免出现低钾,可加服 10% 氯化钾 10ml,每日 3 次,螺内酯有抗醛固酮作用,每次 20mg,每日 3 次。

(3) 激素治疗:经前期紧张综合征可能是雌激素过多,孕激素不足或缺乏所致,故不能用雌激素治疗,可给孕激素替代与补充治疗,如黄体酮 20mg 肌内注射,隔日一次共给药五次,从月经第 16 日开始注射,也可以于经前 14 日开始每日口服炔诺酮 5mg 或甲地黄体酮 5mg。雄激素有直接抗雌激素作用或因雄激素可抑制促性腺激素分泌,间接达到降低雌激素的水平。故在月经第 15 日开始,每日口服甲睾酮 5~10mg,连服 10~14 日。

(4) 抗焦虑及忧郁剂:适用于有明显焦虑的病人,阿普唑仑经前用药,起始可用 0.25mg,每日 2~3 次,逐渐增量,最大剂量为每日 4mg,一直用至月经来潮的第 2~3 日。氟西汀可选择性抑制中枢神经系统 5- 羟色氨的再摄取。剂量 20mg,每日 1~2 次口服。明显缓解精神症状及行为改变,但对躯体症状疗效不佳。

(5) 维生素 B_6:属吡哆醇,对于调节自主神经系统与下丘脑 - 垂体卵巢的关系有一定的效果;维生素 B_6 还可抑制催乳素。经前期综合征严重者常表现缺乏维生素 B_6,因而雌激素在肝脏中的代谢受到影响,以致雌激素积蓄过多,如从月经第 10 日开始口服维生素 $B_6$20~40mg,每日 3 次,可以改善症状。

【护理诊断 / 问题】

1. **焦虑**　与周期性经前出现不适症状有关。
2. **体液过多**　与雌、孕激素比例失调有关。
3. **疼痛**　与精神紧张有关。

【预期目标】

1. 病人在月经来潮前两周及月经期能够消除焦虑。
2. 病人能够叙述水肿的促成因素和预防水肿的方法。
3. 病人在月经来潮前两周及月经期疼痛减轻。

【护理措施】

(一) 饮食指导

提倡均衡饮食,有水肿者限制盐分、糖分、咖啡因、乙醇,多摄取富含维生素 B_6 的食物,如猪肉、牛奶、蛋黄和豆类食物。

(二) 加强锻炼和运动

鼓励有氧运动如舞蹈、慢跑、游泳等对于肌肉张力具有镇定的作用。

(三) 指导使用药物

1. **抗抑郁药**　氟西汀可有选择性地抑制中枢神经系统 5- 羟色胺的再摄取,于黄体期口服,不超过 3 个周期,可明显缓解精神症状及行为改变,但对躯体症状疗效不佳。

2. **利尿剂**　适用于月经前体重增加明显(>1.5kg)者。口服螺内酯有利尿作用,可解除水钠潴留,对血管紧张有直接抑制作用,对改善精神症状也有效。

3. **激素**　可使用孕激素作替代疗法。

4. **溴隐亭**　可解除乳房胀痛伴高催乳激素血症者的症状。少数人用药后可有恶心、头痛、呕吐、疲乏、头晕和阵发性心动过速等不良反应,可在餐中服药以减轻症状。

5. **维生素 B_6**　调节自助神经系统与下丘脑 - 垂体 - 卵巢轴的关系,还可抑制催乳激素的合成而减轻抑郁症状。

(四) 心理护理

指导病人相关的应对压力的技巧如听音乐、目标转移法、沟通法,并指导其进行腹式呼吸、生物反馈训练、渐进性肌肉松弛训练。

（五）健康教育

向病人和家属讲解可能造成经前期综合征的原因和目前处理措施,指导病人记录月经周期,帮助病人获得家人的支持,增加女性自我控制的能力。

【结果评价】

1. 病人消除焦虑感,正确面对月经来潮,没有出现明显的不适。
2. 病人水肿减轻,没有水肿的体征。
3. 病人无头痛、背痛症状出现。

理论与实践

---

1. 案例 14-1 所述可能的医疗诊断为经前综合征。
2. 护理措施
(1) 饮食指导:提倡均衡饮食,有水肿者限制盐分、糖分、咖啡因、乙醇,多摄取富含维生素 B_6 的食物,如猪肉、牛奶、蛋黄和豆类食物。
(2) 加强锻炼和运动:鼓励有氧运动如舞蹈、慢跑、游泳等对于肌肉张力具有镇定的作用。
(3) 应对压力的技巧:如腹式呼吸、生物反馈训练、渐进性肌肉松弛训练。
(4) 健康教育:向病人和家属讲解可能造成经前期综合征的原因和目前处理措施,指导病人记录月经周期,帮助病人获得家人的支持,增加女性自我控制的能力。

第二节　功能失调性子宫出血

案例 14-2

于女士,16 岁,因持续阴道流血 20 多日伴头晕就诊。12 岁初潮,月经周期 40~60 日。前次月经为 70 日前,此次行经后阴道出血不止,现已持续 20 多日,血量多,伴头晕,病人情绪低落。检查:病人面色苍白,贫血貌,肛腹诊子宫较正常略小,两侧附件未及包块。

问题:1. 该病人可能的医疗诊断是什么?
2. 该病人的治疗要求及护理要点有哪些?

【概述】

功能失调性子宫出血(dysfunctional uterine bleeding,DUB)简称功血,是由于调节生殖的神经内分泌机制失常引起的异常子宫出血,而全身及内外生殖器官无明显器质性病变存在。根据有无排卵可分为无排卵性和排卵性功血两类,其中无排卵性功血约占 85%。50% 功血病人发生于绝经前期,30% 的病人发生于育龄期,青春期病人占 20%。

【发病机制及病理变化】

无排卵性功血多见于青春期和围绝经期妇女,少数生育期妇女有时也会因应激、营养不良等因素干扰,一段时间内发生无排卵性功血。排卵性功血多发生于育龄期妇女。两种功血的主要病理变化均在子宫内膜,其具体的发病机制及病理变化见表14-1。

表14-1 两种功血的发病机制和病理变化

类型	常见患病人群	发病机制	病理变化
无排卵性功血	青春期妇女	下丘脑 - 垂体 - 卵巢轴的反馈调节尚未成熟,大脑中枢对于雌激素的正反馈作用存在缺陷,致使卵巢不能正常排卵	子宫内膜无分泌期改变
	围绝经期妇女	卵巢功能衰退,卵巢对垂体激素敏感性降低,卵泡发育受阻而不能排卵	
排卵性功血	育龄期妇女	黄体功能不足:黄体孕激素分泌不足或过早衰退,导致子宫内膜分泌反应不良	分泌期子宫内膜,腺体呈分泌不良
		子宫内膜不规则脱落:黄体发育正常,但萎缩过程延长,导致子宫内膜脱落不规则	分泌期内膜、出血坏死组织和新增生的内膜混合共存

【护理评估】

(一) 临床表现

1. **无排卵性功血** 临床表现为子宫不规则出血,特点是月经周期紊乱,经期长短不一,出血量时多时少,量可少至点滴淋漓,或可多至大量出血,有时有数周至数月停经,然后出现不规则出血,血量往往较大,持续2~3周甚至更长时间,不易自止。少数表现为类似正常月经的周期性出血,但量较多。出血期不伴有下腹疼痛或其他不适,出血多或时间长的病人常伴贫血甚至休克。

2. **有排卵性功血**

(1) 月经过多:指月经周期规则,月经期正常,但月经量 >80ml。常因子宫内膜纤溶酶活性过高或前列腺素等血管舒缩因子分泌失调所致。

(2) 月经间期出血:黄体功能异常所致,又分为:①黄体功能不全:表现为月经周期缩短,月经频发,有时月经周期虽在正常范围内,但是卵泡期延长,黄体期缩短;②黄体萎缩不全:表现为月经周期正常,但经期延长,常在点滴出血后才有正式的月经来潮,以后又常有淋漓数日。黄体功能异常者常合并不孕或流产。围排卵期出血:出血期≤7日,出血停止后数日又出血,量少,多数持续1~3日,时有时无。出血原因不明,可能与排卵前后激素水平波动有关。

(二) 辅助检查

1. 诊断性刮宫简称诊刮,是对于药物治疗无效的已婚病人最重要的辅助检查方法。通过诊刮既可达到止血又能明确子宫内膜病理诊断。不规则出血者可随时刮宫止血;若需要了解排卵或黄体功能时,应选择在经期前或月经来潮6小时内刮宫。凡是刮出的组织都应当送病理检查,以便确诊。

相关链接

诊断性刮宫

诊刮分一般性诊刮和分段诊刮,分段诊刮的目的是了解宫颈管是否被侵及以及病变的性质,操作是先刮宫颈管,再探宫腔,然后刮宫腔,标本分装送检。诊刮适用于:①月经失调或闭经、了解卵巢功能及子宫状况;②绝经后出血查找出血原因,特别是注意除外子宫内膜癌等恶性疾患;③疑有子宫内膜结核时;④不孕症了解宫腔状况及卵巢功能;⑤流产后出血较多,持续较久疑有流产不全者。诊刮一般选择月经来潮 12~24 小时内,需经前取内膜时应排除妊娠的可能性。避免子宫穿孔,术后用抗菌药物预防感染。患有生殖器急性、亚急性炎症,严重心血管疾患,血液病时应列为禁忌。

2. 宫腔镜检查　可直接观察子宫内膜的情况,并选择性地进行病变区活检,提高宫腔病变的诊断率,如子宫内膜息肉、子宫黏膜下肌瘤等。

3. 基础体温测定(BBT)　是测定排卵简易可行的方法。正常有排卵的妇女基础体温由于受孕激素的作用,是双相型,无排卵妇女的体温呈单相型(图 14-1);黄体功能不全病人基础体温呈双向型,但排卵后体温上升缓慢,升高时间较短,约 9~11 日下降(图 14-2);子宫内膜不规则脱落时,基础体温呈双相,但下降缓慢,超过 14 日(图 14-3)。

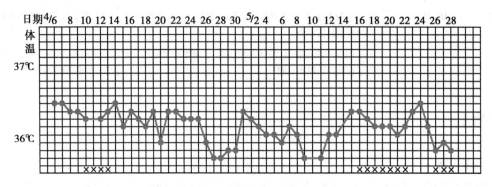

图 14-1　基础体温单相型(无排卵性功血)

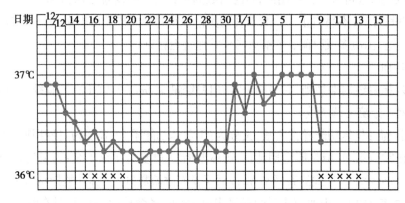

图 14-2　基础体温双相型(黄体期短)

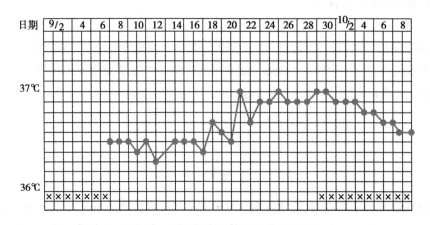

图 14-3　基础体温双相型(黄体萎缩不全)

4. 血清性激素测定　适时测定黄体酮水平可确定有无排卵及黄体功能,但常因出血频繁,难以选择测定孕激素的时间。测定血睾酮、催乳素水平及甲状腺功能以排除其他内分泌疾病。

5. 子宫内膜活组织检查　目前国外推荐使用 Karman 套管或小刮匙等的内膜活检,其优点是创伤小,能获得足够组织标本用于诊断。

6. 宫颈黏液结晶检查　经前仍可见羊齿植物叶状结晶提示无排卵。

相关链接

基础体温测定的方法及意义

基础体温测定的方法是晨醒后用口表测体温,记录并绘成基础体温曲线图,以了解卵巢功能,有无排卵、排卵日期及卵巢黄体功能。一般连续测量 3 个月以上。正常情况下,月经前半周期(即卵泡期),基础体温较低,约 36.5℃,在排卵期更低,排卵后在孕激素的影响下,体温升高至 36.5~37℃,直至月经来潮时又下降,这种体温曲线的变化称"双相型体温",表示有排卵,正常黄体期不少于 12 天,体温上升幅度不低于 0.3~0.5℃。如月经周期后半期体温不上升者称"单相型体温",表示无排卵。如果体温上升后持续 3 周以上不下降并有闭经,可能为妊娠。预测体温对孕激素的反应自排卵期即开始,如未受孕,基础体温于来月经前下降;如排卵后基础体温在 37.1~37.7℃,持续 16 日以上,则高度提示妊娠的可能性。但只有在排卵期前即已测定基础体温,并在以后继续测定者方有诊断意义;而月经周期不规则者亦不适应此法。意义在于对早期妊娠诊断。

(三)与疾病相关的健康史

1. 询问病人年龄、月经史、婚育史及避孕措施等;了解全身性慢性疾病史,如肝脏疾病、血液系统、循环系统及代谢性疾病等,发病前有无精神紧张、情绪打击、过度劳累及环境改变等引起月经紊乱的诱发因素,回顾发病时间、流血前有无停经史、诊治经历及其诊断结果、所用激素名称和剂量、效果、诊刮的病理结果等。

2. 了解病人是否存在:①月经过多:经期延长(长于 7 日)或经量过多(多于 80ml);②子宫不规则过多出血:周期不规则,经期延长,经量过多;③子宫不规则出血:周期不规则,经期延长,但经量正常;④月经过频:周期缩短,少于 21 日。

3. 评估病人的营养状态,尤其注意有无贫血症状和感染迹象。

4. 根据有无排卵性功血的临床表现评估病人目前流血情况,初步评估子宫出血的类型。

(四)心理 - 社会状况

1. 了解病人发病前有无精神紧张、剧烈情绪变化、过度劳累及环境改变等引起月经紊乱的诱发因素。

2. 青春期病人可因对疾病的认识不够而忽视治疗或者因害羞不愿就医而延长病程,并最终并发贫血,需要评估病人是否因疾病而出现过度焦虑和恐惧情绪。

3. 生育期的病人需要评估其精神压力,因为疾病导致的不孕或流产可能会给病人造成心理负担,而精神压力过大往往加重下丘脑 - 垂体 - 卵巢轴功能的紊乱,导致病程迁延不愈。

理论与实践

案例 14-2 所述是刚进入青春期的女性,月经明显紊乱,伴有贫血,检查未发现其他器质性病变,考虑病人为青春期无排卵性功血,原因为内分泌轴发育不健全。

(五)治疗原则

止血、纠正贫血、调整月经周期并防止感染。

1. 无排卵性功血的治疗原则因病人不同而异,青春期及生育年龄无排卵性功血的治疗原则是止血、调整周期、促使卵巢排卵;绝经过渡期功血止血后以调整周期、减少经量为治疗原则。

(1) 止血:首选性激素治疗,对大量出血病人要求在性激素治疗 6 小时内见效,24~48 小时内出血基本停止,如果超过 96 小时仍不能止血,应考虑有器质性病变存在。对围绝经期功血或病程长的育龄期病人等还可采用刮宫术止血。

1) 单纯孕激素:适用于体内已有一定水平雌激素的病人。孕激素可使处于增生期或增生过长的子宫内膜转化为分泌期,停药后内膜彻底脱落形成 "药物性刮宫"。常选用炔诺酮(妇康片)5~7.5mg 口服,每 6 小时一次,出血量明显减少或停止后,改为 8 小时一次,再逐渐减量,每 3 日递减 1/3 量,直至维持量每日 5.0mg,维持至血止后 20 日左右停药。停药后 3~7 日发生撤药性出血。

2) 单纯雌激素:适用于内源性雌激素不足者,主要用于青春期功血。通过给予大剂量的雌激素促使子宫内膜迅速增长,在短期内修复创面而止血。如:妊马雌酮 1.25~2.5mg,每 6 小时一次,血止后每 3 日递减 1/3 量直至维持量 1.25mg/d,维持至血止后 20 日停药。

3) 雌、孕激素联合用药:性激素联合用药的止血效果优于单一用药,口服避孕药在治疗青春期和育龄无排卵性功血时常常有效。所以,青春期功血在孕激素止血的同时配伍小剂量雌激素,可减少孕激素用量,并防止突破性出血;围绝经期功血则可在孕激素止血基础上配伍雌激素。

4) 刮宫术:可迅速止血,并具有诊断价值,可了解内膜病变,除外恶性病变。对于绝经过渡期及病程长的生育年龄病人应首先考虑刮宫术,但对未婚、无性生活史的青少年一般不采用刮宫术。

(2) 调整月经周期:使用性激素止血后必须通过药物建立有规律的月经周期,以暂时抑制病人本身的下丘脑 - 垂体 - 卵巢轴,便于其恢复正常月经的分泌调节,同时还可直接作用于生殖器官,使子宫内膜发生周期性变化,不至于导致大量出血。

1) 雌、孕激素序贯疗法:即人工周期。适用于青春期及生育年龄功血内源性雌激素水平较低者。通过模拟自然月经周期中卵巢的内分泌变化,序贯应用雌、孕激素,使子宫内膜发生相应变化,形成人工周期。此法一般连续应用 3 个周期。若正常月经仍未建立,应重复上述序贯疗法,若病人体内有一定雌激素水平,雌激素可采用半量或 1/4 量。用药 2~3 个周期后,病人常可自发排卵。

2) 雌、孕激素联合法:适用于育龄期功血内源性雌激素水平较高者。雌激素使子宫内膜再生修复,孕激素限制雌激素的促内膜生长作用,一般连用 3 个周期。

3) 后半周期疗法:适用于围绝经期功血病人。于月经周期后半期服用甲羟黄体酮或肌注黄体酮,连用 10 日为一个周期,共三个周期为一疗程。

(3) 促进排卵:适用于青春期和育龄期功血病人,尤其适用于不孕病人。常用的药物有氯米芬、人绒毛膜促性腺激素等。

(4) 手术治疗:经量多的绝经过渡期病人和经激素治疗无效且无生育要求的病人可行子宫内膜切除术或子宫切除术。

2. 排卵性功血 应针对其发生原因,采用相应治疗。对于黄体功能不全者,应促进和支持黄体功能。对于子宫内膜不规则脱落者,调节下丘脑 - 垂体 - 卵巢轴的反馈功能,使黄体及时萎缩,内膜及时完整脱落。

【护理诊断 / 问题】

1. **组织灌注不足** 与短期内大量子宫出血有关。
2. **有感染的危险** 与子宫不规则出血、出血量多导致严重贫血、机体抵抗力低有关。
3. **活动无耐力** 与长期阴道流血导致继发性贫血有关。
4. **焦虑** 与疾病长期迁延不愈、知识缺乏有关。

5. **疲乏** 与子宫异常出血导致的继发性贫血有关。

6. **知识缺乏** 缺乏正确服用性激素的知识。

7. **潜在并发症:贫血**

【预期目标】

1. 病人能够正确说出服用性激素的方法并正确服用。

2. 病人未发生感染现象。

3. 病人未发生贫血或者贫血状态得以纠正。

【护理措施】

(一)病情观察

观察并记录病人的生命体征,记录病人出血量、补充液体量,如有大量出血时一方面应及时通知医生,另一方面做好输液、输血的准备。出血较多者,督促其卧床休息,避免过度疲劳或剧烈运动。

(二)预防感染

做好会阴部护理,保持局部清洁,防止感染。同时严密观察与感染有关的征象如体温、脉搏、子宫压痛感等,监测白细胞计数及分类,一旦发现感染,及时通知医生,并遵医嘱进行治疗。

(三)饮食疗法

指导病人加强营养,补充铁剂、钙剂、维生素C和蛋白质,尤其注意指导病人从饮食中摄取足够的铁。向病人推荐含铁较多的食物如猪肝、豆角、蛋黄、胡萝卜、葡萄干等。指导病人保持适当的活动,流血期间避免过度劳累,保证充分休息,增强病人活动耐力。

(四)心理护理

鼓励病人表达内心感受,并耐心倾听病人的诉说,了解病人的疑虑。注意不同年龄段的病人的心理特点及心理需要,对于青春期的病人,需要纠正其因害羞不愿接受治疗的心理;对于生育期妇女应减少其对生育影响的过分担忧;对于围绝经期病人最重要的是明确诊断,排除恶性肿瘤的可能性,避免其产生恐惧情绪。向病人解释病情及提供相关信息,帮助病人摆脱焦虑。也可交替使用放松疗法如听广播、看电视等分散病人注意力。

(五)健康教育

功血主要用药物治疗,止血后应继续用药以控制周期,使无流血期延长至20日左右,但应将止血时所用较高剂量的激素,逐渐减量,而且减量不能过快,更不能骤然停药,否则子宫内膜可再次发生撤药性出血,此时再欲止血,则所需药量较出血前会更大而且效果也差。所以严格执行医嘱用药,并指导病人正确服药至关重要。

1. 让病人了解维持血药浓度的重要性,严格按照医嘱按时、按量服用性激素,避免随意停服或漏服。

2. 止血后按照医嘱每3日递减不超过原来药量的1/3,直至维持量,不得自行增减剂量。

3. 告知病人严格遵从医嘱服药,血止住并不代表治疗的完成,必须坚持服完维持量。

4. 在用药期间如发生不规则阴道流血应及时告知医护人员。

【结果评价】

1. 病人了解有关功血的知识以及相关治疗信息,无过度焦虑情绪。

2. 病人未发生感染,表现为体温正常、血白细胞正常、血红蛋白得到纠正。

3. 病人按规定正确服用性激素,服药期间药物不良反应程度轻。

实践与理论

案例 14-2 中对青春期病人首选激素治疗:止血、调整月经周期和促进排卵,同时纠正贫血治疗;在护理这位病人时首先应考虑到其心理状态,尽可能消除其焦虑紧张情绪,耐心倾听病人的诉说,了解病人的疑虑。在病人使用激素的治疗过程中,应当指导病人正确用药,遵医嘱用药,不可私自停药或减量,同时注意通过食物疗法获取食物中的铁元素补充铁以纠正贫血。

第三节　痛　经

案例 14-3

陶女士,16 岁,初潮 14 岁,常在月经来潮后出现下腹部疼痛,疼痛呈痉挛性,尤其以第 1 日最为剧烈,并伴有恶心、呕吐、腹泻、头晕、乏力等症状,严重时面色发白、出冷汗,妇科检查无异常。

问题:1. 病人可能的医疗诊断是什么?

2. 如何指导病人缓解疼痛?

【概述】

痛经(dysmenorrhea)是指行经前后或行经期间出现下腹剧烈疼痛、腰酸、甚至恶心、呕吐、头晕等现象,影响工作和生活质量者称为痛经。可分为原发性痛经和继发性痛经两类。原发性痛经指妇科检查,生殖器官无明显器质性病变者。继发性痛经指生殖器官有明显的器质性病变者,经妇科检查、B 型超声显像、腹腔镜等技术检查患有盆腔炎、子宫肿瘤、子宫内膜异位病变致痛经者。本节只讨论原发性痛经。

【病因及发病机制】

原发性痛经多见于青少年期,是由于子宫的收缩与缺血所致,这可能是由于月经期子宫内膜产生的前列腺素(prostaglandin,PG)过多作用于子宫肌纤维使之收缩引起痛经。PG 不但可诱发子宫收缩,致收缩强度及频率增加,并可使子宫收缩不协调或非节律性。前列腺素具有刺激子宫平滑肌收缩,使子宫张力增加和过度痉挛的作用,从而导致痛经。另外子宫平滑肌不协调收缩,造成子宫供血不足,当子宫压力超过平均动脉压即可引起子宫缺血,结果刺激子宫自主神经疼痛纤维而发生痛经。无排卵性子宫内膜因无黄体酮刺激,前列腺素浓度很低,一般不发生痛经。

1. **内分泌因素**　原发性痛经几乎总是伴有排卵性周期。无排卵的月经周期一般不发生痛经,提示痛经与黄体期黄体酮增高有关。

2. **精神、神经因素**　各种刺激、应激如精神紧张、焦虑、恐惧、寒冷、剧烈运动及生化代谢产物等均可通过中枢神经系统刺激盆腔疼痛纤维引起痛经。

3. **血管紧张素和缩宫素的作用**　经期血管紧张素增高可使子宫过度收缩和缺血。

4. **其他因素**　内膜管型脱落(膜性痛经)、子宫屈曲、子宫颈管狭窄、遗传、免疫因素、变态反应等也可导致痛经。

【护理评估】

(一)临床表现

主要特点:①原发性痛经在青春期多见,常在初潮后 1~2 年内发病;②疼痛多自月经来潮后开始,最早出现经前12小时,以行经第一日疼痛最剧烈,持续2~3日后缓解,疼痛常呈痉挛性,通常位于下腹部耻骨上,可放射至腰骶部和大腿内侧;③可伴有恶心、呕吐、腹泻、头晕、乏力等症状,严重时面色发白、出冷汗;④体征:妇科检查多无异常,个别女性子宫过度前倾、后倾后屈位、子宫颈管狭窄。

(二)辅助检查

妇科检查无阳性体征。为排除盆腔病变,可作超声检查、腹腔镜检查、子宫输卵管造影、宫腔镜检查,用于排除子宫内膜异位、子宫肌瘤、盆腔粘连、感染、充血等疾病。腹腔镜检查是最有价值的辅助诊断方法。超声波检测:排除继发性痛经。

(三)与疾病相关的健康史

了解病人的年龄、月经史与婚育史,询问与诱发痛经相关的因素,疼痛与月经的关系,疼痛发生的时间、部位、性质及程度,是否服用止痛药缓解疼痛,用药量及持续时间,疼痛时伴随的症状以及自觉最能缓解疼痛的方法和体位。

(四)心理 - 社会状况

一般妇女对痛经不适都能耐受,但对此不适的反应因人而异。有的人疼痛阈低,对疼痛较为敏感,反应强烈,因此伴随痛经还可产生一些其他的身体不适。痛经引起小腹胀痛或腰酸的感觉,往往会使病人有意识或无意识的怨恨自己是女生,认为来月经是"倒霉""痛苦"。

(五)治疗原则

本病的治疗原则是避免刺激精神和过度疲劳,以对症治疗为主。疼痛不能忍受时使用镇痛、镇静、解痉药,口服避孕药有治疗痛经的作用,未婚少女可行雌、孕激素序贯疗法减轻症状,还可配合中医中药治疗。

【护理诊断 / 问题】

1. **疼痛**　与月经期子宫收缩,子宫肌组织缺血缺氧,刺痛疼痛神经元有关。
2. **恐惧**　与长时期痛经造成的精神紧张有关。
3. **睡眠型态紊乱**　与痛经有关。

【预期目标】

1. 病人的疼痛症状缓解。
2. 病人月经来潮前几月经期无恐惧感。
3. 病人在月经期得到足够的休息和睡眠。

【护理措施】

（一）缓解症状

1. **一般护理**　指导腹部局部热敷和进食热的饮料，如热汤和热茶。

2. **服用止痛剂**　若因每一次经期习惯服用止痛剂。则应防止成瘾，疼痛不能忍受时应遵医嘱服用麻醉药物减轻疼痛。

3. **药物处理**　口服避孕药和前列腺素合成酶抑制剂可以有效地治疗原发性痛经。避孕药适用于有避孕要求的痛经妇女，可抑制子宫内膜生长，使月经量减少；药物抑制排卵，缺乏黄体，无内源性黄体酮产生，而黄体酮刺激为子宫内膜生物合成 PG 所必需，从而使月经血 PG 浓度降低。前列腺素合成酶抑制剂可抑制环氧合酶系统而减少 PG 的产生。

4. **应用生物反馈法**　增加病人的自我控制感，使身体放松，以解除痛经。

（二）心理护理

重视病人精神心理护理，关心并理解病人的不适和恐惧心理，阐明月经期可能有一些生理反应如小腹坠胀和轻度腰酸，不影响日常生活、学习和工作。讲解有关痛经的生理知识，疼痛不能忍受时提供非麻醉性镇痛治疗。

（三）健康教育

进行月经期保健的教育工作：包括注意经期清洁卫生，经期禁止性生活，加强经期保护，预防感冒，注意合理休息和充足睡眠，加强营养。

【结果评价】

1. 病人诉说疼痛症状减轻，并列举疼痛减轻的应对措施。

2. 病人恐惧的行为表现和体征减少，在心理和生理上的舒适感增加。

3. 病人在月经期睡眠良好。

理论与实践

1. 根据案例 14-3 中病人的临床表现，该病人可能的医疗诊断为痛经。

2. 减轻疼痛的措施

（1）腹部局部热敷和进食热的饮料如热汤和热茶。

（2）服用止痛剂：若因每一次经期习惯服用止痛剂。则应防止成瘾，疼痛不能忍受时应遵医嘱服用麻醉药物减轻疼痛。

（3）药物处理：口服避孕药和前列腺素合成酶抑制剂可以有效地治疗原发性痛经。避孕药适用于有避孕要求的痛经妇女，可抑制子宫内膜生长，使月经量减少；药物抑制排卵，缺乏黄体，无内源性黄体酮产生，而黄体酮刺激为子宫内膜生物合成 PG 所必需，从而使月经血 PG 浓度降低。前列腺素合成酶抑制剂可抑制环氧合酶系统而减少 PG 的产生。

（4）应用生物反馈法：增加病人的自我控制感，使身体放松，以解除痛经。

（5）进行月经期保健的教育工作：包括注意经期清洁卫生，经期禁止性生活，加强经期保护，预防感冒，注意合理休息和充足睡眠，加强营养。

第四节 闭 经

案例 14-4

　　孙女士,22 岁,月经不规则 4 年,闭经 1 年。初潮 13 岁,6 日 /31 日。近两年因学习压力较大,情绪不稳定,出现月经紊乱,周期 2~3 个月,经量明显减少,近两年需用药才能出现月经。现停药 1 年未来月经。妇科及 B 超检查子宫、附件无异常。

　　问题: 1. 该病人的诊断是什么?

　　　　　2. 如何对该病人进行护理?

【概述】

(一)定义

　　闭经(amenorrhea)为常见的妇科症状,是指无月经或月经停止。闭经分为原发性和继发性两种类型:原发性闭经(primary amenorrhea)指年龄超过 13 岁、第二性征未发育;或年龄超过 15 岁,第二性征已发育,月经尚未来潮。继发性闭经(secondary amenorrhea)指曾建立正常月经,后因某种原因导致月经停止 6 个月,或按自身原有月经周期计算停经 3 个周期以上者。

(二)病因

　　正常月经周期的建立与维持依靠下丘脑 - 垂体 - 卵巢轴的神经内分泌调节和子宫内膜对卵巢性激素的周期性反应,其中任何一个环节出现异常,都可能发生闭经。

　　1. 原发性闭经　较少见,主要见于遗传性因素或先天性发育缺陷,如米勒管发育不全综合征、雄激素不敏感综合征、对抗性卵巢综合征、生殖道闭锁等。约 30% 病人伴有生殖道异常。根据第二性征的发育情况分为第二性征存在和第二性征缺乏两类。

　　2. 继发性闭经

　　(1)下丘脑性闭经:是最常见的一类闭经,指中枢神经系统及下丘脑各种功能和器质性疾病引起的闭经,以功能性原因为主。此类闭经的特点是下丘脑合成和分泌 GnRH 缺陷或下降导致垂体促性腺激素(Gn),即卵泡刺激素(FSH),特别是黄体生成素(LH)的分泌功能低下,故属低促性腺激素性闭经,治疗及时尚可逆。

　　1)精神性因素:精神创伤、环境改变、过度劳累、紧张、忧虑、恐惧等应激状态,可以抑制功能而导致闭经。

　　2)运动性闭经:长期剧烈运动,如运动员、舞蹈演员,由于其机体肌肉 / 脂肪比率增加或总体脂肪减少而影响月经,同时急剧增加的运动可抑制下丘脑激素的分泌而导致闭经。

　　3)体重下降和神经性厌食:当体重下降至正常体重的 85% 以下时即可发生闭经。神经性厌食症是一种精神神经内分泌紊乱性疾病,可导致下丘脑功能失调,相应的激素水平低下,表现为厌食、严重消瘦和闭经。

　　4)药物性闭经:长期应用某些药物,如抗精神病药、抗结核药及避孕药等,由于药物抑制下丘脑导致闭经。此类闭经常常是可逆的,一般在停药后 3~6 个月自然恢复。

　　5)颅咽管瘤:增大的瘤体压迫下丘脑和垂体而引起肥胖、闭经、生殖器官萎缩等症状。

　　(2)垂体性闭经:垂体前叶器质性病变如垂体肿瘤、垂体梗死或损伤、垂体的功能性病变,如原发性垂体促性腺功能低下,可影响促性腺激素的分泌,继而影响卵巢功能而引起闭经。

(3) 卵巢性闭经:由于卵巢发育异常或卵巢的功能异常而导致卵巢分泌的性激素水平低落,不能作用于子宫内膜发生周期性变化而导致闭经。常见疾病如卵巢功能早衰、卵巢功能性肿瘤、多囊卵巢综合征和先天性卵巢发育不全等。

(4) 子宫性闭经:由于子宫内膜受损或对卵巢激素不能产生反应引起的闭经。常见的疾病如产后大出血导致的 Asherman 综合征,子宫内膜损伤、子宫内膜炎、子宫腔内放射治疗后等。

(5) 其他:先天性下生殖道发育异常,如处女膜闭锁、先天性无阴道,由于经血排出障碍而发生闭经。其他内分泌如肾上腺、甲状腺、胰腺等功能异常也可引起闭经。

【护理评估】

(一) 临床表现

闭经是症状,诊断时需先寻找闭经原因,确定病变部位,然后再明确是何种疾病引起的。

(二) 辅助检查

1. 功能试验

(1) 药物撤退试验:用于评估体内雌激素水平,以确定闭经程度。

1) 孕激素试验:每日肌注黄体酮注射液 20mg 或口服醋酸甲羟黄体酮 10mg,连用 5 日。若停药后发生撤药性出血为阳性反应,说明体内存在一定水平雌激素,为 I 度闭经。若停药后无撤药性出血者为阴性反应,应进行雌、孕激素序贯试验。

2) 雌、孕激素序贯试验:口服妊马雌酮,每日 1.25mg,连续用 21 日,或口服戊酸雌二醇 1mg/d,连续用 21 日,最后 10 日加服醋酸甲羟孕酮 10mg/d,停药后出现撤药性出血提示子宫内膜功能正常,排除子宫性闭经,闭经是因体内雌激素水平低落引起,为 II 度闭经,应进一步寻找病因。停药后无撤药性出血应重复试验一次,若仍无出血,提示闭经是子宫内膜病变所引起,应诊断为子宫性闭经。

(2) 垂体兴奋试验:取黄体生成素释放激素(LHRH)100μg 于 0.9% 氯化钠注射液 5ml 中,于 30 秒内静脉注射完毕,分别在注射前及注射后 15、30、60、120 分钟采血测定黄体生成素(LH)含量。若注射后 15~60 分钟 LH 高峰值较注射前升高 2~4 倍,提示垂体功能正常,下丘脑功能异常;若反复重复试验 LH 值无升高或升高不明显,提示垂体功能减退,常见希恩综合征。

2. 激素测定

建议停用雌孕激素药物至少两周后行 FSH、LH、PRL、促甲状腺激素(TSH)等激素测定,以协助诊断。

(1) 血甾体激素测定:包括雌激素、孕激素和雄激素测定。血雌激素水平下降,提示卵巢功能异常或衰竭;血黄体酮水平升高,提示排卵;血睾酮水平升高,提示多囊卵巢综合征或卵巢支持 - 间质细胞瘤。

(2) 垂体促性腺激素测定:若月经周期中两次测定血 FSH>25~40U/L,提示卵巢功能衰竭;若测定 LH>25U/L 或 LH/FSH 比例 >3,提示高度怀疑多囊卵巢综合征;若测定 FSH、LH 均 <5U/L,提示垂体功能减退,可能存在垂体或下丘脑疾病。

(3) 肥胖、多毛、痤疮病人还需进行胰岛素、雄激素测定、口服葡萄糖耐量试验(OGTT)、胰岛素释放试验等,以确定是否存在胰岛素抵抗、高雄激素血症或先天性 21- 羟化酶功能缺陷等。Cushing 综合征可测定 24 小时尿皮质醇或 1mg 地塞米松抑制试验排除。

3. 影像学检查

(1) B 型超声检查:了解有无子宫,观察子宫大小、形态及内膜厚度,卵巢大小、卵泡发育情况。

(2) 子宫输卵管造影:了解宫腔形态、大小及输卵管情况。

(3) X 线摄片、CT 或磁共振显像:可明确垂体肿瘤、卵巢肿瘤、空蝶鞍及下丘脑病变。

(4) 静脉肾盂造影:怀疑米勒管发育不全综合征时,用以确定有无肾脏畸形。

4. 闭经的诊断步骤

(1) 原发性闭经:按下列诊断步骤进行(图 14-4)。

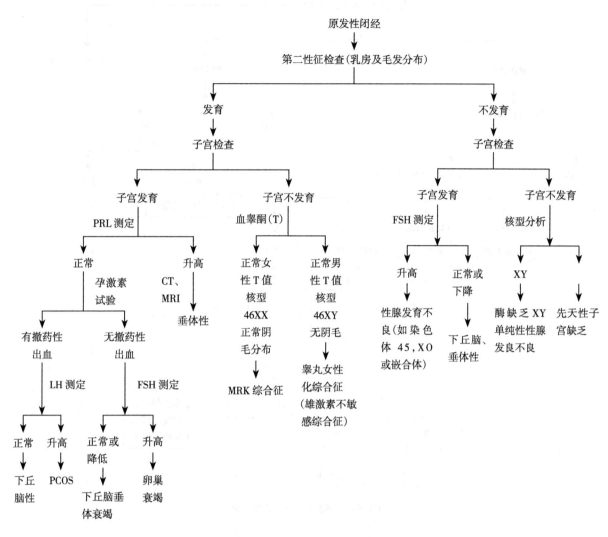

图 14-4 原发性闭经的诊断步骤

(2) 继发性闭经:按下列诊断步骤进行(图 14-5)。

(三) 与疾病相关的健康史

1. 详细询问病人的月经史,包括初潮年龄、月经周期、经期、经量、婚育史、有无痛经,生长发育史、家族史、子宫手术史、服药史及可能的发病诱因如精神因素、环境改变和各种疾病及用药等,重点了解闭经期限及伴随症状,以区分原发性或继发性闭经。

2. 一般状况 应注意观察并记录病人全身发育状况,有无畸形,测量身高、体重、躯干和四肢的比例,有无多毛表现等;观察五官生长特征,智力发育情况,营养及健康状态。

3. 妇科检查 注意内外生殖器官是否发育正常,观察病人的第二性征发育是否正常,如音调、毛发分布、乳房发育,是否有乳汁分泌,骨盆是否具有女性体态等。

(四) 心理 - 社会状况

闭经虽然没有外在的表现,但是对病人的自我形象有很大的影响。病人担心闭经影响到自己的健康、性生活和生育能力。病程过长及反复治疗效果不佳时会加重病人本人和家属的心理压力,表现为情绪低落、焦虑、紧张,这些精神因素反过来又会加重闭经,从而形成恶性循环,使疾病迁延不愈。

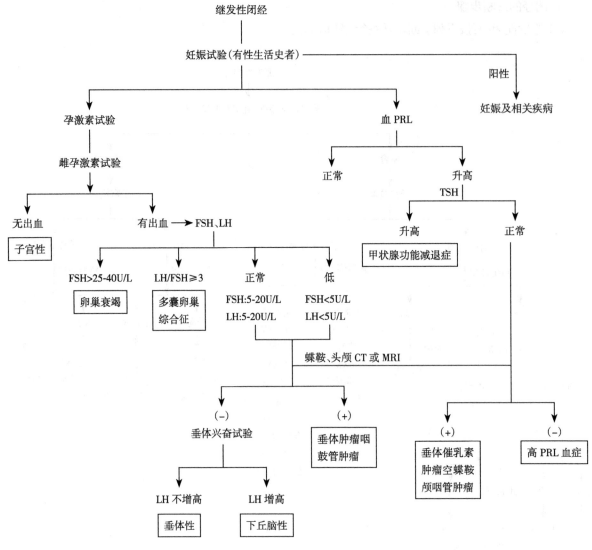

图 14-5 继发性闭经的诊断步骤

(五) 治疗原则

纠正全身健康情况,进行心理和病因治疗,因某种疾病或因素引起的下丘脑 - 垂体 - 卵巢轴功能紊乱者,可用性激素替代治疗。

1. **全身治疗** 占重要地位。继发于精神心理和应激反应导致的闭经,要给予病人精神支持和医学咨询;因营养缺乏所致的闭经需要增加营养;体重过重者应加强锻炼,适当降低体重。

2. **心理指导** 对于神经性厌食症的病人可提供精神心理方面的治疗,而对精神性闭经者则应行精神、心理疏导疗法。

3. **性激素替代疗法** 明确病因并且确定无激素用药的禁忌证时,可给予激素替代治疗,以补充机体激素不足或拮抗其过多(详见本章第一节)。

4. **诱发排卵** 对于低 Gn 性闭经病人,在采用雌激素治疗促进生殖器官发育、子宫内膜获得对雌、孕激素的反应后,可采用尿促激素(HMG)联合 hCG 治疗,促进卵泡发育和诱发排卵;对于 FSH 和 PRL 水平正常的闭经病人,由于体内有一定水平的内源性雌激素,可首选阿基诺酸氯米芬作为促排卵药物。

5. **手术治疗** 如处女膜闭锁、阴道横隔及阴道纵隔可行手术切开或成形术;Asherman 综合征行宫腔镜下宫颈 - 宫腔粘连分离术,术后放置宫内节育器;确诊垂体肿瘤者应采取相应手术治疗方案。

【护理诊断 / 问题】

1. **功能障碍性悲哀**　与治疗效果短期内无明显变化和长期闭经有关。
2. **焦虑**　与担心闭经对健康、性生活、生育有关。
3. **自尊紊乱**　与长期闭经及治疗效果不明显,不能正常月经来潮而出现自我否定等有关。

【预期目标】

1. 病人能够以平和的心态对待闭经,积极配合治疗。
2. 病人能够主动诉说病情与担心。
3. 病人能够了解闭经的相关知识,对疾病的治疗充满信心。

【护理措施】

(一) 指导合理用药
让病人了解性激素的作用、副反应、正确按时按量服药的重要性。

(二) 加强营养及锻炼
让病人知道维持标准体重可以治疗闭经,鼓励病人加强锻炼,合理摄入足够的营养,增强体质。

(三) 心理护理
建立良好的护患关系,鼓励病人表达自己的感情,对健康问题、治疗及预后提出问题。鼓励病人说出心里顾虑,增强其治愈疾病的信心。向病人提供诊疗信息,帮助澄清旧观念。

(四) 健康教育
指导病人与社会的交往,鼓励病人与同伴、亲人交流,参与力所能及的社会活动,保持心情舒畅,正确对待疾病。

理论与实践

1. 根据案例 14-4 中病人目前的表现,考虑为精神压力过大导致的继发性闭经。
2. 护理措施有:①教会病人自我放松的方法,例如听音乐,散步、慢跑等;②促进病人与社会的交往,减轻焦虑情绪;③注意营养,加强身体锻炼;④指导正确用药。

【结果评价】

1. 病人了解闭经的相关知识,积极配合治疗。
2. 病人感受到家属的理解并正视自己的疾病。
3. 病人健康状况改善,月经恢复。

第五节　围绝经期综合征

案例 14-5

　　李女士,50 岁,近 1 年来月经周期紊乱,3~4 个月来 1 次,量少,伴有失眠,易怒,情绪不稳定,易被琐事困扰、激怒,时常出现潮热、头晕、胸闷、心慌,并且有胃肠功能紊乱和性功能减退的表现。查体:外阴正常,阴道黏膜皱襞减少,子宫颈光滑,宫体前倾位,正常大,双侧附件区未触及包块。

　　问题:1. 该病人的护理诊断有哪些?
　　　　　2. 如何针对该病人进行护理?

【概述】

(一)定义

1. **围绝经期**(perimenopausal period)　指妇女绝经前后出现性激素波动或减少所致的一系列躯体及精神心理症状。一般始于 40 岁,可历时 10~20 年,即从出现卵巢功能衰退征象至绝经后 1 年内的时间。绝经分为自然绝经和人工绝经。人工绝经更易发生围绝经期综合征。

2. **围绝经期综合征**(menopausal syndrome,MPS)　是妇女绝经后出现性激素波动、或减少导致的一系列躯体和心理方面的变化。

3. **自然绝经和人工绝经**　绝经分为自然绝经和人工绝经两种。前者指生理状态下卵巢内卵泡耗尽,卵泡不再发育和分泌雌激素,不能刺激子宫内膜生长导致的绝经;后者指因疾病手术切除双侧卵巢或用其他方法,如放射治疗和化疗等,导致卵巢停止排卵和分泌激素。

4. **绝经年龄**　一般在 40 岁以上,我国城市妇女平均绝经年龄 49.5 岁,农村 47.5 岁;美国妇女中位绝经年龄 51.3(48~55)岁。

(二)病因

围绝经期综合征主要病因为卵巢功能衰退,血中雌、孕激素水平降低,导致下丘脑 - 垂体 - 卵巢轴功能失调,从而出现了自主神经功能失调,因而产生不同程度自主神经系统功能变化的临床症状。另外,症状的发生及轻重程度还与个体体质、健康状态、社会环境以及精神神经因素等密切相关。

(三)内分泌变化

1. **卵巢功能衰退**　卵泡数量和质量下降,卵巢分泌的雌激素水平下降,垂体促性腺激素分泌增加,残存的卵泡对其反应性降低或丧失,最终导致卵泡不再发育。

2. **雌激素**　卵巢功能衰退的最早征象是卵泡对 FSH 敏感性降低,FSH 水平升高。绝经后,使雌激素水平减低,同时 FSH 的分泌量增加,进一步刺激了雌激素的分泌。随着卵泡对 FSH 的敏感性降低,卵泡生长发育逐渐停止,雌激素水平开始下降。

3. **孕激素**　因绝经过渡期卵巢尚有排卵功能,仍有孕激素产生。但因卵泡期延长,黄体功能不良,导致黄体酮分泌减少。绝经后无黄体酮分泌。

4. **促性腺激素**　绝经后雌激素水平的下降减弱了对下丘脑的负反馈,使 GnRH 的分泌量增加,进而使垂体释放 FSH 和 LH 增加。绝经后 2~3 年 FSH 和 LH 达最高水平,其中 FSH 升高较 LH 更显著。

5. **催乳激素**　在绝经后随着雌激素水平的下降,下丘脑分泌 PIF 增加,催乳激素水平降低。

6. **抑制素**　绝经后妇女血抑制素水平下降,较雌二醇下降早且明显,可能成为反映卵巢功能衰退更敏感的指标。

【护理评估】

(一)临床表现

1. 近期症状

(1)月经紊乱:是围绝经期综合征的常见症状,绝经前半数以上妇女出现月经紊乱,表现为月经周期不规则,时长时短,出血量或多或少,还有的病人表现为无排卵性功血或闭经。

(2)血管舒缩症状:出现阵发性潮热,持续数秒至数分钟,伴有头痛、口干、心悸、烦躁等表现,在夜间或情绪变化后更易出现。此种血管舒缩症状可历时 1 年,有时长达 5 年之久。

(3)精神 - 神经症状:雌激素的减少使病人出现情绪、记忆和认知功能障碍的症状,临床上可出现情绪烦躁、易激动、失眠、注意力不集中、多言多语等兴奋型表现,也有的病人出现抑郁表现如焦虑、内心不安、惊慌恐惧和记忆力减退等。

(4)自主神经失调症状:常出现心悸、眩晕、头痛、失眠、耳鸣等自主神经失调症状。

2. 远期症状

(1)心血管症状:雌激素水平降低导致血管舒缩功能失调,血压升高。同时由于雌激素减少可使血胆固醇水平升高,各种脂蛋白增加,而低密度脂蛋白增加的幅度高于高密度脂蛋白,使围绝经期综合征妇女患心脑血管疾病的风险增加。

(2)泌尿、生殖道症状:外阴、阴道萎缩、干燥、性交痛。因尿道黏膜萎缩,盆底组织松弛,约 40% 绝经后妇女出现压力性尿失禁。由于尿道变宽、上行感染的机会增加,容易并发泌尿道感染。

(3)骨质疏松:围绝经期综合征妇女由于雌激素的降低,约 25% 的妇女患有骨质疏松症,病人可出现急、慢性腰背部疼痛,身材变矮,容易发生骨折。

(4)阿尔茨海默症(Alzheimer's Disease):绝经后期妇女比老年男性患病风险高,可能与绝经后内源性雌激素水平下降有关。

(二)辅助检查

1. 血脂检查 主要了解血液胆固醇、甘油三酯等指标,以判断心血管状况。

2. 血清 FSH 值及 E_2 测定 检查血清 FSH 及 E_2 值了解卵巢功能。绝经过渡期血清 FSH>10U/L,提示卵巢储备功能下降。闭经、FSH>40U/L 且 E_2<10~20pg/ml,提示卵巢功能衰竭。

测定血液中雌激素、孕激素、促性腺激素(FSH)和黄体生成素(LH)水平,以了解卵巢功能。

3. 骨密度检查 了解病人骨密度改变。

4. 氯米芬兴奋试验 月经第 5 日起口服氯米芬,每日 50mg,共 5 日,停药第 1 日测血清 FSH>12U/L,提示卵巢储备功能下降。

5. 妇科检查 外阴、阴道萎缩,阴道壁血管减少、黏膜变薄,分泌物减少,子宫颈及子宫均可萎缩变小,尿道口因萎缩而呈红色。

(三)与疾病相关的健康史

了解病人的年龄,月经史、月经改变史,伴随月经改变的有无外阴、阴道的萎缩和干燥,精神、神经、心理的异常变化。有无骨质疏松和既往妇科病史及放疗史。

(四)心理 - 社会状况

围绝经期综合征妇女通常负担工作、家庭等双重责任,因而容易产生焦虑或烦躁情绪,如果缺乏理解和关心,不能及时给予疏导和宽慰时,可发展为病态的焦虑症,产生悲观、忧郁的心理,孤独失落感也是此期妇女较普遍的心理状态。

（五）治疗原则

1. 一般治疗 对于症状轻的妇女,可给予解释、安慰,消除其焦虑;对于出现精神症状较重者可进行心理治疗。谷维素能调节自主神经功能,可适量服用;对于严重睡眠紊乱的可适量服用镇静剂。

2. 激素替代治疗 性激素一方面可以保证性器官的发育及维持其功能,另一方面可以影响骨骼的代谢、自主神经系统的平衡。性激素还会通过影响情绪、体力和代谢,从而影响到妇女的身心健康。性激素补充的原则是:个体化处理、生理性补充和用最小剂量达到最好效果。性激素治疗适用于症状严重、生殖道萎缩和骨质疏松的妇女。

（1）适应证

1）绝经相关症状:潮热、盗汗、睡眠障碍、疲倦、情绪障碍如易激动、烦躁、焦虑、紧张或情绪低落等。

2）泌尿生殖道萎缩相关的问题:阴道干涩、疼痛、排尿困难、性交痛、反复发作的阴道炎、反复泌尿系统感染、夜尿多、尿频和尿急。

3）低骨量及骨质疏松症:有骨质疏松症的危险因素(如低骨量)及绝经后期骨质疏松症。

（2）禁忌证:已知或可疑妊娠、原因不明的阴道流血、已知或可疑患有乳腺癌、已知或可疑患有性激素依赖性恶性肿瘤、最近6个月内患有活动性静脉或动脉血栓栓塞性疾病、严重肝及肾功能障碍、血卟啉症、耳硬化症、脑膜瘤(禁用孕激素)等。

（3）慎用情况:慎用情况并非禁用,但在 HRT 应用前和应用过程中,应该咨询相关专业的医师,共同确定应用 HRT 的时机和方式,并采取比常规随诊更为严密的措施,监测病情的进展。慎用情况包括:子宫肌瘤、子宫内膜异位症、子宫内膜增生史、尚未控制的糖尿病及严重高血压、有血栓形成倾向、胆囊疾病、癫痫、偏头痛、哮喘、高催乳素血症、系统性红斑狼疮、乳腺良性疾病、乳腺癌家族史,以及完全缓解的部分妇科恶性肿瘤,如宫颈鳞癌、子宫内膜癌、卵巢上皮性癌等。

3. 治疗方案 包括单一激素用药和联合用药。可采取:①单一雌激素或单一孕激素治疗;②雌、孕激素联合或雌、雄激素联合治疗;③雌、孕、雄三种激素联合治疗。

4. 治疗时间 选择最小剂量和治疗目的相一致的最短时期,在卵巢功能开始衰退并出现相关症状时即可应用。需定期评估,明确受益大于风险方可继续应用。停止雌激素治疗时,一般主张应缓慢减量或间歇用药,逐步停药,防止症状复发。

相关链接

激素替代疗法

激素替代治疗在国外使用已有半个世纪,也已证明它可以有效地缓解更年期的症状;增加阴道上皮的抵抗力,消除老年性阴道炎的困扰;可以提高血中高密度脂蛋白胆固醇,降低低密度脂蛋白胆固醇,有舒张血管,改善血流的作用,从而能保护心脏,使冠心病的发生率与死亡率降低半数左右;它有助于保持骨量,预防骨质疏松症及骨折的发生。激素替代治疗是提高更年期妇女生活质量的简便有效的措施。

激素替代治疗的主要弊端是单纯雌激素长期刺激可导致子宫内膜增生,乃至发生癌变。早期的激素替代治疗采用的是单一雌激素,其结果显示,子宫内膜癌的发生率较正常人群有明显增高。对乳癌发生率的影响尚无明确结论。

【护理诊断 / 问题】

1. 自我形象紊乱 与精神负担加重,自卑心理有关。

2. 焦虑 与精神紧张、内分泌紊乱、失眠有关。

3. **有感染的危险** 与雌激素水平降低,阴道局部防御能力降低有关。

【预期目标】

1. 妇女能够积极参与社会活动,正确评价自己。
2. 妇女能够描述自己的情绪变化,以平和心态应对生理和心理变化。

【护理措施】

(一) 指导用药

帮助妇女了解用药目的、药物剂量、适应证、禁忌证及用药时可能出现的反应等。对于长期使用性激素者必须为其制定相应的治疗和随访计划,并让妇女知道其重要性;对于服药后出现乳房胀痛、白带多、阴道出血、头痛、水肿等症状时告诉妇女不要太紧张,多能自行消退,如果症状不见好转时必须到医院就诊。

(二) 心理护理

由于性激素变化而导致各种不适症状,使围绝经期综合征妇女陷入焦虑和恐惧中,帮助此期妇女理解这是正常生理过程,鼓励述说生理和心理的变化,家人和社会应关爱这个时期的妇女,使其消除紧张不安的情绪,通过卫生宣教使她们掌握必要的保健知识,以乐观积极态度应对生理和心理上的不适变化。

(三) 健康教育

1. 通过传媒、社区、社团等多种方法宣传围绝经期综合征的生理知识,介绍绝经发生的原因及绝经前后身体可能发生的变化,消除其恐惧心理,进行饮食和运动的指导。

2. 为预防骨质疏松,建议妇女增加钙质和维生素 D 的摄入。参加户外运动接受阳光照射,可以促进血液循环,有利于新陈代谢,延缓机体衰老。

3. 设立"妇女围绝经期门诊",以利咨询、指导和加强护理。具体咨询内容包括:

(1) 帮助病人了解围绝经期是正确生理过程。

(2) 消除无谓的恐惧和焦虑,以乐观积极的态度对待老年的到来,帮助解决各种心理矛盾、情绪障碍、心理冲突、思维方法等问题。

(3) 耐心解答病人提出的问题,使护患合作和相互信任,共同发挥防治作用。

(4) 防癌检查,主要是女性生殖道和乳腺肿瘤。

(5) 对围绝经期妇女的性要求和性生活等方面给予关心和指导。

(6) 积极防治围绝经期妇女常见病、多发病,如糖尿病,高血压、冠心病、肿瘤和骨质疏松症。

(7) 防治围绝经期妇女常见、多发的妇女病,如阴道炎症、绝经后出血、子宫脱垂、尿失禁等。

(8) 宣传雌激素补充疗法的有关知识。

问题与思考

近年来,一些学者对围绝经期妇女的治疗和护理从中医学的角度进行探讨和研究,认为"围绝经期综合征与肝脾肾关系密切且以肝肾阴虚为基础",从而开展了中药、针灸、艾灸等中医辨证论治和调养方案,请在查找文献的基础上:

思考:1. 中医治疗围绝经期综合征与西医治疗相比,优势有哪些?

　　　2. 中医调养围绝经期综合征的机理是什么?

【结果评价】

1. 妇女认识到绝经过渡期是女性正常生理过程,积极对待。
2. 妇女与家人、亲戚及朋友关系融洽、互相理解。
3. 围绝经期妇女未发生膀胱炎、阴道炎。

理论与实践

1. 案例14-5中病人为绝经综合征,因其出现典型的卵巢功能减退的一系列症状,其护理诊断有:①自我形象紊乱;②焦虑;③有感染的危险。
2. 护理措施　首先加强心理护理,消除无谓的恐惧和焦虑,以乐观积极的态度对待老年期的到来,帮助解决各种心理矛盾、情绪障碍、心理冲突、思维方法等问题;可使用激素替代治疗,并应作好用药指导,督促妇女定期随访;积极向其宣传绝经综合征相关知识,鼓励其多参加社会活动和户外活动等。

(郭洪花)

学习小结

1. 功血是由于调节生殖的神经内分泌机制失常引起的异常子宫出血。诊断应首先除外器质性疾病。根据有无排卵分为无排卵性功血和排卵性功血两类。功血的治疗原则因功血类型和病人不同而异,青春期和生育期病人以周期性性激素治疗为主,止血、调经和促排卵为原则;围绝经期病人以止血、调整周期、减少经血量、防止子宫内膜病变为原则;排卵性功血需针对性地调整黄体功能。护理功血病人时应针对不同年龄段病人的心理特点及心理需要给予不同的心理护理。

2. 闭经分为原发性和继发性两种类型,以后者多见。原发性闭经指年龄超过15岁、第二性征已发育、月经尚未来潮,或年龄超过13岁尚无第二性征发育者;继发性闭经指曾建立正常月经,后因某种原因导致月经停止6个月,或按自身原来月经周期计算停经3个周期以上者。继发性闭经主要原因为下丘脑性闭经、垂体性闭经、卵巢性闭经和子宫性闭经。根据不同原因,闭经的治疗有全身治疗、心理指导、激素替代疗法和手术治疗。护理措施主要包括心理护理、指导合理用药和加强营养和锻炼等。

3. 围绝经综合征是妇女绝经后出现性激素波动或减少,导致的一系列躯体和心理方面的变化,包括出现月经紊乱、潮热、精神、神经症状,以及阴道黏膜萎缩、干燥、性交痛、压力性尿失禁、泌尿道感染、骨质疏松等症状。围绝经综合征妇女容易产生焦虑或烦躁情绪,甚至产生悲观、忧郁的心理,孤独失落感也是此期妇女较普遍的心理状态。护理措施包括指导用药、心理护理及健康教育等。

复习参考题

1. 对于使用激素治疗的功血病人如何进行有效的用药指导?
2. 何为继发性闭经? 其主要原因有哪些?
3. 何为围绝经期和围绝经期综合征? 如何对围绝经期综合征的妇女进行健康指导?

第十五章　妊娠滋养细胞疾病妇女的护理

15

学习目标	
掌握	葡萄胎清宫术后的护理措施、随访的时间及内容;侵蚀性葡萄胎及绒毛膜癌化疗病人的护理。
熟悉	妊娠滋养细胞疾病的定义、临床表现及处理原则,葡萄胎、侵蚀性葡萄胎、绒毛膜癌三者之间的关系。
了解	滋养细胞疾病的病因及病理。

妊娠滋养细胞疾病(gestational trophoblastic disease, GTD)是一组来源于胎盘滋养细胞的疾病。根据组织学形态特征可将其分为葡萄胎、侵蚀性葡萄胎、绒毛膜癌(简称绒癌)及胎盘部位滋养细胞肿瘤等。其中,侵蚀性葡萄胎、绒毛膜癌及胎盘部位滋养细胞肿瘤等又统称为妊娠滋养细胞肿瘤(gestational trophoblastic neoplasia, GTN)。

滋养细胞疾病绝大部分继发于妊娠,本章也主要讨论妊娠性滋养细胞疾病。

第一节　葡萄胎

案例 15-1

李女士,28 岁,停经 90 日,阴道不规则出血 5 日,伴恶心、呕吐入院。护理评估:该病人一般情况良好,Bp130/80mmHg;既往月经规则,无其他疾病史;病人表现焦虑。妇科检查:外阴、阴道正常,子宫颈紫蓝着色,宫底脐下 1 横指,如妊娠 5 个月大小,未闻及胎心。辅助检查:血hCG 130 000U/L;B 超检查见子宫腔内"落雪状"改变,未见胎儿。

问题:1. 该病人的临床诊断及治疗原则是什么?

2. 针对该病人主要的护理诊断及护理措施有哪些?

【概述】

葡萄胎(hydatidiform mole, HM)是由于妊娠后胎盘绒毛滋养细胞增生、间质水肿,形成大小不一的水泡,水泡间借蒂相连成串,形如葡萄而得名,也称水泡状胎块。葡萄胎可分为完全性葡萄胎和部分性葡萄胎两类。

(一) 相关因素

1. 完全性葡萄胎

(1) 地域因素:亚洲和拉丁美洲国家的发生率较高,北美和欧洲国家发生率较低。我国浙江省的发生率最高,山西省最低。

(2) 营养状况和社会经济因素:饮食中缺乏维生素 A 及其前体胡萝卜素和动物脂肪者,葡萄胎的发生概率显著升高。

(3) 年龄:大于 35 岁和小于 20 岁的妇女葡萄胎发生率显著升高。

(4) 既往葡萄胎史:有过 1 次和 2 次葡萄胎妊娠者,再次发生率分别为 1% 和 15%~20%。

(5) 其他:流产和不孕史也可能是高危因素。

2. 部分性葡萄胎　迄今对部分性葡萄胎的高危因素了解较少,可能的相关因素有不规则月经和口服避孕药等,但与饮食及母亲年龄无关。

(二) 病理

完全性葡萄胎大体检查水泡状物大小不一,直径数毫米至数厘米不等,其间由纤细的纤维素相连,常混有血块及蜕膜碎片。水泡状物占满整个宫腔,胎儿及附属物缺如。镜下见:①可确认的胚胎或胎儿组织缺失;②绒毛间质水肿;③弥漫性滋养细胞增生;④种植部位滋养细胞呈弥漫和显著的异型性。部分性葡萄胎大体检查仅部分绒毛呈水泡状,合并胚胎和胎儿组织,胎儿多已死亡,合并足月儿极少,且常伴发育迟缓或多发性畸形。镜下见:①有胚胎或胎儿组织存在;②局限性滋养细胞增生;③绒毛大小及水肿程度明显不一;④绒毛呈显著的扇贝样轮廓、间质内可见滋养细胞包涵体;⑤种植部位滋养细胞呈局限和轻度的异型性。

【护理评估】

(一)临床表现

1. 完全性葡萄胎 由于诊断技术的进步,病人常在未出现症状或仅有少量阴道流血时就已得到诊治,所以症状典型的病人已少见。

(1)停经后阴道流血:是最常见的症状,一般在停经 8~12 周左右出现不规则阴道流血,量多少不定。反复阴道流血若不及时治疗,可导致贫血和感染。

(2)子宫异常增大、变软:约半数以上病人的子宫大于停经月份,质地变软,并伴 hCG 水平异常升高,因为葡萄胎生长迅速及宫腔内积血所致。约 1/3 病人的子宫大小与停经月份相符,少数子宫小于停经月份,可能与水泡退行性变有关。

(3)妊娠呕吐:出现时间较正常妊娠早,症状严重且持续时间长,严重者可导致水、电解质紊乱。

(4)子痫前期征象:可在妊娠 24 周前出现高血压、蛋白尿、水肿等,但子痫罕见。

(5)卵巢黄素化囊肿:大量 hCG 刺激卵巢卵泡内膜细胞发生黄素化而形成囊肿。常为双侧,大小不等,囊肿表面光滑,活动度好,囊壁薄。黄素化囊肿一般无症状,多通过 B 型超声检查发现,常在葡萄胎清宫后 2~4 个月自行消退。

(6)腹痛:因葡萄胎增长迅速,子宫快速扩张所致,病人多有阵发性下腹痛,一般不剧烈,能忍受,常发生于阴道流血之前。若发生卵巢黄素化囊肿扭转或破裂,可出现急性腹痛。

(7)甲状腺功能亢进征象:约 7% 的病人出现轻度甲状腺功能亢进表现,如心动过速、皮肤潮湿、震颤,血清游离 T_3、T_4 水平升高,但突眼少见。

2. 部分性葡萄胎 大多没有完全性葡萄胎的典型症状,程度也常较轻。阴道流血常见,一般无子痫前期、卵巢黄素化囊肿等,妊娠呕吐也较轻。子宫多数与停经月份相符或者更小。

(二)辅助检查

1. 人绒毛膜促性腺激素(hCG)测定 血清 hCG 测定是诊断葡萄胎的重要辅助检查。正常妊娠时,滋养细胞在孕卵着床后数日开始分泌 hCG。停经 8~10 周达高峰,持续 1~2 周后逐渐下降。而葡萄胎病人的滋养细胞高度增生,产生大量 hCG,使血清 hCG 浓度远高于正常妊娠,且在停经 8~10 周后持续上升。约 45% 的病人血清 hCG 水平超过 100 000U/L。

2. 超声检查 是诊断葡萄胎的一项可靠和敏感的辅助检查。完全性葡萄胎的典型超声图像为子宫大于相应孕周,无妊娠囊或胎心搏动,子宫腔内充满不均质密集状或短条状回声,呈"落雪状",水泡较大时则呈"蜂窝状"。部分性葡萄胎有时可见胎儿或羊膜腔,胎儿通常畸形。

3. DNA 倍体分析 流式细胞计数是最常用的倍体分析方法。完全性葡萄胎的染色体核型为二倍体,部分性葡萄胎为三倍体。

(三)与疾病相关的健康史

询问病人的月经史、生育史、停经史、本次妊娠反应发生的时间及程度,了解病人及其家族既往有无葡萄胎病史。

(四)心理 - 社会状况

病人常因不能正常分娩而自责,也会出现对清宫手术的恐惧和对今后生育的担心。对滋养细胞疾病知识的缺乏及预后的不确定性会增加病人的焦虑情绪。

（五）治疗原则

1. **清宫** 一经确诊，应及时清宫。由于葡萄胎子宫大而软，清宫时出血较多，也容易穿孔，因此应在输液、备血的准备下在手术室内进行。为减少出血和预防子宫穿孔，可在术中应用缩宫素静脉滴注。

2. **卵巢黄素囊肿** 一般不需要处理，葡萄胎清宫后随着 hCG 的下降会自行消退。

【护理诊断／问题】

1. **焦虑** 与担心清宫手术和预后有关。
2. **自尊紊乱** 与分娩的期望不能满足及担心将来的妊娠有关。
3. **有感染的危险** 与反复阴道不规则流血造成免疫力下降有关。
4. **知识缺乏** 缺乏葡萄胎治疗及随访的知识。

【预期目标】

1. 病人的焦虑程度减轻。
2. 病人能接受流产及葡萄胎的结局。
3. 病人感染能及时得到预防和控制。
4. 病人明确葡萄胎随访的意义，能正确进行自我监测，积极配合随访。

【护理措施】

（一）一般护理

指导病人摄取高蛋白、富含维生素 A、易消化饮食。注意休息，保证充分的睡眠，适当活动，改善机体的免疫功能。

（二）观察病情

观察和评估病人腹痛和阴道流血的量、色、性质及排出物，一旦发现有水泡状组织要及时送病理检查。出血多的病人应注意观察血压、脉搏、呼吸等生命体征的变化。

（三）清宫术前护理

清宫前应完善各项检查，如血常规、血型、出凝血时间、肝肾功能等。如有贫血、休克、水电解质紊乱、子痫前期、甲状腺功能亢进等，应先对症处理，稳定病情。护士应指导病人正确留取尿液标本，注意保持外阴部清洁，防止逆行性感染。

（四）清宫术中护理

1. **术前准备** 清宫前建立静脉通道，准备好血液、缩宫素、抢救药品及物品。为防止葡萄胎组织堵塞吸管，应准备大号吸管负压吸引。

2. **术中配合** 术中密切观察病人一般情况，安慰和关心病人，消除其紧张情绪，使手术能够顺利进行。护士应注意观察病人有无面色苍白、出冷汗、口唇发绀的表现，及时测量血压、脉搏，防止出血性休克发生。

3. **术后送检** 刮出物选择靠近宫壁的葡萄状组织送病理检查。对于子宫大于妊娠 12 周或术中一次清宫有困难者，可于 1 周后再次清宫并送病理检查。

（五）清宫术后护理

严密观察病人腹痛及阴道流血情况。清宫手术后指导病人注意休息，适当活动，保持心情愉快。清宫手术后禁止性生活及盆浴 1 个月，并注意保持外阴清洁，以防感染。

（六）心理护理

评估病人及家属对疾病的心理反应并了解其对疾病和治疗手段的认知情况。通过日常护理活动与病人建立良好的护患关系，鼓励病人表达内心感受，以减轻负面心理对其产生的影响。为病人讲解疾病的相关知识及治疗过程，及时纠正病人对疾病的错误认识。护士应与家属密切配合，帮助病人消除顾虑和恐惧，增强其治疗的信心。

（七）健康教育

1. 出院指导 葡萄胎的恶变率约 10%~25%，因此必须向病人说明随访的重要性，鼓励病人和家属参与制定书面随访日程表，建立随访计划。随访的内容包括：①询问症状：注意月经是否规则，有无咳嗽、咯血，异常阴道流血等；②妇科检查；③B 型超声、胸部 X 线摄片等，必要时行 CT 检查；④定期 hCG 测定：葡萄胎清宫后每周 1 次，直至连续 3 次阴性，此后每月 1 次共 6 个月，以后每 2 个月 1 次共 6 个月，自第一次阴性后共计 1 年。

2. 避孕指导 葡萄胎病人随访期间应可靠避孕 6 个月，避孕方法首选避孕套，也可选择口服避孕药。但不能选用宫内节育器，以免穿孔或混淆子宫出血的原因。

理论与实践

案例 15-1 中病人停经后出现阴道流血、恶心、呕吐，子宫明显大于正常妊娠月份，血 hCG 值异常增高，B 型超声显示子宫腔内呈"落雪状"改变。该病人可能的初步诊断为葡萄胎。治疗原则为立即行清宫术，并严密观察病情变化。该病人的主要护理诊断是焦虑和有感染的危险。主要护理措施为加强心理护理，严密观察病人阴道出血及生命体征变化，配合医生尽快行清宫术，并将清出组织送病理检查。术后注意观察阴道出血及腹痛情况，保持会阴清洁，向病人宣传有关滋养细胞疾病的知识，指导病人做好避孕及随访。

【结果评价】

1. 病人焦虑是否减轻，对治疗是否充满信心。
2. 病人和家属对葡萄胎有是否一定的了解，是否能够积极配合医护人员完成清宫术。
3. 病人术后是否能正确进行自我护理，是否发生感染。
4. 病人是否能陈述随访的重要性，是否能正确自我监测，是否能按规定时间进行随访。

第二节　妊娠滋养细胞肿瘤

案例 15-2

王女士，32 岁，葡萄胎清宫术后 14 个月，因少量阴道流血 10 日就诊。该病人焦虑较明显，反复询问疾病的预后。查体：外阴经产型，阴道壁见直径 1cm 紫蓝色结节，子宫较正常略大，质软，活动度差。右侧附件处扪及直径约 6cm 的囊性包块，活动度好。辅助检查：血 hCG 为 1000 000U/L。

问题：1. 该病人可能的临床诊断是什么？

2. 针对该病人的护理措施有哪些？

【概述】

妊娠滋养细胞肿瘤包括侵蚀性葡萄胎和绒毛膜癌，60% 继发于葡萄胎，30% 继发于流产，10% 继发于足月妊娠或异位妊娠。其中侵蚀性葡萄胎(invasive mole)全部继发于葡萄胎，绒毛膜癌(choriocarcinoma)可继发于葡萄胎，也可继发于非葡萄胎妊娠。侵蚀性葡萄胎虽为恶性肿瘤，但恶性程度一般不高，多数只侵犯局部，只有 4% 的病人发生远处转移，预后较好。绒毛膜癌是恶性程度极高的滋养细胞肿瘤，病程进展快，发生转移早而广泛。

【病理】

1. **侵蚀性葡萄胎**　大体检查可见子宫肌壁内有大小不等的水泡状组织，宫腔内可有原发病灶，也可无原发病灶。当病灶接近子宫浆膜时，子宫表面可见紫蓝色结节。侵蚀性葡萄胎可穿透子宫浆膜层或侵入阔韧带内。显微镜下可见水泡状组织侵入子宫肌层，可见绒毛结构及滋养细胞有增生和异型性。

2. **绒毛膜癌**　大体观可见肿瘤侵入子宫肌层内，可突向宫腔或穿破浆膜层，单个或多个，无固定形态，与周围组织分界清楚，质地软而脆，海绵样，暗红色，常伴有出血坏死，恶性程度极高。显微镜下见滋养细胞和合体滋养细胞不形成绒毛或水泡状结构，呈片状高度增生，明显异型，并侵入子宫肌层破坏血管，造成出血坏死。

【护理评估】

(一) 临床表现

1. **无转移妊娠滋养细胞肿瘤**　大多数继发于葡萄胎。

(1) 不规则阴道流血：在葡萄胎排空、流产或足月产后，有持续的不规则阴道流血，量多少不定。也可表现为月经恢复正常后再停经，然后又出现不规则阴道流血。长期流血者可继发贫血。

(2) 子宫复旧不全或不均匀增大：常见于葡萄胎排空后 4~6 周，子宫未恢复到正常大小，质地偏软，也可表现为子宫不均匀增大。

(3) 卵巢黄素化囊肿：由于 hCG 的持续作用，葡萄胎排空、流产或足月产后，一侧或双侧卵巢黄素化囊肿持续存在。

(4) 腹痛：一般无腹痛，滋养细胞侵犯子宫肌层穿透浆膜层、卵巢黄素化囊肿发生扭转、破裂或子宫病灶感染，可引起急性腹痛。

(5) 假孕症状：由于 hCG 及雌、孕激素的作用，病人可有乳房增大，乳头及乳晕着色，甚至有初乳样分泌等症状；检查可见外阴、阴道及宫颈着色，质地变软。

2. **转移性妊娠滋养细胞肿瘤**　肿瘤主要经血行转移，转移发生早、范围广，最常见的转移部位是肺(80%)，其次是阴道(30%)、盆腔(20%)、肝(10%)、脑(10%)等，由于滋养细胞的生长特点之一是破坏血管，各转移部位症状的共同特点是局部出血。

(1) 肺转移：典型表现为胸痛、咳嗽、咯血及呼吸困难。

(2) 阴道转移：转移灶常位于阴道前壁及穹窿，呈蓝紫色结节，破溃时可引起阴道流血，甚至大出血。

(3) 肝转移：多同时伴有肺转移，可出现右上腹部或肝区疼痛、黄疸等。

(4) 脑转移：预后极差，是病人主要的致死原因。转移初期多无症状。按病情进展可分为三期。①瘤栓期：可表现为一过性脑缺血症状，如暂时性失语、失明、猝然跌倒等；②脑瘤期：瘤组织增生侵入脑组织形成脑瘤,出现头痛、喷射性呕吐、偏瘫、抽搐直至昏迷;③脑疝期:瘤组织增大及周围组织出血、水肿,表现为颅内压升高,脑疝形成,压迫生命中枢,最终死亡。

(5) 其他转移:包括脾、肾、消化道等,其症状视转移部位而异。

(二) 辅助检查

1. 血 hCG 测定　血清 hCG 水平是诊断滋养细胞肿瘤的主要依据。

2. 超声检查　是诊断子宫原发病灶最常用的方法。主要观察子宫大小、肌层和子宫腔内是否有病变,彩色多普勒超声主要显示丰富的血流信号。

3. X 线检查　为常规检查。肺转移典型 X 线表现为棉球状或团块状阴影,转移灶以右侧肺及中下部较为多见。

4. CT 和磁共振检查　主要用于发现肺、脑、肝等部位的转移病灶。

5. 组织学检查　在子宫肌层或子宫外转移灶组织中若见到绒毛结构或退化的绒毛阴影,则诊断为侵蚀性葡萄胎;若仅见成片滋养细胞浸润及坏死出血,未见绒毛结构者,则诊断为绒毛膜癌。若原发灶和转移灶诊断不一致,只要任意一组织切片中见到绒毛结构,均诊断为侵蚀性葡萄胎。

(三) 与疾病相关的健康史

询问病人既往有无滋养细胞疾病史,若有葡萄胎史,应具体了解清宫时间、次数以及清宫后阴道流血的情况,注意收集随访资料、检查结果等。采集病人阴道不规则流血的病史,询问有无转移灶相应症状发生,如咳嗽、咯血、上腹部或肝区疼痛等。

(四) 心理 - 社会状况

当病人知道自己的病情后,大多数会产生不同程度的恐惧,常见的心理状况有:因需要进行多次化疗导致经济困难、担心化疗副作用而表现出焦虑不安;由于转移症状的出现,病人往往感到悲哀,对疾病的预后产生无助感,不能接受现实。如需实施手术,生育过的病人可能因切除子宫产生心理负担,未生育过的病人则因生育无望而产生绝望。上述问题扰乱了病人原有的家庭生活,影响到病人及其家属的社会角色,因此应充分评估病人及家属对疾病的反应、对化疗的了解状况以及对生育的态度。

(五) 治疗原则

化学治疗是滋养细胞肿瘤的主要治疗手段,手术和放射治疗为辅助治疗方法。可根据病人的临床分期、预后评分、年龄、生育要求及全身情况等因素综合分析,制定合适的、个体化的治疗方案。手术治疗作为辅助治疗手段,仅在特定情况下应用。肝、脑转移和有肺部耐药病灶的重症病人可加用放射治疗。

【护理诊断 / 问题】

1. 恐惧　与担心疾病会危及生命、丧失生育能力有关。

2. 角色紊乱　与长时间住院和接受化疗有关。

3. 潜在并发症　肺转移、阴道转移、肝转移以及脑转移。

【预期目标】

1. 病人能正视病情,积极配合治疗,恐惧感减轻或消失。

2. 病人逐渐适应角色改变,安心接受治疗。

3. 病人能识别转移灶症状并及时就医。

【护理措施】

(一) 病情观察

护士应严密观察病人腹痛及阴道流血情况,记录出血量,出血多时应注意观察血压、脉搏及呼吸等生命体征的变化,观察 hCG 的变化,识别转移灶症状,配合医生做好抢救工作。

(二) 治疗配合

接受化疗者按化疗护理(见本章第三节),手术治疗者按妇科腹部手术前后护理常规实施护理(见第十六章)。

(三) 转移病人的护理

1. 阴道转移病人的护理

(1) 指导病人严格卧床休息,减少活动,保持外阴清洁。

(2) 密切观察阴道出血情况,禁止做不必要的阴道检查。

(3) 配血备用,准备好抢救物品、药品,如:输液、输血用物,无菌长纱条、照明灯、氧气、止血药等。

(4) 转移灶破溃出血时,需立即建立静脉通路,做好输血准备。配合医生做阴道填塞并安慰病人,给予保暖。阴道填塞后,严密观察病人生命体征变化,按医嘱输液、输血、应用抗生素;每 24~48 小时需将阴道填塞纱条取出,如出血未止可更换无菌纱条重新填塞,应准确记录填入和取出的纱条数量。

2. 肺转移病人的护理

(1) 病人应卧床休息,出现呼吸困难时,取半卧位并吸氧。

(2) 按医嘱给予镇静剂及化疗药物。

(3) 发生大咯血时,迅速通知医生,配合医生实施止血、抗休克治疗。协助病人取头低患侧卧位,保持呼吸道通畅,防止发生窒息。

3. 脑转移病人的护理

(1) 严密观察病情:观察生命体征、瞳孔及意识的改变、颅内压增高的症状,记录出入量。如有异常应立即通知医生并配合处理。

(2) 治疗配合:建立静脉通道,吸氧。按医嘱给予脱水剂、止血剂、化疗药物等,严格控制补液总量和补液速度。

(3) 预防并发症:根据病人病情,采取必要的护理措施,预防跌倒、咬伤、压疮等并发症的发生;为防止瘤栓期一过性症状发生造成的意外损伤,病人需尽量卧床休息,离床活动时应有人陪伴。

(4) 检查配合:做好 hCG 测定、腰穿、CT 等项目的检查配合。

(5) 昏迷、偏瘫病人按相关的护理常规实施护理。

(四) 心理护理

护士应与病人及家属建立良好的护患关系,帮助病人分析可利用的支持系统。介绍最新治疗进展相关信息,让病人看到生存的希望,帮助病人及家属树立战胜疾病的信心,以良好的心态配合治疗及护理。

(五) 健康教育

1. 讲解与妊娠滋养细胞疾病相关的知识,消除病人及家属的心理压力,发放与疾病有关的科普资料,指导其发生不适时,寻求正规的医疗机构咨询。

2. 给予饮食、活动及卫生指导。鼓励病人进食高蛋白、高维生素、易消化的饮食;指导病人注意休息,避免过劳,有转移灶症状时应卧床休息,待病情缓解后适当活动。告知病人进食前后漱口,避免刺激性食物,注意保护口腔黏膜;保持外阴清洁,节制性生活,做好避孕指导,化疗停止 ≥12 个月方可妊娠。

3. 帮助建立随访计划,第 1 次在出院后 3 个月,然后每 6 个月 1 次至 3 年,此后每年 1 次至 5 年,以后可每 2 年 1 次。随访内容同葡萄胎病人。

案例 15-2 中病人葡萄胎清宫术后 14 个月出现阴道流血,阴道壁见紫蓝色结节;子宫较正常略大,质软,活动度差;右侧附件处扪及囊性包块,活动度好;血 hCG 值异常增高。该病人可能的初步诊断为妊娠滋养细胞肿瘤,阴道转移。针对该病人的主要护理措施:①加强心理护理,使病人增强信心,主动配合治疗;②严密观察病人病情变化,严格执行医嘱,正确使用止血剂及化疗药,禁止做不必要的阴道检查;③指导病人严格卧床休息,减少活动,准备好抢救药品、物品,若发生转移灶破溃出血,积极配合医生完成抢救处置;④向病人宣传有关滋养细胞肿瘤的疾病知识,加强基础护理,指导病人合理饮食及休息,保持个人卫生,做好避孕,指导病人按计划随访。

【结果评价】

1. 病人是否能信任医护人员,是否积极配合治疗方案和护理措施,是否有树立战胜疾病的信心。
2. 病人是否能逐渐适应角色改变,是否能主动寻求促进健康的信息,并配合实施。
3. 病人是否具有一定的疾病知识,发现转移灶症状时是否能识别并及时寻求正规的医疗机构就医。

第三节 化疗病人的护理

案例 15-3

张女士,35 岁,因患绒毛膜癌,行第三次化疗。在治疗过程中,病人恶心呕吐,稀水样便 2~3 次 / 日,体重较第一次化疗时减轻 2kg。检查口腔黏膜有散在出血点,明显脱发,病人情绪低落,不愿与人交往,血常规检查,白细胞 3.8×10^9/L。

问题:1. 该病人目前主要的护理诊断?

2. 针对以上护理诊断,应采取哪些护理措施?

化学药物治疗(简称化疗)目前已成为治疗恶性肿瘤的主要方法之一。滋养细胞肿瘤是所有肿瘤中对化疗最为敏感的一种,在化疗药物问世前,其死亡率高达 90% 以上,随着诊疗技术和化学治疗的发展,绒毛膜癌病人的预后已得到极大的改善。

【化学药物作用机制】

化疗药物的主要作用机制:①直接干扰核糖核酸(RNA)复制;②影响脱氧核糖核酸(DNA)合成;③干扰转录,抑制信使核糖核酸(mRNA)合成;④阻止纺锤丝形成;⑤阻止蛋白质合成。

【常用化疗药物种类及给药方法】

化疗药物种类很多,可分为烷化剂、抗代谢药物、抗肿瘤抗生素、抗肿瘤植物药等。目前常用于妊娠滋养细胞肿瘤的一线化疗药物有:甲氨蝶呤(MTX)、氟尿嘧啶(5-Fu)、放线菌素 -D(Act-D)或国产放线菌素 D

（KSM）、环磷酰胺（CTX）、长春新碱（VCR）、依托泊苷（VP-16）等。

低危病人首选单一药物化疗，高危病人首选联合化疗。较常用的给药方法有静脉滴注、肌内注射，目前还有腹腔内给药、靶向治疗、动脉插管局部灌注化疗等方法。

【化疗药物的常见毒副反应】

化疗药物主要作用于肿瘤细胞，但对病人身体的其他器官和组织也有杀伤作用，因此，化疗期间要高度重视化疗药物的毒副作用。

1. **骨髓抑制** 是最严重、最常见的不良反应，主要表现为外周血白细胞和血小板计数减少，停药后多可自然恢复。

2. **胃肠道反应** 恶心、呕吐症状较常见，多数在用药后 2~3 日开始，5~6 日后达高峰，停药后逐步好转，一般不影响继续治疗。有些病人会有腹泻或便秘，还有消化道溃疡，以口腔溃疡多见，多数在用药后 7~8 日出现，一般于停药后可自然消失。

3. **皮肤等组织的损害和反应** 皮肤色素沉着、皮疹、剥脱性皮炎，毛发脱落，组织坏死等。

4. **药物中毒性肝炎** 表现为用药后血转氨酶值升高，偶有黄疸。一般在停药后一定时期恢复正常，但未恢复时不能继续化疗。

5. **泌尿系统损伤** 环磷酰胺可引起膀胱损伤，顺铂、甲氨蝶呤对肾脏有一定毒性，肾功能正常者才能应用。

6. **神经系统损害** 长春新碱对神经系统有毒副作用，表现为指（趾）端麻木、复视等。

【化疗药物危害的防护】

化疗药物对肿瘤病人有治疗作用，同时也会对接触药物的正常人体产生影响。因此，化疗时不仅要尽量减少对病人正常组织的伤害，更应该注意加强医护人员的自我防护。

1. 减少化疗药物对病人的危害

（1）严格按照细胞周期用药、采取正规用药、采用个体化用药方案以及使用适当的防护措施等方式来减轻药物的毒性作用。

（2）化疗过程中应注意观察病人的不良反应，并及时给予处理。

（3）静脉化疗时要避免药液渗漏到血管外的组织中，应保证用药剂量的准确性；腹腔化疗时要避免药液滴漏到病人的皮肤等处，防止对病人造成伤害。

2. 减少化疗药物对医护人员的危害 医护人员长期接触化疗药物，若防护措施不当，可能对自身健康造成危害。

（1）医院应设置配制抗肿瘤药物的专用房间，采用专用的化疗药物配制台（生物危险防护台），在专用生物安全柜内由专人集中完成药物配制。

（2）医护人员必须掌握正确的操作规程，正确使用防护设备如防护服、手套、防溅护目镜、一次性帽子、口罩及鞋套。防护手套应为双层，即在聚乙烯手套外加戴一层乳胶手套，注意手套需盖住袖口。配药结束后需洗手或沐浴，手套和工作服若被污染应立即更换。

（3）护士在更换药瓶时也要注意防护，防止药液外渗。如皮肤不慎接触化疗药物，应立即用清水冲洗至少 3 分钟，然后用肥皂清洗。

（4）医护人员应定期体检，并建立体检档案，孕期及哺乳期需调离。一旦出现化疗毒副反应征象，应立即进行人员调整。

3. 减少化疗药物对环境、社会的危害。

相关链接

化疗方法的改进

静脉滴注化疗是妇科恶性肿瘤病人主要的治疗方法之一,临床传统的给药途径为浅静脉穿刺,由于化疗药物的毒副作用,血管遭到破坏,病人常常要承受静脉炎及化疗药物渗漏造成组织损伤或坏死的痛苦,这直接影响到病人的生活质量和下一周期的化疗。因此,建立一条良好的静脉通道是减少病人痛苦,保证化疗全过程顺利进行的前提条件。PICC(peripherally inserted central catheter)是经皮外周静脉插管,即利用导管从外周手臂的静脉(贵要静脉、肘正中静脉、头静脉)进行穿刺,置入中心静脉导管,使导管头端到达上腔静脉的下 1/3 处或上腔静脉和右心房交界处。

PICC 于九十年代被引进中国,在肿瘤化疗、静脉营养治疗、长期静脉输液治疗、刺激性药物输注的病人中得到广泛应用。目前,在美国已使用 PICC 置管专用超声仪和微插管鞘技术进行上臂 PICC 置管。微插管鞘技术(microintroducer technique,MST),又称为赛丁格技术是通过导丝先置入微血管鞘,再置入导管的方法,它提高了 PICC 置管的成功率并且减少了操作中出血。PICC 置管专用超声仪是专门用于 PICC 置管的二维黑白血管超声加上特殊的引导系统,机器便于移动,护士可携带至病房操作。在超声探头上有导针装置,护士按导针系统的角度进针可以直接进入靶向血管,准确率高。采用微插管鞘穿刺技术,在血管超声引导下直视穿刺置入 PICC 导管,这种方法称为超声引导下"直视法",具有以下优点:①实时引导,增加了穿刺的准确性,解决了血管条件差病人的难题;②全程可见,降低了导管异位导致的堵塞、静脉血栓、血栓性静脉炎的发生;③和传统的 PICC 置管比较,超声引导可实现上臂穿刺置管,由于穿刺部位由肘下移到上臂,减少了病人肢体活动时对导管的摩擦和牵拉所导致的静脉炎的发生;④成功率高。

【护理评估】

(一) 临床表现
见"化疗药物的常见毒副反应"。

(二) 辅助检查
测血常规、尿常规、血小板计数、肝肾功能等。及时了解各项检查的结果,如有异常及时联系医生,可考虑暂缓用药或停止用药。

(三) 与疾病相关的健康史
1. **既往史**　评估病人既往的化疗史和药物过敏史;了解既往化疗中出现的药物毒副反应及应对情况;评估病人有关造血系统、肝、肾、消化系统疾病史。
2. **现病史**　评估病人肿瘤疾病史,发病的时间,治疗的方法、经过及疗效,目前的病情状况。

(四) 心理 - 社会状况
病人往往会对疾病的预后及化疗效果产生怀疑、焦虑、悲观情绪,也可因长期治疗所导致的经济困难而心情沉重,对化疗的副反应有恐惧、自卑感。因此应充分评估病人的社会心理因素,了解病人对化疗的感受。

【护理诊断 / 问题】

1. **焦虑 / 恐惧**　与化疗引起的副反应有关。

2. **营养失调:低于机体需要量**　与化疗所导致的消化道反应有关。

3. **有感染的危险**　与化疗所引起的白细胞减少有关。

4. **自我形象紊乱**　与化疗所导致的脱发、皮肤色素沉着有关。

【预期目标】

1. 病人情绪稳定,积极配合治疗,能说出应对毒副作用的方法。

2. 病人的摄入量能满足机体的营养需要,能列举应对消化道反应的措施。

3. 病人未发生严重感染,并能叙述避免感染的自我防护措施。

4. 病人能正视自身形象的改变,维持良好自尊。

【护理措施】

(一)化疗药物毒副反应的观察

经常巡视病房,按时测量生命体征,及早发现化疗的不良反应并报告医生。

1. **骨髓抑制的观察**　注意观察病人有无鼻出血、牙龈出血、皮下淤血或阴道活动性出血的倾向,密切观察血常规的变化。

2. **消化道反应的观察**　观察病人口腔黏膜的完整性;恶心、呕吐的发生时间及程度;如有腹痛、腹泻症状,需严密观察次数及性状,正确收集大便标本。

3. **其他系统损害的观察**　观察病人有无肝损害的症状和体征,如上腹部疼痛、恶心等;有无尿频、尿急、血尿等膀胱炎症状的出现;有无皮肤反应,如皮疹、色素沉着;有无神经系统的副作用,如肌肉无力、肢体麻木、偏瘫等。

(二)用药护理

1. **准确测量并记录体重**　根据体重正确计算和调整药量。一般在每个疗程用药前及用药中各测体重一次,应于清晨空腹、排空大小便后进行测量,并减去所穿衣服的重量。

2. **正确使用化疗药物**　①配制化疗药物时护士应严格执行无菌操作技术,三查七对;②正确溶解和稀释药物,现用现配,配好的药物常温下放置时间不超过1小时;③需要避光的药物(如放线菌素D、顺铂),使用时采用避光的输液器和遮光套;④联合用药时,应根据药物的性质排出先后顺序,以增强效果;⑤护士应熟练掌握各种药物输入速度,加强巡视,随时调整,以保证化疗药物正确、匀速输入病人体内(如氟尿嘧啶、阿霉素需要缓慢静滴,环磷酰胺需快速注入)。有条件应使用输液泵,以保证药物匀速、按时输入;⑥腹腔内化疗时应注意指导病人变动体位以增强疗效。

3. **合理使用并保护静脉血管**

(1)有计划地选择静脉穿刺,遵循长期补液的原则,从远端静脉开始,力争使穿刺损伤减少到最小。

(2)先用生理盐水建立静脉通路,确认输液通畅后再输入化疗药物,用药过程中加强巡视。

(3)化疗结束前,使用生理盐水冲管,待化疗药物完全进入血管后再拔针,以降低穿刺部位拔针后的药物残留浓度,起到保护血管的作用。

(4)若怀疑或发现药物外渗应重新穿刺。遇到局部刺激性较强的药物如氮芥、长春新碱、放线菌素D等外渗,应立即停止滴入并给予局部冷敷,同时用生理盐水或普鲁卡因局部封闭,以后用黄金散外敷,防止局部组织坏死,减轻疼痛和肿胀。

(5)经外周静脉植入中心静脉导管(PICC)化疗,可以减轻病人因反复穿刺造成的痛苦,减少因长期化疗引起的静脉炎、化疗药物外渗造成的组织损伤或坏死。

（三）化疗药物毒副反应病人的护理

1. 消化道反应的护理

（1）化疗期间提供高热量、高蛋白、易消化清淡食物，鼓励病人少量多餐，创造良好的进餐环境。

（2）在化疗前后遵医嘱给予镇静、止吐药物，如地西泮、甲氧氯普胺（胃复安）、恩丹西酮（枢复宁）等，合理安排用药时间以减少化疗所致的恶心、呕吐。

（3）化疗给药期间采取有效措施，如让病人深呼吸、听柔和的音乐等，转移其注意力，可减轻症状。

（4）为呕吐、腹泻的病人及时清除排泄物，清洁皮肤，必要时更换衣被；呕吐严重时，应补充液体，防止水、电解质紊乱。

2. 口腔护理

（1）指导病人每次进食前后用生理盐水漱口，进食后使用软毛牙刷刷牙，保持口腔清洁，预防口腔炎症。

（2）避免坚硬、油腻及刺激性食物，鼓励病人进温凉软食或流食。

（3）对于口腔溃疡疼痛难以进食的病人，进食前15分钟用丁卡因溶液涂敷溃疡面，进食后漱口，用甲紫散或冰硼散等局部涂抹。

（4）根据溃疡面分泌物培养和药敏试验结果，选用敏感的抗生素和维生素 B_{12} 液混合涂于溃疡面，促进愈合。鼓励病人进食，促进咽部活动，减少咽部溃疡引起的充血水肿。

3. 骨髓抑制的护理

（1）遵医嘱定期检测白细胞计数，低于 $3.0 \times 10^9/L$ 时应通知医生考虑停药。

（2）白细胞计数低于 $1.0 \times 10^9/L$ 的病人应进行保护性隔离，谢绝探视，病室内用高效低臭氧循环风消毒机消毒，每日三次，每次1小时。

（3）遵医嘱使用抗生素、升白细胞药物，输新鲜血或白细胞浓缩液、血小板浓缩液等。

4. 其他

（1）指导病人适当化妆、正确使用假发、帽子等饰物以增强自信，逐渐接受自己形象的改变，能够坦然接受别人的眼光并与他人交流。

（2）鼓励病人面对现实，逐渐适应脱发的现象。告知其化疗结束停药后可重新长出新发，色素沉着会减轻。

（3）使用对肾功能有损害的化疗药物如甲氨蝶呤、顺铂等，需准确记录出入液量，同时鼓励病人多饮水。

（4）病人一旦出现严重呕吐、腹泻或有血性黏液便、鼻出血、血尿、肢端麻木和复视等情况时，应立即向医生汇报，严重时要停止化疗。

（四）心理护理

详细讲解化疗对治疗妊娠滋养细胞肿瘤的重要性、国内外治疗的治愈率，帮助病人树立治愈的信心，配合完成化疗。向病人及其家属介绍治疗效果较好的病人相互认识，提供交流机会，使其减轻心理压力。倾听病人诉说恐惧、不适及疼痛，主动关心、问候病人，帮助其顺利度过脱发等因素造成的心理危险期。

问题与思考

滋养细胞肿瘤是所有肿瘤中对化学药物治疗最为敏感的一种，因此化疗是治疗滋养细胞肿瘤的首选方法，但是化疗药物在使用过程中会产生一系列毒副反应，病人因此会产生心理压力，甚至不配合化疗，直接影响到病人的治疗效果。可以看出，做好化疗病人的心理护理十分重要。

思考：作为一名护士，如何对需要化疗的滋养细胞肿瘤病人进行心理护理？

(五) 健康教育

1. 讲解化疗常识　在化疗过程中由于毒副作用的出现,有些病人难以坚持治疗,应向病人讲明及时、足量、正规化疗的重要性,使病人对化疗有初步了解,消除其恐惧心理,以良好的心态进行化疗。

2. 指导病人学会自我护理的技巧　注意个人清洁卫生,坚持口腔护理,理解饮食要点,保证充足睡眠。化疗后免疫力下降时应卧床休息。保证室内空气流通,及时消毒,尽量避免去公共场所。外出需戴口罩、加强保暖,防止发生感染。定期复查血常规。

理论与实践

　　案例 15-3 中病人目前主要的护理诊断:①焦虑:与化疗引起的副反应有关;②营养失调:低于机体需要量:与化疗所导致的消化系统反应有关;③有感染的危险:与化疗所引起的白细胞减少有关;④自我形象紊乱:与化疗所导致的脱发、皮肤色素沉着有关。主要护理措施:主动关心病人,讲解化疗对治疗的重要性,帮助其树立治愈的信心;鼓励病人少量多餐,及时清除排泄物,清洁皮肤,必要时按医嘱补充液体,防止水、电解质紊乱;按医嘱定期测定白细胞计数,加强保暖,防止发生感染,控制探视人数;指导病人适当修饰、使用假发,正视当前身体外表的改变等。

【结果评价】

1. 病人情绪是否稳定,是否积极配合治疗。
2. 病人是否能坚持进食,摄入量是否能满足机体的营养需要。
3. 病人在化疗期间是否感染发生,体温是否正常。
4. 病人是否能接受并正视当前身体外表的改变。

(靳　晶)

1. 葡萄胎最主要的临床表现为停经后阴道流血、子宫异常增大、妊娠呕吐严重、腹痛、卵巢黄素化囊肿和早期出现子痫前期症状等。葡萄胎一经确诊应在准备好抢救药品及物品的条件下迅速清宫。对葡萄胎病人应当做好清宫术前、术中及术后的护理,认真做好健康教育,尤其需确保病人掌握随访计划(第一次葡萄胎清宫术后,直至连续3次阴性,此后每月1次共6个月,以后每2个月1次共6个月,自第一次阴性后共计1年。随访时应注意询问病人月经是否规则,有无转移灶症状,需做胸部X线摄片和妇科检查;随访期间应避孕1年,方法首选避孕套)。

2. 侵蚀性葡萄胎和绒毛膜癌合称为妊娠滋养细胞肿瘤,是滋养细胞的恶性病变。60%继发于葡萄胎,30%继发于流产,10%继发于足月妊娠或异位妊娠。其中侵蚀性葡萄胎全部继发于葡萄胎,绒毛膜癌可继发于葡萄胎,也可继发于非葡萄胎妊娠。绒毛膜癌恶性程度高,主要经血行转移,而且发生早、范围广,肺部转移最常见;阴道转移时容易发生大出血;脑转移是病人致死的主要原因。血hCG、B型超声和胸部X线检查是主要的辅助诊断方法,治疗原则以化疗为主,手术和放疗为辅。

3. 滋养细胞肿瘤是所有肿瘤中对化疗最为敏感的一种。但化疗药物不仅具有杀灭肿瘤细胞的作用,同时也会对正常人体细胞产生影响,常见的毒副反应有骨髓抑制、胃肠道反应、组织坏死、脱发、肝、肾及神经系统损害。因此,化疗时不仅要尽量减少对病人正常组织的伤害,更应该注意加强医护人员的自我防护。本章还对化疗时的护理措施做了详细介绍,要求全面掌握。

1. 葡萄胎病人有哪些临床表现?出院后随访的内容有哪些?

2. 转移性妊娠滋养细胞肿瘤有哪些转移特点?

3. 简述化疗病人的用药护理;如何为化疗病人进行口腔护理?

第十六章　妇科腹部手术妇女的护理

16

手术是妇科常用的治疗手段。它具有双重性,既有去除疾病、修复组织的功能,也有损伤组织、器官及机体的可能性,病人可因恐惧手术而产生比较剧烈的生理与心理应激反应,不仅对神经、内分泌及循环系统产生影响,并且会干扰手术、麻醉的顺利实施,影响病人的治疗效果。因此,术前对受术者进行正确的身心评估,并采取相应的护理措施,术后仔细观察,给予及时、正确的整体化护理,可促进病人的及时康复。

第一节　腹部手术妇女的一般护理

【概述】

围手术期也称手术全期(术前、术中及术后),指护士从迎接病人进入病房到病人术后痊愈回家这段时期。

(一) 适应证

子宫本身或(及)附件有病变,性质不明的下腹部包块、急腹症等。

(二) 手术类型

1. **按手术范围部位分类**　全子宫切除术、次全子宫切除术、全子宫及双侧附件切除术、子宫肌瘤剥除术、附件切除术、输卵管切除术、卵巢肿瘤剥出术、输卵管再通术等。

2. **按手术的时限分类**　择期手术、限期手术和急诊手术。如子宫肌瘤手术多数为择期手术,妇科腹部急诊手术的一般情况有异位妊娠流产或破裂、卵巢肿瘤蒂扭转或破裂、子宫内膜异位囊肿破裂、子宫肌瘤嵌顿、变性、外伤性子宫及卵巢破裂等。

3. **按手术的目的分类**　诊断性手术、治疗性手术、姑息性手术等。

问题与思考

由于手术技术的提高,手术方式的改进以及手术条件的完善,使手术治疗更趋安全,也使腹部手术成为妇科疾病常用的一种治疗手段。为保证手术治疗的安全性,务必认真地为受术者做好手术前准备,并为其提供精心的术后护理。

思考:1. 妇产科腹部手术有哪些常见的类型?

2. 妇产科腹部手术病人有哪些术前、术后的护理内容?

【护理评估】

(一) 临床表现

临床特点主要表现为病人急性下腹部疼痛,可有明显的腹膜刺激征。如异位妊娠,可因腹腔内出血而引起失血性休克及相应临床表现;妇科急腹症指因妇科疾病引起的剧烈的急性腹痛。病人可因疼痛而紧张及恐惧,家属明显焦虑和急躁。

(二) 辅助检查

1. **实验室检查**　血、尿常规,凝血常规,血液传染性疾病筛查,肝肾功能检查,配血,胸部X片,心电图等。

2. **生命体征监测**　体温、脉搏、呼吸及血压的评估,了解全身状况的基础。体温高,标志病人可能有感染;脉搏、血压异常,可能有心血管病变。

3. **营养状况评定**　营养不良和肥胖都会增加手术的危险性。慢性疾病、恶性肿瘤和年纪大的妇女容易发生营养不良。观察体液和营养不足的特点,如指甲脆性增加,肌肉萎缩,皮肤干瘪无弹性,血浆蛋白水平降低等。

（三）与疾病相关的健康史

通过阅读病史了解病人的情况，熟悉诊断、现行的治疗和用药，手术指征，计划实施的手术，有无可能导致手术失败的疾病，如：糖尿病、心血管或呼吸道疾病，过敏史等。

（四）心理 - 社会状况

许多妇科腹部手术病人，除具有普通腹部围手术期病人共有的不良应激反应如焦虑、恐惧、忧郁孤独、被动依赖、过度敏感与疑心等以外，由于解剖部位的特殊性，病人缺乏相应的解剖、生理学知识，对手术的危险性、术后可能发生的并发症、术后能否康复、尤其是术后能否影响夫妻生活等缺乏必要的心理准备，常出现有别于普通腹部手术的特殊心理反应。

1. **羞怯心理** 患有生殖系统疾病的女性病人，尤其年轻未婚病人，出于羞怯心理，往往不愿在众人面前谈及自身疾病，或出于某些隐私，易出现隐瞒病史，讲话遮遮掩掩、含糊不清，体格检查不合作等表现，有些因此贻误了治疗。

2. **自卑心理** 妇产科疾病病人，尤其妇科癌症晚期，时常有一种孤独的心理状态，表现为淡漠、不愿与外人接触，忧郁不安。随着病人病情的恶化，病人体质虚弱，疼痛难忍，对治疗技术持怀疑态度，加之生活上不能自理，感到死亡威胁逐步逼近，从而产生一种悲观厌世自卑自怜的心理状态。

3. **焦虑心理** 由于对病情的忧虑，如附件、子宫手术病人，担心手术后可能会影响到生育、夫妻生活、甚至卵巢功能丧失而使自己失去女性特征等，从而产生极大的精神压力，影响食欲与睡眠，有的病人血压波动也很大，对手术会产生不利的影响。尤其是癌症病人，疾病初期，病人只是猜疑，存有侥幸心理，甚至有的并不在意，但当确诊为癌变后，病人精神出现反常，表现为极大震惊和十分痛苦，产生焦虑与不安。

【护理诊断 / 问题】

1. **知识缺乏** 与不熟悉所面对的医疗过程，缺乏知识来源有关。
2. **焦虑** 与担心是否能成功面对现实一切和未来的变化有关。
3. **疼痛** 与手术创伤有关。
4. **活动无耐力** 与麻醉、手术有关。
5. **有体液不足的危险** 与术后出血及摄入有限有关。
6. **有感染的危险** 与腹部、阴道部手术伤口以及导尿管的存在有关。

【预期目标】

1. 病人了解更多的疾病治疗护理知识。
2. 病人焦虑程度减轻，疼痛缓解。
3. 病人能在允许范围内活动。
4. 病人没有体液不足与术后感染。

【护理措施】

（一）手术前护理

1. **配合术前检查** 手术前协助医生为病人准备各项实验室及辅助检查。
2. **手术前合并症护理** 术前对病人要进行全面的身体评估，如合并内科疾病要细致观察，协助医生积极纠正,以防手术或麻醉加剧病情或引起严重并发症。

3. 皮肤准备 病人入院后,护理人员要加强卫生宣教,指导病人保持外阴清洁。手术前一日进行手术区域皮肤的准备。手术野准备范围包括上至剑突,下至两大腿上 1/3 处及外阴部,两侧至腋中线,并注意脐部的清洁。备皮时要轻柔,防止损伤皮肤,发现皮肤有感染、破损等,应及时处理。备皮越临近手术时间,伤口感染率越低,所以备皮尽量安排在临手术时,以免备皮过程产生新创面,增加感染机会,如皮肤准备超过 24 小时,应重新准备。

4. 阴道准备 经腹子宫切除术,于术前 3 日开始阴道冲洗。有阴道炎者,冲洗后阴道上药,每日一次,动作要轻柔,注意遮挡病人,保护病人隐私。

5. 肠道准备

(1) 妇科一般手术如子宫全切术、附件切除术等,一般于手术前一日开始灌肠 1~2 次,或口服缓泻剂,使病人能排便至少在 3 次以上或直至排出的灌肠液中无粪便残渣。术前一日晚进流食,术前 8 小时禁止由口进食,术前 4 小时严格禁饮,以减少手术中因牵拉内脏引起恶心、呕吐反应,也使术后肠道得以休息,促使肠功能恢复。

(2) 妇科恶性肿瘤病人,如卵巢癌肿瘤细胞减灭术,估计手术有可能涉及肠道时,肠道准备应从术前 3 日开始:术前 3 日进无渣半流质,口服肠道消炎药,术前 2 日病人进流食,其他内容同术前 3 日。护士在给体质虚弱病人清洁灌肠时,应由护士或家属陪伴,注意防止病人因虚脱而跌倒,如腹泻严重时,应从静脉补充液体,以防虚脱。

6. 镇静准备 为减轻病人的焦虑程度,保证病人充足睡眠,按医嘱可给予适量镇静剂,如异戊巴比妥(阿米妥)、地西泮(安定)等,手术前一晚巡视病人睡眠情况,注意说话低声、动作轻巧,避免影响病人休息,为病人提供安静、舒适、有助于保证获得休息和睡眠的环境。

(二) 手术日护理

1. 了解病情 病人手术当日有无不宜手术的情况发生,如月经来潮、体温突然升高、手术部位皮肤感染等。一旦发现异常情况及时通知医生,若非急诊手术,应重新协商手术时间。

2. 阴道准备 拟行全子宫切除术者,手术当日为病人冲洗阴道,阴道流血及未婚者不做阴道冲洗。阴道冲洗后分别用 2.5% 碘酒、75% 乙醇消毒宫颈口。擦干后再用 1% 甲紫涂抹宫颈及阴道穹隆,并用大棉球拭干,作为子宫切除标志。

3. 入室准备 入手术室前协助病人取下义齿、发卡及首饰等交家属或给予妥善保管。

4. 准确核对 核对病人姓名、住院号、床号、带药及手术名称,将病人及病历交手术室人员。

5. 麻醉准备 按医嘱于术前半小时给予基础麻醉药物,缓解病人紧张情绪并减少唾液腺分泌,防止支气管痉挛等。

6. 膀胱准备 术前无菌导尿并留置导尿管,保持引流通畅,以避免术中伤及膀胱、术后尿潴留等并发症。合理固定导尿管,防止脱落。近年来逐渐实行在手术室待病人实施麻醉后安置导尿管,此时病人全身松弛,无痛苦且便于操作。

(三) 手术后护理

手术结束后由参加手术的护士及麻醉师护送病人回病室,并与值班护士做好床头交接班。值班护士要书写护理病程记录,详细记录手术名称、是否有引流管、引流管是否通畅、引流量及颜色,并标明日期,以便及时更换引流袋。记录病人回到病房时的血压、神志等情况,并做好以下护理:

1. 体位 按手术及麻醉方式为病人摆体位蛛网膜下腔麻醉,去枕平卧 12 小时;硬膜外麻醉者,去枕平卧 6~8 小时;全麻病人未清醒前去枕平卧,将头偏向一侧,防止呕吐物、分泌物吸入气管,麻醉清醒后按疾病部位不同取侧卧位,次日晨可取半卧位,有助于腹部肌肉松弛,降低腹部切口张力,减轻疼痛;有利于深呼吸,增加肺活量,减少肺不张情况的发生;有利于腹腔引流,减少渗出液对膈肌和脏器的刺激。在病人清醒后应鼓励多活动下肢,有利血液循环,防止术后深静脉血栓形成。

2. 生命体征 观察及护理病人回病房后立即测量血压、脉搏、呼吸、血氧饱和度,或行心电监护,按医嘱给予氧气吸入。并准确记录生命体征变化。每 15~30 分钟测量血压、脉搏、呼吸 1 次，至平稳后改为每 4 小时 1 次，术后 24 小后病情稳定改为每日测量 4 次直至正常后 3 日。当发现低血压和心动过速、与休克及失血相关体征、呼吸急促、呼吸困难等应立即报告医生。手术后 1~2 日体温稍有升高，但一般不超过 38℃，多为手术创伤反应，称"吸收热"，无须处理。若手术后体温持续高热，或体温正常后再次升高，应注意是否有手术切口、泌尿或呼吸系统等部位的感染、脱水或输液反应等。

3. 尿量的观察及护理

（1）保留尿管的时间：附件切除术 12~24 小时，子宫全切除术 24~48 小时，子宫广泛性切除术需 7~14 日。术后尿量至少每小时在 50 毫升以上，如尿量过少，应检查导尿管是否堵塞、脱落、打折、受压。排除上述原因后，要考虑病人是否入量不足或有内出血休克的可能，及时通知医生及早处理。

（2）导尿的护理：注意保持外阴清洁，每日用 0.2% 碘伏棉球清洁外阴 1~2 次。保留尿管时间较长者，在拔除尿管前的 2~3 日，将尿管夹闭，每 2~3 小时开放一次，拔出尿管后，督促病人 1~2 小时排尿，必要时测残余尿量。如残余尿量在 100ml 以上，需继续保留导尿管。

4. 引流管的观察及护理

（1）引流液的量及性质：一般 24 小时负压引流液不超过 200ml，若术后 24 小时内引流液每小时大于 100 毫升并为鲜红色时，应考虑有内出血；如发现引流液为脓性且病人体温升高，则考虑有感染；如引流量逐渐增加，颜色淡黄的要分析是否有漏尿。

（2）拔除引流管时间：一般情况下 24 小时引流液小于 10ml 且病人体温正常可考虑拔除引流管。一般引流管保留不超过 72 小时。

5. 术后疼痛护理 一般术后 4~6 小时病人都会出现伤口剧痛。术后 24 小时内可遵医嘱给予镇痛药物，如曲马多等止痛药物或使用镇痛泵，可有效的缓解伤口疼痛；个别病人术后 48 小时仍疼痛较重者，应仔细分析查找原因并做相应处理。术后 12~24 小时病人应取半坐卧位，可减轻伤口疼痛。

6. 恶心、呕吐及腹胀的观察和护理

（1）恶心、呕吐：一般术后呕吐不需要处理，嘱咐病人头偏向一侧，及时吐出、清理呕吐物，清洁口腔，保持床单干净整齐，等药物作用消失后症状会自行缓解。严重的呕吐要通知医生相应处理。对由于低钾、低钠电解质平衡紊乱引起的呕吐，要及时补钾、补钠纠正。

（2）腹胀：一般情况下手术后肠蠕动于术后 12~24 小时开始恢复，48 小时恢复正常肠蠕动，一经排气，腹胀即可缓解。如果术后 48 小时肠蠕动仍未恢复正常，应及时查找原因，如排除肠梗阻，可选择以下促进肠蠕动措施：①用新斯的明 0.5mg 肌注；②肛管排气；③用肥皂水或 1、2、3 灌肠液低位灌肠；④热敷下腹部等。未排气之前不要食用奶制品及甜食，以免增加肠内积气，并鼓励、帮助病人早期活动，以促进肠蠕动恢复，防止肠粘连。

7. 伤口观察 手术后 24 小时内观察伤口有无渗液、渗血，以后应注意有无感染，敷料湿透时应及时更换，保持伤口清洁、干燥。

（四）妇科常见急腹症护理

急症病人因情况紧迫，护士应冷静、沉着应对。

1. 快速接诊，立即通知医生，使病人及家属消除恐惧感及焦虑心理。

2. 简要采集病史，迅速评估病情，同时给予吸氧、心电监护等紧急救治措施。

3. 详细记录接诊时病人的神志、呼吸、脉搏、血压、采取的措施及救治效果。

4. 迅速开放静脉通道、补液、备血，同时注意保暖。

5. 需手术者，迅速配合做好术前准备，尽快送往手术室。急症病人不必灌肠。

（五）心理护理

了解病人的心理状态，针对病人的需要有目的地进行心理护理，如提醒家属关心病人、给病人讲解相关手术的知识、手术室的护士术前访视病人等，都有利于消除病人的紧张情绪。因伤口的疼痛不适造成的不良情绪,应及时给予解除。

(六) 健康教育

1. 住院健康指导

(1) 饮食:一般手术 24 小时后可进流质饮食,但禁奶类和糖类,饮食量不可过多。待排气后,再改半流质,术后 3 日肠蠕动完全恢复后可进普食。涉及肠道的手术则需禁食 3 日后进流质饮食 3 日,再改半流质和普通饮食。进行胃肠减压的病人均应禁食。术后病人注意加强营养,增加蛋白质及维生素的摄入,促进伤口愈合。

(2) 呼吸:对实施全麻、手术时间长,尤其老年、肥胖病人,术后鼓励病人深呼吸,第一个 12 小时,每小时一次,以后的 12 小时,每 2~3 小时一次。咳嗽、咳痰时,用双手压住伤口的两侧,以胸式呼吸用力咳出。

(3) 活动:术后因有各种导管或体弱不能下床活动者,鼓励病人活动肢体,每 15 分钟进行一次腿部运动,防止下肢静脉血栓形成。每 2 小时翻身一次,有助于改善循环。术后无高热、贫血、心血管疾患等禁忌证时,撤出尿管后应协助并鼓励病人早期下床活动,高危病人穿弹力袜或绷带促进血液循环,避免久坐。

2. 出院健康指导

(1) 饮食:选择高蛋白、多维生素饮食,如瘦肉、蛋类及新鲜水果、蔬菜等。

(2) 休息:经腹行全子宫切除术后 3 个月内注意休息并禁止性生活及盆浴。子宫肌瘤剥除术、卵巢囊肿剥除术及宫外孕手术后 1 个月内注意休息并禁止性生活及盆浴,活动要适当,避免过度劳累。

(3) 症状的观察:注意伤口愈合情况。若伤口出现红肿、硬结、疼痛或发热等症状及时来院就医。伤口拆线 1 周后可淋浴。妇科手术病人出院后应在 1 个月至 1 个半月来医院复查。

【结果评价】

1. 病人能说出术前的准备过程并能配合。
2. 病人术前焦虑降低并在休息时显示放松状态。
3. 病人自述疼痛减轻,无疼痛的痛苦表情。能做一些力所能及的自我护理。
4. 病人没有口渴、皮肤干燥等体液不足的体征。
5. 病人体温维持正常,血象指标正常,切口无红、肿、热、痛征象。

第二节 子宫颈癌

案例 16-1

王女士,48 岁,因接触性出血一年,阴道异常排液半年入院。妇科查体:阴道壁光滑,穹窿软,宫颈外口下唇突出一菜花状肿物,直径 3cm,子宫体正常大小,双附件未触及异常,行宫颈活组织检查病理报告为宫颈低分化鳞状细胞癌。于入院第 5 日在全麻下行广泛性子宫切除术及盆腔淋巴结清除术,术中置盆腔引流管。现术后第 1 日,病人诉腹部胀痛,夜眠差。查体:T37.8℃,P88 次 / 分,R22 次 / 分,BP120/80mmHg,心肺正常,腹部伤口敷料清洁,肠鸣音未闻,尿管引流通畅,色清,量正常,盆腔引流液呈淡红色,约 30ml。

　　问题:1. 入院时如何对病人进行正确的护理评估?

　　　　　2. 术后如何对该病人进行护理?

【概述】

子宫颈癌（cervical cancer），习称宫颈癌，是女性生殖器官最常见的恶性肿瘤之一，在女性恶性肿瘤中发病率仅次于乳腺癌。平均发病年龄为 52.2 岁，原位癌高发年龄为 30~35 岁，浸润癌为 50~55 岁。自 20 世纪 50 年代以来，随着子宫颈细胞学筛查的普遍应用，使疾病在癌前病变阶段即得到了诊断和治疗，因此子宫颈癌的发病率及死亡率已呈下降趋势。目前认为子宫颈癌是一个可以预防的肿瘤。

【护理评估】

（一）临床表现

1. 症状　宫颈癌早期常无明显症状，随病情进展，可出现不规则阴道流血、阴道分泌物增多和疼痛。这些症状的轻重与临床分期、肿瘤的生长方式、组织病理类型、病人的身体状况有关。

（1）阴道流血：最典型的早期症状为接触性出血。随病情进展，可表现为不规则阴道出血。如晚期癌侵犯间质内大血管时，可引起致命性大出血。

（2）阴道排液：多发生在阴道出血之前。阴道排液增多，白色或血性，稀薄如水样或米汤样，早期可没有任何气味。晚期因癌组织破溃，组织坏死，继发感染时则有大量脓性或米汤样恶臭白带。

（3）其他

1）因癌组织浸润宫旁组织或压迫血管、神经，引起坐骨神经痛或腰骶部持续性疼痛；

2）侵犯淋巴系统：可引起淋巴回流受阻，从而出现下肢水肿；

3）压迫或侵犯膀胱：可有尿频、排尿困难及血尿；

4）侵犯直肠：可有肛门坠胀、大便秘结、里急后重；

5）到疾病末期，病人可出现消瘦、发热、恶病质等全身衰竭状况。

2. 体征　妇科检查早期局部无明显病灶，随着病程的发展，宫颈浸润癌可表现为不同的局部体征。

（1）外生型宫颈癌：可见有息肉状、乳突状或菜花状赘生物突出于宫颈。

（2）内生型宫颈癌：可见子宫颈肥大成桶状、质硬，晚期癌组织破溃、感染，表面可形成凹陷性溃疡，或覆盖灰褐色坏死组织、恶臭，侵犯阴道壁可见赘生物或局部组织弹性消失，侵犯宫旁组织时可触及两侧增厚呈结节状，侵及盆壁，可形成冰冻骨盆。

3. 转移途径

（1）直接蔓延：为最常见的扩散方式。癌灶可向阴道、宫体、宫旁组织、主韧带、阴道旁组织以及输尿管、骨盆壁、膀胱、宫骶韧带、直肠蔓延。

（2）淋巴转移：是浸润癌的主要转移途径。癌瘤可经宫旁组织中的小淋巴管转移到闭孔、髂内、髂外、髂总淋巴结，进而腹主动脉旁淋巴结和腹股沟深浅淋巴结，晚期可转移到左锁骨上淋巴结。

（3）血行转移：少见，晚期可经血行转移至肺、肾或脊柱等。

（二）辅助检查

1. 子宫颈癌筛查　目前临床采用薄层液基细胞学（thin prepcytological test，TCT）与高危型人乳头瘤病毒（human papilloma viruses，HPV）联合检测，作为筛查和早期发现宫颈癌的主要方法。

2. 阴道镜检查　多用于筛查异常的病人。阴道镜检查同时进行醋白试验和碘试验，根据检查所见确定活组织检查部位，以提高活检的准确率，常用的碘溶液为卢戈（Lugol）液。

3. 宫颈活组织检查　是确诊宫颈癌前病变和宫颈癌的最可靠和不可缺少的方法。一般应在阴道镜指导下，在醋酸白区和碘试验不着色区域肉眼观察到的可疑癌变部位行多点活检，送病理检查。

4. 病理　子宫颈癌好发部位于子宫颈移行带即鳞 - 柱交界区。在某些致癌因素的影响下，移行带区活跃的未成熟细胞或增生的鳞状上皮可向非典型方向发展形成宫颈上皮内瘤样病变(cervical intraepithelial neoplasia, CIN),并继续发展成为镜下早期浸润癌和浸润癌。

(1) 宫颈上皮内瘤变(CIN):CIN 是与宫颈浸润癌密切相关的一组癌前病变,包括宫颈不典型增生与宫颈原位癌。根据宫颈上皮细胞异常的程度将宫颈上皮内瘤变分为Ⅲ级:

1) CIN Ⅰ:为轻度不典型增生;

2) CIN Ⅱ:即中度不典型增生;

3) CIN Ⅲ:包括重度不典型增生及原位癌。

(2) 宫颈浸润癌:根据肿瘤的组织来源,宫颈浸润癌 80%~85% 为鳞状细胞癌,腺癌占 10%~15%,极少数为鳞腺癌,仅占 3%~5%。微小浸润癌早期单凭肉眼很难与慢性宫颈炎的某些类型相鉴别。当发展到一定阶段可出现以下四种类型(图 16-1)。

1) 外生型:又称菜花型,最常见。癌组织向外生长,最初呈息肉样或乳头状隆起,继而发展为向阴道内突出的菜花样赘生物,质脆,易出血。

2) 内生型:癌组织向宫颈深部组织浸润,宫颈肥大、质硬,宫颈表面光滑或仅有表浅溃疡。

3) 溃疡型:无论外生型或内生型病变进一步发展时,癌组织坏死脱落,可形成凹陷性溃疡。严重者宫颈为空洞所代替,形如火山口。

4) 颈管型:癌灶隐蔽于宫颈管,侵入宫颈及子宫下段供血层,并转移到盆壁的淋巴结。

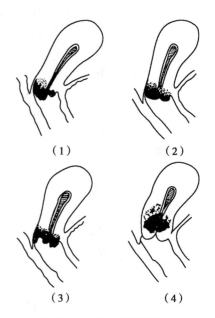

图 16-1　宫颈癌的类型(巨检)

(三) 与疾病相关的健康史

1. 了解病人的婚育史、性生活史以及月经情况,有无阴道不规则流血史及异常白带,特别是接触性阴道出血;有无慢性宫颈炎及 HPV 感染史,是否进行过检查及治疗等。

2. 主要病因　目前研究显示高危型人乳头瘤病毒(HPV)的持续感染是子宫颈上皮内瘤变和宫颈癌的主要病因,宫颈鳞状细胞癌中 HPV16 型最多见,其次是 HPV18、45、31 和 33 型;宫颈腺癌中 HPV18 和 45 亚型较常见。

3. 高危因素

(1) 过早开始性生活,多个性伴侣;

(2) 早婚,早育,多产;

(3) 性传播疾病导致的宫颈炎症对宫颈的长期刺激;

(4) 其他病毒感染如疱疹病毒Ⅱ型(HSV-Ⅱ)感染;

(5) 吸烟、长期服用口服避孕药等。

(四) 心理 - 社会状况

当病人被确定癌症后,常表现为恐惧和绝望,迫切希望能采取各种方法减轻痛苦,延长生命;宫颈癌手术范围大、留置尿管时间长、恢复慢,使病人较长时间不能正常地生活、工作,常出现担心、焦虑情绪。

(五) 治疗原则

目前国内外对子宫颈癌的治疗强调治疗的个体化,常采用以手术和放疗为主,化疗为辅的综合治疗。手术范围根据病人的临床分期、年龄和生育要求、全身情况、经济状况等综合考虑。

临床分期按国际妇产联盟(FIGO)2009 修订的临床分期标准分期如下(表 16-1,图 16-2)

表 16-1 子宫颈癌的临床分期

期别			肿瘤范围
Ⅰ期			病灶严格局限在子宫颈(扩展至宫体将被忽略)
	ⅠA		镜下浸润癌。间质浸润深度≤5mm,水平扩散≤7mm
		ⅠA1	间质浸润深度≤3mm,水平扩散≤7mm
		ⅠA2	间质浸润深度>3mm,且≤5mm,水平扩散≤7mm
	ⅠB		肉眼可见病灶局限于宫颈,或临床前病灶>IA期
		ⅠB1	肉眼可见病灶最大径线≤4cm
		ⅠB2	肉眼可见病灶最大直径>4cm
Ⅱ期			癌灶超过子宫颈,但未达骨盆壁或未达阴道下 1/3
	ⅡA		无宫旁浸润
		ⅡA1	肉眼可见病灶最大径线≤4cm
		ⅡA2	肉眼可见病灶最大直径>4cm
	ⅡB		有宫旁浸润,但未达盆壁
Ⅲ期			癌灶扩展至骨盆壁和(或)累及阴道下 1/3 和(或)引起肾盂积水或肾无功能者
	ⅢA		癌累及阴道下 1/3,没有扩展至盆壁
	ⅢB		癌扩展到骨盆壁和(或)引起肾盂积水或肾无功能者
Ⅳ期			癌灶播散超出真骨盆或(活检证实)侵犯膀胱或直肠黏膜,
	ⅣA		癌播散至邻近器官
	ⅣB		癌播散至远处器官

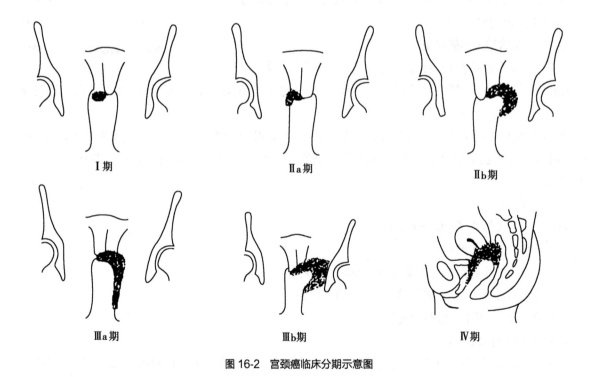

Ⅰ期　　　　　　　　Ⅱa期　　　　　　　　Ⅱb期

Ⅲa期　　　　　　　　Ⅲb期　　　　　　　　Ⅳ期

图 16-2 宫颈癌临床分期示意图

1. 宫颈上皮内瘤样病变

(1) CINⅠ:60%~85% 的 CINⅠ会自然消退,故对活检证实的 CINⅠ并能每 6 个月复查一次细胞学或高危型 HPV-DNA 者可仅观察随访。若在随访过程中病变发展或持续存在 2 年,应进行治疗。治疗方法有冷冻和激光治疗等。

(2) CINⅡ和 CINⅢ:约 20% 的 CINⅡ会发展为原位癌,5% 发展为浸润癌,故所有的 CINⅡ和 CINⅢ均需要治疗。较好的治疗方法是 LEEP(loop electrosurgical excisional procedure)手术或冷刀锥切。经宫颈锥切术确诊、年龄较大、无生育要求的 CINⅢ也可行全子宫切除术。

(3) LEEP 刀治疗:LEEP 刀(loop electrosurgical excisional procedure)亦称超高频电波刀,是一种先进的微创型电外科切除术。可用于治疗宫颈糜烂样改变、宫颈息肉、宫颈肥大、宫颈湿疣、宫颈癌前病变(CINⅠ、CINⅡ)切除等。

1) 优点:①手术效果较传统电刀精细;②对临近组织伤害小,产生炭化现象少,较少影响病理检查结果;③没有电流通过身体及不会发生灼伤;④病人痛苦小,瘢痕小,较少发生出血和感染等并发症。

2) 方法:①准备高频电波治疗仪、高频电波刀、无菌手套、无影灯、氧气、吸引器、止血药等器械;②手术方法:病人取膀胱截石位,电极板贴敷一侧大腿内侧,连接好仪器设备,将治疗仪功率选择 30~60W,采用电凝或电切混合挡 2 或 3,常规消毒外阴、阴道,铺消毒洞巾,置窥器,暴露宫颈,碘或醋酸涂宫颈表面,确定病变范围,根据病灶面积选择合适的三角形高频电刀头,在病变范围边缘外 0.3cm 处顺时针旋转 360° 切除病灶组织;③术中配合:协助对病人进行消毒,贴好电极板,一定要和病人大腿严密接触,检查仪器设备功能是否正常,调节好切割、凝结功能。

2. 宫颈浸润癌

(1) 手术治疗:适用于早期浸润癌(ⅠA~ⅡA 期)。ⅠA1 期多行全子宫切除术,年轻病人保留正常卵巢,有生育要求的年轻病人可行宫颈锥形切除术;ⅠA2 选用改良根治性子宫切除术及盆腔淋巴结清扫术;ⅠB~ⅡA 期作根治性子宫切除术及盆腔淋巴结清扫术。

(2) 放射治疗:适用ⅡB~Ⅳ宫颈癌病人;不能耐受手术病人;宫颈大块病灶的术前放疗;手术治疗后病理检查发现有高危因素的辅助治疗。

(3) 化学药物治疗:简称化疗,多用于晚期子宫颈癌的姑息治疗或手术的辅助治疗。

【护理诊断 / 问题】

1. **焦虑**　与子宫颈癌可危及生命或子宫颈癌手术有关。
2. **营养失调:低于机体需要量**　与长期的阴道流血及癌症的消耗及术后营养不当有关。
3. **舒适的改变**　与宫颈癌浸润转移、异常的阴道排液、流血及手术创伤有关。
4. **排尿异常**　与子宫颈癌侵犯膀胱及输尿管或子宫颈癌根治术干扰膀胱正常功能有关。
5. **潜在的并发症:感染、下肢血栓性静脉炎**

【预期目标】

1. 病人消除心理恐惧,增强治疗信心。
2. 营养失调得到改善。
3. 病人恢复或接近本人健康时排尿状态,排尿后有舒适感。
4. 感染得到控制或消除。

【护理措施】

(一)日常护理

1. 提供舒适环境。
2. 指导病人保持外阴清洁,同时加强会阴护理。

3. 鼓励病人摄入高蛋白、高维生素饮食,改变营养状态。

(二) 术前、术后护理

1. **手术前护理** 每日可冲洗外阴 1~2 次。行阴道冲洗时,动作要轻柔,以免损伤子宫颈癌组织引起阴道大出血。

2. **手术后护理** 注意观察病情,促进舒适,预防并发症。

(1) 遵医嘱给予抗生素,以预防感染;

(2) 有淋巴囊肿形成时,遵医嘱给予湿热敷,以促使消散防止感染;

(3) 注意观察有无如疼痛、发热、腹胀等症状,及时采取相应的护理措施;

(4) 注意预防下肢血栓性静脉炎的发生,可采取术后初期指导病人进行床上肢体活动,协助病人翻身,定时间断压迫病人的下肢;

(5) 有明显伤口疼痛者,遵医嘱给予止痛药物。

(6) 保持引流管的通畅,一般引流管于手术后 48~72 小时取出。

(7) 促进膀胱功能的恢复,预防泌尿系感染。术后尿管需留置 7~14 日,术后第二日指导病人进行骨盆底肌肉群的训练,以强化膀胱外括约肌的张力。

(8) 术后需接受放化疗病人,按有关护理程序护理。

3. **LEEP 刀治疗护理要点**

(1) 术前病人准备:阴道分泌物检查,除外妇科炎症;心理疏导,解除紧张情绪,老年病人除外内科合并症。

(2) 手术时间:选择月经干净 3~7 日进行。

(3) 术后指导:嘱病人一周内避免骑车等剧烈活动;术后服用抗生素 3~5 日;术后禁性生活直至创面愈合;注意阴道出血情况,如出血多随时就诊;定期妇科检查。

(三) 心理护理

加强护患之间的沟通,建立良好的护患关系。向病人及家属做好宣传解释工作,介绍各种诊治过程中可能出现的不适及有效的应对措施,以帮助其消除顾虑。

(四) 健康教育

1. **保健知识宣传** 实行晚婚,提倡少育;开展性卫生教育,积极治疗性传播疾病,发现宫颈上皮内瘤样病变者,及时治疗;重视高危因素及高危人群,如有月经异常或性交后出血者,应及时去医院就诊。

2. **筛查与预防** 宫颈癌正确的预防方法是坚持定期筛查。2012 年 NCCN 发布的宫颈癌筛查指南提出:①年龄 21~29 岁的妇女,单独进行细胞学筛查,每 3 年一次;②年龄 30~65 岁的妇女,进行细胞学和 HPV 联合检测,其间隔定为 5 年,或每 3 年单独的细胞学检查。如果两者均阳性,则行阴道镜检查及病理检查,根据结果进行相应治疗;但如果细胞学检查结果为阴性,但 HPV 阳性,可选择:①在 1 年后重复测定细胞学和 HPV;②直接测 HPV 型别,如果 HPV16 型或 HPV18 型阳性,建议阴道镜检查。如果 HPV16/18 均阴性,可在 12 个月再次复查。但如果细胞学检查结果为阳性,但 HPV 阴性,可按细胞学异常的结果进行处理。

问题与思考

子宫颈癌的发病因素目前尚不清楚。多种迹象表明,宫颈癌的发病可能是多种因素综合引起的,至于各种因素间有无协同或对抗作用,尚待进一步研究。

思考:1. 有哪些是子宫颈癌发病的高危因素?

2. 怎样筛查与预防子宫颈癌?

3. 年龄 65 岁以上者,既往筛查结果连续阴性,并且没有 CINⅡ 或更高病变的历史,就可以停止筛查。如果曾经有过 CINⅡ,CINⅢ 或原位腺癌,则常规筛查应持续至其后 20 年,即使超过 65 岁也应该进行。

4. 如果女性在任何年龄切除了子宫和宫颈,没有 CINⅡ 及以上的病变,则不需要再进行筛查。

5. 出院指导

(1) 嘱咐病人加强营养,促进身体恢复:手术后 3~6 个月内避免体力劳动和性生活,康复以后应逐步增加活动强度,适当地参加社交活动及正常的工作等。

(2) 定期随访:治疗后 2 年内每 3 个月随访 1 次;第 3~5 年,每 6 个月 1 次,第 6 年开始,每年复查 1 次。如有症状随时到医院检查。

【结果评价】

1. 病人已解除顾虑,主动配合治疗。

2. 病人合理膳食,体重增长。

3. 膀胱功能恢复正常。

4. 子宫颈癌根治术后恢复良好,无感染征象。

理论与实践

根据病例 16-1:该病人接触性出血一年,阴道排液半年入院。检查发现宫颈外口下唇突出直径 3cm 大小菜花状肿物,应行宫颈活组织病理学检查确诊。病理证实为宫颈低分化鳞状细胞癌。但癌肿没有侵犯到阴道壁和子宫旁组织,可考虑临床诊断为宫颈癌ⅠB 期。评估该病人可以手术治疗,术式采用广泛性子宫切除术及盆腔淋巴结清扫术。术后第一日,生命体征平稳,尿色尿量正常。病人诉腹胀痛,夜眠差,情绪低落。护理措施:①促进肠功能及早恢复,进不胀气流食,床上翻身,协助定时活动下肢;②减轻疼痛,按医嘱给予曲马多 100mg 肌注,指导病人取半卧位;③心理护理。

第三节　子宫肌瘤

案例 16-2

李女士,39 岁,因"月经量增多、经期延长 3 年,加重伴心慌、心悸 2 个月"入院。无痛经史。孕 1 产 1。查体:贫血貌,心肺正常,下腹稍膨隆,于耻骨联合上方可触及一肿物边缘,表面光滑,质硬,无压痛。阴道检查:外阴已婚已产型,阴道畅,内有血,宫颈光滑,子宫前位,增大如孕 3 个月大小,后壁突出,质硬,活动度可,双附件阴性。辅助检查:血红蛋白 71g/L。收住院后病人顾虑重重。

问题:1. 入院后如何对病人进行护理评估?

2. 针对该病人的护理问题采取的护理措施?

【概述】

子宫肌瘤（myoma of uterus）是由子宫平滑肌和少量结缔组织形成的肿瘤，故又称子宫平滑肌瘤，是女性生殖器中最常见的一种良性肿瘤。子宫肌瘤多见于30~50岁妇女，因临床表现不一，故一些无症状带瘤者易被忽略。

【护理评估】

（一）临床表现

1. **症状**　病人的症状与肌瘤生长部位、大小、数目和生长速度及肌瘤的变性有关，其中肌瘤生长的部位对病人的症状影响较大。

（1）月经异常：为最常见的症状。常表现为月经量增多，经期延长，周期缩短。以黏膜下肌瘤出血最早，其次为大肌壁间肌瘤，小肌壁间肌瘤及浆膜下肌瘤很少影响月经。

（2）下腹包块：当肌瘤增大超出盆腔时，病人在下腹部能摸到质硬、形态不规则的包块，尤其当膀胱充盈时明显。

（3）白带增多：黏膜下肌瘤合并感染时，可排出脓性或血性白带。

（4）腹痛、腰酸、下腹坠胀：一般病人无腹痛，常见的症状是下腹坠胀，腰背酸痛等。浆膜下肌瘤发生蒂扭转时可出现急性腹痛。肌瘤发生红色变性时，腹痛剧烈且伴发热。

（5）继发性贫血：病人长期月经过多可导致继发性贫血。严重时有全身乏力、面色苍白、气短、心慌等症状。

（6）压迫症状

1）子宫前壁下段肌瘤压迫膀胱：出现尿频、尿急、排尿障碍、尿潴留等；

2）子宫后壁肌瘤压迫直肠：出现便秘、大便不畅等；

3）阔韧带肌瘤压迫输尿管：出现肾积水；

4）肌瘤压迫输卵管：使输卵管扭曲或子宫腔变形，妨碍卵子受精和受精卵着床，出现不孕症状，不孕率可占25%~40%；

2. **体征**

（1）肌瘤较大在腹部扪及质硬、不规则、结节状块物。妇科检查子宫呈均匀或不规则增大，表面可扪及单个或多个结节状突起，质硬。

（2）黏膜下肌瘤如突出子宫颈口或脱出在阴道内，则可见到瘤体，一般呈红色，表面光滑，质实；如伴感染，瘤体表面有渗出液覆盖或溃疡形成。

3. **临床类型**

（1）子宫肌瘤根据肌瘤所在部位分为两类：子宫体肌瘤（占90%）和宫颈肌瘤（占10%）。

（2）子宫肌瘤原发于子宫肌层，随之向不同方向生长，根据肌瘤与子宫肌壁的关系可分为各型子宫肌瘤（图16-3）。

1）肌壁间肌瘤：最常见，占总数的60%~70%。

2）浆膜下肌瘤：约占总数的20%。可形成带蒂的浆膜下肌瘤或突入阔韧带内，形成阔韧带内肌瘤。

3）黏膜下肌瘤：约占总数的10%~15%。黏膜下肌瘤易

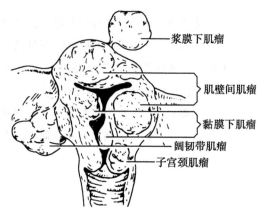

图16-3　各型子宫肌瘤示意图

形成蒂,蒂部较长时肌瘤可堵子宫颈口或突出于阴道内。

4) 多发性肌瘤:各种类型的肌瘤发生在同一个子宫。

(二)辅助检查

1. B型超声波检查最常见的辅助检查方法。

2. 诊断性刮宫、宫腔镜、腹腔镜等协助诊断。

3. 病理

(1) 巨检:子宫肌瘤为实性肿瘤,可单个或多个生长在子宫的任何部位,大小不一。压迫周围的肌壁纤维可形成假包膜,与肌瘤间有一层疏松的网状间隙,使肌瘤易从假包膜中剥出。

(2) 镜检:子宫肌瘤多由梭形的平滑肌细胞和不等量的纤维结缔组织构成。平滑肌细胞大小均匀,排列成栅栏状或旋涡状结构。

(3) 变性:当肌瘤生长快,局部供血不足时,肌瘤失去原来的典型结构,称为肌瘤变性,常见的变性有玻璃样变、囊性变、红色样变、钙化及少见肉瘤样变。

(三)与疾病相关的健康史

1. 了解并记录发病后月经的变化。

2. 了解是否接受过治疗,经过、疗效如何。

3. 了解有无伴随的其他症状。

4. 了解婚育情况,有无不孕或流产史。

5. 了解有无长期服用雌激素药物史。发病原因目前仍不清楚。因子宫肌瘤好发于生育年龄,20岁以前少见,绝经后萎缩或消退,提示子宫肌瘤的发生可能与性激素(包括雌激素和孕激素)有关。

(四)心理-社会状况

1. 子宫和月经是女性的特征。她们担心术后丧失女性特征,影响夫妻感情。

2. 对肿瘤的性质疑虑、迫切想了解手术方式。

3. 年轻未育病人担心以后的生育问题,因此而产生不同程度的焦虑、紧张以及对手术的恐惧心理。

(五)治疗原则

根据病人年龄、生育要求、症状、肌瘤大小等情况采用以下治疗方法。

1. **随访**　观察肌瘤小、无症状或已近绝经期病人可每3~6个月复查1次。

2. **药物治疗**　凡症状轻,近绝经年龄及全身情况不能手术者,可给药物治疗。

(1) 促性腺激素释放激素类似物(GnRH-a):如曲普瑞林,适用于:①缩小肌瘤以利于妊娠;②控制症状,纠正贫血(血红蛋白含量<80g/L);③术前子宫肌瘤的预处理:为便于内镜手术和经阴道手术需缩小肿瘤大小;④近绝经妇女,通过用药提前过渡到自然绝经。治疗可在月经周期的前5日开始,每4周注射一次,每次1支,疗程3个月。

(2) 米非司酮:12.5mg,口服,每日一次,作为术前用药或提前绝经用,不宜长期使用。

3. **手术治疗**

(1) 适用人群

1) 症状明显以致继发性贫血,药物治疗无效;

2) 浆膜下肌瘤蒂扭转;

3) 有压迫症状;

4) 因肌瘤引起的不孕或反复流产;

5) 肌瘤生长速度快,怀疑有恶变者。

(2) 手术方式

1) 子宫肌瘤剥除术:适用于有保留生育要求的病人。肌壁间肌瘤多经腹或腹腔镜,黏膜下肌瘤经阴道或宫腔镜切除。

　　2）子宫切除术:不需保留生育功能,或疑有恶变者,可行子宫次全切除术或子宫全切术。

　　3）子宫动脉栓塞术(UAE):指在医学影像设备指导下,经子宫动脉运用导管等器材,根据子宫动脉的直径大小及病灶血供分布情况,通过双侧子宫动脉内注入适量的栓塞剂,使子宫的病灶血管床被永久栓塞,以达到对疾病治疗的目的。UAE 技术要求较高,操作应由放射科导管室医生进行,栓塞剂现多选用聚乙烯醇颗粒,是目前较为理想的栓塞剂。① UAE 的适应证:经妇科检查,确属子宫肌瘤引起的出血(月经过多,经期延长);子宫肌瘤引起的慢性下腹部疼痛,腰腿痛;子宫肌瘤引起的膀胱、输尿管压迫症状;子宫肌瘤剥除术后复发。单发肌瘤效果好,多发肌瘤需要多次栓塞,易复发。② UAE 的禁忌证:存在血管造影检查的禁忌证,包括心、肝、肾等重要器官功能障碍,出凝血机制异常;妇科急、慢性炎症未能得到控制,可疑恶性肿瘤,子宫内膜异位症者;碘过敏试验阳性;相对禁忌证包括绝经后严重动脉硬化及高龄病人。

【护理诊断／问题】

　　1. **焦虑**　与知识缺乏、手术切除子宫有关。
　　2. **组织灌注量异常**　与出血过多有关。
　　3. **疼痛**　与肌瘤变性、扭转、压迫盆腔神经有关。
　　4. **有感染的危险**　与失血过多、机体抗病能力减弱或子宫口长期扩张致上行性感染和手术有关。

【预期目标】

　　1. 病人焦虑减轻,主动与医务人员配合,完成治疗。
　　2. 出血减少或停止,贫血得到纠正,无头晕等症状。
　　3. 疼痛减轻或消失,能采取应对措施。
　　4. 能明确与感染有关的临床症状并能列举预防措施,维持正常体温。

【护理措施】

　　(一) **保持个人卫生**
　　注意阴道分泌物的观察,指导病人保持外阴部的清洁干燥。

　　(二) **阴道流血的护理**
　　注意观察阴道出血量,嘱急性出血期病人减少活动,卧床休息,注意保暖,鼓励加强营养,注意含铁食物的摄入。注意观察病人的生命体征,正确估计出血量。

　　(三) **疼痛的护理**
　　了解病人疼痛的具体部位、程度以及疼痛的性质,帮助病人选择舒适体位。如浆膜下肌瘤者出现剧烈腹痛,应考虑肌瘤蒂扭转,并立即通知医生,作好急诊手术准备。

　　(四) **心理护理**
　　主动与病人交谈,了解病人存在的疑虑,耐心向病人及其家属讲解疾病的有关知识,指出子宫肌瘤是良性肌瘤,子宫全切或次全切除术如保留了卵巢,术后仍有激素分泌,可维持女性的体貌特征。

　　(五) **健康教育**
　　1. **健康知识宣传**　宣传月经的有关常识,增强妇女的自我保健意识,促使妇女定期接受盆腔检查,做到预防为主,有病早治。

2. 用药指导　对应用激素治疗的病人,应指导病人正确服药并说明服药过程中可能出现的副作用。如促性腺激素释放激素类似物的副作用为潮热、出汗、阴道干燥等围绝经期症状,长期使用可导致骨质疏松,故不可滥用。

3. 定期随访　采取随访观察者应 3~6 个月定期复查。在随访观察中,要教育病人保持精神舒畅,注意加强营养。如出现症状严重,随时就诊更改治疗方案。

4. 出院指导　指导手术病人出院 1 个月后到门诊复查,全子宫切除术后 3 个月内应避免重体力劳动。

【结果评价】

1. 病人能接受子宫切除术,表现为主动配合诊治的过程;术后恢复正常生活方式。
2. 病人具有子宫肌瘤的有关诊治及术后保健常识。
3. 病人面色红润,血红蛋白恢复正常。
4. 病人无感染征象,维持正常体温。

理论与实践

根据病例 16-2 所述:该病人存在:①有月经改变:月经量增多、经期延长;继发性贫血:心慌、心悸;②体征:子宫增大如孕 3 个月大小,后壁突出;③辅助检查:检测血红蛋白 71g/L。尚需协助病人做 B 超进一步证实;④心理评估:病人对自身病情不了解,存在紧张、焦虑心理。综合该病人症状、体征,评估该病人需手术治疗。护理措施:①指导病人保持外阴部的清洁干燥;②注意观察阴道出血量和生命体征变化;③心理护理,耐心向病人及其家属讲解疾病以及手术治疗的有关知识。④做好手术前后护理。

第四节　子宫内膜癌

案例 16-3

病人,56 岁,因绝经 2 年后阴道不规则出血 3 个月入院。既往有高血压、糖尿病史 8 年。长期口服降压药、降糖药。查体:BP:150/100mmHg,矮胖体形,心肺正常,腹软,肝脾未触及。阴道检查:外阴已产型,阴道畅,内有暗红色血,量多,宫颈光,子宫前位,如孕 40^+ 日大小,质中,轻压痛,双附件未触及异常。辅助检查:血常规正常,空腹血糖 9.8mmol/L,B 超示子宫内膜增厚 2.0cm,并有团块状低回声区范围 3.3cm×2.5cm,宫底浅肌层回声不均。行分段诊断性刮宫,病理报告:子宫内膜高分化腺癌。建议病人行手术治疗,病人认为自己已患绝症,对生活失去信心,拒绝治疗。

问题:1. 该病人护理评估中的特点有哪些?
　　　2. 确诊的方法是什么?

【概述】

子宫内膜癌(carcinoma of endometrium)是指原发于子宫内膜的一组上皮性恶性肿瘤,是女性生殖器常见的三大恶性肿瘤之一。该病约占女性生殖道恶性肿瘤的 20%~30%,占女性全身恶性肿瘤的 7%。近年来该病的发病率呈上升趋势。

【护理评估】

(一) 临床表现

1. 症状 早期症状不明显,晚期主要表现为阴道出血、异常的阴道排液、宫腔积液或积脓为子宫内膜癌的主要症状。

(1) 阴道流血:不规则阴道流血为常见的症状。常出现绝经后阴道流血,生育年龄妇女的月经量增多、经期延长或月经紊乱。

(2) 阴道排液:少数病人表现为白带增多,早期往往为水样或浆液血性白带。晚期合并感染时可出现脓性或脓血性排液,并有恶臭。

(3) 下腹疼痛:疼痛发生于晚期。当癌瘤浸润周围组织或压迫神经时可出现下腹及腰骶部疼痛,并向下肢及足部放射。当癌瘤侵犯宫颈、堵塞宫颈管,导致宫腔积脓时,可表现下腹胀痛及痉挛样疼痛。

(4) 全身症状:晚期病人常伴全身症状,可表现为贫血、消瘦、恶病质、发热及全身衰竭等。

2. 体征 妇科检查早期多无异常发现。当疾病逐渐发展,子宫可增大,质稍软。晚期时癌灶向周围浸润,子宫固定,在宫旁或盆腔内可触及转移结节和肿块。

3. 转移途径 子宫内膜癌多数生长较慢,发生转移较晚。但是,少数病变如浆液性乳头状腺癌、鳞腺癌、低分化癌则发生快,短期内可发生转移。其主要的转移途径有直接蔓延、淋巴转移、晚期可发生血行转移。

4. 临床分期 根据 FIGO 2009 标准,子宫内膜癌分期(表 16-2)。

表 16-2 子宫内膜癌分期

分期			肿瘤范围
I 期			肿瘤局限于宫体
	I A		肿瘤浸润深度 <1/2 肌层
	I B		肿瘤浸润深度 ≥1/2 肌层
II 期			肿瘤侵犯宫颈间质,但无宫体外蔓延
III 期			肿瘤局部或(和)区域扩散
	III A		肿瘤累及浆膜层和(或)附件
	III B		阴道和(或)宫旁受累
	III C		盆腔淋巴结和(或)腹主动脉旁淋巴结转移
		III C₁	盆腔淋巴结阳性
		III C₂	腹主动脉旁淋巴结阳性和(或)盆腔淋巴结阳性
IV 期			肿瘤侵及膀胱和(或)直肠黏膜,和(或)远处转移
	IV A		肿瘤侵及膀胱和(或)直肠黏膜
	IV B		远处转移,包括腹腔内和(或)腹股沟淋巴结转移

(二) 辅助检查

1. 分段诊断性刮宫 是确诊子宫内膜癌最常用、最可靠的方法。术中先刮宫颈管,再探宫腔,然后刮取宫腔内膜。刮出物分瓶标记送病理,可明确诊断。

2. B 型超声 检查典型内膜癌声像图为子宫增大或绝经后子宫相对增大,宫腔内见实质不均回声区,形态不规则,宫腔线消失,有时可见肌层内不规则回声紊乱区。

3. 宫腔镜检查 可直接观察子宫内膜的形态,有如癌灶生长,并可取内膜组织送病检。

4. 癌血清标记物 如 CA125 检测、CT、MRI 等均可协助诊断。

5. 病理

(1) 大体:子宫内膜癌可呈局限性生长或弥漫性侵犯子宫内膜的大部或全部,多见于宫腔底部或宫角部。

(2) 镜下:子宫内膜癌 80%~90% 为腺细胞癌,少数为腺癌伴鳞状上皮分化、浆液性腺癌或透明细胞癌。

(三) 与疾病相关的健康史

1. 详细询问病人的年龄,评估有无与子宫内膜癌发病相关的高危因素。

2. 记录发病经过,有无阴道出血、异常的阴道排液,是否进行过检查治疗及机体反应如何等情况。

3. 确切的病因不清,目前研究发现子宫内膜癌的发病类型可能有两种。

(1) 雌激素依赖型:可能是子宫内膜长期接受内、外源性的雌激素刺激而无孕激素拮抗,进而发生为子宫内膜增生症,甚至癌变。此类病人大多较年轻,常伴肥胖、糖尿病、高血压、未育、少育、绝经延迟等,20%有家族内膜癌史,预后较好。

(2) 非雌激素依赖型:常见于老年、体弱的妇女,癌周围的子宫内膜多萎缩,肿瘤恶性度高,预后差。

(四) 心理社会评估

当病人被确诊患子宫内膜癌后,常表现为恐惧和绝望,尤其晚期癌症病人,迫切希望能采取各种方法减轻痛苦,延长生命,常出现焦虑、烦躁情绪。

(五) 治疗原则

1. 手术治疗 为首选方案。根据子宫内膜癌的分期决定手术的范围。

(1) Ⅰ期病人应行筋膜外全子宫切除及双附件切除术,必要时进行盆腔或腹主动脉旁淋巴切除或取样;

(2) Ⅱ期病人行广泛性子宫切除术及盆腔淋巴结、腹主动脉旁淋巴结清扫术;

(3) Ⅲ、Ⅳ期病人应行肿瘤细胞减灭术。

2. 放疗 目前认为子宫内膜癌是放射敏感性肿瘤。可根据病人身体状况采用。

(1) 单纯放疗:适用于老年有严重的合并症不能耐受手术或晚期不宜手术的病人;

(2) 术后放疗:对有淋巴结转移、深肌层浸润、盆腔及阴道残留病灶者,进行术后放疗是最主要的辅助治疗手段。

3. 化疗 适用于晚期不能手术或治疗后复发者,可单独或联合应用。

4. 孕激素治疗

(1) 适用人群:晚期或癌症复发、不能手术以及早期、要求保留生育功能者。

(2) 常用药物:口服醋酸甲羟黄体酮 200m~400mg/d,已酸 500mg,肌注,2 次 / 周。

【护理诊断 / 问题】

1. 焦虑 与担忧肿瘤可危及生命或需接受手术会产生后遗症等有关。

2. 舒适的改变 与癌组织破溃、感染、癌瘤浸润周围组织或压迫神经有关。

3. 有感染的危险 与失血过多、机体抵抗力降低、肿瘤并发症和放射治疗有关。

4. 营养失调:低于机体需要量 与出血、化疗或恶性肿瘤慢性消耗有关。

【预期目标】

1. 病人的焦虑减轻。
2. 疼痛减轻,不适感降到最低限度。
3. 病人不存在感染的征象。
4. 营养得到改善,贫血得到纠正。

【护理措施】

(一) 增加营养,纠正一般状况

1. 若病人合并有贫血、糖尿病、高血压者,术前要注意纠正,鼓励病人进高蛋白、高维生素、足够矿物质、易消化饮食。
2. 进食不足或全身营养状况极差者,应遵医嘱从静脉补充营养。

(二) 促进舒适,防止感染

1. 当阴道排液多时,指导病人取半卧位,指导病人勤换会阴垫,便盆及床旁要注意消毒,防止交叉感染。
2. 每日用 0.1% 苯扎溴铵溶液冲洗会阴 1~2 次。

(三) 心理护理

1. 主动与病人交谈,使用通俗的语言给病人讲解疾病的相关知识,使其了解子宫内膜癌虽是一种恶性肿瘤,但转移晚,预后较好。
2. 解释治疗过程中可能出现的不适反应及应对措施,为病人提供安静舒适的环境,缓解其心理应激,减轻紧张、焦虑的心理状态。

(四) 健康教育

1. **健康知识宣教**

(1) 对生育期、绝经期的女性,宣传定期防癌普查的重要性,一般 1~2 年 1 次。尤其对合并有内科疾病,如肥胖、糖尿病、高血压者,增加检查次数。

(2) 用雌激素替代治疗的女性必须严格遵医嘱用药,加强监护及严密随访。

(3) 凡出现绝经后阴道流血或不规则阴道流血的病人均应进行有关检查,如分段诊断性刮宫或宫腔镜下活组织送病理检查,以便明确诊断、及早治疗。

2. **用药指导** 需用孕激素治疗者应严格按医嘱执行,定期进行肝肾功能检查和超声检查;要建立定期随访制度,及时发现有无复发,以便制定进一步的治疗方案。

3. **出院指导** 对于手术治疗后的病人,应做好出院指导。

(1) 生活指导:休息 1 个月后适当做家务,注意饮食,加强营养;保持会阴部清洁,术后 3 个月禁止性生活及盆浴。

(2) 术后随访:术后 2~3 年内每 3 个月随访 1 次,3 年后每 6 个月 1 次,5 年后 1 年 1 次。随访检查内容包括①盆腔检查(三合诊);②阴道细胞涂片;③胸片(6 个月至 1 年);④晚期病人,根据情况选用 CT、MRI 等。采用放、化疗的病人,嘱咐按疗程进行治疗,每一疗程结束,根据情况制定随访计划。

【结果评价】

1. 病人能陈述疾病的性质,消除精神忧虑,主动参与诊治过程。
2. 病人如期恢复体能并能生活自理。

3. 出院时,病人无感染的征象。

理论与实践

　　根据病例 16-3 所述:该病人因绝经 2 年后阴道不规则出血 3 个月入院。既往有高血压、糖尿病史 8 年。长期口服降压药、降糖药。入院后查体显示 BP:150/100mmHg,空腹血糖 9.8mmol/L。行分段诊断性刮宫,病理报告确诊为子宫内膜高分化腺癌。病人认为自己已患绝症,对生活失去信心,拒绝手术治疗。护士应做好促进舒适、加强营养、术前准备和配合医生做好手术治疗等护理工作。同时向病人介绍有关的疾病知识,说明手术治疗的必要性和安全性。讲解手术及化疗对肿瘤的效果,安排与已康复的病友见面,增强其信心,争取病人的主动配合。鼓励家属照顾病人,增强家庭的支持作用。

第五节　卵巢肿瘤

案例 16-4

　　李女士,44 岁,已婚。发现下腹部包块半年,伴消瘦、腹胀 4 个月余入院。病人于半年前因下腹隐痛做 B 超提示“双侧卵巢肿物”,未治疗。查体:神清,贫血貌,营养状况差。浅表淋巴结未触及肿大。心肺正常。腹部膨隆,无压痛及反跳痛,移动性浊音明显,下腹部可触及不规则包块,上极达脐上 3 指,界清,质硬,表面凹凸不平,无压痛,肝脾未触及。妇科检查:经产型外阴,阴道畅,宫颈光,子宫轮廓不清。三合诊:可触及双肿物,分别为 13cm×12cm×15cm 以及 8cm×7cm×8cm,实性感,不平,不活动,与盆壁紧密粘连,直肠受压,但肠壁软,无出血。病人因病情进展迅速,异常紧张。

　　问题:1. 如何对该病人进行护理评估?

　　　　　2. 应当采取哪些护理措施?

【概述】

　　卵巢肿瘤(ovarian tumor)是妇科常见肿瘤,可发生于任何年龄,有良性、交界性与恶性之分。卵巢恶性肿瘤是女性生殖器官三大恶性肿瘤之一。高胆固醇饮食、未产、不孕、初潮早、绝经迟是卵巢癌的高危因素,5%~10% 卵巢上皮性癌有家族史。由于卵巢位于盆腔深部,不易被扪及或查到,早期无明显症状,又缺乏完善的早期发现和诊断方法,一旦发现为恶性肿瘤,往往已属晚期病变,加之疗效不佳,5 年存活率至今只有25%~30%,故其死亡率居妇科恶性肿瘤之首,已成为严重威胁妇女健康的一种肿瘤。

【护理评估】

(一)临床表现

1. 症状

(1)卵巢良性肿瘤:发展缓慢,初期无症状,常于妇科检查时发现。若肿瘤增大至占满盆、腹腔即出现压迫症状,如尿频、便秘、气急、心悸等。

（2）卵巢恶性肿瘤:早期多无症状,但肿瘤生长迅速,多数病人在短期内可有腹胀、腹部肿块及腹水等。肿瘤向周围组织浸润或压迫神经,可引起腹痛、腰痛或下肢疼痛,压迫盆腔静脉,可出现下肢水肿;若为功能性肿瘤,可产生相应的雌激素或雄激素过多的症状。晚期时表现消瘦、严重贫血等恶病质现象。

2. 体征

（1）卵巢良性肿瘤:妇科检查在子宫一侧或双侧触及球形肿块,囊性或实性。表面光滑,与子宫无粘连,蒂长者活动良好。当肿瘤增大超出盆腔时,下腹部能扪及活动性肿块,边界清楚。无移动性浊音。

（2）恶性卵巢肿瘤:三合诊检查在阴道后穹窿触及盆腔内散在质硬的结节,肿块多为双侧,实性或半实性,表面高低不平,固定不动,常伴有腹水。有时在腹股沟、腋下或锁骨上可触及肿大的淋巴结。

3. 转移途径 卵巢恶性肿瘤主要转移途径为直接蔓延及腹腔种植。癌细胞可直接侵犯包膜,累及邻近器官,并广泛种植于腹膜及大网膜表面,晚期也经淋巴和血行转移。

4. 临床分期原发性卵巢恶性肿瘤的分期(表 16-3)。

表 16-3　卵巢恶性肿瘤的分期

分期		肿瘤范围
I期		肿瘤局限于卵巢
	IA	肿瘤限于一侧卵巢,包膜完整,表面无肿瘤;腹水或腹腔冲洗液中未找到恶性细胞
	IB	肿瘤限于两侧卵巢,包膜完整,表面无肿瘤;腹水或腹腔冲洗液中未找到恶性细胞
	IC	肿瘤限于一侧或双侧卵巢肿瘤并伴如下任何一项:包膜破裂;卵巢表面有肿瘤;腹水或腹腔冲洗液中有恶性细胞
II期		肿瘤累及一侧或双侧卵巢,伴盆腔内扩散
	IIA	扩散和(或)种植至子宫和(或)输卵管;腹水或腹腔冲洗液中未找到恶性细胞
	IIB	扩散到其他盆腔器官;腹水或腹腔冲洗液中未找到恶性细胞
	IIC	IIA 或 IIB,腹水或腹腔冲洗液中找到恶性细胞
III期		肿瘤侵犯一侧或双侧卵巢,并有显微镜证实的盆腔外有腹膜种植和(或)局部淋巴结转移
	IIIA	显微镜下证实的盆腔外腹膜转移
	IIIB	肉眼盆腔外腹膜转移灶最大径线≤2cm
	IIIC	肉眼盆腔外腹膜转移灶最大径线 >2cm 和(或)区域淋巴结转移
IV期		超出腹腔外的远处转移

（二）辅助检查

1. 细胞学检查 腹水或腹腔冲洗液查找癌细胞。

2. B型超声检查 对直径 >2cm 盆腔肿块,可测知肿块的部位、大小、形态及性质,彩色多普勒超声扫描,能够显示新生组织的血流情况。

3. 放射学诊断 腹部平片可显示卵巢畸胎瘤的牙齿及骨骼;CT、MRI 检查可显示盆腔肿块与周围脏器的关系,肝、肺等脏器及腹膜后淋巴结有无转移结节。

4. 腹腔镜检查 可直接观察到盆、腹腔情况,并行多点活检,鉴别盆腔肿块的性质。

5. 肿瘤标志物 目前常用的肿瘤标志物有 CA125、CA199、AFP、hCG 等。

6. 常见的卵巢肿瘤类型及病理特点

（1）卵巢上皮性肿瘤:是卵巢肿瘤中最常见的一种,约占所有原发性卵巢肿瘤的 50%~70%,分为浆液性肿瘤和黏液性肿瘤,有良性、恶性和交界性。

1）浆液性肿瘤:①浆液性囊腺瘤:较常见,约占卵巢良性肿瘤的 25%。多为单侧,也可为双侧,球型,大小不一,表面光滑。囊内充满淡黄清澈液体。分为单纯性及乳头状两型。②交界性浆液性囊腺瘤:占卵巢浆液性囊腺瘤的 10%。常为双侧，镜下细胞轻度异型，无间质浸润，预后好。③浆液性囊腺癌：是最常见的卵巢恶性肿瘤，占卵巢上皮性癌 75%。多为双侧，体积较大，囊实性。肿瘤生长速度快，预后差。

2）黏液性肿瘤：①黏液性囊腺瘤：约占卵巢良性肿瘤的 20%。多为单侧多房性，体积较大或巨大，肿瘤表面光滑，囊液呈胶冻样。如囊壁破裂，黏液性上皮可种植在腹膜上继续生长，并分泌黏液，形成腹膜黏液瘤。②交界性黏液性囊腺瘤：一般较大，多为单侧，多房，镜下细胞轻度异型，无间质浸润，预后好。③黏液性囊腺癌：占卵巢上皮性癌的 20%。多为单侧，瘤体较大，囊壁可见乳头或实质区，囊液混浊或为血性。

3）卵巢子宫内膜样肿瘤：良性肿瘤，较少见。交界性瘤很少见。卵巢子宫内膜样癌占卵巢上皮性癌的 2%，多为单侧，中等大，囊性或实性。

（2）卵巢生殖细胞肿瘤是来源于原始生殖细胞的一组卵巢肿瘤，占卵巢肿瘤 20%~40%，好发于儿童及青少年，青春期前发病率占 60%~90%，绝经后期仅占 4%。

1）畸胎瘤：①成熟畸胎瘤：又称皮样囊肿，是最常见的卵巢良性肿瘤，以 20~40 岁居多。肿瘤多为单侧、单房，中等大小，表面光滑，壁厚，囊内充满油脂和毛发，有时可见牙齿或骨质。肿瘤恶变率为 2%~4%，多发生于绝经后妇女。②未成熟畸胎瘤：属于恶性肿瘤。占卵巢畸胎瘤的 1%~3%，常为实性瘤，多发生于青少年，其转移及复发率均高。

2）无性细胞瘤：属中等恶性的实性肿瘤，占卵巢恶性肿瘤的 5%。主要发生于青春期及生育期妇女。多为单侧，右侧多于左侧，中等大小，包膜光滑。对放疗特别敏感。

3）内胚窦瘤：又称卵黄囊瘤，属高度恶性肿瘤，多见于儿童及青少年。多数为单侧、体积较大，易发生破裂。瘤细胞可产生甲胎蛋白（AFP），故测定病人血清中 AFP 浓度可作为诊断和治疗监护时的重要指标。内胚窦瘤生长迅速，易早期转移。

（3）卵巢性索间质肿瘤　来源于原始性腺中的性索及间质组织，约占卵巢肿瘤 4.3%~6%。该类型的肿瘤常有内分泌功能，故又称功能性卵巢肿瘤。

1）颗粒细胞 - 间质细胞瘤：①颗粒细胞瘤：是最常见的功能性肿瘤，属于低度恶性肿瘤。肿瘤能分泌雌激素，青春期前可出现假性性早熟。在生育年龄引起月经紊乱，绝经后妇女则有子宫内膜增生过长。肿瘤表面光滑，圆形或椭圆形，多为单侧性，大小不一。②卵泡膜细胞瘤：恶性少见。大小不一，质硬，表面光滑。常与颗粒细胞瘤并存，可分泌雌激素。③纤维瘤：较常见的卵巢良性肿瘤，多见于中老年妇女。肿瘤多为单侧性，中等大小，表面光滑或结节状，切面灰白色、实性、坚硬，中等大小时易发生蒂扭转（图 16-4）。若病人伴有胸水及腹水，称梅格斯综合征（Meigs syndrome），手术切除肿瘤后，胸腹水自行消失。

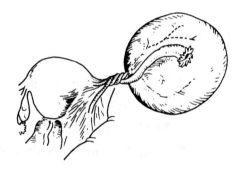

图 16-4　卵巢肿瘤蒂扭转

2）支持细胞 - 间质细胞瘤：又称为睾丸母细胞瘤。罕见。具有男性化作用。高分化者属良性，中低分化为恶性。

（4）卵巢转移性肿瘤：占卵巢肿瘤的 5%~10%。原发于体内任何部位如乳腺、肠、胃、生殖道等的癌均可能转移到卵巢。常见有库肯勃瘤（Krukenberg tumor），恶性程度高，预后极差。

（三）与疾病相关的健康史

1. 询问病人的年龄，了解发病的时间、经过、有无腹部不适、膀胱直肠的压迫症状、进行性消瘦等特征。

2. 评估与发病密切相关的高危因素，如有无卵巢恶性肿瘤家族史；是否常进食富含高胆固醇食物；自身有无其他恶性肿瘤，如子宫内膜癌、乳腺癌等，了解生育情况。

3. 通过全面收集病史，综合年龄、病程进展的快慢、局部特征及伴随症状，推测是否为卵巢肿瘤及肿瘤的性质。

(四) 心理 - 社会评估

在判断卵巢肿瘤性质的阶段,对病人及其家属而言,是一个艰难而恐惧的时刻,护理对象迫切需要相关信息的支持,并渴望及早得到确切的诊断结果。当病人得知为卵巢癌并面临手术、有可能改变以往的生活方式时,会产生各种各样的恐惧和担心。护理人员要通过年龄、文化程度、职业等评估可能的心理反应、焦虑程度,协助缓解心理压力。

(五) 治疗原则

卵巢肿瘤一经确诊,即应及时手术治疗。

1. 良性卵巢肿瘤 若病人年轻、有生育要求应尽量保留正常卵巢组织,可行患侧卵巢切除或卵巢肿瘤剥除术;绝经后期妇女可行全子宫及双侧附件切除术。

2. 交界性肿瘤 主要采用手术治疗。参照卵巢癌手术方法进行全面的手术分期或肿瘤细胞减灭术。年轻希望保留生育功能的Ⅰ期病人可保留正常的子宫和对侧卵巢。

3. 恶性肿瘤 治疗原则是以手术为主,辅以化疗、放疗的综合性治疗。手术范围一般作全子宫及双侧附件切除术,尽可能的切除肉眼可见的病灶,并作大网膜及盆腔、腹主动脉旁淋巴结切除。对手术不彻底、术后复发或转移者,可采用化疗。

【护理诊断】

1. **焦虑** 与个体健康受到威胁、担心手术产生后遗症等有关。
2. **舒适的改变** 与肿瘤压迫、肿瘤并发症、手术有关。
3. **营养失调:低于机体需要量** 与摄入不足、肿瘤慢性消耗、化疗副反应有关。
4. **潜在的并发症:与感染、出血与化疗、手术有关**

【预期目标】

1. 病人能正确对待疾病并积极配合治疗。
2. 腹胀、腹痛减轻或消失。
3. 营养供给能满足机体需要。
4. 病人体温、血红蛋白、白细胞计数正常。病人无全身或局部感染病灶。

【护理措施】

(一) 促进舒适

1. 对肿瘤过大,或伴有腹水、出现压迫症状严重者,指导病人采取感觉舒适的体位,如侧卧位、半卧位。
2. 对长期卧床的病人做好生活护理,注意观察病人的腹胀、腹痛的程度和性质,如发现卵巢肿瘤的并发症及时报告医师,及早做好手术准备,如为感染,遵医嘱给予抗感染治疗,不要盲目使用止痛剂,以免掩盖病情,贻误治疗。

(二) 加强营养

鼓励病人进食高蛋白、富含维生素、高热量、易消化的食物,必要时静脉补充营养品。

(三) 手术护理

1. 按腹部手术的要求,进行术前、术后的各项护理。
2. 注意巨大肿瘤或大量腹水病人,术后腹压骤降易出现虚脱,术后应准备沙袋加压或腹带包裹腹部。

3. 疑为恶性肿瘤病人，术前一日协助联系术中快速病理、并按医嘱备血、准备化疗药带入手术室，以备术中置于腹腔；清洁灌肠，做好肠道准备。

4. 术前护理措施

(1) 做好术前宣教，缓解紧张情绪，术前晚可口服安定2片，以助睡眠；

(2) 协助完成各项化验检查；纠正贫血，使其能够耐受手术；

(3) 术前3日肠道准备，无渣半流饮食，庆大霉素8万U，口服2次／日，并行阴道灌洗，1次／日；

(4) 术前一日备皮、备血，术前晚及术日晨清洁灌肠，指导病人术前晚流质饮食，术前8小时禁食，术前4小时禁水；

(5) 术日晨置尿管保留，并消毒阴道，注意病人有无阴道出血、发热等变化，如有异常及时报告医生，可按医嘱准备铂类化疗药以备术中用。

（四）心理护理

为病人提供表达情感的机会和环境，了解病人应对压力的方式方法。对病人提出的疑问给予明确、有效的答复，向病人介绍有关的疾病知识，说明手术治疗的必要性和安全性。讲解手术及化疗对肿瘤的效果，安排与已康复的病友见面，增强其信心，争取病人的主动配合。鼓励家属照顾病人，增强家庭的支持作用。

（五）健康教育

1. 健康知识宣教

(1) 加强高危妇女的监测

1) 高危人群不论年龄大小每半年应接受一次检查，以排除卵巢肿瘤，必要时配合辅助检查，以提高阳性检出率；

2) 提倡高蛋白、富含维生素A的饮食，避免高胆固醇饮食；

3) 高危妇女口服避孕药有利于预防卵巢癌的发生。

(2) 正确处理卵巢肿物

1) 卵巢实性肿瘤或囊肿直径>5cm者，应及时手术切除；

2) 青春期前、绝经后或生育年龄口服避孕药的妇女，若发现卵巢肿大，应考虑为卵巢肿瘤；

3) 对查体中发现卵巢小囊肿直径<5cm，疑为卵巢瘤样病变者（卵泡囊肿、黄体囊肿、黄素囊肿）暂行观察或口服避孕药，如为非赘生性肿物，一般追踪观察1~2个月，无需特殊治疗，囊肿会自行消失；

4) 有盆腔肿物诊断不清或治疗无效者，应及早行腹腔镜或剖腹探查。

(3) 凡乳癌、胃肠癌等病人，治疗后应严密随访，定期作妇科检查。

2. 出院指导

(1) 生活指导：指导病人术后两个月内应避免持重，要逐渐增加运动量，不可操之过急；根据术后恢复情况指导性生活。

(2) 随访指导：良性肿瘤手术后的病人，术后1个月常规检查。恶性肿瘤病人应遵医嘱长期随访和监测，一般术后1年内每月随访1次；术后第2年每3个月随访1次，术后第3年每6个月随访1次，3年以上每年随访1次。向病人说明卵巢切除术后出现的潮热、阴道分泌物减少等属正常现象，可在医生指导下进行药物治疗。如有阴道分泌物异常、阴道流血等异常情况，随时就诊。

(3) 手术后需加化疗或放疗者，应按医务人员的要求按时到医院进行各种治疗，并按医嘱及时复查血常规、肝、肾功能。

【结果评价】

1. 病人能描述引起焦虑的原因，并能正确面对现实健康问题，积极配合各种诊治过程。

2. 病人能列举促进舒适的各项措施。

3. 病人饮食合理,摄入量高于机体需要量,营养失调得到改善。

理论与实践

根据病例 16-4 所述:该病人发现下腹部包块半年,伴消瘦、腹胀 4 个月余入院。于半年前因下腹隐痛做 B 超提示"双侧卵巢肿物",未治疗。通过体查发现该病人营养差,神清,贫血貌。腹部膨隆,移动性浊音明显,下腹部可触及不规则包块,子宫轮廓不清。三合诊可触及双肿物,实性感,不平,不活动,与盆壁紧密粘连,直肠受压。同时通过问诊发现病人因病情进展迅速,异常紧张。护士应做好促进舒适、加强营养、术前准备和配合医生做好手术治疗等护理工作。同时向病人介绍有关的疾病知识,说明手术治疗的必要性和安全性。讲解手术及化疗对肿瘤的效果,安排与已康复的病友见面,增强其信心,争取病人的主动配合。鼓励家属照顾病人,增强家庭的支持作用。

第六节　妇科腔镜手术病人的护理

根据人体内脏器官的特点,采用不同腔镜下的手术属于微创手术,是医学发展的重大进步,已经广泛应用于临床诊断和治疗,目前妇科常用的腔镜主要有腹腔镜、宫腔镜和阴道镜。

一、腹腔镜手术病人的护理

【概述】

腹腔镜手术是利用冷光源照明,将腹腔镜镜头插入病人腹腔内,运用数字摄像技术使镜头拍摄到的图像能实时显示在专用监视器上。医生可通过监视器屏幕上所显示的图像,对病人病情进行分析判断,并且运用特殊的器械实施手术。

【护理评估】

(一) 适应证

1. 诊断性腹腔镜

(1) 不孕症;

(2) 原因不明的盆腔疼痛;

(3) 盆腔包块性质的鉴别;

(4) 子宫内膜异位症的诊断;

(5) 生殖系统畸形的诊断;

(6) 子宫穿孔诊断。

2. 手术性腹腔镜　目前国内外将按妇科腹腔镜手术复杂程度由易到难分级。

(1) Ⅰ级

1) 囊肿穿刺;

2) 活组织检查;

3）黄体破裂时局部止血及清理腹腔；

4）局部注药；

5）Ⅰ~Ⅱ期子宫内膜异位症的治疗；

6）轻度盆腔粘连分离。

（2）Ⅱ级

1）输卵管妊娠线型切开取胚囊；

2）切除输卵管或卵巢良性肿瘤；

3）附件切除；

4）输卵管绝育；

5）卵巢囊肿剔除、子宫浆膜下肌瘤或小型壁间肌瘤挖出术；

6）中重度盆腔粘连分离术；

7）子宫穿孔修补术；

8）配子输卵管移植；

9）Ⅲ~Ⅳ期子宫内膜异位症的治疗。

（3）Ⅲ级

1）较大壁间肌瘤（肌瘤直径>5cm）挖出术；

2）子宫切除术。

（4）Ⅳ级：盆腔淋巴结清除术。

（二）禁忌证

严重心肺功能不全、腹腔内大出血、弥漫性腹膜炎、凝血功能障碍、腹腔内广泛粘连、膈疝等病人禁忌行腹腔镜手术。

相关链接

1944年法国的Raoul Palmer应用腹腔镜对大量的不孕症病人作了检查，开始实施输卵管通气、通液术，简单的脏器粘连分离术，囊肿穿刺吸液术，子宫内膜异位灶电凝电灼术，活检术等手术。20世纪70年代之后，器械的改进、冷光源、玻璃纤维内镜的发明，人工气腹监护装置的问世以及电凝术的进一步完善，使更复杂的手术有可能在镜下完成。1989年美国报道了第一例经腹腔镜全子宫切除术。20世纪90年代之间国内以腹腔镜诊断为主，90年代后腹腔镜发展很快进入镜下手术阶段。妇科腹腔镜手术已从单纯诊断发展到治疗多种妇科疾病，目前几乎每一种需要开腹手术的妇科疾患都可以在镜下进行手术。腹腔镜手术的突出优点是手术创伤小，病人痛苦少，术后恢复快、恢复早，治疗效果好，但同时要求的设备和技术水平也比较高。

【护理措施】

（一）术前准备

1. 基本同腹部手术，注意脐部清洁。

2. 准备腹腔镜器械：在病人进入手术室前均应逐一检查，以确保各种装置及手术器械工作情况良好。器械的消毒灭菌常用方法可用甲醛熏蒸法和液体消毒液浸泡。腹腔镜最基本的设备包括以下几部分。

（1）光源、传导系统及内镜；

（2）电视摄像系统；

(3) 充气装置；

(4) 止血设备如电凝器(单极电凝、双极电凝、内凝器)；

(5) 冲洗器；

(6) 各种手术器械如气腹针、穿刺套管、转换器、举宫器、阴道拉钩、分离器、爪状钳、各种剪刀、活检钳、缝合器、肌瘤粉碎器、打结器等。

(二) 手术配合

熟悉手术步骤，做好术中配合：按腹腔镜手术的过程分为5个步骤。

(1) 人工气腹：协助病人取平卧位，用布巾钳提起腹壁，于脐轮下缘或上缘切开皮肤1cm，由切口处与腹部皮肤呈90°插入气腹针进入腹腔，回抽无血后接一针管，若生理盐水顺利流入，说明穿刺成功，针头在腹腔内。接CO_2充气机，以1~2L/min进气速度充气，总量以2~3L为宜。使腹腔内压力达12mmHg，拔去气腹针。气腹机的压力设定不应超过15mmHg。

(2) 连接光学系统，置入腹腔镜：先将腹腔镜与冷光源、电视摄像系统、录像系统连接。提起脐两侧腹壁，将套管针先斜后垂直慢慢插入腹腔，置入腹腔镜，调整病人体位成头低臀高并倾斜15°~25°，并继续缓慢充气。

(3) 建立手术通道：按手术需要做2~3个5~10mm的手术切口，置入鞘管。

(4) 手术操作：根据光学数字转换系统反映在屏幕上的图像，经鞘管插入腹腔镜手术器械进行手术。

(5) 取出腹腔镜：检查无内出血及脏器损伤，取出腹腔镜，关闭光源及气体，排出腹腔内气体后拔除套管，缝合腹部切口，覆以无菌纱布，胶布固定。

(三) 术后护理

1. 体位 病人术后安全返回病房取去枕平卧位，头偏向一侧，以免呕吐物阻碍呼吸道，持续低流量吸氧2小时，氧流量为2~3L/min，6小时后改半卧位，并指导病人适当在床上翻身活动，拔出尿管后鼓励病人下床活动。

2. 生命体征 观察心电监护6小时，注意观察病人的面色及精神状况。

3. 保持导尿管通畅和会阴部清洁 留置尿管时间视手术大小而定，一般附件及子宫肌瘤剥除术于术后24小时拔除，子宫切除者可适当延长导尿管留置时间至48小时，尿管留置期间应用0.25%碘伏行会阴擦洗，2次/日。注意观察尿色、尿量有无异常。

4. 饮食指导腹腔镜手术术后排气时间较腹部手术病人短，肠蠕动功能恢复较快，术后8小时即可进流质饮食，其原则同腹部手术后。

5. 并发症的观察与护理

(1) 与气腹相关的并发症：包括皮下气肿、气胸、气体栓塞等。轻微的皮下气肿一般可自行吸收，无需处理；如术中发现胸壁上部及颈部皮下气肿，应立即停止手术。如术后出现肩部酸痛，是腹腔内残留CO_2刺激膈神经反射所致。术后持续低流量吸氧2~8小时可减少该症的发生率。

(2) 腹腔出血：可因术中穿刺损伤血管或手术部位止血不彻底引起。术后2小时内若生命体征发生明显变化，尤其是血压，必须立即报告医师，及时处理。

(3) 脏器损伤：术中可发生膀胱、输尿管、肠管等脏器损伤，尤其盆腹腔有粘连时，术中如发现，需及时修补。术后注意观察尿量、尿色，病人有无腹胀、发热等不适，如有异常，及时报告医师。

(4) 咽喉部不适：由于全麻气管插管损伤气管黏膜以及麻醉未清醒前咳嗽反射较弱，易发生咽喉部疼痛、咳嗽、痰多。护理重点是鼓励病人早下床活动、深呼吸，协助病人翻身、拍背，及时清除呼吸道分泌物。

(5) 术后呕吐：术后呕吐原因较多，多因麻醉药物所致及CO_2人工气腹引起催吐中枢兴奋性增高。护理中对于发生呕吐的病人应头偏向一侧，防止误吸，及时清理呕吐物，术后可预防性使用止吐药物。

(四) 腹腔镜器械管理

1. 腹腔镜器械清洗 器械清洗彻底是保证消毒和灭菌成功的关键。腹腔镜手术器械比普通手术器械的构造复杂、精细，有细小的管腔，极易残留污物和细菌。故必须掌握清洗灭菌的原则，先用流水擦洗器械外表污物，用注射器或高压水枪冲洗腔道，拆卸器械各关节及部件，将擦干后的器械置于多酶洗液中浸泡或超声清洗机洗 10~30 分钟，然后用流水冲洗并精细地刷洗各个关节缝隙。

2. 腹腔镜器械灭菌方法

(1) 台式高压灭菌：台式高压灭菌器的灭菌原理是利用重力置换原理，使热蒸汽在灭菌器中从上而下将冷空气由下排气孔排出，排出的冷空气由饱和蒸汽取代，利用蒸汽释放的潜热使物品达到灭菌。主要适用于耐高温、耐高湿的医疗器械和物品的灭菌。在使用台式高压灭菌器灭菌过程中，装载容量不得超过柜内容量的 80%，器械的各个关节部件及其附件拆开，管腔不要扭曲，灭菌物品必须裸露。灭菌时温度达到 134℃，时间为 10 分钟。每次灭菌时应监测灭菌效果。

(2) 浸泡消毒：用 2% 强化戊二醛浸泡 10 小时灭菌。使用前必须在戊二醛液中加入激活剂 (碳酸氢钠)，制成 pH 为 6~8 的强化戊二醛，再加一袋缓蚀剂防锈。因未经碱化的戊二醛并无杀芽孢的作用，当用碳酸氢钠将戊二醛消毒液调至 pH 为 8.0 时，则可出现强大的杀芽孢作用。激活后的溶液连续使用 2 周。浸泡时，必须把器械清洗干净和擦干，避免水和有机物带入戊二醛溶液中，导致戊二醛稀释或溶解，影响灭菌效果。激活后的戊二醛若不密闭保存，或灭菌器械取用频繁，或环境温度过高、存放时间较长，均可使戊二醛浓度降低，颜色由浅黄渐变为深褐色。当溶液呈微黄时，不影响杀菌效果，若颜色过深，应废弃更新。在戊二醛使用过程中，应用戊二醛浓度指示卡进行测定，以便及时监测使用期限。

3. 腹腔镜器械保养

(1) 腹腔窥镜应注意保护目镜，镜面用 95% 的乙醇棉花棒清洁后再用软布擦干，保护帽套住，避免碰撞致使镜片模糊不清，影响清晰度。

(2) 摄像头、冷光源电源线需用柔软、吸水的布擦干，电源线不可折叠，应无角度盘旋，放在盘内。

(3) 保护穿刺锥，防止碰擦影响其锋利性，穿刺锥鞘的侧孔，清洗时应按压打开通口，冲洗干净内腔，用卷绵子擦干，关节活动部位擦干上油，保持其开关及关节部位的灵活性。

(4) 各种器械使用及清洁时，应轻拿、轻放，不得投掷或互相碰撞，不可一手拿多样器械，以免滑掉损坏。

(5) 各类有内腔的导管，器械必要时用通条冲、通，防止血痂、腹腔冲洗残物阻塞，洗净后用长卷棉子将内腔擦干上油。

(6) 气腹针应保持针的锋利性，最好用 95% 乙醇冲洗，术毕洗净晾干后上油。

(7) 穿刺器、转换器的橡皮帽清点保存，防止遗失。

(8) 术毕，清水洗净各种器械，钳夹部分如有血渍、血痂应用多酶或过氧化氢浸泡 10~20 分钟，然后用纱块在流动水下轻轻抹干洗净，再用软布擦干上油，以备下次手术使用。

(9) 做好使用登记，详细认真填写每日仪器运转情况、时间、操作医生签名、配合护士签名以及病人姓名、年龄及手术名称。

4. 腹腔镜使用注意事项

(1) 腹腔镜仪器、器械精密，昂贵，需专人专柜保管存放。保管者要求熟悉仪器构造、工作原理及器械性能，能熟练安装连接各种仪器，熟练掌握器械技术性能用途，了解正确的消毒方法，以及使用保养过程中的注意事项。

(2) 使用前应认真检查器械及其附件是否完整，特别注意细小的零件是否完好、配套，管型器械严禁敲击，从而保证手术的顺利进行。

(3) 每次手术操作完毕后，器械要及时浸泡在手术台上的无菌注射用水盆内，以免血块、残物干燥，难以清洗。各种仪器、器械每周彻底清洁 1 次。每次使用后,均需检查机器的性能运转情况,及时补充耗品,发现问题及时登记,送检修。

(4) 建立登记记录制度,对常用器械及仪器应进行每日小检查,每月大检查。检查仪器、器械有无缺损及损坏,如零配件损耗及时送检修理。

(5) 建立精密仪器器械卡,一式 2 份,一份存留设备科,一份附于仪器上,做好使用情况登记。

(6) 电视显示器、录像机、气腹机、电凝器在术毕后应保存在可锁式移动箱内,防止遗失。

(五) 心理护理

术前对准备实施腹腔镜手术的病人进行术前宣教,配合医师向病人介绍腹腔镜手术的优点:手术切口小、盆腔粘连发生率低、术后痛苦小、恢复快、住院时间短。再耐心细致地向病人讲解麻醉方式、手术步骤、治疗效果以及术后注意事项。并可请已通过腹腔镜手术治愈的病人现身说法,消除病人的思想顾虑,使病人能够积极配合医师进行手术治疗。

(六) 健康教育

1. 注意休息,避免劳累手术后 2 周内应避免提超过 5kg 的物品、骑马、骑脚踏车、久坐,以免盆腔充血,造成术后不适。

2. 加强营养,多食蔬菜、水果防止便秘避免食用产气的食物如豆类、圆葱等,以减少术后腹胀引起不适。

3. 保持外阴清洁,勤换会阴垫,防止上行性感染。

4. 禁盆浴、性生活 1 个月,镜下子宫全切者应在手术后 3 个月复查,经医生指导后再行性生活。

二、宫腔镜手术病人的护理

【概述】

宫腔镜是通过宫腔镜系统对子宫颈管及宫腔内疾病进行检查和治疗的内镜技术。1869 年 Pantaleoni 首次采用宫腔镜检查子宫异常出血,而我国从 20 世纪 50 年代末开始研制宫腔镜。随着光纤仪器及手术设备的改进和技术的提高,宫腔镜应用的范围不断在扩大。

【护理评估】

(一) 适应证

1. 诊断性宫腔镜

(1) 异常子宫出血;

(2) 原发或继发不育;

(3) 反复流产;

(4) 评估异常的 B 超或子宫输卵管造影;

(5) 宫腔内异物诊断、宫内节育器定位;

(6) 宫腔畸形及粘连的诊断;

(7) 宫腔镜手术前检查、手术后随访。

2. 治疗性宫腔镜

(1) 疏通输卵管口;

(2) 选择性输卵管插管通液试验;

(3) 取出宫腔内残留片状碎骨、断裂或嵌顿的宫内节育器等；

(4) 宫腔镜下注药治疗输卵管妊娠；

(5) 其他节育及助孕技术。

3. 手术性宫腔镜

(1) 子宫内膜切除术；

(2) 子宫内膜息肉切除术；

(3) 子宫肌瘤切除术；

(4) 子宫纵隔切除术；

(5) 子宫腔粘连分解术；

(6) 宫颈管内赘生物切除术。

(二) 禁忌证

1. 体温≥37.5℃；

2. 活动性子宫出血；

3. 急性或亚急性生殖道炎症；

4. 近期子宫穿孔修补术后；

5. 宫内妊娠；

6. 宫颈恶性肿瘤；

7. 子宫内膜癌；

8. 子宫颈管或宫腔过窄；

9. 生殖道结核未经抗结核治疗；

10. 严重心、肺、肝、肾疾患。

【护理措施】

(一) 术前准备

1. 常规检查

(1) 术前必须按常规作妇科检查、阴道分泌物滴虫、假丝酵母菌检查和白带常规检查、宫颈/阴道细胞学检查、心电图和血常规等；

(2) 宫腔镜手术病人还需作血型鉴定、尿常规、大便常规、肝、肾功能、肝炎病毒抗体、电解质、胸片、盆腔 B 超等。

2. 时间选择

(1) 一般选择在月经干净后 3~5 日，此时子宫内膜处于增殖期，内膜薄，为宫腔镜检查或手术的理想时期；

(2) 欲做子宫内膜电切术者，术前已做子宫内膜预处理，非经期亦可手术；

(3) 较大的子宫黏膜下肌瘤，术前做最后一次药物预处理后 3~6 周内手术。

3. 子宫颈准备
需宫腔镜手术者，手术前晚行宫颈扩张术：吲哚美辛栓 100mg 塞肛，30 分钟后置宫颈扩张棒或海藻棒。亦可于术前 12 小时在后穹窿放置米索前列醇 200μg。

4. 术日
晨禁食，可不排尿，以便于术中 B 超监护。

5. 宫腔镜器械准备

(1) 光源、传导系统及内镜(分检查镜与手术镜)；

(2) 电视成像系统；

（3）膨宫及灌流系统；

（4）管鞘器械(分检查管鞘与手术管鞘)；

（5）动力设备：宫腔电切镜、双电极治疗系统、Nd：YAG 激光电凝器；

（6）各种手术器械如剪刀、活检钳、异物钳、取环钳等。

6. 宫腔镜及其器械的消毒　一般采用 2% 戊二醛浸泡 15~20 分钟。

7. 正确调试各项手术设备　护理人员应提前做好准备工作，调节好所有手术设备，连接冷光源光导纤维，根据需要连接高频电刀连线，再连接套有保护套的宫腔镜镜子，按顺序打开仪器的开关，调节好膨宫仪所需的压力并设定最高压力值(一般水压力设定 80~100mmHg，流速 200~400ml/min)，调节好电凝电极所需功率值，一切检查齐全并准备好后等待手术医生上台操作。

（二）手术配合

1. 麻醉成功后，病人取膀胱截石位，助手戴消毒手套取出宫颈扩张棒，常规消毒外阴阴道。在病人臀部或大腿部贴好电刀负极板，打开电源发生器开关，将电切调至 80W，电凝调至 60W。

2. 术者铺巾，置尿管。如需 B 超监测，可充盈膀胱。

3. 安装灌流液导管、电缆导线、光源、适配器，排尽灌流液导管中气体，并依次安装在操作手柄上，调节摄像机的焦距、色彩、清晰度。检查负极板，打开进出水开关，置镜。开始手术。

（三）防治并发症

1. **损伤**　主要指宫颈管内膜擦伤、颈管裂伤、子宫内膜擦伤、子宫穿孔等。

2. **出血**　由于宫缩不良、止血不彻底、凝血机制障碍等引起。可通过宫缩剂、止血药、明胶海绵塞入宫腔内或重新电凝止血等处理。出血量一般很少，通常于术后 1 周内干净。

3. **心脑综合征**　宫腔镜术时扩张宫颈和膨宫时均可引起迷走神经功能亢进，而出现头晕、胸闷、流汗、脸色苍白、恶心、呕吐、脉搏和心率减慢等症状称为心脑综合征。因此，在作宫腔镜手术前 30 分钟应肌注阿托品 0.5mg，以免发生心脑综合征。术中一旦发生上述症状应暂停手术，予以吸氧及对症治疗，待一般情况好转后再继续操作。

4. **过度水化综合征**　因大量灌流液被吸收入血循环，导致血容量过多及低钠血症，故又称水中毒。术中应采用有效的低压灌流、控制手术时间约在 1 小时内，如需延长手术时间，则需作中心静脉压测定。密切观察病人有无出现血压下降、疲倦感、头晕、头痛、恶心、呕吐、反应迟钝、精神恍惚、神志淡漠等低钠血症症状，一旦发生应立即停止手术，积极利尿、纠正低钠血症、水电解质失平衡等。

（四）术后护理

1. 宫腔镜检查后常规卧床休息 30 分钟；

2. 必要时予以抗生素预防感染；

3. 观察病人的血压、脉搏、心率，每 30 分钟观察一次，连续观察 6 次；

4. 禁食 6 小时因麻醉反应常可引起恶心、呕吐；

5. 注意阴道流血及腹痛等情况；

6. 注意水电解质、酸碱平衡；

7. 一时性发热可予解热药。

（五）心理护理

术前讲解宫腔镜手术的必要性，取得病人理解及配合。

（六）健康教育

1. 提醒病人手术可能引发的远期并发症

（1）出血：术后病人可有少量阴道流血并持续 3~5 日，若出血超过 1 周或出血量大于平时月经量、腹痛加剧等，应及时复诊；

（2）盆腔感染；

（3）宫腔粘连；

（4）宫颈管粘连。

2. 出院 1 个月后来院复查，平时要保持外阴清洁，4 周内禁止性生活、盆浴，保持会阴洁净干燥，并嘱咐病人注意休息及饮食，适量活动。

三、阴道镜手术病人的护理

【概述】

阴道镜检查是利用阴道镜在强光源照射下将宫颈阴道部上皮放大 10~40 倍直接观察，以观察肉眼看不到的微小病变，在可疑部位做定位活检，以提高宫颈疾病的确诊率。阴道镜分为光学阴道镜和电子阴道镜两种。阴道镜检查目的主要包括以下几点。

1. 及时诊断下生殖道的癌前病变，以降低癌症的发生率；

2. 及时诊断原位癌、镜下早期浸润癌，使病人能得到早期诊断及早期治疗，从而提高恶性肿瘤病人的生存率；

3. 避免盲目地对下生殖道进行创伤性的多点活检，在阴道镜下仅对可疑病变处活检，既减少损伤，又提高阳性检出率；

4. 提高对生殖道湿疣的亚临床型的诊断阳性率，以提高治疗效果，有效地控制性病的传播，进而达到预防下生殖道恶性肿瘤发生的目的；

5. 确定病变范围，制定正确的治疗方案。

【护理评估】

（一）适应证

1. 宫颈细胞学检查巴氏 III 级以上或 TBS 提示上皮细胞异常和（或）高危型 HPV 阳性者。

2. 有接触性出血，肉眼观察宫颈无明显病变者。

3. 肉眼观察可疑病变，可疑病灶行定位活检。

4. 可疑下生殖道尖锐湿疣。

5. 可疑阴道腺病、阴道恶性肿瘤。

6. 宫颈、阴道及外阴病变治疗后复查和评估。

（二）禁忌证

阴道镜检查无绝对禁忌证，其相对禁忌证即镜下活检的禁忌证。

1. 外阴、阴道、宫颈、盆腔急性炎症。

2. 大量阴道流血。

3. 宫颈恶性肿瘤。

（三）手术时间选择

1. 怀疑宫颈癌或癌前病变无时间限制。

2. 了解子宫颈管内病变宜于接近排卵期或排卵期。

3. 其他疾病则宜于月经净后 2 周内。

4. 术前 24 小时内禁行阴道上药、冲洗并避免性生活。

（四）与疾病相关的健康史

1. 常规询问病史、月经史，以选择合适的检查时间。
2. 阴道分泌物涂片是否检查正常。

【护理措施】

（一）术前准备

1. **术前告知** 应告知病人阴道镜检查的目的，检查中可能有的不适感，并签署知情同意书。

2. **物品准备**

（1）器械：阴道镜、窥阴器、活检钳、刮匙、纱布钳、拉钩、纱球、棉签等。

（2）必备的试剂：3%醋酸溶液和复方碘溶液。

（二）手术配合

1. 病人排空膀胱，协助取膀胱截石位，用窥器暴露阴道、子宫颈。
2. 需要取宫颈活组织检查时，配合做好病理瓶标记及登记。
3. 术后叮嘱病人及时随诊、禁性生活及盆浴1个月。

（三）结果判定

1. 正常宫颈阴道部鳞状上皮光滑呈粉红色。涂3%醋酸后上皮不变色。碘试验阳性。

2. 宫颈阴道部柱状上皮宫颈管内的柱状上皮下移，取代宫颈阴道部的鳞状上皮，临床称转化区外移。肉眼见表面绒毛状，色红。涂3%醋酸后迅速肿胀呈葡萄状。碘试验阴性。

3. 转化区即鳞状上皮与柱状上皮交错的区域。阴道镜下见树枝状毛细血管；由化生上皮环绕柱状上皮形成的葡萄岛；开口于化生上皮之中的腺体开口及被化生上皮遮盖的潴留囊肿（宫颈腺囊肿）。涂3%醋酸后化生上皮与圈内的柱状上皮明显对比。涂碘后，碘着色深浅不一。病理学检查为鳞状上皮化生。

4. 异常的阴道镜图像碘试验均为阴性，包括：①白色上皮；②白斑；③点状血管；④镶嵌；⑤异型血管。

5. 早期宫颈浸润癌醋白上皮增厚，呈云雾、脑回、猪油状，表面稍高或稍凹陷。局部血管异常增生，管腔扩大，失去正常血管分支状，相互距离变宽，走向紊乱形态特殊，可呈蝌蚪形、棍棒形、发夹形、螺旋形或绒球等改变。涂3%醋酸后表面呈玻璃样水肿或熟肉状，常并有异形上皮。碘试验阴性或着色极浅。

（章雪玲）

1. 对需腹部手术的病人进行正确的术前护理评估,如合并内科疾病,应先纠正,评估能够耐受手术后再行手术。术前遵医嘱协助病人完成各项检查及化验,术前一日完成肠道、阴道准备及备皮、药物皮试等护理工作,同时对病人进行饮食指导。术后注意监测病人的生命体征,注意保留尿管及引流管的护理,正确指导病人饮食、活动,病人出现如恶心、呕吐、腹胀、疼痛等不适症状时正确应对。

2. 子宫颈癌是最常见的妇科恶性肿瘤,其发病与HPV感染有关。接触性出血为宫颈癌早期表现。宫颈脱落细胞学联合HPV检测是宫颈癌筛查的有效方法,阴道镜下宫颈及颈管活体组织检查是确诊子宫颈癌最可靠的方法,护理措施中注意对宫颈癌根治术后病人促进膀胱功能的恢复。

3. 子宫肌瘤是女性生殖系统最常见的良性肿瘤,其发病可能与性激素有关。根据肌瘤与子宫肌壁的关系分为肌壁间肌瘤、黏膜下肌瘤和浆膜下肌瘤三类,可有月经改变、腹部包块、压迫症状、不孕、继发贫血等症。黏膜下肌瘤对月经影响最早,其次是肌壁间肌瘤,浆膜下肌瘤很少影响月经。可根据病人情况选择手术治疗、随访观察、药物治疗等。注意对阴道出血病人的观察和护理。

4. 子宫内膜癌易发生在肥胖、高血压、糖尿病、未婚、少育的妇女,以内膜样腺癌为主,表现以绝经后出血为常见。分段诊断性刮宫是确诊子宫内膜癌最常用的诊断方法。对高危人群的进行健康宣教,以减少此病的发生。

5. 卵巢肿瘤以上皮性肿瘤最常见,其次是生殖细胞肿瘤、卵巢性索间质肿瘤和卵巢转移性肿瘤。卵巢良性肿瘤的主要症状是下腹包块,一旦确诊应当手术治疗。其并发症有卵巢囊肿蒂扭转、破裂、感染和恶变,其中蒂扭转是最常见的并发症,一般好发于成熟的畸胎瘤。卵巢癌早期无明显症状,也无早期发现和诊断方法,其死亡率居妇科恶性肿瘤之首;高胆固醇饮食、未产、不孕、初潮早、绝经迟是卵巢癌的高危因素。其治疗原则是以手术为主,辅以化疗、放疗的综合性治疗。临床上应注意良性卵巢肿瘤和恶性卵巢肿瘤的鉴别。对有巨大卵巢肿瘤或大量腹水病人,术后注意腹部压沙袋,防止腹压骤降诱发虚脱。

6. 妇科腔镜下的手术属于微创手术,主要包括腹腔镜、宫腔镜和阴道镜,已经广泛应用于临床诊断和治疗。目前几乎每一种需要开腹手术的妇科疾患都可以在腹腔镜下完成,其手术的突出优点是手术创伤小,病人痛苦少,术后恢复快、治疗效果好,宫腔镜是通过宫腔镜系统对子宫颈管及宫腔内疾病进行检查和治疗的内镜技术。阴道镜检查是利用强光源照射下将宫颈阴道部上皮放大10~40倍直接观察,在可疑部位做定位活检,以提高宫颈疾病的确诊率。要注意对所有实施腔镜病人的术前护理及术后指导。

1. 宫颈癌的临床表现有哪些?

2. 简述宫颈癌病人的术后护理?

3. 简述子宫肌瘤的临床表现及处理原则?

第十七章　会阴部手术妇女的护理

17

会阴部手术在妇科应用比较广泛。因解剖特点及涉及身体的隐私部位,与腹部手术相比有其特殊性。本章节学习了解会阴部手术的种类,会阴部手术治疗的常见病,包括外阴、阴道创伤、外阴癌、尿瘘、子宫脱垂等内容,运用护理程序为病人提供整体化护理。

第一节　会阴部手术病人的一般护理

【概述】

(一)会阴部手术种类
按手术范围区分有外阴手术和阴道手术。

1. **外阴手术**　是指女性外生殖器部位的手术,包括外阴癌根治术、前庭大腺脓肿或囊肿切开引流术、处女膜切开术、外阴肿瘤切除术等。

2. **阴道手术**　是指阴道手术及经阴道的手术,包括宫颈手术和阴道成形术、陈旧性会阴裂伤修补术、阴道前后壁修补术、尿瘘修补术、子宫黏膜下肌瘤摘除术、会阴部子宫切除术等。

(二)会阴部手术特点

1. 会阴部手术利用阴道自然腔隙施行手术,与开腹手术相比,会阴部手术具有手术创伤小、对腹腔脏器干扰小、手术后疼痛轻、康复快、外表不留瘢痕等优点,更符合微创观念。

2. 由于阴道解剖特点,会阴部手术视野小,暴露差,操作困难,技术要求高。

另外,会阴部血管、神经丰富,与尿道、肛门和直肠邻近,暴露于易污染部位,因此,容易出现疼痛、出血、感染等并发症。

【术前准备】

(一)心理准备
病人常担心手术会影响身体的完整性,手术切口瘢痕可能导致将来性生活不和谐等。护士应关心理解病人,在取得病人信任的基础上,让病人充分表达自己的感受,耐心地倾听,针对具体情况给予指导。帮助病人选择积极的应对措施,消除病人的紧张情绪,使其主动配合手术。进行术前准备和检查时用屏风遮挡病人,尽量减少暴露部位。同时做好家属的工作,让家属理解病人的感受,为病人提供心理和生活方面的支持,使病人很好地配合治疗及护理。

(二)全身情况准备
详细了解全身重要脏器的功能,正确评估病人对手术的耐受力,如有并发症应给予纠正。观察病人的生命体征,注意有无月经来潮,有异常及时通知医生。指导训练正确的咳痰方法,术前遵医嘱做药物过敏试验、配血等。

(三)皮肤准备
外阴皮肤有损伤或感染者,局部涂抗生素软膏,每日消毒液坐浴,保持局部清洁干燥,待治愈后手术。术前1日行皮肤准备,备皮范围上至耻骨联合上10cm,下至会阴部、肛门周围、腹股沟及大腿内侧上1/3。

(四)肠道准备
由于阴道与肛门邻近,术后排便易污染外阴切口,因此外阴、阴道手术前应作好肠道准备。术前3日进无渣饮食;遵医嘱给予肠道抗生素,常用庆大霉素、甲硝唑等;术前1日禁食,遵医嘱给予静脉补液;术前日晚及术日晨行清洁灌肠。

（五）阴道准备

由于阴道不是无菌环境，为防止术后感染，应在术前 3 日开始阴道准备。一般行阴道冲洗或坐浴，每日 2 次，常用 1∶5000 的高锰酸钾、1∶20 的聚维酮碘溶液等。术晨用消毒液行阴道消毒，消毒时应特别注意阴道穹窿，消毒后用大棉签蘸干，必要时涂甲紫。

（六）膀胱准备

嘱病人术前排空膀胱，根据手术需要，术中或术后留置导尿管。

（七）其他

其他术前准备同妇科腹部手术前准备。

【术后护理】

（一）体位

根据不同手术采取相应的体位。行外阴癌根治术的病人术后应采取平卧位，双腿外展屈膝，膝下垫软枕，减少腹股沟及外阴部的张力；会阴部子宫切除术、阴道前后壁修补或盆底修补术后的病人应以平卧位为宜，3 日内尽量不取坐位，以降低外阴阴道张力；膀胱阴道瘘病人术后应相对瘘口位置采取健侧卧位，减少尿液对修补瘘口处的浸泡，以利于愈合。

（二）切口护理

外阴、阴道肌肉组织少，切口张力大，不易愈合，护士要随时观察会阴切口的情况，注意有无渗血、红肿等炎性反应，有异常及时通知医生；注意阴道分泌物的量、性质、颜色及有无异味；注意保持外阴清洁、干燥，嘱病人勤更换内衣内裤，保持床单位清洁，每日行外阴擦洗 2 次，病人排便后用同法清洁外阴以防止感染；手术时阴道内填塞纱条一般在术后 12~24 小时内取出，取出时注意核对数目；有引流管时要保持引流管通畅，严密观察引流物的量及性质，定时更换引流袋；会阴部切口一般术后 5~6 日拆线，阴阜部切口术后 7~10 日拆线。

（三）导尿管的护理

外阴、阴道手术后保留尿管时间较长，根据手术范围及病情导尿管分别留置 2~10 日。术后注意保持尿管通畅，观察尿液的颜色、尿量，特别是尿瘘修补术的病人；每日会阴清洁 2 次，每日更换尿袋 1 次，保持尿袋的位置低于膀胱；拔管前应训练膀胱功能，拔除尿管后应嘱病人尽早排尿，注意观察病人自解小便情况，如有排尿困难，给予诱导、热敷等措施帮助排尿，必要时重新留置尿管。

（四）肠道护理

会阴部手术术后一般不禁食，根据手术的范围指导病人的饮食。

涉及肠道手术如直肠或膀胱阴道瘘修补术、阴道前后壁修补、外阴根治术，术后给予无渣流食或半流食 3~5 日，病人排气后可每日给予鸦片酊 0.5ml 或复方樟脑酊 4ml，抑制肠蠕动，以控制首次大便的时间；5 日后给予缓泻剂，以软化大便，避免排便困难。

【出院指导】

会阴部手术伤口愈合较慢，嘱病人术后注意休息，半年内避免重体力劳动，积极预防咳嗽、久蹲等增加腹压的动作，多吃蔬菜、水果，预防便秘。保持会阴清洁，术后 3 个月内禁止性生活及盆浴，出院后 1 个月来院检查术后恢复情况。3 个月时再来院复查，若发现盆腔疼痛、会阴部有不正常的出血、分泌物等，应及时就诊。

第二节　外阴、阴道创伤

　　产妇,29 岁,自然分娩一女婴,体重 3600g,产后出血 250ml,子宫收缩好,常规缝合侧切伤口。产后 2 小时,产妇阴道出血量多约 100ml,检查发现侧切伤口顶端有 2cm×2cm×3cm 大小血肿伴活动出血,立即重新缝合伤口。

　　问题:1. 该产妇的诊断是什么?

　　　　　　2. 护理要点是什么?

【概述】

　　分娩是导致外阴、阴道创伤的主要原因,也可因外伤所致。如不慎跌倒、外阴触于锐器上等。创伤可伤及阴道或穿过阴道损伤尿道、膀胱或直肠。幼女受到强暴可致软组织受伤;初次性交时处女膜破裂,绝大多数可自行愈合,偶见裂口延至小阴唇、阴道或伤及穹窿,引起大量阴道流血,导致失血性贫血或休克。

【护理评估】

(一)临床表现

由于创伤的部位、深浅、范围和就诊时间不同,临床表现亦有区别,主要表现为:

1. **疼痛**　为主要症状,可以轻微疼痛至剧痛,甚至出现疼痛性休克。

2. **局部肿胀**　为水肿或血肿,是常见的表现。由于外阴部皮肤、黏膜下组织疏松,血管丰富,局部受伤后可导致血管破裂,组织液渗出,血液、组织液在疏松结缔组织中迅速蔓延,形成外阴或阴道血肿。如处理不及时可向上扩展,形成巨大盆腔血肿。

3. **外出血**　由于血管破裂可导致少量或大量的鲜血自阴道流出。

4. **其他**　根据出血量多少、急缓,病人可有头晕、乏力、心慌、出汗等贫血或失血性休克的症状;合并感染时可有体温升高和局部红、肿、热、痛等表现。另外,由于局部肿胀、疼痛,病人常出现坐卧不安,行走困难等。

(二)辅助检查

1. **妇科检查**　了解外阴或阴道裂伤部位、程度,观察血肿的大小、部位,局部组织有无红、肿及脓性分泌物。此外,应注意创伤有无穿透膀胱、直肠甚至腹腔等。

2. **实验室检查**　出血多者红细胞计数及血红蛋白下降;有感染者,可白细胞数目增高。

(三)与疾病相关的健康史

了解导致创伤的原因,判断是因外伤、遭强暴所致还是分娩创伤未及时缝合所致。

(四)心理 - 社会状况

根据病人不同创伤部位的表现不同,评估疼痛程度、性质及相关因素;损伤轻者,出血少,疼痛轻微;损伤大者症状明显,疼痛难忍,病人常有休克及贫血表现,感染者体温升高,局部有炎性反应。病人及家属常由于突然发生的意外事件而表现出惊慌、焦虑、恐惧,护士需要评估病人及家属对损伤的反应,并识别其异常的心理反应。

（五）治疗原则

以止血、止痛、防感染和抗休克为主要治疗原则。

【护理诊断／问题】

1. **恐惧**　与突发创伤事件有关。
2. **疼痛**　与外阴、阴道创伤有关。
3. **潜在并发症：失血性休克**

【预期目标】

1. 病人恐惧程度减轻。
2. 住院期间病人疼痛逐渐减轻。
3. 病人在治疗期间未发生失血性休克。

【护理措施】

1. **严密观察生命体征，预防和纠正休克**　对于外出血量多或较大血肿面色苍白者立即让病人平卧，给予吸氧、开通静脉通路，给予心电监护，密切观察病人血压、脉搏、呼吸、尿量及神志变化，做好血常规及配血输血准备。注意观察血肿的变化，有活动出血者应迅速缝合止血。小于 5cm 的血肿，应立刻进行冷敷，使血管收缩减少出血；也可用棉垫、丁字带加压包扎，防止血肿扩大。对大的外阴、阴道血肿应在抢救休克的同时配合医生止血，并做好术前准备，术后应用抗生素防治感染。

2. **做好术前准备**　外阴、阴道创伤较重的病人有急诊手术的可能，应做好配血、皮肤准备，嘱病人暂时禁食，充分消毒外阴及伤口，向病人及家属讲解手术的注意事项取得配合。

3. **术后护理**　外阴、阴道创伤手术后阴道内常填塞纱条，外阴加压包扎，病人疼痛明显，遵医嘱给予止痛；阴道填纱取出或外阴包扎松解后，应密切观察阴道及外阴伤口有无出血，病人有无进行性疼痛加剧或阴道、肛门坠胀等再次血肿的症状；保持外阴清洁、干燥；遵医嘱给予抗生素。

4. **保守治疗病人的护理**　对血肿小采取保守治疗者，嘱病人采取正确的体位，避免血肿受压；保持外阴部清洁、干燥；遵医嘱及时给予止血、止痛药物；24 小时内冷敷，降低局部血流速度及局部神经的敏感性，减轻病人疼痛及不适感；24 小时后可以热敷或行外阴部理疗，促进水肿或血肿吸收。

5. **心理护理**　突发的创伤常导致病人和家属恐慌、担忧，护士应安慰、鼓励病人积极配合治疗，同时做好家属的解释工作，使其能够为病人提供支持。

理论与实践

案例 17-1 中产妇诊断为：阴道壁血肿。护理要点：注意阴道出血，病人有无进行性疼痛加剧或阴道、肛门坠胀等再次血肿的症状；保持外阴清洁、干燥；遵医嘱给予抗生素。

【结果评价】

1. 病人在住院期间无明显疼痛。

2. 病人在治疗 24 小时内生命体征正常。

3. 住院期间病人及家属积极配合治疗。

第三节　外阴癌

案例 17-2

　　郝女士，64 岁，外阴皮肤变白及瘙痒 10 余年，近 2 年发现外阴右侧有一小结节，有花生米大小，疼痛，未治疗。近三个月发现肿物增大有栗子大小，表面破溃，有血性分泌物。无尿血、便血等症状。查体：一般情况可，全身淋巴结未触及异常肿大，心、肺、腹部未发现异常，妇科检查：右侧大阴唇中段有一硬结，3cm×3cm×2cm 大小，基底宽，不活动，腹股沟淋巴结未触及。为明确诊断，进行了局部活组织病理检查，病人顾虑重重。

　　问题：1. 此病人的临床诊断是什么？

　　　　　　2. 应采取何种治疗方法？

【概述】

外阴鳞状细胞癌是最常见的一种外阴恶性肿瘤，占外阴恶性肿瘤的 80% 以上，多见于 60 岁以上妇女。

（一）病因

外阴鳞状细胞癌的病因尚不完全明确，可能与下列因素有关：

1. **病毒感染**　如人乳头瘤病毒（HPV）、巨细胞病毒（CMV）、单纯疱疹病毒Ⅱ型（HSV~Ⅱ）、尖锐湿疣、淋病、梅毒感染等。

2. **外阴的慢性皮肤疾病**　如外阴上皮内非瘤样病变等。

（二）转移途径

以直接浸润、淋巴转移为主，血行转移常发生于晚期。

1. **直接浸润**　癌组织沿皮肤黏膜向周围及深部组织浸润生长，侵及阴道、尿道，晚期可累及肛门、直肠和膀胱等。

2. **淋巴转移**　外阴淋巴管丰富，两侧互相交织成网，所以外阴癌极易出现淋巴转移，而且多向同侧淋巴结转移，最初转移到腹股沟浅淋巴结，再至股深淋巴结，并经此进入盆腔淋巴结，最后转移至腹主动脉旁淋巴结。

3. **血行转移**　晚期可血行播散至肺、肝、骨等器官。

（三）临床分期

目前采用的是国际妇产科联盟（FIGO）分期法（2014 年），见表 17-1。（可参照）

【护理评估】

（一）临床表现

1. **局部肿物**　常表现为顽固的外阴瘙痒、不同形态的外阴肿物。如结节状、菜花状、溃疡状。

2. **疼痛**　肿物常继发感染，晚期可出现疼痛、渗液和出血。

表 17-1　外阴癌分期表

分期		描述
I		肿瘤局限于外阴
	I A	肿瘤局限于外阴或会阴,直径≤2cm,间质浸润≤1.0mm,淋巴结无转移
	I B	肿瘤局限于外阴或会阴,直径≥2cm,间质浸润≥1.0mm,淋巴结无转移
II		任何大小的肿瘤,肿瘤侵犯会阴临近部位(下 1/3 尿道,下 1/3 阴道,肛门),淋巴结无转移
III		任何大小的肿瘤,肿瘤有或无侵犯会阴临近部位(下 1/3 尿道,下 1/3 阴道,肛门),有腹股沟—股淋巴结转移
	III A	(ⅰ)1 个淋巴结转移(≥5mm),或(ⅱ)1~2 个淋巴结转移(≤5mm)
	III B	(ⅰ)≥2 个淋巴结转移(≥5mm),或(ⅱ)≥3 个淋巴结转移(≤5mm)
	III C	淋巴结转移伴包膜外扩散
IV		肿瘤侵犯其他部位(上 2/3 尿道,上 2/3 阴道),或远处转移
	IV A	肿瘤侵犯下面任何部位
		(ⅰ)上尿道和(或)阴道黏膜、膀胱黏膜、直肠黏膜、或固定在骨盆壁,或(ⅱ)腹股沟—股淋巴结出现固定或溃疡
	IV B	任何部位(包括盆腔淋巴结)的远处转移

3. **其他**　肿瘤侵犯尿道或直肠时,可出现尿频、尿急、血尿、便秘、便血等症状。

(二) 辅助检查

外阴活体组织病理学检查是确诊的金标准。为了提高活检阳性率,可采用 1% 甲苯胺蓝染色外阴可疑病变部位,再用 1% 醋酸擦洗脱色,在蓝染部位作活检,也可借助阴道镜作定位活检。

(三) 与疾病相关的健康史

评估病人有无长期外阴瘙痒史、性传播疾病或感染性疾病史等。因外阴癌多见于老年病人,还应注意评估全身各系统的健康状况等。

(四) 心理 - 社会状况

1. 评估病人对疾病的认知情况及情绪状态等。外阴局部症状常使病人烦躁,工作及参与活动能力下降。外阴癌为恶性肿瘤,病人感到悲哀、恐惧、绝望。

2. 评估病人的社会功能、人格特点和社会支持情况等。外阴手术致使身体完整性受到影响等原因,常使病人出现自尊底下,自我形象紊乱等心理方面问题。

理论与实践

根据案例 17-2 中病人有外阴皮肤发白及瘙痒史 10 余年,说明有长期的外阴硬化性苔藓样病变,现在外阴有结节、疼痛、破溃,很可能是外阴癌,局部活检是唯一确诊的方法。病理回报为外阴鳞状细胞癌。结合查体情况,无尿道、直肠症状,一般情况好,全身淋巴结未触及肿大,肿物 3cm,属于外阴癌 II 期,可行手术治疗。

(五) 治疗原则

以手术治疗为主,辅以放射治疗与化学药物治疗。

1. **手术治疗**　是外阴癌的主要治疗手段,手术的范围取决于临床分期、病变的部位、病人的身体状况等。

2. **放射治疗**　适用于不能手术的病人、晚期病人或复发可能性大的病人。

3. **化学药物治疗**　可作为较晚期或复发癌的综合治疗手段。

【护理诊断/问题】

1. **疼痛** 与晚期癌肿侵犯神经、血管和淋巴系统有关。
2. **焦虑** 与知识缺乏、面临外阴广泛切除术有关。
3. **自我形象紊乱** 与外阴广泛切除术有关。
4. **有感染的危险** 与手术创面大、邻近肛门及留置导尿管等有关。

【预期目标】

1. 病人疼痛程度逐渐减轻。
2. 病人对疾病、治疗及预后有良好的认知,无过度焦虑情绪。
3. 病人能接受和适应手术后身体的变化。
4. 病人住院治疗期间无感染发生。

【护理措施】

（一）术前护理

1. **皮肤、肠道及阴道的准备** 按外阴手术的要求进行皮肤、肠道及阴道的准备。
2. **术前训练** 指导病人练习深呼吸、咳嗽、床上排大、小便及床上翻身等。

（二）术后护理

1. 术后按外阴手术病人的护理要求,进行切口、引流管、尿管及肠道的护理,注意观察病人的生命体征情况,指导病人在床上进行上半身及上肢的活动,正确地评估病人的疼痛程度,根据其严重程度可采取精神放松、转移注意力等方法,必要时应用麻醉镇痛剂。

2. **促进切口愈合** 利用支架支撑,避免压迫、接触切口,减少感染的机会;术后2日起,会阴部、腹股沟部可用红外线照射,每日2次,每次20分钟,利于切口愈合。

3. 放、化疗者按相关的护理程序对病人进行护理。

（三）心理护理

1. 给病人讲解外阴癌的相关知识,鼓励病人表达自己的疑惑,耐心给予解释,消除病人对手术及其预后的忧虑和恐惧,帮助其建立对手术治疗的信心,积极配合治疗。

2. 鼓励病人表达自己的忧虑,宣泄负性情绪,与病人共同制订康复计划。

3. 做好家属的工作,让其了解疾病及治疗方法,理解支持病人。

（四）健康教育

1. **加强卫生宣传教育** 注意外阴部清洁卫生,每日清洁外阴部;积极治疗外阴瘙痒,定期进行防癌普查。如发现外阴结节、溃疡或色素减退性疾病,应及时就医,对症治疗。

2. **指导病人定期复查** 第1年:1~6个月每月1次;7~12个月每2个月1次。第2年:每3个月1次。第3~4年:每半年1次。第5年及以后,每年1次。

【结果评价】

1. 病人无明显的疼痛。
2. 病人情绪稳定,是否积极配合治疗。

3. 病人接受和适应手术后身体的变化。

4. 无感染征象,切口愈合是否良好。

第四节　尿　瘘

案例 17-3

　　孙女士,27 岁,病人自然分娩一女婴体重 4050g,产后 9 日发现小便无法自解,会阴部皮肤湿疹。经亚甲蓝试验阴道壁见蓝色尿液流出。

　　问题:1. 病人的临床诊断是什么?

　　　　　2. 病人的主要治疗方法及护理措施?

【概述】

　　尿瘘(urinary fistula)是指生殖道和泌尿道之间形成的异常通道,尿液自阴道排出,不能控制。尿瘘可发生在生殖道与泌尿道之间的任何部位,根据解剖位置分为膀胱阴道瘘、尿道阴道瘘、膀胱尿道阴道瘘、膀胱宫颈瘘、膀胱宫颈阴道瘘、输尿管阴道瘘、膀胱子宫瘘(图 17-1)。

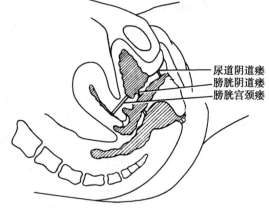

尿道阴道瘘
膀胱阴道瘘
膀胱宫颈瘘

图 17-1　尿瘘

【病因】

　　常见尿瘘为产伤和盆腔手术损伤所致的膀胱阴道瘘和输尿管阴道瘘。

　　1. 产伤　产伤曾经作为引起尿瘘的主要原因,现仅发生在医疗条件落后的地区,根据发病机制分为坏死型尿瘘和创伤型尿瘘。坏死型尿瘘是由于骨盆狭窄或头盆不称,产程延长,产道软组织受压过久,导致局部组织缺血坏死形成尿瘘。创伤型尿瘘由于产科助产手术尤其产钳助娩直接损伤。创伤型尿瘘远多于坏死型尿瘘。

　　2. 妇科手术损伤　经腹手术和经阴道手术损伤均有可能导致尿瘘。通常由于手术时分离组织粘连,伤及膀胱、输尿管或输尿管末端游离过度,造成膀胱阴道瘘和输尿管阴道瘘。

　　3. 其他　外伤、放射治疗后、膀胱结核、晚期生殖泌尿道肿瘤、子宫托安放不当、局部药物治疗等导致尿瘘。

【护理评估】

　　（一）临床表现

　　1. 漏尿　产后或盆腔手术后出现阴道无痛性持续性流液是最常见、最典型的临床症状。根据漏孔的位置,可表现为持续性漏尿、体位性漏尿、压力性尿失禁或膀胱充盈性漏尿等,如较高位的膀胱漏孔病人站立时无漏尿,而平卧时则漏尿不止;漏孔极小者在膀胱充盈时方漏尿。漏尿发生时间也因病因不同而有区别,坏死型尿瘘多在产后及手术后 3~7 日开始漏尿;手术直接损伤者术后即开始漏尿;腹腔镜下子宫切除术中使用能量器械所致的尿瘘常在术后 1~2 周发生。

2. **外阴瘙痒和疼痛** 局部刺激、组织炎症增生及感染和尿液刺激、浸渍,可引起外阴部瘙痒和烧灼痛,外阴呈皮炎改变。

3. **尿路感染** 合并尿路感染者有尿频、尿急、尿痛及下腹部不适等症状。

(二)辅助检查

1. **妇科检查** 部分病人外阴部存在湿疹;通过阴道检查明确瘘孔的部位、大小、数目及周围瘢痕情况,了解阴道有无狭窄、尿道是否通畅以及膀胱的容积、大小等,注意观察尿液阴道流出的方式。

2. **特殊检查**

(1)亚甲蓝试验:将三个棉球逐一放在阴道顶端、中 1/3 处和远端。用稀释的亚甲蓝溶液 300ml 充盈膀胱,然后逐一取出棉球,根据蓝染海绵在阴道上、中、下段估计瘘孔的位置。若染色液体经阴道壁小孔流出为膀胱阴道瘘;自宫颈口流出为膀胱宫颈瘘或膀胱子宫瘘;海绵无色或黄染提示可能输尿管阴道瘘。未见蓝染,但临床怀疑瘘的存在,可重置三个棉球后嘱病人走动 30 分钟再取出查看。

(2)靛胭脂试验:静脉注射靛胭脂 5ml,5~10 分钟见蓝色液体自阴道顶端流出者为输尿管阴道瘘。

(3)其他:膀胱镜、输尿管镜检查,肾盂造影检查等帮助尿瘘诊断。

(三)与疾病相关的健康史

通过详细询问病人了解其既往史,尤其与肿瘤、结核、接受放射治疗等相关疾病史。了解病人有无难产及盆腔手术史,找出病人发生尿瘘的原因,详细了解病人尿瘘发生的时间和漏尿的表现,评估病人目前存在的问题。

(四)心理 - 社会状况

由于漏尿,病人不愿意出门,与他人接触减少,常伴有无助感,家属和周围人群的不理解加重了病人的自卑、失望等。了解病人及家属对漏尿的感受,有助于缓解病人的负性情感。

(五)治疗原则

手术修补为主要治疗方法。根据漏孔的类型及部位选择经阴道、经腹或经阴道、经腹联合手术方式。如肿瘤、结核所致尿瘘者应积极治疗原发病,有缺血坏死所致的产后或手术后七日左右的漏尿者,一般采用较长时间的留置尿管、变换体位等方法,部分病人的小瘘口偶有自愈的可能。

【护理诊断 / 问题】

1. **皮肤完整性受损** 与尿液刺激所致外阴皮炎有关。
2. **社交孤独** 与长期漏尿,不愿与人交往有关。
3. **自我形象紊乱** 与长期漏尿引起精神压力有关。

【预期目标】

1. 住院期间病人外阴皮炎得到控制。
2. 病人逐渐恢复正常的人际交往。
3. 病人理解漏尿引起的身体变化,增强治愈的信心。

【护理措施】

1. **做好术前准备** 按会阴部手术病人准备,此外,遵医嘱用药,积极控制外阴炎症,为手术创造条件。

2. **术后护理** 术后护理是尿瘘修补手术成功的关键。术后必须留置导尿管或耻骨上膀胱造瘘7~14日,注意避免尿管脱落,保持尿管通畅,发现阻塞及时处理,以免膀胱过度充盈影响伤口愈合。拔管前注意训练膀胱肌张力,拔管后协助病人每1~2小时排尿一次,然后逐步延长排尿时间。应根据病人瘘孔位置决定体位,膀胱阴道瘘的瘘孔在膀胱后底部者应取俯卧位;瘘孔在侧面者应健侧卧位,使瘘孔居于高位。术后每日补液不少于3000ml,达到膀胱冲洗的目的。保持外阴清洁。避免增加腹压的动作。

3. **心理护理** 护士了解病人的心理感受,关心和安慰病人,指导家属关心、理解病人的感受,协助病人配合治疗。

4. **出院指导** 按照医嘱继续服用抗生素或雌激素药物;3个月内禁止性生活及重体力劳动;尿瘘修补术成功者妊娠后应加强孕期保健并提前住院分娩;需再次手术者,保持外阴清洁,尽量避免外阴皮肤的刺激。

理论与实践

案例17-3中病人诊断为"尿瘘"。手术修补为主要治疗方法。主要护理措施:做好术前准备,积极控制外阴炎症。术后留置导尿管或耻骨上膀胱造瘘7~14日,注意避免尿管脱落,保持尿管通畅,发现阻塞及时处理,以免膀胱过度充盈影响伤口愈合。拔管后协助病人每1~2小时排尿一次,然后逐步延长排尿时间。保持外阴清洁。避免增加腹压的动作。

【结果评价】

1. 出院时病人外阴、臀部的皮疹消失。
2. 病人能与其他人进行正常的沟通与交流。
3. 病人自我肯定,在治疗过程中是否能积极配合。

第五节　子宫脱垂

案例 17-4

张女士,65岁,G₅P₅,近5年自觉阴道有肿物脱出,休息后能自行回缩,近半年休息后也不消退,伴腰背酸痛。妇科检查:阴道前后壁膨出,宫颈糜烂样改变,有一破溃面,覆有脓苔,有异味,宫颈及部分宫体已脱出阴道口外。

问题:1. 此病人的临床诊断?

2. 对该病人应采取什么治疗原则及护理措施。

【概述】

(一) 定义

子宫从正常位置沿阴道下降,子宫颈外口达坐骨棘水平以下,甚至子宫全部脱出于阴道口外,称为子宫脱垂(uterine prolapse),常伴发阴道前、后壁脱垂。近年来,随着新法接生的普及和妇女产褥期保健工作的加强,其发病率已显著下降。

(二) 病因

1. 分娩损伤 是子宫脱垂最主要原因。在分娩过程中,特别是阴道助产者,盆底组织过渡牵拉而削弱其支撑力量。产后过早从事重体力劳动,影响盆底组织张力恢复导致未复旧的子宫有不同程度的下移。

2. 盆底组织发育不良或退行性变 子宫脱垂偶见于未产妇或处女,多因先天性盆底组织发育不良或营养不良所致;一些老年病人,由于雌激素水平的下降导致盆底组织萎缩、退化,也可导致子宫脱垂或加重子宫脱垂的程度。

3. 长期腹压增加 长期慢性咳嗽、习惯性便秘、经常超重负荷、腹部巨大肿瘤、大量腹水等,使腹腔内压力增大,导致子宫向下移位。

(三) 临床分度

以病人平卧用力向下屏气时子宫下降的程度,将子宫脱垂分为 3 度(图 17-2、图 17-3):

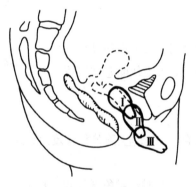 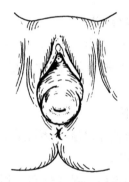

图 17-2　子宫脱垂的分度　　　　　　　图 17-3　子宫脱垂

Ⅰ度　轻型:宫颈外口距处女膜缘 <4cm,但未达到处女膜缘。
　　　重型:子宫颈外口已达到处女膜缘,在阴道口能见到子宫颈。
Ⅱ度　轻型:子宫颈已脱出阴道口外,但宫体仍在阴道内。
　　　重型:子宫颈及部分宫体已脱出于阴道口外。
Ⅲ度　子宫颈及子宫体全部脱出于阴道口外。

问题与思考

若病人妇科检查的结果:会阴Ⅱ度陈旧性裂伤,阴道前壁膨出,宫颈及部分宫体脱出于阴道口外。

思考:该病人子宫脱垂的临床分度?

【护理评估】

(一) 临床表现

Ⅰ度病人大多无自觉症状,随着脱垂程度加重出现以下症状:

1. **下坠感及腰骶部疼痛** 病人常出现程度不同的腹部下坠及腰骶部酸痛,月经期或劳动后更加严重。

2. **肿物自阴道脱出** 轻者仅于腹压增加时有块状物自阴道口脱出,卧床休息后可变小或消失。严重者脱出的肿物休息后不能自行还纳,甚至用手协助都无法还纳。病人行动极为不便,脱出物长期受摩擦,可引起宫颈溃疡、出血、继发感染。

3. **排便异常** 子宫脱垂Ⅲ度病人多伴有阴道前壁脱垂,容易出现尿潴留,还可能发生压力性尿失禁;如果伴阴道后壁脱垂、直肠膨出时可引起便秘、排便困难等。

（二）辅助检查

1. **妇科检查** 嘱病人向下屏气增加腹压,可以显示宫颈逐渐下降至阴道下 1/3 或宫颈下降超过阴道口,甚至整个子宫脱出于阴道口外,常伴有直肠膨出和膀胱膨出。

2. **压力性尿失禁的检查** 让病人先憋尿,取膀胱截石位,嘱病人咳嗽,如有尿液溢出,检查者用食、中两指伸入阴道分别轻压阴道前壁尿道两侧,再嘱病人咳嗽,如尿液不再外溢,证明病人有压力性尿失禁(图 17-4)。

（三）与疾病相关的健康史

了解病人分娩情况,有无产程过长,阴道助产及盆底组织撕伤等病史;评估病人其他系统健康状况,如有无慢性咳嗽、盆腹腔肿瘤、便秘等;了解阴道脱出物的时间及伴随症状。

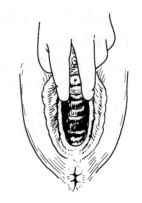

图 17-4 压力性尿失禁检查法

（四）心理 - 社会状况

由于长期的子宫脱出,病人行动不便,不能从事体力劳动,大小便异常,性生活受到影响,病人常出现焦虑、情绪低落;因保守治疗效果不佳而悲观失望,不愿与他人交往。

（五）治疗原则

无症状者不需治疗,有症状者可采用保守或手术治疗,以安全、简单和有效为原则。

1. 非手术治疗

(1) 一般支持疗法:加强营养,注意适当休息,保持大便通畅,避免增加腹压和重体力劳动,治疗慢性咳嗽、习惯性便秘等长期腹压增加疾病。

(2) 子宫托:子宫托是使子宫和阴道壁维持在阴道内不脱出的工具,适用于各度子宫脱垂及阴道前后壁脱垂者,有喇叭形、环形和球形三种。Ⅲ度子宫脱垂伴盆底肌肉明显萎缩以及宫颈、阴道壁有炎症、溃疡者不宜使用,经期和妊娠期停用。

(3) 盆底肌肉锻炼:通过锻炼可以增加盆底肌肉群的张力,减轻压力性尿失禁症状,但对Ⅲ度子宫脱垂无效。

(4) 补充雌激素:可以达到增加肌肉筋膜组织张力,减轻脱垂的目的。

2. **手术治疗** 可根据病人的年龄、生育要求及全身情况选择术式:如阴道前后壁修补术、阴道前后壁修补术加主韧带缩短术及宫颈部分切除术、经阴道子宫全切及阴道前后壁修补术经阴道纵隔形成术、阴道及子宫悬吊术等。

【护理诊断 / 问题】

1. **焦虑** 与长期子宫脱垂影响生活及对手术有顾虑等有关。

2. **疼痛** 与子宫脱垂牵拉韧带、宫颈、阴道壁溃疡等有关。

3. **组织完整性受损** 与宫颈、阴道前后壁膨出暴露在阴道外有关。

【预期目标】

1. 病人能有效地应对,无过度焦虑情绪。
2. 病人疼痛减轻或消失。
3. 病人经治疗后组织完整性功能恢复。

【护理措施】

(一)非手术治疗的护理

1. **保持外阴清洁** 勤换内裤,每日用 1∶5000 高锰酸钾溶液坐浴,坐浴后用己烯雌酚、鱼肝油涂抹溃疡面。

2. **教会病人进行盆底肌锻炼** 指导病人有意识地对肛提肌为主的盆底肌肉进行锻炼,如 kegel 训练:做缩紧肛门动作,每次收缩 5 秒钟,放松 5 秒钟,每日 2~3 次,每次 30~60 组。

3. 加强营养和休息,避免重体力劳动。

4. 教会病人使用子宫托(图 17-5)。以喇叭形子宫托为例,其使用方法为:

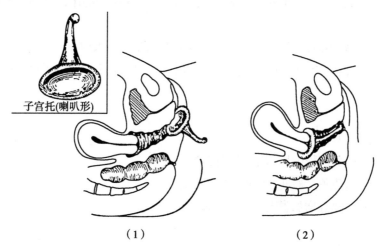

（1）　　　　　　　　　　　（2）

图 17-5 喇叭形子宫托及其放置

(1) 放托:半卧位或蹲位,两腿分开,手持托柄,托面向上,将托盘后缘沿阴道后壁推入,直至托盘达子宫为止。若阴道松弛,可用丁字带支持固定。

(2) 取托:姿势与放置时相同,以手指捏住托柄轻轻摇晃,待托盘松动负压消除后取下。

(3) 使用子宫托应注意选择合适大小,以放置后既不脱出又无不适感为宜。

(4) 子宫托应在每晨起床后放入,睡前取出,并洗净放置于清洁杯内,以备次日晨再用。久置不取可发生托嵌顿,甚至引起压迫坏死性尿瘘和粪瘘。

(5) 放托后 1、3、6 个月应各随访一次,以后每 3~6 个月复查一次。

(二)手术治疗的护理

1. **术前护理** 除按阴道手术的护理要求进行术前准备外,同时让病人尽量卧床休息,使脱垂的子宫还纳。

(1) Ⅰ度子宫脱垂病人:术前 5 日用 1∶5000 的高锰酸钾坐浴。对伴有阴道炎症、阴道涂片清洁度Ⅱ级者,坐浴后用甲硝唑片 0.4mg,1 次 / 日,阴道置入。

(2) 对Ⅱ、Ⅲ度子宫脱垂病人:尤其出现溃疡者,还应遵医嘱行阴道冲洗,冲洗后局部用氯霉素 + 鱼肝油混合液或 40% 紫草油涂擦,待治愈后再手术。冲洗液的温度一般在 41~43℃,以免烫伤;冲洗后戴上无菌手套将脱垂的子宫还纳于阴道内,让病人平卧于床上半小时。

(3) 用清洁的卫生带或丁字带支托下移的子宫,避免子宫与内裤摩擦,减少异常分泌物,并嘱病人勤换内裤。

(4) 术前晚及术日晨清洁灌肠时,由于多数病人年龄偏大,易发生虚脱,护士应严密观察病情变化。对盆底组织严重松弛的病人,因控制能力差,可采用少量多次灌洗,并备好便器。

2. 术后护理　术后应卧床休息 7~10 日,禁止半卧位,保持会阴清洁,按会阴部手术术后护理常规进行会阴、尿道、手术切口、肠道的护理,注意阴道填塞纱布有无渗血,预防会阴切口感染、泌尿系感染、阴道残端感染等并发症。

(三) 心理护理

利用模型、录像等向病人讲解有关子宫脱垂的知识,帮助病人理解自己的症状,教会其应对不适的措施。若需手术治疗,解释手术的必要性及预后、可能出现的护理问题及应对措施,帮助病人树立战胜疾病的信心,缓解病人的焦虑情绪。

(四) 健康教育

1. 出院指导

(1) 嘱病人术后休息 3 个月,半年内避免重体力劳动及增加腹压的动作,如久站、久蹲、慢性咳嗽、便秘等,避免提重物。

(2) 若发现骨盆腔疼痛不适,会阴部有不正常的出血及分泌物,应及时就诊。

(3) 术后 2 个月到医院复查切口愈合情况;3 个月后再到门诊复查,医生确认完全恢复以后方可有性生活。

2. 普及预防知识

(1) 防止生育过多、过密。

(2) 正确处理产程,避免产程过长,提高助产技术。

(3) 提倡产后保健操,避免产褥期从事重体力劳动。

(4) 积极治疗便秘、咳嗽等增加腹压的慢性疾病。

理论与实践

案例 17-4 中病人宫颈及部分宫体已脱出阴道口外,应诊断为子宫脱垂Ⅱ度重(型)。病人 65 岁,症状明显,以安全、简单和有效为原则,拟行会阴部全子宫切除术加阴道前后壁修补术。护理措施:①遵医嘱给予阴道灌洗,1 次 / 日,并行阴道及宫颈上药,连用 5 日;②指导病人无渣半流 3 日,术前晚及术日晨清洁灌肠,并按医嘱作阴道手术准备。

【结果评价】

1. 病人能有效应对,不形成过度焦虑情绪。
2. 病人能叙述减轻疼痛的方法,疼痛减轻或消失。
3. 病人了解恢复正常盆底功能的方法,盆底功能能得到恢复。

第六节　妇科常用护理与诊疗技术

一、阴道灌洗

通过阴道灌洗/冲洗可改善阴道壁血液循环,清洁阴道,排出阴道内分泌物,减轻阴道局部组织充血,有利于阴道内炎症的消退。

【适应证】

常用于各种阴道炎、宫颈炎的治疗和妇科手术前的阴道准备。

【物品准备】

橡胶单 1 张、一次性治疗巾 1 张、一次性手套 1 副、一次性冲洗袋(或灭菌冲洗筒 1 个)、一次性冲洗头 1 个、冲洗液、弯盘 1 个、便盆 1 个、灭菌大棉球若干。

【操作方法】

1. 病人排空膀胱,取膀胱截石位,暴露外阴,臀下垫好橡胶单、治疗巾,放好便盆。

2. 把冲洗筒挂在高于床面 60~70cm 处,放入温度为 41~43℃ 的冲洗液 500~1000ml,排空气体。

3. 操作者戴手套,右手持冲洗头,先缓慢冲洗外阴,让病人感到温度适合,再用左手分开小阴唇,将冲洗头沿阴道壁稍向下、向后缓缓插入阴道达穹窿部。冲洗时应将冲洗头围绕宫颈轻轻上下左右移动,边移动边冲洗,使冲洗液能到达阴道各部。当冲洗液只剩下 100ml 左右时,抽出冲洗头,再次冲洗外阴。协助病人坐在便盆上,使阴道内存留的冲洗液流出。

4. 取下便盆,用消毒的大棉球擦干外阴及臀部,协助病人穿好裤子。

【护理要点】

1. 冲洗过程中应做好遮挡,注意病人保暖,动作轻柔。

2. 冲洗筒高度不宜超过距阴道口 70cm,以免压力过大冲洗液进入阴道过快,在阴道停留时间太短,达不到预期目的,并能够导致病人不适;同时压力过大,容易使阴道内分泌物随冲洗液进入子宫腔,引起逆行感染。

3. 月经期、产褥期、人工流产术后、阴道手术后、阴道不规则流血等病人应禁止冲洗。

4. 必要时可在窥阴器直视下冲洗,但冲洗时应边洗边轻轻转动窥阴器,使冲洗液到达阴道壁各部。

二、会阴湿热敷

会阴湿热敷可促进局部血液循环,改善组织营养,增强局部白细胞的吞噬作用,加速组织再生和消炎、止痛。可使陈旧性血肿局限,有利于外阴伤口的愈合。

【适应证】

会阴部水肿和会阴部血肿的吸收期;会阴伤口硬结及早期感染等病人。

【物品准备】

中单橡胶单 1 块,棉垫 1 块,一次性垫巾 1 块,会阴擦洗盘 1 个,内有消毒弯盘 2 个,镊子或消毒止血钳 2 把,无菌纱布数块,医用凡士林、沸水、热源袋如热水袋、电热宝等,红外线灯。热敷药品:煮沸的 50% 硫酸镁、95% 乙醇。

【操作方法】

1. 嘱病人排空膀胱后,协助病人松解衣裤,暴露热敷部位,臀下垫中单橡皮胶单和一次性垫巾。

2. 热敷部位先涂一薄层凡士林,盖上纱布,再轻轻敷上浸有热敷溶液的温纱布,外面盖上棉布垫保温。

3. 一般每 3~5 分钟更换热敷垫 1 次,热敷时间约 15~30 分钟,也可用热源袋放在棉垫外或用红外线灯照射。

4. 热敷完毕,移去敷布,观察热敷部位皮肤用纱布拭净皮肤上的凡士林,协助病人整理衣裤,并整理好床单位。

【护理要点】

1. 会阴湿热敷应该在会阴擦洗、清洁外阴局部伤口的污垢后进行。

2. 湿热敷的温度一般为 41~48℃。

3. 湿热敷的面积应是病损范围的 2 倍。

4. 定期检查热源袋的完好性,防止烫伤,对休克、虚脱、昏迷及术后感觉不灵敏的病人应特别注意。

5. 在热敷的过程中,护士应随时评价热敷的效果,并为病人提供一切的生活护理。

三、阴道或宫颈上药

阴道或宫颈上药用于治疗各种阴道和子宫颈炎症。

【适应证】

常用于阴道炎、宫颈炎或手术后阴道残端炎症的治疗。

【物品准备】

窥阴器 1 个、带尾棉球或纱布 2 个、长镊子 1 把、长棉签 1 个、敷料钳 1 把、各种治疗用药、一次性手套 1 副等。

【操作方法】

1. 上药前,病人应排空膀胱,行阴道冲洗,冲洗完毕后,用无菌纱布或干净小毛巾擦干外阴。

2. 各种剂型上药方法

(1) 栓剂、片剂:阴道窥器扩张阴道,用棉签擦净分泌物后,用长镊子夹持所用药片轻轻送至阴道后穹窿,再将阴道窥器取出。若是病人自行上药,最好在临睡前,洗净双手,清洗外阴并用干净小毛巾擦干后,左手分开大小阴唇,右手食指戴手套将药片向阴道后壁推送至食指完全伸入为止。

(2) 粉剂:用阴道窥器扩开阴道,暴露宫颈,用敷料钳将蘸药粉的有线棉球轻轻塞至阴道后穹窿,将线头露 1~2cm 于阴道外,嘱病人于 12~24 小时后牵引线头自行取出棉球。

(3) 油膏:用阴道窥器扩开阴道,暴露宫颈及阴道,将所需要的油膏挤在长棉签上适量,涂于宫颈及阴道表面。

【护理要点】

1. 操作过程中应注意关心病人,保护病人。

2. 上药前,根据不同的疾病选用不同的冲洗液冲洗阴道。

3. 月经期、阴道流血时禁止上药。

4. 嘱病人上药期间避免性生活。

四、坐浴

坐浴可清洁外阴,改善局部血液循环,消除炎症,有利于组织修复。

【适应证】

1. 外阴、阴道手术或经阴道行子宫切除术前准备。

2. 治疗或辅助治疗外阴炎、阴道炎、阴道非特异性炎症、子宫脱垂的病人。

3. 会阴切口愈合不良时。

【物品准备】

消毒小毛巾 1 块,坐浴盆 1 个,坐浴架 1 个,41~43℃坐浴溶液 1/2~2/3 盆。

常用药液:①滴虫性阴道炎一般用 0.5% 醋酸溶液、1% 乳酸溶液或 1∶5000 高锰酸钾溶液;②阴道假丝酵母菌病一般用 2%~4% 碳酸氢钠溶液;③萎缩性阴道炎常用 0.5~1% 乳酸溶液;④外阴炎及其他非特异性阴道炎、外阴阴道手术前准备可用 1∶5000 高锰酸钾溶液;1∶1000 苯扎溴铵(新洁尔灭)溶液;0.02% 聚维酮碘(碘伏)溶液;中成药液如洁尔阴、肤阴洁等溶液。

【操作方法】

1. 遵医嘱按比例配制好溶液,将坐浴盆置于坐浴架上。

2. 嘱病人排空膀胱后全臀和外阴部浸泡于溶液中,一般持续约 20 分钟。结束后用无菌小毛巾蘸干外阴部。

根据水温不同坐浴分为三种:①热浴:水温在 41~43℃,适用于渗出性病变及急性炎症浸润,可先熏后坐,持续时间 20 分钟左右;②温浴:水温在 35~37℃,适用于慢性盆腔炎,手术前准备;③冷浴:水温在 14~15℃,刺激肌肉神经,使其张力增加,改善血液循环,适用于膀胱阴道松弛、性无能及功能性无月经等,持续 2~5 分钟即可。

【护理要点】

1. 月经期妇女,阴道流血者,孕妇及产后 7 日内的产妇禁止坐浴。

2. 坐浴溶液应严格按比例配置,浓度过高容易造成黏膜烧伤,浓度太低影响治疗效果。

3. 水温在 41~43℃,不能过高,以免烫伤皮肤。

4. 坐浴前先将外阴及肛门周围擦洗干净。

5. 坐浴时需将臀部及全部外阴浸入药液中。

6. 注意保暖,以防受凉。

第七节 妇产科诊疗及手术病人的护理

一、生殖道细胞学检查

女性生殖道细胞通常是指来自阴道、宫颈管、子宫及输卵管的上皮细胞,其中主要为阴道上段、宫颈阴道部、子宫、输卵管及腹腔的上皮细胞。阴道上皮细胞受卵巢性激素的影响而发生周期性变化,随雌、孕激素水平的波动阴道上皮细胞发生不同程度的增生、成熟等变化,雌激素水平越高,阴道上皮细胞分化越成熟。因此取不同部位的脱落细胞作检查可发现不同部位的肿瘤,而且还可反映体内性激素水平。临床上常用于宫颈癌的普查及早期诊断、间接了解卵巢功能。

【适应证】

1. 早期宫颈癌筛查,30 岁以上已婚妇女应每年检查 1 次。

2. 宫颈炎症需除外癌变者。

3. 卵巢功能检查,适用于卵巢功能低下,功能失调性子宫出血,性早熟等病人。

4. 怀疑宫颈管恶性病变者。

5. 胎盘功能检查,适用于疑似妊娠期间胎盘功能减退的孕妇。

【禁忌证】

1. 生殖器急性炎症。

2. 月经期。

【物品准备】

阴道窥器1个,宫颈刮片(木质小刮板)2个或宫颈刷1个,载玻片2张,无菌干燥棉签及棉球,装有固定液(95%乙醇)标本瓶1个或新柏氏液(细胞保存液)1瓶。

【操作方法】

1. **阴道涂片**　主要目的是了解卵巢功能或胎盘功能。对已婚妇女:用未涂润滑剂的阴道窥器扩张阴道,一般在阴道侧壁上1/3处轻轻刮取黏液及细胞,薄而均匀地在载玻片上,置于95%乙醇溶液中固定。对无性生活妇女:阴道分泌物极少,可将消毒棉签先在0.9%氯化钠溶液中浸湿,然后伸入阴道侧壁上1/3处轻卷取细胞,取出棉签在载玻片上涂片,置于95%乙醇溶液中固定。

2. **宫颈刮片**　是筛查早期宫颈癌的重要方法。取材应在宫颈外口鳞柱状上皮交接处,以宫颈外口为圆心,用木质铲形小刮板轻轻刮取一周,避免损伤组织引起出血而影响涂片质量和检查结果。若白带过多时,应先用无菌干棉球轻轻擦净黏液,再刮取标本,然后均匀地涂抹于玻片上。该法所获取的细胞数量较少且制片也较粗略。故多推荐涂片法。

3. **宫颈管涂片**　先将宫颈表面分泌物拭净,用小型刮板进入宫颈管内,轻轻刮取一周做涂片。但最好使用"细胞刷"刮取宫颈管上皮。将"细胞刷"置于宫颈管内,达宫颈外口上方10mm左右,在宫颈管内旋转360°后取出,旋转"细胞刷"将附着于小刷子上的标本均匀地涂布于玻片上或立即固定或洗脱于保存液中。小刷子的摩擦力可使上皮细胞脱落,取材效果优于棉拭子。薄层液基细胞学检查(TCT)所制备单层细胞涂片效果更清晰。

4. **宫颈管吸片**　将吸管伸入宫颈口内,吸取分泌物制成涂片。

【护理要点】

1. 受检者于检查前2日内禁止性交、行阴道检查及阴道内放置药物治疗。

2. 在做宫颈管刮片和宫腔吸片前必须严格消毒阴道及宫颈,注意无菌操作,以防感染。

3. 取脱落细胞标本动作应轻、稳、准,避免损伤组织引起出血。若阴道分泌物较多,应先用无菌干棉球轻轻擦拭后再取标本。

4. 涂片必须均匀地向一个方向涂抹,禁忌来回涂抹,以免破坏细胞。

5. 做好载玻片标记,标本应立即放入装有95%乙醇固定液标本瓶中固定,并及时送检。

6. 向受检者说明生殖道脱落细胞检查结果的临床意义,嘱其及时将病理报告结果反馈给医师,以免延误诊治。

相关链接

结果评定及临床意义

阴道及宫颈细胞学诊断的报告形式有巴氏5级分类法(1954)、世界卫生组织(WHO 1988)描述性报告和TBS(1988)描述性诊断报告三种,目前临床常用的是巴氏5级分类法和TBS描述性诊断,(见表17-2)。

表17-2　三种细胞学分类系统诊断对应关系

巴氏分级	WHO分类	TSB分类
巴氏I级　正常	正常细胞	正常细胞
巴氏Ⅱ级　炎症	不典型细胞,鳞状上皮	良性细胞学改变:炎症
	良性增生或炎症	反应性或修复性改变
巴氏Ⅲ级　可疑癌	不典型增生	鳞状上皮异常
		ASC~US

巴氏分级	WHO 分类	TSB 分类
		SIL
	CIN I	LSIL
	CIN II	HSIL
	CIN III	HSIL
巴氏IV级　高度可疑癌	原位癌（CIN III）	HSIL
巴氏V级　癌	浸润性鳞癌	鳞癌
	腺癌	腺体细胞异常（腺癌）
		非上皮性恶性肿瘤

注：CIN：宫颈上皮内瘤变；ASC~US：不典型鳞状上皮细胞，意义不明；

SIL：鳞状上皮内病变；LSIL：低度鳞状上皮内病变；HSIL：高度鳞状上皮内病变

二、宫颈活组织检查

宫颈活组织检查简称宫颈活检，是自宫颈病变处或可疑部位取小部分组织进行病理学检查，绝大多数宫颈活检是诊断最可靠的依据。

【适应证】

1. 宫颈脱落细胞学涂片检查巴氏Ⅲ级及Ⅲ级以上者；宫颈脱落细胞学涂片检查巴氏Ⅱ级经抗感染治疗后复查仍为巴氏Ⅱ级者；TBS 分类为鳞状上皮细胞异常者。

2. 阴道镜检查时反复可疑阳性或阳性者。

3. 疑有宫颈癌或慢性特异性炎症，需明确诊断者。

【禁忌证】

1. 生殖道急性或亚急性炎症。

2. 妊娠期或月经期。

3. 血液病有出血倾向者。

【物品准备】

阴道窥器 1 个、宫颈钳 1 把、宫颈活检钳 1 把、长镊子 2 把、带尾纱布或带尾棉球 1 个、洞巾 1 块、复方碘溶液、装有固定液的标本瓶若干。

【操作方法】

1. 嘱病人排空膀胱，取膀胱截石位，外阴，铺无菌洞巾。

2. 放置阴道窥器，充分暴露宫颈，用干棉球拭净宫颈表面黏液，局部消毒。

3. 用宫颈钳夹持宫颈前唇，选择宫颈外口鳞 - 柱交接处或特殊病变处，持宫颈活检钳钳取适当大小的组织。临床已明确为宫颈癌，只为确定病理类型或浸润程度者可以行单点取材；可疑宫颈癌者，在宫颈按时钟位置 3、6、9、12 点 4 处钳取组织；为提高取材准确性，可以用复方碘溶液涂擦宫颈阴道部，选择不着色区取材，或在阴道镜引导下取材。

4. 手术结束时以带尾棉球或带尾纱布卷局部压迫止血。

5. 将所取组织分别放在标本瓶内，并做好部位标记。

【护理要点】

1. 术前应向病人讲解手术的目的、过程和注意事项，已取得病人积极配合。

2. 术中及时为医师传递所需物品，观察病人反应，给病人以心理上的支持。

3. 术后嘱病人注意观察有无阴道流血，12 小时后自行取出带尾棉球或带尾纱布卷，保持会阴部清洁，1

个月内禁止性生活及盆浴。

4. 告知病人及时领取病理报告单并及时反馈给医师。

三、常用穿刺检查

妇产科常用的穿刺检查有经腹壁腹腔穿刺、经阴道后穹窿穿刺和经腹壁羊膜腔穿刺。

（一）经腹壁腹腔穿刺

经腹壁腹腔穿刺术（abdominal paracentesis）是指在无菌条件下用穿刺针经腹壁进入腹腔抽取腹腔及盆腔积液行化验检查、细菌培养及脱落细胞检查等，以明确积液性质或查找肿瘤细胞。此外，经腹壁腹腔穿刺术还可用于人工气腹、腹腔放液及腹腔化疗等。

【适应证】

1. 协助诊断腹腔积液性质。

2. 鉴别贴近腹壁的肿物性质。

3. 穿刺放出部分腹腔积液，降低腹压、减轻腹胀、暂时缓解呼吸困难症状，使腹壁松软易于做腹部及盆腔检查。

4. 腹腔穿刺同时注入化疗药物行腹腔化疗。

5. 腹腔穿刺注入二氧化碳气体，作气腹 X 线造影，盆腔器官可清晰显影。

【禁忌证】

1. 疑有腹腔内严重粘连，特别是晚期卵巢癌广泛盆、腹腔转移致肠梗阻者。

2. 疑为巨大卵巢囊肿者。

3. 大量腹腔积液伴有严重电解质紊乱者禁大量放腹腔积液。

4. 精神异常或不能配合者。

5. 中、晚期妊娠。

6. 弥散性血管内凝血。

【物品准备】

无菌腹腔穿刺包 1 个（内有洞巾 1 块、腰椎穿刺针或长穿刺针 1 个、弯盘 1 个、小镊子 2 把、止血钳 1 把、硅胶管 3 个，玻璃接头 1 个），20ml 注射器 1 支，无菌手套 1 副，纱布 6 块，棉球若干，2% 利多卡因注射液 1 支，0.5% 聚维酮碘溶液，标本瓶，胶布。根据需要准备无菌导管或橡皮管、引流袋、腹带及化疗药物。

【操作方法】

1. 经腹 B 型超声引导穿刺者需膀胱充盈；经阴道 B 型超声引导穿刺者需排空膀胱。

2. 术前选好体位和穿刺点。若腹腔积液量较多或行囊内穿刺，应取仰卧位；积液量较少，取半卧位或侧卧位。穿刺点通常选择在脐与左髂前上棘连线中外 1/3 交界处，囊内穿刺点应在囊性感明显部位。

3. 消毒穿刺皮肤区，铺洞巾，术者戴无菌手套。穿刺通常不需要麻醉，精神过于紧张者，用 1% 利多卡因行局麻深达腹膜。

4. 手持腰椎穿刺针在选定的穿刺点垂直刺入，针头阻力感消失时证明穿透腹膜，停止再进入，避免刺伤血管及肠管。拔出针芯，见有液体流出，连接 20ml 注射器或引流袋，按需要量抽取液体或注入药物。

5. 操作结束，拔出穿刺针，局部再次消毒，覆盖无菌纱布，压迫片刻，用胶布固定。

【护理要点】

1. 术前向病人讲解经腹壁腹腔穿刺的目的和操作过程，减轻其心理压力。

2. 术中严密观察病人的生命体征及反应，注意引流管是否通畅，记录腹水性质及引流量。

3. 放腹水时应固定好针头，放腹水速度应缓慢，每小时不应超过 1000ml，一次放腹水不应超过 400ml，以免腹压骤减病人出现休克征象。若病人出现异常,应立即停止放腹水。术后应紧束腹带或腹部加压沙袋。

4. 留取足量送检标本,腹腔积液细胞学检查需 200ml 液体,其他检查需 20ml 液体。抽出液体应标记后及时送检,脓性液体应作细菌培养和药物敏感试验。

5. 因气腹造影而行穿刺者,X 线摄片完毕需将气体排出。

6. 告知病人术后需卧床休息 8~12 小时,遵医嘱给予抗生素预防感染。

(二) 经阴道后穹窿穿刺

经阴道后穹窿穿刺(culdocentesis)是指在无菌条件下,用穿刺针经阴道后穹窿刺入盆腔,抽取直肠子宫陷凹处积存物进行肉眼观察、化验和病理检查。直肠子宫陷凹是腹腔最低部位,腹腔内积血、积液、积脓易积存于该部位。阴道后穹窿顶端与直肠子宫陷凹贴近,经阴道后穹窿穿刺是妇产科常用的辅助诊断方法。此外,经阴道后穹窿穿刺术也可用于盆腔药物治疗及辅助生育等方面。

【适应证】

1. 疑有腹腔内出血如异位妊娠、黄体破裂等。

2. 明确子宫直肠陷凹积液性质。

3. B 型超声引导下行卵巢子宫内膜异位囊肿或输卵管妊娠部位注药治疗。

4. B 型超声引导下经后穹窿穿刺取卵,用于各种助孕技术。

【禁忌证】

1. 盆腔严重粘连,较大肿块占据直肠子宫陷凹部位并凸向直肠者。

2. 疑有肠管和子宫后壁粘连者。

3. 临床已高度怀疑恶性肿瘤者。

【物品准备】

阴道窥器 1 个、宫颈钳 1 把、10ml 注射器 1 支、长针头 1 个、无菌试管 1 支、消毒物品等。

【操作方法】

1. 病人排空膀胱取膀胱截石位,外阴、阴道常规消毒,铺无菌洞巾。

2. 双合诊检查了解子宫、附件情况。

3. 放阴道窥器暴露宫颈及阴道后穹窿,再次消毒阴道及宫颈。

4. 用宫颈钳夹持宫颈后唇并向前牵拉。

5. 穿刺针在宫颈后唇与阴道壁间刺入 2cm~3cm,有落空感后边抽吸边退针。(图 17-6)

6. 抽吸完毕,拔针,压迫止血。

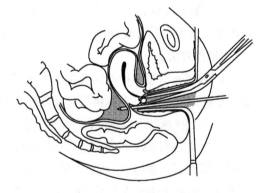

图 17-6　经阴道后穹窿穿刺

相关链接

B 超引导下经阴道后穹窿穿刺

1. 方法　在 B 超探头上装上导向装置。穿刺时将所需穿刺部位的图像置于穿刺引导线上,穿刺针在宫颈、阴道黏膜交界处下方 1cm 后穹窿正中处刺入。当针尖触及阴道壁时屏幕上显示针尖回声,沿穿刺引导线迅速进针至病灶中心,然后接注射器抽吸或注入药物。

2. 适应证　不易确诊的子宫、附件肿瘤,盆腔包块的病理、细胞学检查。

【护理要点】

1. 术前应认真评估病人健康状况,做好抢救准备。

2. 术中应严密观察并记录病人生命体征、面色、口唇、意识的变化,注意腹痛情况。

3. 严格无菌操作。

4. 标本取出后静置 4~5 分钟,若血液不凝固说明有腹腔内出血。取出液体为淡红色、混浊液一般为盆腔渗出液;若为脓液则表示盆腔内积脓。

5. 术后注意观察病人阴道流血情况,嘱其半卧位休息,保持外阴部清洁。

(三) 经腹壁羊膜腔穿刺

经腹壁羊膜腔穿刺(amniocentesis)是指在中晚期妊娠时,用穿刺针经腹壁、子宫肌壁进入羊膜腔抽取羊水,供临床分析诊断或注入药物进行治疗。

【适应证】

1. **产前诊断** ①羊水细胞染色体核型分析,染色质检查以明确胎儿性别;②诊断或评估胎儿遗传病可能;③羊水生化测定:了解宫内胎儿成熟度、胎儿血型及胎儿神经管缺陷。

2. **治疗** ①胎儿异常或死胎需做羊膜腔内注药引产终止妊娠;②必须在短时间内终止妊娠但胎儿又未成熟者,需羊膜腔内注射肾上腺皮质激素促进胎儿肺成熟;③母儿血型不合,需给胎儿输血;④胎儿无畸形,若羊水过少,需羊膜腔内注入适量生理盐水以预防胎盘和脐带受压;羊水过多,需抽出适量羊水以改善症状及延长孕期。

【禁忌证】

1. 术前 24 小时内两次体温 >37.5℃。

2. 孕妇有流产先兆时,不宜用于产前诊断。

3. 心、肝、肾功能严重异常,或各种疾病的急性阶段,不宜进行羊膜腔内注射药物流产。

4. 穿刺部位皮肤感染。

【物品准备】

无菌腰椎穿刺针 1 个,弯盘 1 个,长镊子 2 把,洞巾 1 块,棉球若干,纱布 4 块,20ml 注射器 1 支,标本瓶 1 个,0.5% 聚维酮碘溶液,2% 利多卡因注射液 1 支,手套 1 副,胶布。

【操作方法】

1. 术前 B 型超声行胎盘及羊水暗区定位并做出标记。穿刺尽量避开胎盘,选在羊水量相对较多的暗区进行(图 17-7)

2. 孕妇排尿后取仰卧位,常规消毒腹部皮肤,铺无菌洞巾。

3. 穿刺点用 0.5% 利多卡因行局部浸润麻醉达腹膜,用腰椎穿刺针垂直刺入腹壁,穿刺阻力第一次消失表示进入腹腔,继续进针又有阻力表示进入子宫壁,阻力再次消失表示已进入羊膜腔内。

4. 拔出穿刺针芯,有羊水溢出,用 20ml 注射器抽取所需羊水量送检或直接注入药物。

5. 将针芯插入穿刺针内迅速拔出,无菌干纱布加压穿刺点 5 分钟后胶布固定。

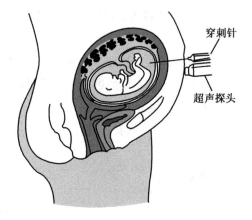

图 17-7 经腹壁羊膜腔穿刺

【护理要点】

1. 术前向孕妇及家属说明操作的目的、过程,缓解其紧张心理,积极配合操作。

2. 配合医师选择合适的穿刺时间,产前诊断宜在妊娠 16~22 周进行;胎儿异常引产宜在妊娠 16~26 周内。

3. 胎儿异常引产前应做血、尿常规,出凝血时间和肝功能检查,测量生命体征。

4. 术中严格执行无菌操作规程，若抽不出羊水，可能是针孔被羊水中有形物质阻塞，调整穿刺方向、深度后常能抽出羊水。若抽出血液，应立即拔针，并压迫穿刺点，包扎腹部。血液可能来自腹壁、子宫壁、胎盘或胎儿血管。若羊水过少，不要勉强操作，以免误伤胎儿。

5. 穿刺针进入时不可过深过猛，尽可能一次成功，最多不超过 2 次，穿刺与拔针前后，注意观察孕妇有无呼吸困难、发绀等异常情况，警惕发生羊水栓塞的可能。

6. 嘱孕妇术后当日减少活动，多休息；注意观察有无穿刺部位液体渗出，阴道流血及胎心率和胎动变化等，若有异常，立即通知医师处理。

四、诊断性刮宫术

诊断性刮宫（diagnostic curettage）简称诊刮，通过刮取子宫内膜和内膜病灶行活组织检查，做出病理学诊断。怀疑同时有宫颈管病变时，应对宫颈管和宫腔分别进行诊刮，简称分段诊刮（fractional curettage）。

【适应证】

1. 子宫异常出血或阴道排液，需证实或排除子宫内膜癌或其他病变（如子宫内膜炎、流产等）。

2. 无排卵性功能失调性子宫出血或怀疑子宫性闭经，需在月经周期后半期了解子宫内膜改变。

3. 女性不孕症，有助于了解有无排卵及子宫内膜病变。

4. 功能失调性子宫出血或疑有宫腔内组织残留致长期多量出血时，彻底刮宫有助于诊断并有迅即止血效果。

【禁忌证】

滴虫、假丝酵母菌感染或细菌感染所致急性阴道炎、急性子宫颈炎、急性或亚急性盆腔炎性疾病。

【物品准备】

阴道窥器 1 个、卵圆钳 1 把、宫颈钳 1 把、宫颈扩张器、探针 1 把、弯盘 1 个、大小刮匙各 1 把、纱布 2 块、洞巾 1 块、棉球、棉签若干、装有固定液的标本瓶 2~3 个，0.5% 聚维酮碘溶液等。

【操作方法】

1. 嘱病人排空膀胱，取膀胱截石位，外阴、阴道常规消毒。

2. 妇科检查了解子宫大小、位置。

3. 阴道窥器暴露宫颈，再次消毒阴道、宫颈。

4. 钳夹宫颈前唇，用探针探测宫腔深度及方向，酌情扩张宫颈。

5. 以相应刮匙按前壁、侧壁、后壁、宫底等部位刮宫腔。

6. 术毕，宫颈和宫腔刮出物分别装瓶、固定，送检。

【护理要点】

1. 不孕症或功能失调性子宫出血病人应选在月经前或月经来潮 6 小时内刮宫，以判断有无黄体功能不良。

2. 术前　①向病人介绍诊刮的目的及方法；②检查卵巢功能者应在月经来潮或月经来潮 12 小时内刮宫；可疑黄体萎缩不全者应于月经周期第 5 日诊刮；③有阴道出血者不冲洗阴道。

3. 术中　①严格遵守无菌操作；②密切观察病人有无出现面色苍白、出冷汗症状；③妥善保管标本。

4. 术后　①观察阴道出血及腹痛情况；②保持外阴清洁，术后 2 周内禁止性生活和盆浴；③刮宫的并发症有出血、子宫穿孔、感染、宫腔粘连。

五、输卵管通畅检查

输卵管通畅检查的目的是检查输卵管是否通畅，了解子宫腔和输卵管腔形态及输卵管阻塞部位。常用方法有输卵管通液术、子宫输卵管造影术。

【适应证】

1. 女性不孕症,疑有输卵管阻塞。

2. 评价输卵管再通术或输卵管成形术的效果。

3. 输卵管黏膜轻度粘连者。

【禁忌证】

1. 内外生殖器官急性炎症或慢性炎症急性或亚急性发作。

2. 月经期或不规则阴道流血。

3. 严重全身性疾病。

4. 碘过敏者不能做子宫输卵管造影术。

5. 体温 >37.5℃。

【物品准备】

1. **输卵管通液** ①器械:子宫导管、阴道窥器、宫颈钳、中弯血管钳、30ml 注射器、消毒宫颈物品;②液体:无菌生理盐水、药物(如庆大霉素、地塞米松、透明质酸酶或糜蛋白酶、利多卡因或普鲁卡因等)。

2. **子宫输卵管造影** ①器械:X 线放射诊断仪、余同上;②造影剂:分为水剂(泛影葡胺)及油剂(40%碘化油)。

【操作方法】

1. **输卵管通液术** ①嘱病人排空膀胱,取膀胱截石位,常规消毒外阴、阴道,暴露宫颈;②检查通液管,确保通畅;③固定及消毒宫颈,插入通液管;④经导管缓慢(5ml/min)注液体入子宫,若顺利注入 20ml,无阻力,无回流,表示输卵管通畅;如注入 5~10ml,即感阻力大,下腹胀痛,放松压力,即回流达 10ml,表示输卵管阻塞;注入时虽有阻力,但仍可继续注入,有少量回流,表示输卵管通而不畅;⑤注毕取出导管。

2. **子宫输卵管造影术** ①术前行碘过敏试验、清洁灌肠;②术前给予镇静剂;③注入方法同输卵管通液术;④造影可以从荧光屏和照片上看到子宫腔的形态和位置、输卵管的形态。通畅者,影像延伸到输卵管伞端口外,X 光片上可看到造影剂在盆腔的弥散。如输卵管阻塞,可见阻塞部位。此方法还可辨认子宫内膜、输卵管和盆腔的结核病变。

3. **腹腔镜下输卵管通液术** 从子宫口注入色素液如亚甲蓝到子宫,经腹腔镜直视下观察亚甲蓝流经输卵管,溢入盆腔,即为通畅;如有阻塞,则可见亚甲蓝停留,该处即阻塞部位。另外,腹腔镜可直视输卵管周围的粘连、粘连部位、粘连程度以及输卵管伞端与卵巢之间的解剖关系。

4. **宫腔镜下输卵管通液术** 将导管准确置于左右输卵管开口,推注加有色素的液体如亚甲蓝,根据推注有无阻力、有无液体回流、B 超检查直肠子宫陷凹有无积液,可明确左侧或右侧输卵管是否通畅。

相关链接

超声声学造影

在腹部 B 超监测下,注入无菌生理盐水 3ml 入宫腔,可见宫腔前后径约 0.6~1.0cm 的液性暗区。注入 3% 过氧化氢 6~10ml,即可见宫腔内有大量气泡翻滚液的强回声向左右角滚动,流入两侧输卵管,自两伞端溢出,于盆腔两侧呈增强的片状回声,表示两侧输卵管通畅。如气泡翻滚液回声只停留于宫腔,不进入输卵管,表示输卵管间质部(子宫角)阻塞;如气泡滚动于输卵管某段而停止或回流,此即阻塞部位;如达伞端不溢于盆腔,表示伞端阻塞。

【护理要点】

1. 术前

(1) 必须查明生殖道无活动性炎症,包括阴道、宫颈检测致病微生物为阴性。

(2) 术前与病人讲解检查的目的及方法。

(3) 检查宜选择在月经干净后 3~7 日进行。因为检查时间太早,子宫内膜尚未完全修复,检查中的气体或油剂可能进入血窦,形成栓塞;或易致术中及术后子宫出血。

2. 术中

(1) 必须遵照无菌操作原则,防止医源性感染。

(2) 检查当日体温应低于 37.5℃。

(3) 注入液体时必须使宫颈导管紧贴宫颈外口,防止漏气、溢液影响检查结果判定。

(4) 密切观察病人情况,如出现严重腹痛应停止操作。

3. 术后

(1) 术后 2 周禁性生活及盆浴。

(2) 在一个月经周期内不能作多个介入性检查,例如不能在诊刮手术后继之作通畅性检查,或通液术后再行造影术,尤其是造影术后数月才可施行其他生殖系统手术。

(郑桂香)

学习小结

1. 会阴部手术因涉及阴道而且与肛门比邻,术后排便易污染外阴切口,术前准备需要特别注意肠道、阴道等准备。术后护理应特别加强外阴部的护理,需要根据不同手术采取相应的体位,随时观察会阴切口的情况,保持外阴清洁、干燥。外阴、阴道手术术后保留尿管时间较长,需要注意尿管的护理,拔尿管前训练膀胱功能。

2. 分娩是导致外阴、阴道创伤的主要原因,也可因外伤所致。护理:严密观察生命体征,预防和纠正休克。注意观察血肿的变化,有活动出血者应迅速缝合止血。术后应用抗生素防治感染。

3. 外阴鳞状细胞癌多见于 60 岁以上妇女,最常表现为顽固的外阴瘙痒、不同形态的外阴肿物,明确诊断需做外阴活体组织病理检查,确诊后以手术治疗为主。术后按外阴手术病人的护理要求,进行切口、引流管、尿管及肠道的护理,出院时指导病人定期复查。

4. 常见尿瘘为产伤和盆腔手术损伤所致的膀胱阴道瘘和输尿管阴道瘘。手术修补为主要治疗方法。术后留置导尿管或耻骨上膀胱造瘘 7~14 日,保持尿管通畅。保持外阴清洁。避免增加腹压的动作。

5. 分娩损伤是子宫脱垂最主要原因。子宫脱垂分为Ⅰ、Ⅱ、Ⅲ度,随着脱垂程度加重出现下坠感及腰骶部疼痛、肿物自阴道脱出、大小便异常等症状。有症状者可采用保守或手术治疗,以安全、简单和有效为原则。对非手术治疗的病人,需要教会其进行盆底肌锻炼、使用子宫托;对手术治疗的病人,按会阴部手术后护理常规进行会阴、尿道、手术切口、肠道的护理,预防并发症的发生。

复习参考题

1. 子宫脱垂的原因有哪些,如何预防?

2. 如何对会阴部手术病人进行术后护理及健康指导?

3. 尿瘘病人护理措施有哪些?

第十八章　不孕症妇女的护理

18

学习目标	
掌握	不孕症的概念、病因及护理。
熟悉	不孕症的治疗原则、辅助生殖技术的常见并发症及其护理措施。
了解	辅助生殖技术的种类、适应证及主要步骤。

第一节　不孕症

不孕症(infertility)是指女性未避孕性生活至少12个月而未妊娠者。不孕症分为原发性不孕和继发性不孕两种类型:既往从未有过妊娠史,未避孕而从未妊娠者称为原发不孕;曾经有过妊娠,而后未避孕连续12个月未妊娠者称为继发不孕。目前,因反复流产或异位妊娠而未获得活婴者也属于不孕不育范畴。不孕症在不同国家、民族和地区存在差异,我国不孕症的发病率约为7%~10%。

【病因】

受孕必须具备三个条件,即正常的女性卵子和男性精子、卵子与精子结合、受精卵的着床。上述任何一个环节异常均可导致不孕。多项流行病学调查显示,不孕夫妇中,女方因素占40%~55%,男方因素占25%~40%,男女双方因素占20%~30%,不明原因者约占10%。

(一)女性不孕因素

1. **盆腔因素**　为不孕症最常见的因素,其中以输卵管因素最为多见,约占女性不孕病因的50%,多由于慢性输卵管炎症、盆腔炎性疾病后遗症等因素导致输卵管阻塞,输卵管结构和功能受到破坏所致,其他如输卵管发育异常,子宫内膜异位症,生殖道肿瘤等因素也可导致不孕。

2. **排卵障碍**　约占25~35%。主要原因是由于下丘脑-垂体-卵巢轴调节功能紊乱,导致卵巢持续不排卵所致,其次是先天性卵巢发育不全、多囊卵巢综合征、卵巢早衰、卵巢功能性肿瘤等卵巢病变以及肾上腺、甲状腺功能异常等因素导致卵巢排卵障碍。临床上排卵障碍有的持续存在,有的则呈动态变化,对于月经周期紊乱、年龄≥35岁、卵泡计数持续性减少,或长期不明原因的不孕不育者,需首先考虑排卵障碍。

(二)男性不育因素

导致男性不育的主要因素是生精障碍和输精障碍。

1. **精液异常**　性功能正常,但先天或后天原因导致精液异常,如无精、少精、弱精、精液液化不全,精子发育停滞等;

2. **性功能异常**　外生殖器发育异常或勃起障碍、早泄、不射精、逆行射精等,影响精子进入阴道而导致不孕;

3. **免疫因素**　精子、精浆在体内产生抗精子抗体,使射出的精液发生自身凝集而不能穿过宫颈黏液。

(三)不明原因不孕

约占不孕因素的10%~20%,属于男女双方共同存在的因素。包括性生活不正常和免疫因素等。

【护理评估】

(一)临床表现

1. **症状**　不孕是病人就诊的主要原因。夫妇双方婚后有正常的性生活,未避孕,12个月以上未妊娠;或曾经有过妊娠史,以后未避孕连续12个月未妊娠。女性可能有月经周期不规则、经量异常、进行性加重的痛经、月经稀发伴多毛等,男性可能有阳痿、早泄等症状。

2. **体征**　有无体格发育及营养状态异常的体征,有无多毛、痤疮等雄激素过多的体征。重点检查生殖器有无畸形或病变。若为女性生殖道畸形所致不孕,可有处女膜闭锁或过厚,阴道横膈、瘢痕或狭窄,子宫颈及子宫体异常等体征。若为盆腔因素所致不孕,可有双侧附件压痛、增厚或包块等体征。

(二)辅助检查

夫妇双方应同时全面检查,找出不孕原因是诊断不孕症的关键。

1. 女方检查

(1) 卵巢功能检查:主要包括排卵监测及黄体功能检查。①B型超声动态监测卵泡发育:推荐使用经阴道超声检查;②女性激素水平测定:一般适用于排卵异常和高育龄妇女(>35岁)。包括FSH、LH、E2、P、TSH、PRL等的测定;③阴道脱落细胞涂片及宫颈黏液检查:可了解卵巢的周期性变化,卵巢是否有排卵;④基础体温测定:连续的周期性基础体温监测可大致反应卵巢排卵及黄体功能情况,但不能作为独立的诊断依据;⑤子宫内膜活组织检查。

(2) 输卵管通畅试验:常用方法有输卵管通液术;子宫输卵管碘油造影术;子宫输卵管超声造影等。子宫输卵管碘油造影是目前应用最广、诊断价值最高的方法,可明确输卵管的异常部位。一般在阴道流血干净后3~7天进行。

(3) 宫腔镜检查:用于了解宫腔内情况,如是否有宫腔粘连、子宫黏膜下肌瘤、子宫内膜息肉、子宫畸形等情况。

(4) 腹腔镜检查:可直接观察子宫、输卵管、卵巢有无病变或粘连,可结合输卵管通液术,直视下确定输卵管是否通畅,必要时可在病变处取活检。

(5) 性交后精子穿透试验:选择在预测的排卵期进行。试验前3日禁止性交,避免阴道冲洗或用药,于性交后2~8小时检查。先取阴道后穹窿液检查活动精子数,见有活动精子说明性交成功;然后取宫颈管内黏液涂片,每高倍视野见20个活动精子为正常。

(6) 宫颈黏液、精液相合试验:在预测的排卵期进行。若精子能穿过黏液并继续前行,提示精子活动力和宫颈黏液性状均正常,表明宫颈黏液中无抗精子抗体。

2. 男方检查 精液常规检查,是不孕症夫妇首选的检查内容。初诊时一般需要进行2~3次精液检查,以便获取基线数据。正常精液量为2~6ml,平均3ml;pH值7.0~7.8;室温中30分钟内液化;密度为$(20\sim200)\times10^9/L$;活动数大于50%;正常形态精子占66%~88%。

(三) 与疾病相关的健康史

应从男女双方社会、家庭等方面全面评估。

1. 男性病因 应重点询问性生活情况及既往有无影响生育的疾病及手术史。如不育时间、性生活史、性交频率及持续时间;有无勃起和(或)射精障碍;有无睾丸炎、腮腺炎、前列腺炎等疾病史;有无输精管切除术、疝修补术等手术史。

2. 女性病因

(1) 月经史:初潮年龄、月经周期、经期、经量以及是否伴有痛经,是否伴有泌乳、多毛、痤疮、体重改变等情况。

(2) 婚育史:婚姻及性生活状况、孕产史、避孕方法等情况。

(3) 生殖器官疾病史:包括生殖器官结核、性传播疾病及治疗情况;盆腹腔手术史;盆腔、宫颈及阴道炎症史;内外生殖器是否有发育不全或畸形等。

3. 男女双方病因 包括年龄、结婚年龄、生长发育史、个人生活习惯及嗜好、工作及生活环境、是否两地分居及性生活情况等。

(四) 心理-社会状况

妇女一旦被确诊为不孕症后,均会有不同程度的震惊、否认、内疚、孤独及悲伤等心理反应,常常表现为失落感、罪恶感,严重者出现赎罪行为。有些妇女可出现嫉妒心理,严重者可影响其自信心和自尊心,导致社交、沟通能力障碍,人际关系恶化。不孕症诊治过程中的检查、手术、辅助生殖技术等都会给病人带来经济方面的巨大压力及生理上的不适。不孕男性则主要表现为无能和负罪感,常常不愿被人知晓而拒绝就诊。不孕症的诊治过程漫长而繁杂,对婚姻来说是一个危机事件,不孕所引发的罪恶感与谴责常常使夫妻关系陷入紧张状态。

（五）治疗原则

首先应仔细查找病因，积极解决导致不孕的原因及治疗原发疾病。

1. **一般治疗**　增强体质、促进健康；纠正营养不良和贫血；戒烟、不酗酒；指导正确的性行为。

2. **治疗生殖道器质性病变**　包括输卵管、卵巢、子宫、宫颈及阴道等病变的治疗。

3. **诱发排卵**　主要包括氯米芬、绒毛膜促性腺激素等药物。

4. **增强或补充黄体分泌功能**

5. **辅助生殖技术**　包括人工授精、体外受精－胚胎移植及其衍生技术等。

【护理诊断／问题】

1. **知识缺乏**　缺乏生育及不孕症治疗的知识。

2. **自尊紊乱**　与不孕症诊疗过程中长期繁杂的检查及无效的治疗结果有关。

3. **社交孤立**　与缺乏家人与社会的理解与支持，不愿与他人交往有关。

【预期目标】

1. 夫妇双方能陈述不孕的主要原因，积极配合治疗。

2. 病人能与家人及周围人群进行有效沟通。

3. 病人能够坦然面对现实，正确评价自我能力。

【护理措施】

（一）一般护理

护士应协助不孕病人完成各项诊断检查，对其进行疾病知识指导，应告知病人积极锻炼身体，纠正营养不良及贫血等，同时要保持健康的生活习惯，戒烟、不酗酒，学会精神放松技巧，保持健康心态。有合并其他系统疾病者，应积极治疗合并症。还应指导夫妇双方正确的性行为，保持正常性生活，积极治疗男性性功能障碍。

（二）病情观察

接受药物促排卵治疗者，护士应注意其有无潮热、头昏、乏力、恶心、呕吐、腹胀、体重增加等；输卵管造影者，应观察有无腹部痉挛或腹痛；手术治疗者，术后应监测生命体征，观察有无阴道流血等。

（三）配合诊疗

1. **配合检查**　进行每项检查前，护士应向病人说明检查目的、注意事项，以取得配合，提高成功率。①精液检查：采集精液前 3~7 日禁止性生活，禁烟禁酒，忌服对生育功能有影响的药物，用广口的玻璃类或生物相容性塑料类容器(禁用阴茎套)，以手淫方式采集精液，保持在 37℃左右，30 分钟内送检；②基础体温测定：测量体温前需有 6 小时以上的睡眠，睡前备体温表于枕边，将体温计温度调整至 35℃以下，清晨醒后不从事任何活动，如不说话、不起床解便前进行体温测量，每天坚持测量并记录，有发热、服药等特殊情况时需标明。

2. **配合治疗**　①药物治疗：排卵障碍所致不孕者常需应用促排卵药，如氯米芬、绒促性素、尿促性素等，护士应告知药物的作用及用药注意事项，遵医嘱正确给药，及时观察药物副反应，如潮热、头痛、恶心等，异常者及时报告医生，并协助处理，一旦妊娠应立即停药；②手术治疗：需要行输卵管成形术、输卵管造影术等手术治疗者，护士应遵医嘱做好术前准备，提供相应的术后护理。

(四)心理护理

指导不孕病人保持乐观平稳的情绪和心态,树立治疗疾病的信心,积极配合治疗。同时,应使不孕夫妇懂得相互理解与支持的重要性,以减轻不孕方的心理压力,提高治疗成功率。对于确实无望生育者,建议其调整生活结构、设计更高的工作目标和职业追求等,重塑其家庭生活的乐趣;对于治疗无效,却又盼子心切的夫妇,可介绍领养的方法和途径。

(五)健康教育

1. **提供提高受孕的技巧知识** 护士应教会病人提高受孕率的技巧和方法,如:与夫妇双方进行有效沟通,指导性生活时应放松心情,不要把性生活作为完成妊娠任务而进行;性交前中后勿使用阴道润滑剂或行阴道灌洗;指导不孕病人预测排卵期,选择在排卵前 2~3 日至排卵后 24 小时内性交,性交频率以每周 2~3 次为宜;性交后卧床并抬高臀部,持续 20~30 分钟。护士应根据病人的文化程度,提供各种方式的生育相关知识教育,如:举办科普知识讲座、提供科普知识光盘、在候诊区张贴相关知识海报及轮回播放不孕相关知识、提供免费自取的科普知识手册、使用新媒体(如 QQ、微信)交流平台等,及时纠正病人存在的错误观念,指导妊娠。

2. **介绍辅助生殖技术相关信息** 护士应帮助病人了解辅助生殖技术的种类、适应证、禁忌证、并发症、成功率及费用情况等,根据病人实际情况,帮助其做出恰当选择。

问题与思考

不孕不育的诊断及治疗是一个漫长而复杂的过程,夫妇双方需要接受很多诊疗措施及健康教育。这些措施及教育内容中,大多涉及性行为的话题,如男性精液检查、女性妇科检查、性生活技巧及方法指导等。在临床工作中,有部分年轻护士由于缺乏经验,对性知识羞于启齿,病人及配偶对她们也不够信任,常常不愿意向她们表达自己真实的想法,导致健康教育的治疗及效果不佳。

思考:年轻护士应如何克服心理障碍、如何采取有效的健康教育形式和方法,对不孕不育夫妇进行性生活指导?

【结果评价】

1. 不孕夫妇了解不孕的原因及检查、治疗方法,能积极配合各种检查和治疗。
2. 病人能正确评价自己的能力,对以往所取得的成绩感到自豪。
3. 不孕病人及家属能接受不孕的事实,相互之间能够理解并正常沟通。

第二节　辅助生殖技术的护理

案例 18-1

李女士,34 岁,结婚 8 年未孕,曾接受 3 次辅助生殖技术,均未成功,家人对其表示不满,经常指责埋怨。为专心治疗已辞退工作 1 年,整天沉默寡言,不与外界接触,不敢正视公婆和丈夫。

问题:1. 李女士目前存在的主要护理问题?
 2. 如何为其提供心理支持?

辅助生殖技术（assisted reproductive techniques，ART）也称为医学助孕，是指在体外对配子和胚胎采用显微操作技术，帮助不孕夫妇受孕的一组方法，包括人工授精、体外受精 - 胚胎移植、卵细胞质内单精子注射以及各种衍生新技术。

【辅助生殖技术 】

（一）人工授精

人工授精（artificial insemination，AI）是采用非性交方式将精子注入女性生殖道内，使其受孕的一种技术。按精液来源不同可分为丈夫精液人工授精（artificial insemination with husband，AIH）和供精者精液人工授精（artificial insemination by donor，AID）。按照国家法规，目前 AID 精子来源一律由国家卫生与计划生育委员会认定的人类精子库提供和管理。

1. **适应证**　凡具备正常发育的卵泡、正常范围活动数目的精子，健全的女性生殖道结构及至少有一侧通畅的输卵管的不孕症夫妇，均可实施人工授精。

（1）AIH 适应证：①男方性功能障碍，但精液正常或轻度异常者；②女方阴道或宫颈因素导致不孕者。

（2）AID 适应证：主要适用于精液异常或男方患有不宜于生育的遗传性疾病者。

2. **主要步骤**

（1）促进排卵及预测自然排卵规律。

（2）收集及处理精液：用无菌广口取精杯经自慰法取精。

（3）选择人工授精时间：受孕的最佳时间是排卵前后 3~4 日。可通过 B 型超声监测及基础体温测定等方法综合判断排卵时间，于排卵前后各注射 1 次精液。

（4）授精方法：病人取膀胱截石位，臀部略抬高，行妇科检查确定子宫位置，用窥阴器暴露宫颈，无菌棉球拭净子宫外口周围黏液，然后吸取 0.3~0.5ml 精子悬浮液，注入宫腔内授精，术后抬高臀部休息 30 分钟。人工授精可在自然周期和促排卵周期进行，若在促排卵周期中应控制卵泡数量。

（二）体外受精 - 胚胎移植

体外受精 - 胚胎移植（in vitro fertilization and embryo transfer，IVF-ET），是指从要求受孕的妇女卵巢内取出卵子，在体外与精子受精并培养 3~5 日，将发育到卵裂期或囊胚期阶段的胚胎移植入宫腔内，使其着床发育成为胎儿的全过程，俗称"试管婴儿"。1978 年，英国学者 Stepton 和 Edwards 采用此技术诞生了世界第一例"试管婴儿"。1988 年，我国大陆第一例试管婴儿在北京诞生。

1. **适应证**　目前 IVF-ET 的适应证较广。输卵管不孕症、原因不明的不孕症、子宫内膜异位症、男性因素不孕症、排卵异常以及宫颈因素导致不孕，通过其他常规治疗无法妊娠者，均可采用 IVF-ET。其中以女性不可逆性输卵管病变所导致的不孕最为常用。

（1）输卵管性不孕症：为最主要的适应证。如输卵管炎症、输卵管周围病变、输卵管手术或结扎术后、输卵管发育不良等原因引起输卵管阻塞、积水、严重病变或双侧输卵管切除导致的不孕。

（2）子宫内膜异位症或多囊卵巢综合征经长期治疗不孕者。

（3）男性因素的不孕：男性少精症、弱精症或精子畸形导致不孕者。

（4）原因不明及免疫性不孕者。

2. **主要步骤**

（1）超促排卵：常采用克罗米酚、促性腺激素等药物超促排卵，以获得多个成熟卵细胞，提高妊娠率。

（2）监测卵泡发育：采用阴道 B 型超声监测卵泡发育。

（3）取卵：于卵泡发育成熟尚未破裂时，经阴道超声介导下取卵，放入培养液中培养。

（4）精子的获取与处理：通过自慰法获取精液，去除精液中的有害成分，收集活动力良好的精子，并使精子获能。

（5）体外受精及胚胎体外培养：将卵母细胞和精子在模拟输卵管环境的培养液中授精，受精卵在体外培养 2~5 日，形成卵裂期或囊胚期胚胎。

（6）胚胎移植：将卵裂期或囊胚期胚胎移植到子宫腔。

（7）移植后处理：病人需卧床休息 30 分钟，同时使用黄体酮或 hCG 行黄体支持，胚胎移植 2 周后测定血或尿 β-hCG 水平确定是否妊娠，移植 4~5 周后阴道超声检查确定是否宫内妊娠。

（三）配子输卵管内移植

配子输卵管内移植（gamete intrafallopian transfer, GIFT）是指将卵母细胞和洗涤后的精子移植到输卵管壶腹部，使其在输卵管内受孕的一种助孕技术，是继 IVF-ET 之后发展起来的比较成熟的助孕技术之一。输卵管是受精的最佳自然环境，可免除体外受精、培养及胚胎移植的复杂环节。

1. **适应证**　除要求至少有一条输卵管形态和功能正常外，其他适应证同 IVF-ET。

2. **主要步骤**　包括药物超促排卵、监测卵泡发育、精子采集与处理，卵子采集及配子移植。

（四）配子宫腔内移植

配子宫腔内移植（gamete intrauterine transfer, GIUT）是指将卵母细胞和洗涤后的精子直接移植入宫腔内的技术，是在 IVF-ET 基础上发展起来的一种更简易的助孕技术。我国于 1992 年 5 月成功实施配子宫腔内移植，婴儿健康诞生。

1. **适应证**　主要适用于双侧输卵管阻塞或功能丧失的不孕症妇女。

2. **主要步骤**　包括药物超促排卵、监测卵泡发育、精子采集与处理，卵子采集及配子移植。移植后卧床休息 30 分钟，根据情况行黄体功能支持治疗。

（五）卵细胞质内单精子注射

卵母细胞质内单精子注射（intracytoplasmic sperm injection, ICSI）是将单个精子直接注入卵细胞质内，使其受精，即第二代试管婴儿。1992 年 Palermo 等学者将精子直接注射到卵细胞之内，获得正常卵子授精和卵裂过程，诞生了人类首例单精子卵细胞内注射技术的"试管婴儿"。主要用于治疗重度少、弱、畸形精子症的男性不育病人，也适用于多次 IVF-ET 周期失败的不明原因性不孕症。主要步骤：刺激排卵及卵泡监测同 IVF-ET 过程，经阴道超声引导下取卵，进行卵结构处理，在高倍显微镜下行卵母细胞质内单精子纤维注射授精，然后胚胎体外培养、胚胎移植和移植后处理同 IVF-ET 技术。

（六）供胚移植

供胚来源于 IVF-ET 中多余的新鲜胚胎或冻存胚胎，受者与供者的月经周期需同步。主要适用于卵巢功能不良或患有严重遗传疾病的妇女。

（七）胚胎植入前遗传学诊断

胚胎植入前遗传学诊断（preimplantation genetic diagnosis, PGD）是指从体外受精的胚胎取部分细胞进行基因检测，检出带致病基因和异常核型的胚胎，将正常基因和核型的胚胎进行移植，可防止遗传疾病，得到健康后代。该技术主要解决有严重遗传性疾病风险和染色体异常夫妇的生育问题，使产前诊断提前到胚胎期，避免了因遗传疾病需要选择性流产或引产带给母亲的伤害。1990 年该技术首先应用于 X-性连锁疾病的胚胎性别选择。

随着不孕不育发病率不断增加，辅助生殖技术蓬勃发展，但因涉及伦理、法律法规，需要严格管理自己规范。

相关链接

辅助生殖技术引发的伦理问题及思考

辅助生殖技术主要包括人工授精和体外受精技术，是对人类从受精到分娩这一自然生殖过程的人工干预,可导致种种非自然的生殖方式,成为各种医学伦理问题的根本来源。

辅助生殖技术是一种造福于人类的生殖技术,其部分伦理价值已得充分肯定。其优点主要表现为:第一,辅助生殖技术为那些男性或女性患有不育症而不能自然受孕,却又急切盼望生育的夫妇带来了希望;第二,辅助生殖技术可以帮助那些夫妇都患有遗传病或者是某种致病基因携带者或者男方是遗传病病人的家庭获得健康的后代,实现优生优育;第三,辅助生殖技术可以作为生育保险技术,为人类谋幸福。

同时,辅助生殖技术在推广与实施过程中也面临许多道德伦理和社会法律问题。第一,单身妇女的辅助生殖问题对社会及他人的意义值得怀疑。因为这种技术可以使单身女性同性恋者建立家庭,这种"有母亲而没有父亲"的异常家庭,不利于后代生理和心理的正常发育。这种异常家庭一旦增加,会促使传统的家庭解体,不利于社会的稳定和发展。第二,精液商品化问题。精液商品化可以从根本上解决精液来源和精子库存不足的问题,但存在一系列问题:部分供者可能会因金钱而隐瞒自身的某些遗传缺陷或遗传病,将会把自身的遗传缺陷和遗传疾病通过人工辅助生殖技术传给无辜的后代,且精液商品化可能导致精液质量下降,从而降低优生效率;第三,若通过供精、供卵、供胚等方式出生的"试管婴儿",由于不是亲生父母,则要分别确定"生物学父母"和"法律父母"的权利和义务,以及婴儿将来的家庭关系、血缘关系和继承权等问题,甚至会引起血亲通婚的伦理悲剧,严重影响优生。第四、辅助生殖技术可以选择胎儿性别,若将选择胎儿性别技术应用于生育学上,必将导致男女比例失衡的社会问题。

由于辅助生殖技术所涉及的医学伦理及道德法律等问题非常严峻及复杂,我国相关部门已经制定了相应的全国性法规,规范和引导我国生殖工程技术沿着健康的轨迹发展,为人类造福,具体应把握的原则如下:①人本原则:即有利于供受者的原则。首先要保护受精者,即供精者与受精者保持互盲,医生与受精者保持互盲,医生为受精者保密;还要保护后代,即医生与后代保持互盲,受精者对后代保密。②公益原则:即社会利益第一原则。要保证对社会、对大多数人有益,要以控制人口数量、提高人口质量为基本要求,树立科学的生殖观和人口观。③审慎原则:即伦理道德原则。必须遵守相关政策及法律法规要求,杜绝开展法律法规及伦理道德不允许的项目,如应限制供精者的供精次数,限制同一供精者精液的使用次数,同一供精者的精液尽量在地域上分开使用,必须禁止实施胚胎赠送等。④血型相配原则:即ABO血型相配原则。⑤外貌相配原则:因为人类的血型和人类的外貌一样具有遗传性,外貌相配原则可避免因辅助生殖技术而产生的无谓的悲剧。⑥婚姻稳定原则。对婚姻不稳定的家庭应拒绝提供人工辅助生殖技术,以免影响后代的生理和心理健康。⑦发展原则:应研究和开展符合法律和伦理道德要求的新技术、新方法。

辅助生殖技术为人类展开了美好的前景,已经引起了人类的高度重视。但巨大的力量意味着巨大的责任,因此对其进行必要的伦理制约,进行慎重的选择使用,使其朝着有利于人类的方向发展是非常有必要的,而且是必须要优先考虑和行动起来的。

【常见并发症】

常见并发症多与诱导排卵有关。

(一)卵巢过度刺激综合征

卵巢过度刺激综合征(ovarian hyperstimulation syndrome,OHSS)是指诱导排卵药物刺激卵巢后,导致多个卵泡发育、雌激素水平过高及颗粒细胞黄素化,引起全身血流动力学改变的一种病理现象,是辅助生殖技术中较严重的并发症。其总体发生率约占接受促排卵治疗病人的20%,一般发生于注射后3~10日,月经来潮后病情可缓解,妊娠后则病情加重,若胚胎停止发育或流产,病情则逐渐减轻。

主要的病理改变为全身血管通透性增加,血液中水分进入体腔,血液成分浓缩。根据临床表现及实验室检查,可将OHSS分为轻、中、重三度。轻度:仅仅表现为胃部不适,轻微腹胀,卵巢增大;中度:出现腹痛、腹胀、恶心、呕吐等消化道症状,腹水明显,腹围增大,体重增加,卵巢明显增大;重度:腹部膨隆,腹胀明显,体重增加,大量腹腔及胸腔积液,导致血液浓缩,少尿,可伴有呼吸困难,不能平卧,严重者可出现急性肾功能衰竭、血栓形成及成人呼吸窘迫综合征等,甚至危及生命。近年来随着对卵巢温和刺激以及自然周期方案的逐渐重视,OHSS 发生率得到很好控制。

(二) 异位妊娠

因辅助生殖技术妊娠的妇女中,异位妊娠的发生率明显高于自然妊娠者,其发生率约为 2%~8%。可能与药物超促排卵、各种器械操作、多个胚胎移植及病人子宫内膜缺陷有关。

(三) 多胎妊娠

多胎妊娠的发生与促排卵药物的应用及多个胚胎移植有关,其发生率高达 30% 以上。

(四) 自然流产

采用辅助生殖技术妊娠者自然流产率约为 20%~30%,明显高于自然妊娠者。其相关因素有:多胎妊娠、诱发超促排卵后的内分泌激素环境、黄体功能不全、胚胎自身发育异常以及女方年龄偏大等。

【护理评估】

评估夫妇双方对辅助生殖技术相关知识的知晓及理解程度、对不孕不育的应对方式、选择的辅助生殖技术方式、对诊疗方案的配合情况、家庭经济能力及社会支持系统等;评估病人有无腹部膨隆、腹痛、腹胀、恶心、呕吐、体重增加、卵巢增大等 OHSS 的症状及体征;评估有无异位妊娠、多胎妊娠、自然流产等并发症发生。

【护理诊断 / 问题】

1. **知识缺乏**　缺乏辅助生殖技术的知识
2. **自尊紊乱**　与繁杂的诊疗方案及无效的治疗效果有关
3. **舒适改变**　与辅助生殖技术及其并发症引发的不适有关

【预期目标】

1. 夫妇双方能陈述辅助生殖技术相关知识,积极配合治疗。
2. 病人能够正确评价自我能力,坦然面对现实。
3. 病人躯体不适有所减轻。

【护理措施】

(一) 一般护理

护士应了解病人不孕症产生的原因及以往的治疗经历,判断是否适合行辅助生殖技术,协助其选择合适的治疗方案,指导其完善相关检查项目。术前指导病人排空膀胱,协助取膀胱截石位,术后嘱避免劳累,合理膳食,以免腹泻和便秘,禁同房和盆浴。

(二) 配合诊疗

1. 护士应配合医生指导并协助不孕夫妇完善各项检查。
2. 护士应严格遵照医嘱给予病人超促排卵药物。
3. 协助医生监测卵泡发育,做好卵子采集、精液处理、体外受精及培养、胚胎移植等各个步骤的准备工作并配合实施。

4. 辅助生殖技术术前遵医嘱给予镇静、止痛药物，准备手术用物，胚胎移植后指导病人抬高臀部30分钟，卧床休息6~24小时，遵医嘱给予黄体酮或hCG注射，补充叶酸及维生素，胚胎移植后14天协助检测血、尿hCG。一旦确定妊娠者，应按高危妊娠加强产前监护。

5. 若为多胎妊娠，护士应协助医生进行选择性胚胎减灭术；对于异位妊娠者，应协助医生做好术前准备或遵医嘱行保守治疗；对于有自然流产或早产征象者，遵医嘱给予保胎药物治疗。

（三）积极预防及治疗并发症

辅助生殖技术术后应注意观察有无腹痛、腹胀、阴道流血、全身水肿等，及早发现及处理术后并发症。

1. 预防及治疗OHSS　应慎重选择超促排卵的对象，年龄<35岁、对促排卵药物敏感的卵巢、有高免疫敏感性或有OHSS病史者应慎用超促排卵。对有OHSS倾向的病人应调整超促排卵方案；对可能发生严重OHSS者，可根据病情延迟、减少或停止注射hCG，并提前取卵，黄体期不用hCG，改用孕激素进行支持。一旦发生OHSS应立即配合医生处理，落实护理措施：①密切观察病人生命体征并做好记录，中、重度OHSS病人建议其住院治疗，卧床休息；②注意观察有无腹胀、腹痛、阴道流血、心慌、胸闷等不适，全身有无水肿，每日测量腹围、体重，监测血常规、电解质及肝肾功能，记录出入液量；③遵医嘱给予脱敏、扩容、改善血管通透性、预防感染、胸腹腔穿刺等治疗；④给予精神鼓励，树立病人战胜疾病的信心。

2. 预防多胎妊娠　应严格遵守辅助生殖技术后的追踪复查制度，尽早确定是否为多胎妊娠，一旦确诊，应及时配合医生行选择性减胎术。术后应注意观察有无腹痛、阴道流血等自然流产征象，应嘱咐病人绝对卧床休息。

3. 预防自然流产　胚胎移植后应指导病人抬高臀部30分钟，卧床休息6~24小时，同时遵医嘱合理用药，充分补充黄体功能。密切观察有无腹痛及阴道流血情况，一旦有先兆流产征象，应指导病人绝对卧床休息，遵医嘱使用保胎药物。

4. 若为异位妊娠者，护士应严密监测血压，观察腹痛及阴道流血情况，嘱病人绝对卧床休息，必要时遵医嘱做好术前准备。

（四）心理护理

实施辅助生殖技术的夫妇常常需经历漫长的诊疗过程，对妊娠急切盼望，对辅助生殖技术抱有必胜的信心，但很担心及惧怕妊娠失败，存在不同程度的恐惧心理。护士应掌握病人其心理动态，为其耐心、仔细讲解所采取治疗方案的程序、注意事项、常见并发症、成功率、费用情况等，取得其理解及配合，解除其紧张焦虑情绪，树立治疗信心。

（五）健康教育

辅助生殖技术需要进行繁杂的检查及治疗，需要使用大量激素类药物，手术后需要预防并发症。护士应向病人及配偶介绍各项检查的注意事项，讲解药物治疗过程中可能出现的副反应，胚胎移植术可能的并发症及预防措施，胚胎移植术后的用药、随访、饮食及活动等注意事项，交代坚持和配合诊疗的重要性，从而改变病人的遵医行为，减少并发症的发生，提高辅助生殖技术的成功率。

【结果评价】

1. 夫妇双方能了解辅助生殖技术及相关检查、治疗方案，并积极配合治疗。

2. 病人能正确评价自我能力，并坦然面对现实。

3. 病人妊娠成功，没有发生并发症及躯体不适。

病例 18-1 提示：李女士结婚多年未孕，接受多次辅助生殖技术，均未成功，家人对其表示不满，经常指责埋怨。说明李女士家人对不孕症漫长的诊疗过程缺乏足够的理解和认识，对辅助生殖技术及妊娠结果期望过高，不能面对现实，不能给予李女士足够的理解和支持。李女士本人除了要承受漫长诊疗过程所带来的身体不适，还要承受沉重的经济负担、家人的不理解以及治疗效果不佳的结局，因而非常自责、沮丧、焦虑、甚至抑郁。护士应掌握病人及其家人的心理动态，为其耐心、仔细讲解不孕症及辅助生殖技术的诊疗过程及结果，让其面对现实。护士可引导李女士重返职场，回归社会，建立正常的社交活动，体现自身价值，增强自信心。必要时与李女士及家人一起商讨，是否可通过领养孩子来解决问题。

（谢莉玲）

学习小结

1. 不孕症是指夫妇双方有正常性生活，未避孕 12 个月而未妊娠者。引起不孕的原因有女方因素、男方因素及男女双方因素，其中以女方的输卵管因素为最常见的原因。不孕症的诊断及治疗是一个非常漫长而复杂的过程，需要进行一系列检查，主要包括女方的卵巢功能检查、输卵管通畅检查、性交后精子穿透试验以及男方的精液常规检查等，以明确不孕原因，再根据原因进行治疗，必要时行辅助生殖技术。不孕夫妇常常因为诊疗过程烦琐而漫长，治疗结果不佳而出现不同程度的身心障碍，护士应高度关注，精心护理，协助其完成诊疗过程。

2. 辅助生殖技术是指在体外对配子和胚胎实施显微操作技术，以帮助不孕夫妇受孕的一组方法，主要技术包括人工授精、体外受精－胚胎移植、卵细胞质内单精子注射以及各种衍生新技术。辅助生殖技术同样需要接受一系列检查及治疗，且持续时间长，治疗费用较高，成功率平均 30% 左右。各种检查和治疗会使夫妇双方承受较大的身心压力，发生并发症。常见并发症有卵巢过度刺激综合征、多胎妊娠、自然流产等。护士应关心体贴不孕症病人，给予心理支持，协助其完成整个治疗过程；耐心仔细观察病人的身心反应，及时预防各种不良反应及并发症的发生，对卵巢过度刺激综合征病人应密切观察病情变化，每天测量体重、腹围，监测腹胀及全身水肿程度，配合医生完成各项治疗措施。

复习参考题

1. 简述女性不孕的主要原因。

2. 简述卵巢功能的检查方法。

3. 阐述体外受精－胚胎移植的主要并发症。

第十九章　计划生育妇女的护理

19

学习目标	
掌握	计划生育妇女的护理评估、护理诊断及护理措施;终止妊娠方法的适应证、并发症及其护理要点。
熟悉	各种避孕方法的避孕原理、副反应和并发症及其防治、绝育方法及其护理要点。
了解	各种避孕方法和绝育方法的适应证、禁忌证。

计划生育（family planning）是妇女生殖健康的重要内容。是采用科学的方法，推进生育服务管理改革，实施全面二孩政策，引导家庭负责任、有计划地安排生育；科学地控制人口数量、提高人口素质，是我国实行计划生育的一项基本国策。避孕节育是计划生育工作的重要组成部分。节育是通过采用以避孕为主，辅以绝育，达到短期避孕或长期不生育的目的。如果节育措施失败，则采用补救措施，行人工流产或引产方式终止妊娠。

做好避孕节育、优生优育、生殖健康、妇幼保健各项服务，提高出生人口素质和母婴健康水平；做好避孕方法知情选择，是实现计划生育优质服务的根本。

第一节　计划生育妇女的一般护理

案例 19-1

李女士，26 岁，G₁P₁，4 个月前行剖宫产术，现月经未复潮，仍在哺乳，要求避孕。查：外阴、阴道正常，子宫颈光滑，子宫体略小，后倾位无压痛，活动好。双侧附件区未触及异常。

问题：对上述妇女应当建议采取何种避孕措施？

【护理评估】

（一）身体评估

1. 确定末次月经的时间，评估拟定采取计划生育措施妇女当前有无体温升高及全身急、慢性疾病。

2. 了解外阴、阴道有无赘生物及皮肤黏膜完整性，白带的量、气味及性状，有无宫颈糜烂、裂伤，了解子宫位置、大小、活动度、有无脱垂及压痛，附件有无肿块等。

3. 生命体征测量，尤其要评估欲采取计划生育妇女的体温、血压。

（二）辅助检查

1. 血、尿常规和出凝血时间检查。

2. 根据病史及体格检查情况，选择相应的检查内容，如肝、肾功能，心电图、阴道分泌物常规检查及 B 型超声检查等。

（三）与疾病相关的健康史

通过询问拟定采取计划生育妇女的现病史、既往史、月经状况、婚育史等，了解有无计划生育措施的禁忌证，如对欲采用宫内节育器者，应了解有无月经过多过频、带器脱落史等；对欲采用药物避孕者，应了解有无严重心血管疾病（高血压病、冠心病等）、内分泌疾病（甲亢、糖尿病等）、肿瘤及血栓性疾病等；对欲行输卵管结扎术者，应了解有无神经官能症及盆腔炎后遗症等。

（四）心理 - 社会状况

妇女对采取计划生育措施存在思想顾虑，如采用药物避孕者可能担心月经异常、体重增加或增加肿瘤的发生率等；采用宫内节育器避孕者害怕节育器脱落、移位以及带器妊娠等；接受输卵管结扎术的妇女，担心疼痛、手术后遗症、影响性生活而焦虑，甚至恐惧等复杂心理。

【常见护理诊断/问题】

1. **知识缺乏** 缺乏计划生育相关的知识。
2. **有感染的危险** 与腹部皮肤伤口或子宫腔创面有关。
3. **疼痛** 与手术伤口、宫缩等有关。

【预期目标】

1. 采取计划生育措施的妇女获得相关知识,焦虑减轻,能够以良好的心态积极配合整个过程。
2. 采取计划生育措施的妇女未发生感染。
3. 疼痛程度缓解,并逐渐消失。

【护理措施】

(一)协助选择最佳计划生育措施

1. 短期内不想生育的新婚夫妇,可选用男用避孕套或女用阴道套,若避孕套脱落或破裂时需采用紧急避孕法;也可采用口服短效避孕药或女性外用避孕药。
2. 哺乳期妇女宜选用避孕套或宫内节育器,不宜选用药物避孕。
3. 已有 1 个子女夫妇,宫内节育器是首选方法,如需要再生育,取出宫内节育器即可;也可选用避孕药物(口服避孕药或皮下埋植避孕);有两个及两个以上孩子的夫妇,最好采取绝育措施。
4. 围绝经期妇女一般选用宫内节育器、避孕套或外用避孕药物。年龄超过 45 岁的妇女一般不用口服避孕药。

理论与实践

案例 19-1 中妇女剖宫产术后未超过半年,子宫切口可能尚未完全恢复,不宜放置宫内节育器;又因其在哺乳期,服用避孕药物可经乳汁影响婴儿,故亦不宜口服避孕药。可建议其使用安全套避孕。

(二)缓解疼痛,预防感染

术后尽量为其提供安静舒适的休息环境。根据手术的需要,安排休息和活动情况。密切观察术后阴道出血、腹痛等情况。住院期间定时测量生命体征,注意观察伤口有无感染征象,保持外阴清洁。按医嘱给予镇静、止痛、抗生素等药物,以缓解疼痛、预防感染,促进康复。对于受术者宫内节育器引起的疼痛,及时告知医生,按医嘱给予抗炎及解痉药物。

(三)健康指导

1. 宫内节育器放置、取出术及人工流产手术均可在门诊进行,术后无需住院经休息后可回家休养。告知如阴道出血量多,持续时间长,腹痛严重者及时就诊。放置、取出宫内节育器者术后应禁止性生活 2 周;人工流产手术术后应禁止性生活 3 周。
2. 输卵管结扎术需住院,术后应休息 3~4 周,禁止性生活 1 个月。经腹腔镜手术者,术后静卧数小时后即可下床活动,注意观察有无腹痛、腹腔内出血或脏器损伤等征象。
3. 钳刮术者术后休息 3~4 周,保持外阴清洁,1 个月内禁性生活及盆浴;协助受术者落实避孕措施;术后 1 个月门诊随访 1 次,如有腹痛、出血多者,随时就诊。

4. 采用药物避孕及其他工具避孕者,教会其使用方法、如何观察其副反应及一般应对措施。

【结果评价】

1. 夫妻双方在获得计划生育知识基础上,积极与医护人员配合共同协商采取适宜计划生育措施。
2. 受术者自述焦虑程度是否减轻,是否能够积极配合手术。
3. 疼痛程度是否缓解,并逐渐消失。
4. 未发生感染。

第二节 常用避孕方法及护理

案例 19-2

女性,28 岁,G₂P₁,既往体健,无腰痛史。2 个月前放置宫内节育器,出现腰酸、腹坠,尤其在劳累后加重。查体:阴道畅,白带色量正常,宫颈光滑,子宫前位,正常大小,无压痛。B 型超声下见节育器位置正常。

问题:对该病人应当如何处理?

采用科学的方法,使育龄妇女暂时不受孕(在不妨碍正常性生活和身心健康的情况下)称为避孕(contraception)。避孕主要是通过控制生殖过程的 3 个关键环节达到目的。①抑制卵子或精子产生;②阻止卵子与精子结合;③改变子宫环境使之不利于精子获能、生存或不适宜受精卵着床或发育。科学的避孕方法应遵循安全、有效、简便、实用、经济、持久的原则,且不影响夫妻双方性生活及性生理。目前女性常用的避孕方法有工具避孕、药物避孕和其他避孕方法。

【工具避孕】

工具避孕是指利用工具阻止精子与卵子结合或改变宫腔内环境以达到避孕的目的。

(一) 阴茎套

阴茎套(condom)也称避孕套,为男性避孕工具。作为屏障阻止精子进入阴道而达到避孕目的。正确使用避孕率高达 93%~95%。其为筒状优质薄型乳胶制品,顶端呈小囊状,排精时精液潴留在囊内,容量为 1.8ml。阴茎套分为 29mm、31mm、33mm、35mm 4 种规格。使用前应先行吹气检查有无漏孔,同时排去小囊内空气,射精后在阴茎尚未软缩时,即捏住套口和阴茎一起取出。使用时选择合适的阴茎套型号,不宜过大或过小。每次性交时均应全程使用,不能反复使用。阴茎套还具有防止性传播性疾病的作用。

(二) 女用避孕套

女用避孕套(female condom),又称阴道套(vaginal pouch),是由聚氨酯(或乳胶)所制成的宽松、柔软的袋状物,长 15~17cm,开口处连接直径 7cm 的柔韧的"外环",套内游离直径 6.5cm 的内环,也具有防止性传播疾病的作用。

（三）宫内节育器

1. 宫内节育器的分类 宫内节育器（intrauterine device,IUD）一种相对安全、有效、简便、经济、可逆、广大妇女易于接受的节育器具,目前已成为我国育龄妇女的主要避孕措施,是世界上使用 IUD 最多的国家,目前常用的宫内节育器主要有两大类(图 19-1):惰性宫内节育器,为第一代 IUD,主要为金属单环及其改良品,因其脱落率及带环妊娠率均高已停止生产;活性宫内节育器,为第二代IUD,其内含有活性物质如金属、激素、药物及磁性物质。我国已将 TCU200、TCU220C、TCU380A、MLCU375（母体乐铜375）及孕酮铜（曼月乐)5 种列为推荐的宫内节育器。

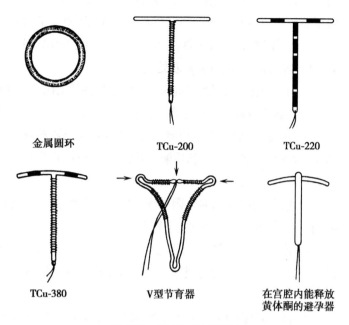

金属圆环　　　　TCu-200　　　　TCu-220

TCu-380　　　　V型节育器　　　　在宫腔内能释放黄体酮的避孕器

图 19-1　常用的宫内节育器

2. 避孕机理 一般认为宫内节育器的抗生育作用可能是多环节的,主要有:

(1) 干扰着床:长期异物刺激导致慢性炎症反应及损伤子宫内膜,产生前列腺素,引起子宫内膜白细胞及巨噬细胞增多,产生无菌性炎症反应,前列腺素致使子宫收缩,输卵管蠕动亢进,导致受精卵与子宫内膜的周期发生不同步,从而影响着床。

(2) 影响受精卵的发育:子宫内膜受压缺血及吞噬细胞的作用,激活纤溶酶原,局部纤溶活性增强,致使囊胚溶解吸收。

(3) 宫腔内自然环境改变:吞噬细胞被覆于子宫内膜,有吞噬精子的作用并能溶解着床前的囊胚。

(4) 杀精作用:IUD 在宫腔内机械性压迫和摩擦,诱发子宫内膜慢性无菌性炎症,分泌的炎症细胞有吞噬精子和毒害胚胎的作用。

(5) 免疫作用:带器妇女血中免疫球蛋白含量增加,在一定程度上破坏了正常着床所允许的免疫耐受性,产生抗着床的避孕效果。

(6) 带药的宫内节育器的作用:带铜 IUD 长期缓慢释放的铜被宫内膜吸收,使子宫内膜细胞代谢受到干扰,不利于受精卵着床及囊胚发育。含孕激素 IUD 所释放的黄体酮主要引起子宫内膜腺体萎缩和间质蜕膜化,不利于受精卵着床,同时宫颈黏液变稠妨碍精子运行,还可对精子的代谢,例如氧的摄取及葡萄糖利用产生影响。

3. 宫内节育器放置术

(1) 适应证:凡已婚育龄妇女无禁忌证自愿放置者。

(2) 禁忌证:①生殖器官炎症,如急慢性盆腔炎、阴道炎、重度宫颈糜烂;②月经过多过频,尤其三个月内频发月经、月经过多或不规则阴道出血者;③重度子宫脱垂、宫颈内口松弛、重度陈旧宫颈裂伤;④生殖器官肿瘤,如子宫肌瘤、卵巢肿瘤、子宫内膜癌、滋养细胞疾病等;⑤子宫畸形,如子宫纵隔、双子宫、双角子宫等;⑥全身严重的疾病,如心功能Ⅲ级以上、严重贫血、血液疾患及各种疾病的急性期等;⑦妊娠或妊娠可疑者;⑧有铜过敏史者,禁止使用含铜IUD。

(3) 放置时间:①月经干净 3~7 日无性交;②人工流产后立即放置;③产后 42 日恶露已净,会阴伤口愈合,子宫恢复正常;④剖宫产后半年放置;⑤含孕激素 IUD 在月经第 3 日放置;⑥自然流产于转经后放置;药物流产 2 次正常月经后放置;⑦哺乳期放置应先排除早孕;⑧性交后 5 日内放置为紧急避孕方法之一。

(4) 操作方法:外阴部常规消毒铺巾,双合诊复查子宫大小、位置及附件情况。阴道窥器暴露宫颈后,再次消毒,以宫颈钳夹持宫颈前唇,用子宫探针顺子宫屈向探测宫腔深度。一般不需扩张宫颈管,宫颈管较紧者应以宫颈扩张器顺序扩至 6 号。用放置器将节育器推送入宫腔,其上缘必须抵达宫底部。带有尾丝者,应在距宫口 2cm 处剪断。观察无出血即可取出宫颈钳及阴道窥器。

(5) 常见副作用、并发症及处理

1) 子宫出血:表现为月经量增多或不规则子宫出血。可给予止血剂进行对症处理,疗效不佳时应考虑更换节育器型号或改用其他节育措施。

2) 腰酸、下腹坠痛:节育器与宫腔大小或形态不符时,可引起子宫过度收缩,而致腰酸或下腹坠胀。轻者不须治疗,重者经休息和用解痉药物等无效时,应取出。待下次月经干净后,重新选择适当大小同类型的节育器,再次放置。

3) 感染:多因放置时无菌操作不严或因节育器尾丝导致上行性感染。表现为腹痛、白带增多等。需及时用抗生素积极治疗,并取出节育器。

4) 宫内节育器脱落:多发生在放置后的第 1 年,尤其是最初 3 个月。脱落的原因可能是因宫颈口过松,节育器大小不合适或节育器未放至子宫底部所致。放置 1 年内应定期随访,以便及时发现节育器脱落。

5) 带器妊娠:多因所选用的宫内节育器大小型号不当,致使宫内节育器下移,囊胚仍可着床于子宫底部,而发生带器妊娠。一旦发生带器妊娠,应行人工流产术,同时取出节育器。

6) 宫内节育器嵌顿:由于节育器过大,表面光洁度不好,放置时子宫内膜损伤致节育器部分或全部嵌入肌壁。一经确诊应及时取出。

7) 子宫穿孔、节育器异位:发生率极低,但危害性大。多因操作不当、查错子宫位置、哺乳期子宫软且壁薄等原因,术中造成子宫穿孔,将节育器放于子宫腔以外。确诊后应根据其所在部位采取适当的方法将节育器取出。

(6) 护理要点

1) 术前的护理准备:①术前护士应向受术者介绍操作步骤,取得合作。受术者测体温正常后,排空膀胱,取膀胱截石位,冲洗外阴及阴道。②物品:弯盘 1 个,放环器 1 个,子宫探针 1 个,宫颈钳 1 把,节育器 1 个,阴道窥器 1 个,卵圆钳 2 把,剪刀 1 把,洞巾 1 块,长棉签 2 支,棉球若干,无菌手套 1 副,0.5% 聚维酮碘液。

2) 术中护理配合:①协助受术者摆好膀胱截石位;②用 1∶500 聚维酮碘或 1∶1000 的新洁尔灭棉球,常规行外阴阴道消毒;③解开手术包,备好术中用品如无菌手套、消毒棉球等;④根据受术者宫腔情况选择合适的节育器,如 T 型 IUD 依其横臂宽度(mm)分为 26、28、30 号三种,宫腔深度 >7cm 者用 28 号,≤7cm 者用 26 号,并给受术者辨认;⑤熟悉手术过程并密切配合;⑥观察受术者术中情况,如出现剧烈腹痛、阴道出血较多、面色苍白、出冷汗、心动过缓、血压下降等症状,及时提醒术者停止手术,对症处理。

问题与思考

在计划生育门诊,我国育龄妇女的主要避孕措施是采用宫内节育器,然而很多妇女害怕节育器脱落、移位及带器妊娠等,会有一定的心理压力。那么通过人文关怀减轻受术者的思想顾虑和担忧,减轻其心理不适,增加受术者的顺应性及心理的舒适感就显得尤为重要。

思考:在放置宫内节育器时,护理人员应从哪些方面对受术者进行人文关怀?

3) 健康教育:①术后应休息 3 日,1 周内避免重体力劳动,2 周内禁性生活及盆浴;②告知受术者保持外阴清洁,如出现腰疼、发热、出血多时应随时就诊;③3 个月内每次月经期或排便需注意有无节育器脱落;

④术后第一年 1、3、6、12 个月进行随访,以后每年随访 1 次直至停用。

4. 宫内节育器的取出术

(1) 适应证:①放置节育器后因副反应严重或出现并发症治疗无效者;②带器妊娠者;③计划再生育者;④改用其他避孕措施或绝育者;⑤放置期限已满需更换者;⑥绝经 1 年以上者;⑦确诊节育器嵌顿、移位或脱落者。

(2) 禁忌证:①并发生殖道炎症时,先给予抗感染治疗,治愈后再取出;②全身情况不良或在疾病的急性期,应待病情好转后再取出。

(3) 取器方法:常规消毒后,有尾丝者,用血管钳夹住尾丝轻轻牵引取出。无尾丝者,需在手术室进行,按进宫腔操作程序操作,用取环钩或取环钳将 IUD 取出。取器困难可在 B 型超声指导下进行操作,必要时在宫腔镜下取出。

(4) 护理要点

1) 取器时间:①月经干净后 3~7 日为宜;②带器早期妊娠行人工流产同时取器;③带器异位妊娠术前行诊断性刮宫时,或在术后出院前取出 IUD;④子宫不规则出血者,随时可取,取 IUD 同时需行诊断性刮宫,刮出组织送病理检查,排除子宫内膜病变。

2) 术后休息 1 日,禁止性生活和盆浴 2 周,并保持外阴清洁。

理论与实践

根据病例 19-2 所述:该病人带节育器 2 个月出现明显腰酸、腹部坠痛。查体无炎症表现,B 型超声下见节育器位置正常,考虑可能由于节育器与宫腔大小或形态不符所致。可嘱其适当休息,适当使用止痛药物观察,如无效,可在下次月经干净后 3~7 日取出节育器,改换其他避孕方式,或者下次月经后 3~7 日更换合适节育器。

【药物避孕】

药物避孕也称激素避孕(hormonal contraception)指女性使用甾体激素达到避孕,是一种高效避孕方法。目前国内常用的几乎都是女用避孕药,主要为人工合成的甾体激素避孕药,激素的成分主要是雌激素和孕激素。

(一) 种类

1. 短效口服避孕药 包括复方短效避孕药和复方长效口服避孕药。

(1) 复方短效口服避孕药:是雌、孕激素组成的复合制剂。雌激素成分为炔雌醇,孕激素成分各不相同,构成不同配方及制剂。

1) 用法:复方炔诺酮片、复方甲地孕酮片,于月经第 5 日开始服用第 1 片,连服药 22 日,停药 7 日后服第 2 周期。复方去氧孕烯片、复方孕二烯酮片、屈螺酮炔雌醇片和炔雌醇环丙孕酮片,于月经第 1 日服药,连服 21 日,停药 7 日后服用第 2 周期的药物。

2) 注意事项:若有漏服应及早补服,且警惕有妊娠可能。若漏服 2 片,补服后要同时加用其他避孕措施。漏服 3 片应停药,待出血后开始服用下一周期药物。单相片在整个周期中雌、孕激素含量是固定的。三相片中每一相雌、孕激素含量,是根据妇女生理周期而制定不同剂量,药盒内的每一相药物颜色不同,每片药旁标有星期几,提醒服药者按箭头所示顺序服药。三相片的服用方法也是每日 1 片,连服 21 日。复方短效口服避孕药的主要作用为抑制排卵,正确使用避孕药的有效率接近 100%。

(2) 复方长效口服避孕药:主要由长效雌激素和人工合成孕激素配伍制成,服药 1 次可避孕 1 个月。

口服后被胃肠道吸收，储存于脂肪组织内，缓慢释放起长效避孕作用。避孕有效率达 96%~98%。复方长效口服避孕药激素含量大，副作用较多，如类早孕反应、月经失调等，已较少应用，将被淘汰。

相关链接

短效避孕药去氧孕烯炔雌醇片(妈富隆)的相关知识

去氧孕烯炔雌醇片(妈富隆)是近年来使用较多的一种口服避孕药，含有 0.15mg 去氧孕烯和 0.03mg 炔雌醇，其中去氧孕烯是一种高选择性的孕激素，其活性代谢产物依托孕烯是一种强效排卵抑制剂，能有效抑制卵泡生长和排卵。它还能增加宫颈黏液的黏稠度，阻止精子的穿透。由于去氧孕烯炔雌醇片雌激素含量低，服用期间恶心、呕吐、乳房胀痛等副反应明显减少，对体重也几乎没有影响。此外去氧孕烯炔雌醇片的雄激素活性极低，能显著改善痤疮、多毛等症状。

2. 长效口服避孕药 由长效雌激素和人工合成的孕激素配伍制成，这类药物主要是利用长效雌激素炔雌醚，从胃肠道吸收后，储存于脂肪组织内缓慢释放起长效避孕作用。孕激素促使子宫内膜转化为分泌反应，作用消退时引起撤退出血。服药 1 次可避孕 1 个月，避孕有效率达 96%~98%。用法：最好采用在月经来潮第 5 日服第 1 片，第 10 日服第 2 片。以后按第 1 次服药日期每月服 1 片。

3. 长效避孕针 目前有单纯孕激素类和雌、孕激素复合制剂两种。有效率达 98% 以上。单纯孕激素类长效避孕针因不含雌激素，适用于哺乳期妇女避孕。雌、孕激素复合制剂肌内注射 1 次，可避孕 1 个月。长效避孕针有月经紊乱、点滴出血或闭经等副作用。

用法及注意事项：①首次于月经周期第 5 日和第 12 日各肌内注射 1 支，以后在每次月经周期第 10~12 日肌内注射 1 支。一般于注射后 12~16 日月经来潮；②复合制剂，由于激素剂量大，副作用大，很少用；③单孕激素制剂：醋酸甲羟黄体酮避孕针，每隔 3 个月注射 1 针，避孕效果好；庚炔诺酮避孕针，每隔 2 个月肌内注射 1 次。

4. 探亲避孕药 探亲避孕药除双炔失碳酯外，均为孕激素类制剂或雌、孕激素复合剂。适用于短期探亲夫妇。有抑制排卵、改变子宫内膜形态与功能、宫颈黏液变稠等作用。探亲避孕药的避孕效果可靠。但是由于目前激素避孕种类不断增加，探亲避孕药的剂量又大，现已经很少使用。

5. 缓释系统避孕药 缓释系统避孕药是将避孕药(主要是孕激素)与具备缓慢释放性能的高分子化合物制成多种剂型，在体内持续恒定进行微量释放，起长效避孕作用。

(1) 皮下埋植剂：是国外常用的一种缓释系统的避孕剂。此装置的第一代产品称 Norplant I，有 6 个硅胶囊，每个含左炔诺孕酮(LNG)36mg。第二代称 Norplant II，只需 2 根硅胶棒，每根含左炔诺孕酮 70mg。用法：于周期第 7 日内在上臂内侧作皮下扇形插入。可避孕 5 年，有效率为 99% 以上。优点是不含雌激素，随时可取出，恢复生育功能快，不影响乳汁质量，使用方便。

(2) 缓释阴道避孕环：以胶为载体含孕激素的阴道环，国产阴道环内含甲地孕酮，称为甲地孕酮硅胶环，管断面直径 4mm，含甲地孕酮 200mg 或 250mg，避孕效果好，妊娠率 0.6/100。

用法：月经干净后将甲硅环放入阴道后穹窿或套在宫颈上，有效期 1 年，缓释阴道避孕环具有取、放方便的优点。

(3) 微球和微囊避孕针：是近年发展的一种新型缓释系统的避孕针。采用具有生物降解作用的高分子化合物与甾体避孕药混合或包裹制成的微球或微囊，微球直径 $100\mu m$，通过针头注入皮下，缓慢释放避孕药。而高分子化合物自然在体内降解、吸收，不必取出。是有发展前途的避孕针。每 3 个月皮下注射一次，可避孕 3 个月。

(4) 透皮贴剂避孕：药放在特殊贴片内，粘贴在皮肤上，每日释放一定剂量避孕药，通过皮肤吸收达到避孕目的。每周 1 片,连用 3 周,停用 1 周,每月共用 3 片。

(二) 作用机制

1. **抑制排卵** 药物抑制下丘脑释放促性腺激素释放激素(GnRH),使垂体分泌促卵泡素(FSH)和黄体生成素(LH)减少,同时直接影响垂体对 GnRH 的反应,不出现排卵前 LH 峰,故不发生排卵。

2. **改变宫颈黏液性状** 宫颈黏液受孕激素影响,分泌量变少而黏稠度增加,拉丝度减小,不利于精子穿透。

3. **改变子宫内膜形态与功能** 避孕药中的孕激素成分干扰了雌激素效应,子宫内膜增殖变化受抑制;又因孕激素作用,使子宫内膜腺体及间质提早发生类分泌期变化,形成子宫内膜分泌不良,不适于受精卵着床。

(三) 适应证

生育年龄的健康妇女均可服用。

(四) 禁忌证

1. 严重心血管疾病不宜服用。避孕药中孕激素对血脂蛋白代谢有影响,加速冠状动脉粥样硬化发展;雌激素作用使凝血功能亢进,以致冠状动脉硬化者易并发心肌梗死。雌激素还增加血浆肾素活性,使血压升高,高血压病人脑出血发生率较未服药者高 2 倍。

2. 急、慢性肝炎或肾炎。

3. 血液病或血栓性疾病。

4. 内分泌疾病如糖尿病需用胰岛素控者、甲状腺功能亢进者。

5. 恶性肿瘤、癌前病变、子宫或乳房肿块病人。

6. 哺乳期不宜服用,因避孕药抑制乳汁分泌,并使其蛋白质、脂肪含量下降。

7. 产后未满半年或月经未来潮者。

8. 月经稀少或年龄 >45 岁者。

9. 年龄 >35 岁的吸烟妇女不宜长期服用,以免卵巢功能早衰。

10. 精神病生活不能自理者。

(五) 药物副反应及处理

1. **类早孕反应** 雌激素刺激胃黏膜引起食欲缺乏、恶心、呕吐以至乏力、头晕。轻症不需处理,历时数日可减轻或消失。较重者坚持 1~3 个周期后方可消失,可口服维生素 B_6 20mg、甲氧氯普胺 10mg,每日 3 次,连续 1 周。

2. **经量减少或闭经** 一般服药后月经变规则,经期缩短,经量减少,痛经减轻或消失。若用药后出现闭经,反映避孕药对下丘脑 - 垂体轴抑制过度,应停避孕药改用雌激素替代治疗或加用促排卵药物,仍无效者应进一步查找闭经原因。

3. **阴道出血** 服药期间发生不规则少量出血,称突破出血,多发生在漏服药后,少数人虽未漏服也能发生。若在服药前半周期出血,为雌激素不足以维持内膜的完整性所致。每晚增服炔雌醇 0.005~0.015mg,与避孕药同时服至第 22 日停药。若在服药后半周期出血,多为孕激素不足引起,每晚增服避孕药 1/2~1 片,同时服至第 22 日停药。若出血量多如月经,应立即停药,待出血第 5 日再开始下一周期用药。

4. **体重增加** 可能由于避孕药中孕激素成分的弱雄激素活性促进体内合成代谢引起,也可因雌激素使水钠潴留所致。

5. **色素沉着** 少数妇女颜面部皮肤出现淡褐色色素沉着如妊娠期所见,停药后不一定都能自然消退。

6. **其他影响** 如出现皮疹、瘙痒、头痛等少见,可对症处理。

【其他方法】

（一）安全期避孕法

妇女排卵的时间多数在月经来潮前 14 日左右,卵子自卵巢排出后约可存活 1~2 日,精子进入女性生殖道可存活 2~3 日,因此排卵期前后 4~5 日内为易受孕期,其余的时间不易受孕故视为"安全期"。采用在"安全期"内进行性生活而达到避孕目的,称为安全期避孕法,又称自然避孕。采用自然避孕法需要根据本人的月经周期,基础体温测定和宫颈黏液变化特点来推算安全期,基础体温的曲线变化与排卵时间的关系并不恒定,宫颈黏液的观察需要经过培训才能掌握。因此,安全期避孕法(自然避孕法)并不十分可靠,不宜推广。

（二）外用杀精剂

外用杀精剂是性交前置入女性阴道,具有灭活精子作用的一类化学避孕制剂。目前临床常用有避孕栓剂、片剂、胶冻剂、凝胶剂及避孕薄膜等,由活性成分壬苯醇醚与基质制成。使用时应注意:①每次性交前均需使用;②片剂、栓剂和薄膜置入阴道后,需等待 5~10 分钟,溶解后才能起效而后性生活。若置入 30 分钟尚未性交,必须再次放置;③绝经过渡期妇女阴道分泌物少,不易溶解。最好选用胶冻剂或凝胶剂,不宜选用其他杀精剂。正确使用外用杀精剂,有效率达 95% 以上。使用失误,失败率高达 20% 以上,不作为避孕首选药。

（三）紧急避孕

紧急避孕是指在那些无防护性性生活后或者避孕失败后几小时或几日内,妇女为防止非意愿性妊娠的发生而采用的避孕方法。可通过阻止或延迟排卵、干扰受精或阻止着床而达到避孕的目的。已妊娠者禁止使用。主要的方法有:

1. **放置宫内节育器**　一般在无保护性生活后 5 日(120 小时)之内放入带铜的 IUD,其有效率可达 99% 以上。特别适合于希望长期避孕而且适合放环的妇女。

2. **紧急避孕药**　一般在无保护性生活后 3 日(72 小时)之内口服紧急避孕药。有激素和非激素药物两类。

（1）激素类有:①单纯孕激素制剂:左炔诺孕酮,首剂半片,相隔 12 小时再服半片;②单纯雌激素制剂:53 号避孕药,性交后立即服一片,次日加服一片;③雌、孕激素复方制剂:复方左炔诺孕酮避孕药,首剂 4 片,然后相隔 12 小时再服 4 片。

（2）非激素类:米非司酮,为孕激素受体水平拮抗剂,排卵前服用可抑制或延迟排卵,排卵后服用可影响子宫内膜的发育和分泌,从而影响着床,达到避孕的目的。一般在无保护性生活后 5 日(120 小时)之内服 1 片,可预防 80% 以上的妊娠。

紧急避孕药品,不是常规避孕药,只应在避孕失败或偶尔未采取避孕措施时使用,因而不能将其作为日常的避孕药品使用,如果用药后再次发生性生活,必须继续采用常规的避孕方法。

（四）黄体生成激素释放激素类似物避孕

在正常生理情况下,下丘脑释放 GnRH 能促进 FSH、LH 合成和分泌,从而促进卵泡发育和排卵,并释放性激素。当外源性非脉冲式给予大剂量 LHRHa 时,其作用相反,可能是其持续作用使垂体 LHRH 受体失去敏感性,不再对 LHRHa 产生反应,从而抑制卵泡发育和排卵。

（五）免疫避孕法

免疫避孕法主要分为抗生育疫苗和导向药物避孕。前者是筛选生殖系统或生殖过程的抗原成分制成疫苗,通过介导机体细胞或体液免疫反应,攻击相应的生殖靶抗原,以阻断正常生殖生理过程中的某一环节,起到避孕作用。导向药物避孕是利用单克隆抗体将抗生育药物导向受精卵透明带或滋养层细胞,引起抗原抗体反应,干扰受精卵着床和抑制受精卵发育,达到避孕目的。

【护理措施】

1. 复方短效口服避孕药

(1) 为减轻副反应可在晚上服用,并注意按规定服用,不要随意停药。若漏服应在 12 小时内补服。如连续漏服 2 片,在想起后应立即补服 2 片,第三片可按正常时间服用,但必须加用其他避孕方法。如漏服 3 片以上,即应停用本周期药物,待出血或停药 7 日后开始服用下一周期的药,并在此期间用其他避孕方法。三相片首次服用需从月经第一日开始,而且在月经的前半期还应加用屏障法避孕,以保证避孕效果。

(2) 如需生育,应提前半年停药,改用其他避孕措施。因刚停药后子宫内膜较薄,不利于孕卵着床。服药期间避孕失败妊娠,因性激素对胎儿有影响,一般建议终止。

(3) 糖衣片避孕药的有效成分在糖衣内,故应保持干燥。糖衣潮解或脱落后,影响疗效不宜服用。

(4) 服用避孕药期间不宜同时服用以下药物:利福平、巴比妥类抗癫痫药、新霉素类抗生素、抗抑郁药及抗凝血药物等。

2. 长效避孕药 停用长效药者,应在最后一次用药后月经的第 5 日,开始服用短效避孕药 2~3 个周期作为过渡,以免发生月经不调。对个别月经频发或月经量过多者不宜使用注射避孕针剂。

3. 用避孕药期间应定期随访体检,包括测血压及乳房检查、妇科检查。如出现下肢肿胀疼痛、视力障碍、严重的头痛等,应立即停药,并做相应的检查。择期手术的妇女,手术前至少停药 4 周。

第三节 女性绝育方法及护理

绝育是利用人工的方法阻断受孕途径,而达到永久不生育的目的。它通过对输卵管切断、结扎、电凝、钳夹、套环及药物粘堵等,使精子与卵细胞不能相遇而达到绝育的目的。这是一种比较安全、永久性的节育措施,而且是可逆的,如果妇女绝育后仍需再次妊娠,可行输卵管吻合术,成功率达 80% 以上。目前国内常应用经腹壁小切口绝育、腹腔镜绝育,药物粘堵绝育因绝育成功率较低,尚待进一步研究。手术操作可经腹壁或经阴道穿窿进入盆腔,也可直接经宫腔进行。

【经腹输卵管节育术】

此种绝育方法是经腹壁结扎输卵管,手术操作简单、方便、多采用局部麻醉或针麻,对妇女损伤小,是传统的绝育方法。

(一) **适应证**

1. 自愿接受绝育术且无禁忌者。

2. 患某些遗传疾病如心、肝、肾功能不全,不宜生育行治疗性绝育术。

(二) **禁忌证**

1. 各种疾病的急性期、全身情况不佳不能胜任手术者,如心力衰竭、产后出血等。

2. 腹部皮肤感染。

3. 内外生殖器炎症。

4. 患严重的神经衰弱或神经官能症者。

5. 24 小时内两次体温超过 37.5℃以上者。

(三) **手术时间**

1. 非妊娠妇女可在月经干净 3~7 日。

2. 人工流产后、剖宫取胎或剖宫产术的同时。

3. 中期引产或正常产后 24 小时内。

4. 某些非感染妇科手术的同时,如一侧附件切除术施术时可同时结扎对侧输卵管(已有子女)。

5. 哺乳期或闭经妇女应排除妊娠后再行手术。

（四）手术过程

1. 麻醉　多用局部浸润麻醉。

2. 受术者排空膀胱,取仰卧位,手术野按常规消毒,铺单。

3. 选择腹部切口　一般在腹中线耻骨联合上方 3~4cm 处作 2cm 长纵切口或横切口,产妇则在宫底下方 2cm 处作切口,逐层切开进入腹腔。

4. 暴露输卵管　术者左手示指伸入腹腔,沿宫底后方滑向一侧,到达输卵管后方,右手持卵圆钳将输卵管夹住,轻轻提至切口外,并以两把无齿镊交替夹取输卵管直至露出伞端,并检查卵巢情况。亦可用指板法提取输卵管。

5. 结扎输卵管　目前国内多采用抽芯包埋法,在输卵管峡部背侧包膜下注入 0.5%~1% 普鲁卡因。用尖刀切开膨胀的浆膜层,再用弯蚊钳轻轻分离该段输卵管,相距 1.5cm 长,两端以 4 号丝线各作一道结扎,剪除其间输卵管,最后用 4 号丝线连续缝合浆膜层,将近端包埋于输卵管系膜内,远端留在系膜外,查无出血、渗血后,送回腹腔。同法处理对侧。

6. 清点手术器械、敷料、纱布等后,分层关腹。

（五）并发症及防治

一般不易发生。若发生,多系操作粗暴、未按常规进行所致。

1. 膀胱及肠道的损伤　多因解剖关系辨认不清或操作粗暴。故术前应排空膀胱并做好肠道准备。术中医生操作应谨慎、细致,以避免损伤其他脏器。

2. 感染　多发生盆腔及腹壁切口的感染。体内原有感染灶未行处理,如牙龈、鼻咽、盆腔器官等,致术后创面发生内源性感染;手术器械、敷料消毒不严或手术操作无菌观念不强造成外源性感染。防治措施:术前严格掌握适应证,术中严格无菌操作,术后严密观察伤口、体温及血象的变化,发现有感染征兆及时处理。

3. 出血及血肿　过度牵拉、钳夹而损伤输卵管或其系膜,或因创面血管结扎不紧引起腹腔内积血或血肿。术后护士要严密观察伤口及敷料情况,发现出血及时通知医生,防止发生出血性休克。

4. 绝育失败　手术失败以至再次妊娠。可因绝育措施本身缺陷,也可因施术时技术误差引起。其结果多发生宫内妊娠,但也可能发生输卵管妊娠。

5. 远期并发症　慢性盆腔炎、肠粘连、月经异常、神经官能症等。

（六）护理要点

1. 术前准备

(1) 灭菌用物准备:消毒用卵圆钳 1 把、无齿小头卵圆钳 1 把、直止血钳 4 把、弯止血钳 4 把、鼠齿钳 2 把、弯蚊钳 4 把、巾钳 4 把、无齿及有齿镊子各 1 把,持针器 1 把、小直拉钩 2 把、尖刀片及圆刀片各 1 个,刀柄 2 把,10ml 注射器 1 个,组织剪及线剪各 1 把,弯盘 1 个,9×24 弯三角针及弯圆针各 1 个,6×14 的弯圆针 3 个,0 号及 4 号线各 1 团。

双层大包布 1 块、双层方包布 1 块、腹单 1 块、治疗巾 5 块,粗纱布 2 块、细纱布 10 块、手术衣 2 件、手套 2 付。

(2) 药品:0.5%~1% 普鲁卡因。

(3) 受术者准备:①解除受术者思想顾虑,做好解释和咨询;②按妇科腹部手术前常规准备;③有宫内节育器或早孕者须先取节育器或行人工流产。

2. 术中配合 ①器械护士熟悉手术步骤,与术者做好术中配合,按顺序递送器械和敷料。术前、术后清点用物,绝对无误。②巡回护士应随时注意受术者情况,有异常随时向手术医生汇报。

3. 术后护理

(1) 注意体温、脉搏变化,观察腹部伤口有无渗血、腹痛及内出血体征。

(2) 如采用局部麻醉,术后 4 小时可进食。

(3) 术后嘱卧床 4~6 小时,鼓励受术者术后 6 小时下床活动。

(4) 遵医嘱给予适量抗生素预防感染。保持伤口清洁干燥,术后 5 日拆线。

4. 健康教育 术后嘱病人休息 3~4 周,禁止性生活 1 个月,1 个月后到医院复查。

【经腹腔镜输卵管绝育术】

随着医学科学与技术的不断发展,腹腔镜在临床应用越来越广泛。应用腹腔镜技术实施绝育术对受术者损伤小,恢复快,易为广大妇女所接受。目前临床常用可逆性绝育术,操作方法有套硅胶环法与置弹簧夹法两种。

(一) 适应证

同腹部小切口绝育术。

(二) 禁忌证

主要为腹腔粘连、心肺功能不全、膈疝等,余同经腹输卵管结扎术。

(三) 手术时间

1. 月经净后 3~7 日。

2. 产后 6~12 周。

(四) 手术过程

采用局部浸润麻醉或静脉全身麻醉,受术者术前排空膀胱,取膀胱截石位,头低臀高倾斜 15° 角。脐孔下缘作 1~1.5cm 横弧形切口,将气腹针插入腹腔,充气(二氧化碳)2~3L,然后换置腹腔镜。在腹腔镜直视下将弹簧夹钳夹或硅胶环环套于输卵管峡部,以阻断输卵管通道。也可采用双极电凝烧灼输卵管峡部 1~2cm 长。检查无出血、绝育部位无误后取出腹腔镜,缝合腹壁切口。

(五) 术后并发症及护理

1. 脏器及血管损伤 充气针与穿刺针刺入腹腔,有损伤血管及脏器的危险。穿刺时必须充分提起腹壁,并掌握方向和深度。一旦发生损伤需立即开腹修补,彻底止血。

2. 充气并发症 充气针误入其他组织时可引起皮下气肿、大网膜气肿甚至空气栓塞等。操作时按操作规程,充气前要确认穿刺针在腹腔中。

3. 其他并发症同经腹绝育术。

(六) 护理要点

1. 术前准备 同经腹输卵管结扎术,病人摆膀胱截石位。

2. 术中配合

(1) 配合医生建立良好的气腹,认真观察压力表的变化,随时调整。

(2) 建立气腹后及时调整病人体位,呈头低脚高位。

(3) 术中护士要严密观察受术者的生命体征的变化,并做好安慰及解释工作。

3. 术后护理

(1) 术后休息 3~4 小时,注意观察病人脉搏、血压的变化,防止发生内出血。

(2) 有腹痛者可遵医嘱给予口服止痛药物。

(3) 手术后 4~6 小时督促排尿。

(4) 其他同腹部小切口绝育术。

4. **心理护理** 同腹部小切口绝育术。

5. **健康教育** 同经腹绝育术。

第四节 避孕失败补救措施及方法

案例 19-3

　　夏女士,24 岁,停经 50 日,3 日前感冒、高热,当时不知妊娠,使用多种药物治疗,今来院测尿妊娠反应阳性,B 型超声示宫内妊娠,要求行人工流产术。手术前此妇女异常紧张。手术过程中,病人突然感觉胸闷、头晕,大汗淋漓,并有恶心呕吐。查:血压 70/50mmHg,脉搏 48 次/分,探宫腔深度未超过术前宫腔。

　　问题:1. 该病人的诊断? 为什么?

　　　　　2. 如何护理?

【人工流产】

　　人工流产是指因意外妊娠、疾病等原因而采用人工方法终止妊娠,是早期妊娠避孕失败的补救方法。人工流产方法包括吸宫术和钳刮术。一般在妊娠 10 周以内采取吸宫术,妊娠 10~14 周采用钳刮术。

　　(一) **适应证**

　　1. 妊娠 14 周以内要求终止妊娠,而无禁忌证者;

　　2. 因患某种疾病不能继续妊娠者。

　　(二) **禁忌证**

　　1. 急性或慢性病急性发作期;

　　2. 急性生殖器官炎症;

　　3. 全身情况不佳,不能承受手术者,如高热、心力衰竭、妊娠剧吐酸中毒未纠正等;

　　4. 术前两次体温在 37.5℃ 以上。

　　(三) **手术过程**

　　1. **负压吸引术** 适用于妊娠 10 周以内者。

　　(1) 术者穿清洁工作衣,戴帽及口罩,戴无菌手套。受术者排空膀胱,取膀胱截石位。消毒外阴、阴道,铺盖消毒洞巾。作双合诊复查子宫位置、大小及附件情况。用阴道窥器暴露宫颈,消毒宫颈,用棉签蘸 1% 利多卡因溶液置宫颈管内 3~5 分钟。

　　(2) 探测宫腔:宫颈钳夹持宫颈前唇后,用子宫探针探测子宫屈向和深度。

　　(3) 扩张宫颈:宫颈扩张器以执笔式顺宫位置方向扩张宫颈管,一般自 5 号开始,扩张至大于准备用的吸管半号或 1 号。扩张时用力要稳、准、轻,切忌强行伸入。

　　(4) 吸管吸引:此前连接好吸引管,并已进行负压吸引试验无误。按孕周选择吸管粗细及负压大小:孕 7 周以下用 5~6 号吸管,负压为 53.2kPa;孕 7~9 周用 6~7 号吸管,负压为 53.2~66.5kPa(400~500mmHg);孕 9 周以上用 7~8 号吸管,负压为 67~73.1kPa(500~550mmHg)。负压不宜超过 79.8kPa(600mmHg)。一般按顺时针方向吸引宫腔 1~2 周,即可将妊娠物吸引干净。当感觉宫腔缩小,宫壁粗糙、吸头紧贴宫壁、上下移动受阻时,慢慢取出吸管,仅见少量血性泡沫而无出血,表示已吸净。术前若经 B 型超声测知孕囊附着部位,将吸管开口处对准该处吸引,可迅速吸出妊娠物,使出血量减少。

(5) 检查宫腔是否吸净:用小号刮匙轻刮宫腔一周,尤其宫底及两侧宫角部,检查是否吸刮干净。全部吸出物用纱布过滤,检查有无绒毛及胚胎或胎儿组织,有无水泡状物。肉眼观察发现异常者,即送病理检查。

2. 钳刮术 适用于妊娠 11~14 周时,因胎儿较大,需做钳刮及吸宫终止妊娠。

(1) 宫颈扩张:为保证钳刮术顺利进行,应先做扩张宫颈准备,如术前 3 小时服用米索前列醇 0.2mg 或阴道内放置卡孕栓 1mg。也可在术前 12 小时将 16 号或 18 号导尿管慢慢插入宫颈,直至宫腔深度的 1/2 以上,而露在阴道内的一段导尿管则用消毒纱布包裹,置于后穹窿,次日行钳刮术时取出导尿管。

(2) 钳刮方法:用胎盘钳夹破胎膜,使羊水流出,再钳取胎盘及胚胎组织,破膜后可酌情肌注缩宫素 10U,然后用有齿卵圆钳(胎盘钳)伸入宫腔夹取胎盘及胚胎组织。应尽可能将组织大块夹出,胎儿肢体通过宫颈时应使其长轴与子宫纵轴一致,避免暴力牵拉造成宫颈损伤。钳夹完毕必须核对胎儿及胎盘是否完整。当大块组织钳夹出后,用中号钝刮匙搔刮宫壁,或用 6~7 号吸管低负压吸刮 1 周,清除残留组织。观察宫腔有无活动性出血。

相关链接

无痛人流术

常用的麻醉方法有:①依托咪酯(etomidate)静注法:是目前手术流产较常用的麻醉方法。术前禁食,将依托咪酯溶液 10ml(20mg),按 0.3ml/分速度静脉推注,意识消失后停注,开始手术。此种麻醉方法需由麻醉师负责麻醉管理。无痛有效率达 90% 以上;②芬太尼静脉镇痛法:术前禁食,取芬太尼 0.05mg 加入 50% 葡萄糖 20ml,2 分钟静脉推注完毕,2 分钟后手术,无痛率 90%;③宫旁神经阻滞麻醉:取利多卡因于宫颈旁 3、9 点钟处各注射 2.5ml,5 分钟后开始手术;④宫腔、宫颈表面麻醉:用细导尿管分别向宫腔内和宫颈管内注入 2% 利多卡因 3ml,约 2~3 分钟后开始手术。

凡采用静脉麻醉者,要注意术前禁食水,此外,要在麻醉清醒后可离院。

(四)人工流产并发症及防治

1. 子宫穿孔 多发生在哺乳期子宫,瘢痕子宫,子宫过度倾曲或有畸形等情况。器械进入宫腔突然出现"无底"感觉,或其深度明显超过检查时子宫大小,术中受术者有剧烈腹痛,即可诊断为子宫穿孔,应停止手术,给予缩宫素和抗生素,严密观察病人的生命体征,有无腹痛、阴道流血及腹腔内出血征象。子宫穿孔后,若病人情况稳定,胚胎组织尚未吸净者,可在 B 型超声或腹腔镜监护下清宫;尚未进行吸宫操作者,则可等待 1 周后再清除宫腔内容物。发现内出血增多或疑有脏器损伤者,应立即剖腹探查修补穿孔处。如无明显内出血症状、穿孔小、流产已尽者,可协助病人卧床休息,并使用宫缩剂和抗生素,待病情稳定后出院。

2. 人工流产综合反应 指受术者在人工流产术中或手术结束时出现心动过缓、心律失常、血压下降、面色苍白、出汗、头晕、胸闷,甚至发生昏厥和抽搐。其发生与受术者的精神紧张、身体状况及手术操作有关,还与宫体及宫颈受机械性刺激导致迷走神经兴奋、冠状动脉痉挛、心脏传导功能障碍等有关。因此,术前应予精神安慰、操作力求轻柔,扩张宫颈不可施用暴力,吸宫时掌握适当负压,吸净后勿反复吸刮宫壁。一旦出现立即停止手术,给予氧气吸入,重者静脉推注阿托品 0.5~1mg,同时安慰受术者,消除紧张情绪,可有效控制症状。

3. 出血 多发生于妊娠月份较大的钳刮术,主要为组织不能迅速排出,影响子宫收缩。可在扩张宫颈后,宫颈注射缩宫素促使子宫收缩,同时尽快钳出或吸出胎盘及胎体,吸管过细或胶管过软时应及时更换。

4. 感染 多因吸宫不全或流产后过早性交引起,也可因器械、敷料消毒不严或手术消毒不严等所致。病人表现为体温升高、下腹疼痛、白带异常或不规则流血等。双合诊时子宫或附件区有压痛。一旦发生感染,应嘱病人多取半坐卧位休息,外阴保持清洁,积极使用抗生素控制感染。

5. 羊水栓塞 羊水栓塞偶可发生在人工流产钳刮术,宫颈损伤、胎盘剥离使血窦开放,为羊水进入创造了条件,此时应用缩宫素更可促使发生。妊娠早、中期时羊水含细胞等物极少,即使并发羊水栓塞,症状轻微,多迅速好转。诊断治疗见妊娠晚期羊水栓塞。

6. 吸宫不全 指人工流产术后部分妊娠组织物的残留。与操作者技术不熟练或子宫位置异常有关,是人工流产术常见的并发症。手术后阴道流血时间长,血量多或流血停止后再现多量流血,应考虑为吸宫不全,血或尿 hCG 检测和 B 型超声检查有助于诊断。无明显感染征象,应尽早行刮宫术,刮出物送病理检查。术后给予抗生素预防感染。若同时伴有感染,应控制感染后再行刮宫术。

7. 漏吸或空吸 施行人工流产术未吸出胚胎及绒毛而导致继续妊娠或胚胎停止发育,称为漏吸。漏吸常见于子宫畸形、位置异常或操作不熟练引起。一旦发现漏吸,应再次行负压吸引术。误诊宫内妊娠行人工流产术,称为空吸。术毕吸刮出物肉眼未见绒毛,要重复妊娠试验及 B 型超声检查,宫内未见妊娠囊,诊断为空吸,必须将吸刮的组织全部送病理检查,警惕宫外孕。

8. 宫颈或宫腔粘连 常因多次吸宫流产后,术中过分吸刮宫壁,造成宫颈管及子宫内膜损伤,发生局部或全部粘连。表现为人工流产术后闭经或月经过少,周期性腹痛,继发不孕等。可采用宫腔镜或子宫输卵管造影来确诊。确诊后配合医生用探针或小刮匙逐步分离粘连,粘连分离后,宫腔内放置节育器以防再粘连。

理论与实践

案例 19-3 所述在人工流产手术中出现胸闷、头晕,大汗淋漓,并有恶心呕吐,无子宫穿孔征象,首先考虑人工流产综合征,原因为手术中刺激了迷走神经,导致一系列迷走神经兴奋的症状。

(五) 护理要点

1. 术前准备 详细询问病史,进行全身检查及妇科检查;血或尿 hCG 测定,超声检查确诊;实验室检查包括阴道分泌物常规、血常规及凝血方面检测;术前测量体温、脉搏、血压;解除病人思想顾虑;排空膀胱。

2. 熟悉手术方法及步骤,做好术中配合

(1) 陪伴受术者,随时提供心理支持。

(2) 协助将吸管连接至负压瓶,及时供应术中所需器械、敷料、宫缩剂等。

(3) 认真观察受术者的一般反应,及时发现并防止手术并发症的发生,出现异常情况,及时报告医师,并配合处理。

(4) 配合手术者,认真检查人工流产吸出物,必要时送病理检查,排除宫外孕的可能性并避免流产不全情况。

问题与思考

在计划生育门诊,因意外妊娠、疾病等原因需采用人工流产方法终止妊娠,很多妇女害怕人工流产带来的疼痛或并发症,会有一定的心理压力。那么通过人文关怀减轻受术者的思想顾虑和担忧,减轻其心理不适尤为重要。

思考:在人工流产术时,护理人员应从哪些方面对受术者进行人文关怀?

3. **术后护理** 受术者术后在观察室休息1~2小时,观察腹痛及阴道流血情况,如无特殊情况可离院。

4. **健康教育** 嘱受术者术后保持外阴清洁,1个月内禁止盆浴及性生活。术后休假3周,1个月后复查。术后阴道流血量多或持续流血达10日以上者,或有腹痛等异常情况,应随时就诊。术前宫腔插管进行宫颈准备者,术后按医嘱给抗生素预防感染。做好计划生育宣传,避免意外妊娠。

理论与实践

案例19-3中当病人出现人工流产综合征的表现后,①立即停止手术,给病人氧气;②静脉推注阿托品0.5~1mg;③对受术者实施心理护理,消除紧张情绪。一般情况好转后继续完成手术。

【 药物流产 】

药物流产(medical abortion or medical termination)是指用药物终止早期妊娠的方法。其优点是方法简单,不需宫腔操作,故无创伤性。目前国内广泛应用于临床的抗早孕药物是抗黄体酮药物米非司酮(mifepristone)及前列腺素类似物米索前列醇(或卡孕栓)。经临床应用证实,完全流产率达90%以上。米非司酮对子宫内膜孕激素受体的亲和力比黄体酮高5倍,因而能和黄体酮竞争而与蜕膜的孕激素受体结合,从而阻断黄体酮活性而终止妊娠。

(一)适应证

1. 经B型超声检查证实为宫内妊娠,停经49日以内(自末次月经的第1日算起)、本人自愿要求使用药物终止早孕的健康妇女。

2. 近期有人工流产手术史或为畸形子宫、哺乳期、宫颈坚韧等不适吸宫术的早孕者。

3. 对手术流产有顾虑或恐惧心理者。

(二)禁忌证

1. 有肝肾及心血管疾病,肾上腺皮质功能不全、血液疾患、血管栓塞等病史者。

2. 禁忌应用前列腺素者,如青光眼、哮喘、过敏体质、二尖瓣狭窄、高血压、胃肠功能紊乱等;疑为宫外孕者,贫血、妊娠剧吐;带宫内节育器妊娠者。

3. 长期服用下列药物:利福平、异烟肼、抗癫痫药、抗抑郁药、前列腺素合成抑制药(阿司匹林、吲哚美辛等)、巴比妥类药物;吸烟、酗酒。

(三)用药方法

空腹或进食2小时后口服米非司酮25mg,每日2次,连用3日;第4日上午到门诊服米索前列醇0.6mg或阴道后穹窿放置卡孕栓1mg。

(四)护理要点

1. **用药指导** 告知孕妇正确的用药方法以及可能出现的副作用,以便采取相应的应对措施。

(1)消化道症状:如恶心、呕吐、下腹痛、腹泻,或出现心动过缓、出冷汗等迷走神经兴奋现象,亦有乏力、发热等。

(2)出血:一般在10日左右,个别出血时间长达1~2个月;也有流产不全导致大出血者。

(3)感染。

(4) 流产不全或流产失败。

2. 用药观察 在医院服用米索前列醇或用卡孕栓者,要注意以下几点:

(1) 注意严密观察血压、脉搏、阴道出血和有无孕囊排出,观察有无药物的副反应,较重者可报告医师对症处理。

(2) 使用卡孕栓者必须卧床 2 小时,以免药物脱出;口服米索前列醇后 3 小时若未发生流产,则可酌情加服 0.2~0.6mg。

(3) 孕囊排出后,要认真检查,出血多的要及时处理,继续留观 1 小时方准离开,并嘱两周后随诊。如离院后出血过多,或持续流血超过 2 周,也应及时来院,必要时行清宫术,并送病理检查。

(4) 观察期间未见孕囊排出的,需 6 小时后方可离开,嘱用药后第 8 日应到医院检查,经检查证实流产失败者必须行人工流产术。

3. 健康教育

(1) 服药前要在医疗单位进行详细的检查,证实孕囊在宫腔内且无禁忌证时方可在医师指导下服用,需空腹或进食 2 小时后服药,服药期间忌用拮抗前列腺素的药物(吲哚美辛等),注意服药用水的温度不得超过 30℃,最好用凉开水服药。

(2) 少数早孕妇女服用米非司酮后即发生自然流产;如出血量多,或有组织物排出应及时就诊。服用前列腺素类药物最好在医疗单位使用,用药者应按医嘱用药和随诊。在开始阴道出血后,大小便应使用专用便器,以便观察有无组织物排出,如有,应及时送医疗单位检查。

(3) 流产后保持会阴清洁,并口服抗生素,如突然发生大量活动性阴道出血、发烧、持续或剧烈腹痛,立即就诊。

(4) 药物流产后转经前应禁性生活。转经后及时落实避孕措施。

【 中期妊娠引产术 】

孕妇患有严重疾病不宜继续妊娠或防止先天性畸形儿出生需要终止中期妊娠者,可采用用药物引产(如依沙吖啶、前列腺素等)和水囊引产。因胎儿较大,子宫处于不敏感状态,易于并发出血、感染等,故引产术不能作为计划生育措施,更不宜多次实施,以免影响身体健康,引产应在具有抢救条件的医院内进行。

(一) 乳酸依沙吖啶(利凡诺)引产术

依沙吖啶是乳酸依沙吖啶的衍生物,具有较强的杀菌作用,也能刺激子宫平滑肌兴奋、内源性前列腺素升高导致宫缩,胎儿因药物中毒死亡。中期妊娠多将依沙吖啶注入羊膜腔内引产。

1. 适应证

(1) 妊娠在 13~28 周,要求终止妊娠而无禁忌证者;

(2) 因患某种疾病不宜继续妊娠者;

(3) 孕期服用有致畸作用的药物。

2. 禁忌证

(1) 有急、慢性肾疾病或肝、肾功能不全者;

(2) 各种急性疾病或慢性疾病的急性发作期;

(3) 严重的心脏病、高血压及血液病等;

(4) 术前一日体温两次均超过 37.5℃;

(5) 剖宫产或子宫肌瘤剔除术后 2 年内;

(6) 术前 3 日有性生活史或经阴道行阴道、宫颈手术史者;

(7) 生殖道炎症。

3. 物品的准备 依沙吖啶引产包:双层包布 1 块,孔巾 1 块,纱布 3 块,10 号丝线 30cm,5ml 及 20ml 注射器各 1 个,腰椎穿刺针 2 个,消毒皮肤用的无齿卵圆钳 2 把,无菌手套 1 副等。均高压灭菌后备用。0.2% 依沙吖啶(利凡诺)液 25~50ml。

4. 操作方法

(1) 羊膜腔内注入法:孕妇排空膀胱取仰卧位,常规消毒下腹皮肤,铺无菌巾,在宫底二、三横指下方腹中线上胎儿肢体侧,囊性感最强的部位穿刺,或 B 型超声定位。用 7~9 号腰椎穿针垂直刺入腹壁,经过两次明显落空感后,即进入羊膜腔内,抽出针芯,有羊水溢出。换上装有药物依沙吖啶的注射器,稍加回抽,证实有羊水抽出后,缓缓注入 0.2% 依沙吖啶(利凡诺)液 25~50ml。注射完毕,快速抽出穿刺针,用无菌纱布压迫穿刺部位 2~3 分钟,用胶布固定。

(2) 宫腔内羊膜腔外注入法:孕妇排尿后取膀胱截石位,常规消毒外阴阴道,铺无菌巾。阴道窥器暴露阴道及宫颈,再次消毒,用宫颈钳钳夹宫颈前唇,用敷料镊将无菌导尿管送入子宫壁与胎囊间,将 0.2% 依沙吖啶(利凡诺)液 25~50ml 由导尿管注入宫腔。折叠并结扎外露的导尿管,放入阴道穹窿部,填塞纱布。24 小时后取出纱布及导尿管。

5. 注意事项

(1) 每次注药 50~100mg,不超过 100mg。

(2) 注射器回抽时有血,可能是刺入胎盘,不应注药,应结合 B 超胎盘定位,改变针头的深度或方向。如仍有血液,可另换穿刺点,每次操作穿刺不得超过 3 次。

6. 护理要点

(1) 术前护理

1) 受术者准备:测体温,做全身系统体格检查。仔细检查子宫底高度,是否与妊娠月份相符,能否听到胎心音。

2) 辅助检查:B 型超声检查确定羊水量及胎盘位置。验血常规、出凝血时间、血小板计数、尿常规、肝功能、肾功能等,了解有无异常情况。术前 3 日禁止性生活,每日冲洗阴道一次。

3) 向孕妇及家属讲明可能出现的并发症,做到知情选择,签署知情同意书。

4) 腹部羊膜腔穿刺前备皮。

(2) 术中配合:熟悉手术过程,严格无菌操作,随时为医生提供所需物品,并注意观察术中病人的反应,如出现呼吸困难、发绀、腹痛等症,及时通知医生。

(3) 术后护理

1) 注意观察孕妇的体温、脉搏、血压情况。个别孕妇在注药后 24~48 小时内常有发热现象,但一般不超过 38℃,在胎儿排出后很快下降。不必处理。

2) 观察孕妇的子宫收缩,注意产程的进展。一般在给药 24~48 小时胎儿胎盘排出。应注意子宫收缩的频率和强度,观察产程的进展,发现横位及时纠正,严防子宫破裂。

3) 注意无菌接生,胎儿娩出后,可用缩宫素加强宫缩,促使胎盘完整娩出。胎盘娩出后,仔细检查胎盘胎膜是否完整,疑有胎盘、胎膜残留者,可行清宫术。仔细检查软产道有无裂伤,如有立即缝合,并注意保持外阴清洁,预防感染。

4) 妊娠月份较大者,产后遵医嘱给予退乳。

(4) 心理护理:中期引产的病人一般因某种疾病或某些社会、家庭原因而不能继续妊娠,因而心情比较复杂,加之对手术的恐惧和担心,可产生各种各样的情绪。护士要了解病人的心理及不良情绪,有针对地进行心理护理,给病人以安慰,讲解中期引产的方法及可能出现的问题,消除病人的思想顾虑。

(5) 健康指导

1) 术后休息 1 个月:手术 1 个月后复诊。如有发热、腹痛、出血多时要随时就诊。

2）保持外阴清洁,术后 6 周内禁止性生活及盆浴。并宣传计划生育,指导避孕措施。

3）退乳期间若出现泌乳,指导病人不要挤压,保持局部清洁。避免饮用过多汤类滋补饮食。遵医嘱用药,数日后乳胀会逐渐消退。

（二）水囊引产术

水囊引产是将预先制备并高压灭菌的橡皮水囊置于子宫壁与胎膜之间,水囊内注入适量无菌生理盐水,使子宫膨胀,宫内压增加,刺激子宫引起宫缩,促使胎儿及附属物排出。

1. **适应证**　同依沙吖啶引产,尤适于患有心、肝、肾脏疾病稳定期的病人。

2. **禁忌证**

（1）宫颈发育不良或子宫发育畸形;

（2）瘢痕子宫;

（3）妊娠期有反复流血史者,B 型超声确定为前置胎盘;

（4）其他同依沙吖啶引产。

3. **手术过程**　孕妇取膀胱截石位,常规外阴、阴道冲洗消毒。测量宫底高度。暴露宫颈,碘酒乙醇消毒,用宫颈钳钳夹宫颈的前唇,在水囊的顶端涂少许无菌石蜡液后,用敷料镊夹住水囊顶端慢慢送入宫腔,直到水囊全部放入宫腔内,置于子宫壁与胎膜之间,一般将盐水瓶挂在输液架上,滴入水囊内,一般以300~500ml 为宜。注完药后,将导尿管末端折叠、结扎,防止水囊内液体流出。测量子宫底高度并与术前对照,以便于观察放入水囊后有无胎盘早剥和宫腔内出血征象。

4. **注意事项**

（1）一般放置 1 个水囊,囊内注水量不超过 500ml,过多易导致胎盘早剥。

（2）水囊引产最好只放 1 次,不得超过 2 次。第 2 次放水囊前一定要注意局部有无感染,确定无感染后再放置,两次间隔 72 小时以上,并给抗生素预防感染。

（3）放置水囊时不要接触阴道壁,严格无菌操作,放置时间不超过 24 小时。期间如有宫缩加强、阴道分泌物有臭味,及时取出。

5. **护理要点**

（1）术前护理

1）制备水囊:选择两个避孕套,仔细检查有无破损后套在一起。将一条 16 或 18 号导尿管插入新的避孕套内,导尿管的顶端距避孕套顶端约 2cm 左右,用手挤捏排除避孕套内的气体。用粗丝线适度结扎避孕套口部,用注射器从导尿管口抽出残余气体,然后用粗丝线结扎导尿管口。进行无菌处理后备用。

2）水囊引产包:窥阴器 1 个,宫颈钳 1 把,弯盘 1 个,备好的水囊 2 个(1 个备用),双层包布 1 块,孔巾 1块,纱布 3 块,10 号丝线 30cm,长棉签 2 根,干棉球若干个,无菌手套 1 副。

3）受术者准备同依沙吖啶引产。

（2）术中护理:注意观察孕妇生命体征,并识别有无呼吸困难、发绀等羊水栓塞等症状。

（3）术后护理

1）放置水囊后,让孕妇卧床休息,避免阴道内纱布及导尿管脱出。注意保持外阴清洁,防止感染。

2）水囊引产时,如体温升高,孕妇出现寒战、发热等不适症状,未见宫缩而宫体压痛,应怀疑感染,立即取出水囊,给予抗生素预防感染;如出现宫底升高、子宫持续变硬、压痛明显,血压及脉搏改变,要考虑胎盘早剥的发生,也应立即取出水囊,迅速结束分娩。

3）水囊一般放置 10 小时左右即可出现宫缩,待子宫收缩规律有力时,即可放出囊内液体取出水囊;若24 小时仍无宫缩或宫缩较弱,也应取出水囊,静点缩宫素加强宫缩。注意按宫缩调整缩宫素的滴速与浓度,并有专人专护。

4）接生时注意无菌操作,并预防产后出血与感染,遵医嘱协助产妇退乳。

(4) 心理护理：讲解手术过程,消除紧张心理。

(5) 健康指导：同依沙吖啶引产。

(张英艳)

学习小结

1. 避孕是计划生育的重要组成部分,是采用科学手段使妇女暂时不受孕理想的避孕方法,应符合安全、有效、简便、实用、经济的原则,对性生活及性生理无不良影响,为男女双方均能接受及乐意持久使用。常用的避孕方法有工具避孕、药物避孕。

2. 工具避孕是指利用工具防止精子进入阴道,阻止进入阴道内的精子进入宫腔或者通过改变宫腔内环境达到避孕的目的。目前常用的避孕工具有女用阴道隔膜、男用阴茎套及宫内节育器。

3. 药物避孕也称激素避孕,指女性使用甾体激素达到避孕,是一种高效避孕方法。目前国内常用的几乎都是女用避孕药,主要为人工合成的甾体激素避孕药,激素的成分主要是雌激素和孕激素。

4. 早期终止妊娠的方法有人工流产术和药物流产。

(1) 人工流产是指在妊娠14周以前用人工方法终止妊娠的手术,其中包括吸宫术和钳刮术。一般在妊娠10周以内采取吸宫术,妊娠10~14周采用钳刮术。

(2) 药物流产是指用药物终止早期妊娠的方法。其优点是方法简单,不需宫腔操作,故无创伤性。目前国内广泛应用于临床的抗早孕药物是抗黄体酮药物米非司酮及前列腺素类似物米索前列醇(或卡孕栓)。米非司酮对子宫内膜孕激素受体的亲和力比黄体酮高5倍,因而能和黄体酮竞争而与蜕膜的孕激素受体结合,从而阻断黄体酮活性而终止妊娠。

5. 中期妊娠 指的是13周至不足28周之间的妊娠,因某种原因需人工终止妊娠者称中期妊娠引产术。目前常用的方法有药物引产(如依沙吖啶、前列腺素等)及水囊引产。因胎儿较大,子宫处于不敏感状态,易于并发出血、感染等,故引产术不能作为计划生育措施,更不宜多次实施,以免影响身体健康,引产应在具有抢救条件的医院内进行。

6. 绝育 是利用人工的方法阻断受孕途径,而达到永久不生育的目的。它通过对输卵管切断、结扎、电凝、钳夹、套环及药物粘堵等,使精子与卵细胞不能相遇而达到绝育的目的。这是一种比较安全、永久性的节育措施,而且是可逆的,如果妇女绝育后仍需再次妊娠,可行输卵管吻合术,成功率达80%以上。目前国内常应用经腹壁小切口绝育、腹腔镜绝育,药物粘堵绝育因绝育成功率较低,尚待进一步研究。手术操作可经腹壁或经阴道穹窿进入盆腔,也可直接经宫腔进行。

复习参考题

1. 简述放置IUD的并发症。

2. 经腹腔镜输卵管绝育术的术后处理有哪些?

3. 人工流产的并发症有哪些?

参考文献

<<<<<< 1 郑修霞.妇产科护理学[M].5版.北京:人民卫生出版社,2014.

<<<<<< 2 乐杰.妇产科学[M].7版.北京:人民卫生出版社,2009.

<<<<<< 3 夏海鸥.妇产科护理学[M].3版.北京:人民卫生出版社,2014.

<<<<<< 4 丰有吉,沈铿.妇产科学[M].2版.北京:人民卫生出版社,2011.

<<<<<< 5 谢幸,苟文丽.妇产科学[M].8版.北京:人民卫生出版社,2013.

<<<<<< 6 张为远.中华围产医学[M].北京:人民卫生出版社,2012

<<<<<< 7 冯进.妇产科护理学[M].3版.北京:中国中医药出版社,2016.

<<<<<< 8 王席伟.助产学[M].北京:人民卫生出版社,2011.

<<<<<< 9 杨志寅.诊断学大辞典[M].北京:华夏出版社,2004.

<<<<<< 10 陈彩霞,徐振平,王省,等.生殖系统病学与遗传学词典[M].郑州:河南科学技术出版社,2007.

<<<<<< 11 武广华,臧益秀,刘运祥,等.中国卫生管理辞典[M].北京:中国科学技术出版社,2001.

<<<<<< 12 张银萍.妇产科护理学[M].北京:人民卫生出版社,2006.

<<<<<< 13 凌奕,金松.英汉对照妇产科实践指南[M].杭州:浙江大学出版社,2013.

<<<<<< 14 何仲,吴丽萍.妇产科护理学[M].北京:中国协和医科大学出版社,2014.

<<<<<< 15 单伟颖.妇产科护理学[M].2版.北京:人民卫生出版社,2016.

中英文名词对照索引